Kraniofaziale Orthopädie

Ein interdisziplinäres Konzept zur Diagnostik und Therapie
von Patienten mit Muskel- und Gelenkschmerzen
innerhalb und außerhalb des Kraniomandibulären Systems

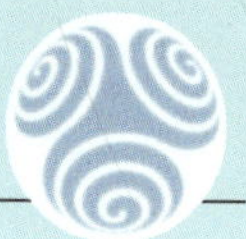

Inhaltsverzeichnis

Einführung und Dank

Das gemeinsame Auftreten von Kieferanomalien und Körperfehlhaltungen ist seit mindestens 100 Jahren ein bekanntes Phänomen (Abbildung 0-1). Offensichtlich sind Kieferanomalien Körperfehlhaltungen im Schädel-Gesichtsbereich:

Der aufmerksame Kieferorthopäde erkennt das Phänomen bei jedem Kind oder Jugendlichen mit Kieferanomalien und bei vielen Kindern mit Zahnfehlstellungen. Erwachsene mit Muskel- und Gelenkschmerzen innerhalb und außerhalb des Kraniomandibulären Systems zeigen dieses Phänomen in mehr oder weniger starker Ausprägung. Und: Immer mehr dieser Patienten konfrontieren ihren Zahnarzt von selbst mit der Frage: „Kann es sein, dass mein Biss mit meinen Schmerzen zu tun hat?"

Abb. 0-1: Abbildung aus dem Buch von Emil Herbst aus dem Jahr 1910

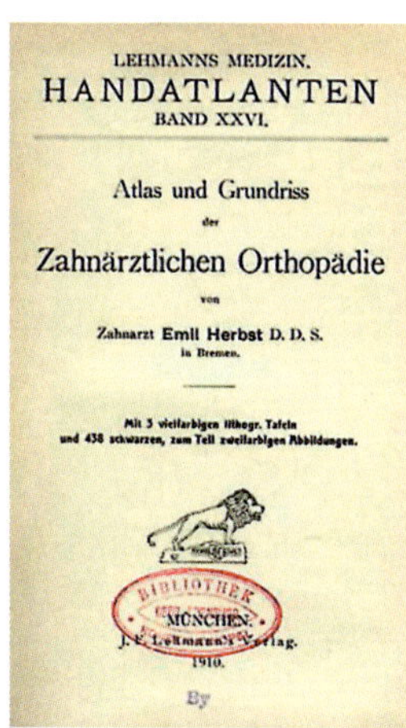

LEHMANNS MEDIZIN.
HANDATLANTEN
BAND XXVI.

Atlas und Grundriss
der
Zahnärztlichen Orthopädie
von
Zahnarzt Emil Herbst D. D. S.
in Bremen.

Mit 3 vielfarbigen lithogr. Tafeln
und 438 schwarzen, zum Teil zweifarbigen Abbildungen.

J. F. Lehmanns Verlag.
1910.

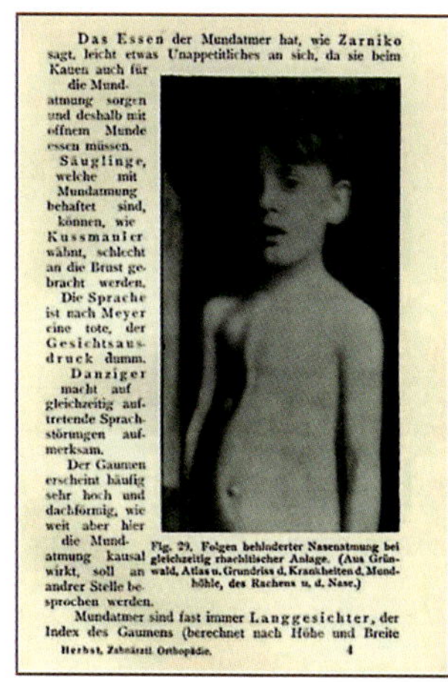

Das Essen der Mundatmer hat, wie Zarniko sagt, leicht etwas Unappetitliches an sich, da sie beim Kauen auch für die Mundatmung sorgen und deshalb mit offnem Munde essen müssen. Säuglinge, welche mit Mundatmung behaftet sind, können, wie Kussmauler wähnt, schlecht an die Brust gebracht werden. Die Sprache ist nach Meyer eine tote, der Gesichtsausdruck dumm. Danziger macht auf gleichzeitig auftretende Sprachstörungen aufmerksam. Der Gaumen erscheint häufig sehr hoch und dachförmig, wie weit aber hier die Mundatmung kausal wirkt, soll an andrer Stelle besprochen werden. Mundatmer sind fast immer Langgesichter, der Index des Gaumens (berechnet nach Höhe und Breite

Fig. 29. Folgen behinderter Nasenatmung bei gleichzeitig rhachitischer Anlage. (Aus Grünwald, Atlas u. Grundriss d. Krankheiten d. Mundhöhle, des Rachens u. d. Nase.)

Herbst, Zahnärztl. Orthopädie. 4

Tatsächlich stellen sich dem Praktiker bei der Konfrontation mit diesem Phänomen viele Fragen (Abbildung 0-2):

- Welche strukturellen und funktionellen Zusammenhänge bestehen zwischen dem Kraniomandibulären System und dem Stütz- und Bewegungsapparat?
- Wie beeinflusst das Kraniomandibuläre System die anderen Teile des Stütz- und Bewegungsapparats?
- Wie beeinflussen andere Teile des Stütz- und Bewegungsapparats das Kraniomandibuläre System?

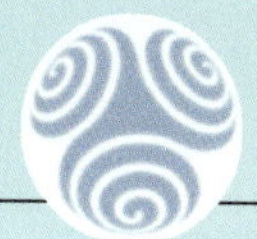

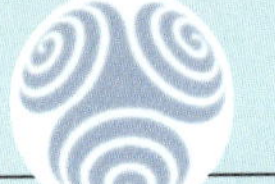

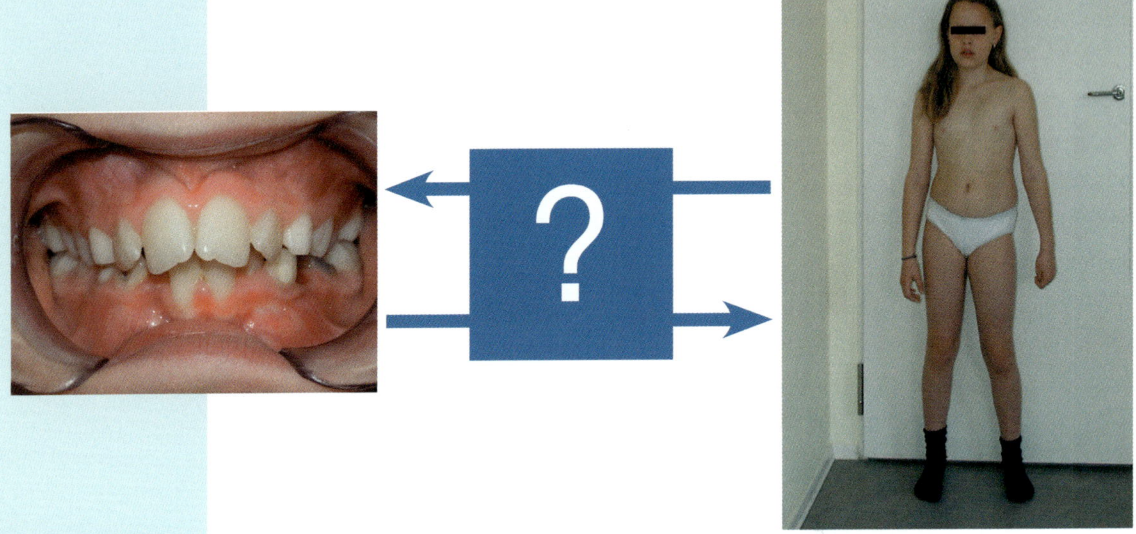

Fragen nach Ätiologie und Pathogenese

(Antworten: siehe Kapitel 2-4)

- Wie entstehen Form- und Funktionsstörungen allgemein?
- Wie entstehen myofasziale Schmerzen?
- Wie entstehen Kieferanomalien und Zahnfehlstellungen (= Formstörungen des Kraniomandibulären Systems) und Funktionsstörungen des Kraniomandibulären Systems?
- Wie entstehen Körperfehlhaltungen (= Formstörungen des Stütz- und Bewegungsapparats) und Beweglichkeitseinschränkungen (= Funktionsstörungen des Stütz- und Bewegungsapparats)?
- Welche Zusammenhänge bestehen zwischen Kieferanomalien, Zahnfehlstellungen und Kraniomandibulären Funktionsstörungen auf der einen Seite und Körperfehlhaltungen und Beweglichkeitseinschränkungen auf der anderen Seite?

Fragen nach Befunderhebung und Behandlungsplanung

(Antworten: siehe Kapitel 6-11)

- Wie können (bei myofaszialen Schmerzen) Form- und Funktionsstörungen innerhalb und außerhalb des Kraniomandibulären Systems untersucht und erhoben werden?
- Wie wird die Behandlung von Form- und Funktionsstörungen innerhalb und außerhalb des Kraniomandibulären Systems koordiniert?

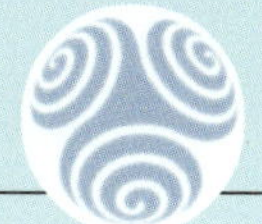

- Wie können myofasziale Schmerzen sowie Form- und Funktionsstörungen innerhalb und außerhalb des Kraniomandibulären Systems behandelt werden?
- Was kann der Patient selbst tun? Was muss der Patient selbst tun?
- Wie können positive Therapieergebnisse stabilisiert werden?

Fragen nach der Therapie und der Stabilisierung der Therapieergebnisse
(Antworten: siehe Kapitel 12-16)

Alle diese speziellen Fragen betreffen das gleichzeitige Auftreten von Form- und Funktionsstörungen im Kraniomandibulären System und Form- und Funktionsstörungen außerhalb des Kraniomandibulären Systems bei Patienten mit Muskel- und Gelenkschmerzen. Darüber hinaus stellen sich, wie bei jedem Patienten, die allgemeinen Fragen einer Arzt-Patienten-Beziehung:

- Was sind die Anliegen, Motive und Erwartungen des Patienten in Bezug auf Gesundheit und Lebensqualität?
- Was bedeutet Gesundheit? Wie entsteht Gesundheit?
- Wie kann Gesundheit erreicht werden? Was muss der Arzt/Zahnarzt dazu tun, was der Patient?

Allgemeine Fragen einer jeden Arzt-Patientenbeziehung
(Antworten: siehe Kapitel 5)

Die zahnärztliche und kieferorthopädische Literatur hat sich in den letzten Jahrzehnten ausführlich mit diesen und ähnlichen Fragen beschäftigt [1, 2, 3]. Zuletzt haben *Hanke et al.* [1] eine systematische Übersicht über 359 Artikel und deren Bewertung anhand der Kriterien der Evidenzbasierten Medizin vorgelegt. Sie kommen zu den Ergebnissen, dass die Zahl der Artikel seit den 1980er Jahren deutlich zunehme und dass in vielen Artikeln der Zusammenhang zwischen zahnmedizinischen und orthopädischen Befunden beschrieben werde. Häufig würden sogar Rückschlüsse von zahnmedizinischen Befunden auf orthopädische Befunde gezogen und umgekehrt. Aufgrund der Einstufung der Artikel in Evidenzgrade kommen die Autoren zu dem Schluss, dass die mangelnde Qualität der vorhandenen Publikationen über mögliche Zusammenhänge zwischen orthopädischen und zahnmedizinischen Befunden dem in der Fachliteratur zunehmend hohen Interesse an dieser Thematik nicht gerecht werde (Tabelle 0-1).

Systematische Literaturübersicht

Tab. 0-1: Ergebnisse der systematischen Übersichtsarbeit von Hanke et al. [1]

Ausgewertet wurden 355 von 359 recherchierten Artikeln.

Darstellung eines Zusammenhangs zwischen zahnärztlichen Befunden und ...

... Wirbelsäulenbefunden in 266 Artikeln

... Kopfhaltung in 216 Artikeln

... Beckenschiefstand in 53 Artikeln

... Beinlängendifferenz in 35 Artikeln

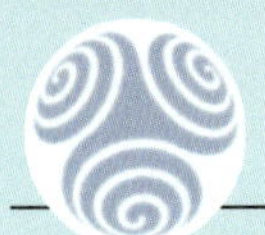

Rückschlüsse von zahnärztlichen Befunden auf orthopädische Befunde in 131 Artikeln und in umgekehrter Richtung in 171 Artikeln.

Evidenzgrad I: 0 Artikel
Evidenzgrad II: 3 Artikel (0,8 %)
Evidenzgrad III: 63 Artikel (17,7 %)
Evidenzgrad IV: 178 Artikel (50,1 %)
Evidenzgrad V: 111 Artikel (31,3 %)

Insgesamt gesehen liefert die bisherige Literatur widersprüchliche Aussagen. Die Mehrzahl der Autoren behauptet, es bestünden (kausale) Zusammenhänge zwischen zahnmedizinischen und orthopädischen Befunden, andere Autoren widersprechen dem mehr oder weniger entschieden. Einigkeit besteht darüber, dass das Phänomen weiter untersucht werden müsse.

Bei der Beantwortung der sich stellenden Fragen kann der Praktiker auf wenig gesichertes Wissen im Sinne der Evidenzbasierten Medizin zurückgreifen. Wie kann er sich trotzdem weiterhelfen? Denn eines ist offensichtlich: Seine Patienten konfrontieren ihn mit dem Phänomen und mit den oben genannten Fragen.

Gehen wir wissenschaftlich vor: Immer, wenn Wissenschaftler (noch) keine wahre, gerechtfertigte Überzeugung (= Wissen) haben, bilden sie Hypothesen. Das sind Theorien und Denkmodelle, die ein Phänomen oder einen Sachverhalt plausibel* erklärbar und handhabbar machen. „Plausibilität" ist dabei das Kriterium für Erkenntnis und nicht „Wahrheit". Wir müssen also plausible Theorien und Denkmodelle finden, die das Phänomen des gemeinsamen Auftretens von Kieferanomalien bzw. Zahnfehlstellungen und Körperfehlhaltungen erklären und in der Praxis handhabbar machen können. Und: Wir müssen daraus plausible Entscheidungen und Handlungen am einzelnen Patienten ableiten können. Schließlich müssen wir die Folgen unserer Handlungen beobachten und aufgrund dieser Einzelergebnisse unsere Theorien und Denkmodelle weiter entwickeln und verbessern. Bei all dem dürfen wir uns nicht zu weit von gesichertem Wissen entfernen. Wir würden uns sonst der Gefahr unbegründeter und haltloser Spekulationen aussetzen.

Mit Hilfe dieser grundlegenden wissenschaftlichen Vorgehensweise leite ich mein Praxiskonzept ab, das ich in diesem Buch beschreibe. Ich nenne dieses Konzept „Kraniofaziale Orthopädie". Es ist indiziert bei Patienten mit Muskel- und Gelenkschmerzen (so genannten myofaszialen Schmerzen) innerhalb und außerhalb des

---

* „plausibel" bedeutet laut Duden: so beschaffen, dass es einleuchtet, verständlich, begreiflich ist; von lateinisch: plausibilis = Beifall verdienend, einleuchtend

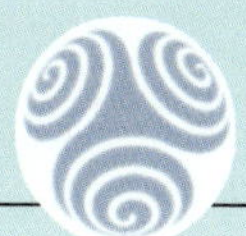

Kraniomandibulären Systems. Die Patienten kommen in die zahnärztliche oder kieferorthopädische Praxis mit akuten und vor allem chronischen

- Kopfschmerzen
- Gesichtsschmerzen
- Zahnschmerzen
- Zahnfehlstellungen und Kieferanomalien (= Kraniomandibuläre Dysmorphien)
- Fehlfunktionen beim Kauen, Schlucken, Knirschen und Pressen, Sprechen, Atmen (= Kraniomandibuläre Dysfunktionen)
- Hals-Nacken-Schmerzen
- Schulter-Arm-Schmerzen
- Rückenschmerzen
- Becken-Hüft-Bein-Schmerzen
- sonstigen Beschwerden wie Schwindel, Tinnitus u. ä.

Die Patienten stellen in der Regel die Frage, ob ihre Beschwerden mit einem „falschen Biss" zusammenhängen könnten.

Besondere Bedeutung hat das Konzept bei Kindern und Jugendlichen. Meine Hypothese: Die frühzeitige Erkennung und Behandlung von Kieferanomalien und Körperfehlhaltungen ist von präventiver Bedeutung für Muskel- und Gelenkschmerzen im Erwachsenenalter (siehe Kapitel 14). Wissenschaftlich ist dieser Zusammenhang (noch) nicht bewiesen. Aber er scheint mir hinreichend plausibel, um danach zu handeln.* **Präventive Bedeutung**

Die übliche und weit verbreitete Bezeichnung von Muskel- und Gelenkschmerzen im Kraniomandibulären System ist „CMD". Diese Abkürzung kommt aus dem Amerikanischen und meint „Craniomandibular Disorder" (übersetzt: Kraniomandibuläre Störung). Um die Abkürzung beizubehalten, wurde dies im Deutschen mit „Craniomandibulärer Dysfunktion" übersetzt. Diese Übersetzung ist missverständlich, denn eine „Craniomandibuläre Dysfunktion" ist ein Befund (nämlich eine Fehlfunktion des Kraniomandibulären Systems) und keine Erkrankung. **Begriffsklärung**

Korrekter, aber auch nicht ganz zutreffend, ist der von *Schulte* [4] eingeführte Begriff der Myoarthropathien. Darunter werden subsumiert:

- Myofaszialer Schmerz ohne Bewegungseinschränkung
- Myofaszialer Schmerz mit Bewegungseinschränkung
- Entzündliche Arthralgie (Capsulitis)
- Aktivierte Arthrose (Arthrose plus Arthralgie)

---

* Überhaupt stehen Zahnärzte allgemeinmedizinisch in großer Verantwortung. Denn, obwohl Fachärzte, sehen sie die meisten Patienten regelmäßig und könnten allgemeine gesundheitliche Probleme ihrer Patienten frühzeitig erkennen und entsprechenden Untersuchungen und Behandlungen zuführen …

Streng genommen sind aber mit dem Begriff alle Muskelerkrankungen gemeint, denn griechisch „pathos" bedeutet „Krankheit, Leiden, Leidenschaft". Wir bleiben deshalb in diesem Buch bei der deutschen Bezeichnung „Muskel- und Gelenkschmerzen" oder (bitte synonym verstehen) „myofasziale Schmerzen".

Differenzial-diagnostik

Von den gemeinten Muskel- und Gelenkschmerzen sind differenzialdiagnostisch abzuklären:

- Odontogene Schmerzen
- Osteogene Schmerzen
- Rheumatisch-entzündliche Gelenkschmerzen
- Rheumatisch-entzündliche Muskelschmerzen und Fibromyalgie-Syndrom
- Neurogene Schmerzen
- Traumatogene Schmerzen
- Psychogene Schmerzen
- Schmerzen durch Tumoren

Diese Schmerzzustände und Erkrankungen sind anderen Behandlungsstrategien zuzuführen, wobei die systemischen Theorien und Denkmodelle der Kraniofazialen Orthopädie auch hier anwendbar sind.

Zielgruppe des Buches

Mein Praxiskonzept „Kraniofaziale Orthopädie" wendet sich an alle Behandler, die mit dem Phänomen des gemeinsamen Auftretens von Kieferanomalien und Körperfehlhaltungen konfrontiert sind. Also eigentlich an alle, die Patienten mit Muskel- und Gelenkschmerzen innerhalb und außerhalb des Kraniomandibulären Systems behandeln: Zahnärzte, Kieferorthopäden, Orthopäden, Physiotherapeuten, Osteopathen, Naturheilärzte, Schmerztherapeuten, Schmerzpsychologen, Heilpraktiker usw.

Gliederung des Buches

Das Praxiskonzept „Kraniofaziale Orthopädie" beschreibt und erklärt die Antworten, die ich auf die oben aufgeführten Fragestellungen gefunden habe:

Teil 1: Theorien und Denkmodelle

In Teil 1 stelle ich die Hypothesen auf, mit deren Hilfe ich die Fragen nach der Vernetzung des Kraniomandibulären Systems (Kapitel 1) und die Fragen nach der Ätiologie und Pathogenese von Kieferanomalien und Körperfehlhaltungen (Kapitel 2-4) beantworte. In Kapitel 5 beschreibe ich meine Theorie der Entstehung von Gesundheit (Salutogenese). Sie ist grundlegend für den Umgang mit dem Patienten. In Kapitel 6 ziehe ich die praktischen Konsequenzen aus diesen Theorien und Denkmodellen für die Befunderhebung, die Behandlungsplanung, die Therapie und die Stabilisierung der Therapieergebnisse.

Teil 2: Befunderhebung und Behandlungsplanung

In Teil 2 stelle ich die Vorgehensweisen dar, mit deren Hilfe ich die Fragen nach Befunderhebung (Kapitel 7-11) und Behandlungsplanung (Kapitel 12) beantworte.

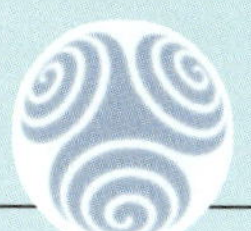

In Teil 3 beschreibe ich in Kapitel 13 die zahnärztlichen und kieferorthopädischen Behandlungsmöglichkeiten bei Patienten mit Muskel- und Gelenkschmerzen. In Kapitel 14 erkläre ich die Bedeutung der Früherkennung und Frühbehandlung von Form- und Funktionsstörungen im Kraniomandibulären System für die Entwicklung von Kindern und Jugendlichen und die Prävention von Muskel- und Gelenkschmerzen.

In Teil 4 stelle ich zusammen mit Experten aus anderen Fachrichtungen die systemischen Behandlungsmöglichkeiten dar, die in meinem interdisziplinären Netzwerk bei Patienten mit Muskel- und Gelenkschmerzen zum Einsatz kommen: Eliminierung chronischer Störfaktoren (Kapitel 15), Stress-Management-Training (Kapitel 16), Mikroextension durch Matrix-Rhythmus-Therapie (*Ulrich Randoll* in Kapitel 17), Physiotherapie (*Holger Hüttermann* in Kapitel 18), Osteopathie (Kapitel 19), funktionelle Orthopädie durch propriozeptive Therapie (*Gregor Pfaff* in Kapitel 20), Schmerztherapie (*Hardy Gaus* in Kapitel 21), Traditionelle Chinesische Medizin (Kapitel 22) sowie Psychologische Beratung und Psychotherapie (*Martin Simmel* in Kapitel 23). Schließlich beschreibe ich in Kapitel 24, wie ich in meiner Praxis versuche, die Therapieergebnisse zu stabilisieren. Ich gehe dabei besonders ein auf die Bedeutung einer krankheitsvermeidenden und gesundheitsbildenden Lebensführung durch den Patienten selbst.

Das Praxiskonzept „Kraniofaziale Orthopädie" hat sich im Laufe von nunmehr fast 20 Jahren entwickelt. Es begann, als mein Schwiegervater *Anton Staudinger senior* die Idee einer Ersten Deutschen Klinik für Traditionelle Chinesische Medizin (TCM) umsetzte. Die TCM-Klinik Bad Kötzting wird seit 1991 in Kooperation mit der Universität für Traditionelle Chinesische Medizin in Beijing (VR China) betrieben, und ich hatte die Gelegenheit, die TCM bei dem langjährigen Chefarzt der Klinik, Professor *Liao Jiazhen,* zu lernen. Ihm, meinem väterlichen Freund und Lehrer, bin ich zu größtem Dank verpflichtet. Er hat mir durch seine Chinesische Syndromdiagnostik eine ganzheitliche Perspektive auf das biologische System „Mensch" zugänglich gemacht. Dem jetzigen Besitzer und Betreiber der TCM-Klinik, meinem Schwager *Anton Staudinger junior,* danke ich für die Unterstützung und Kooperation bei der Umsetzung der Kraniofazialen Orthopädie im ambulanten Netzwerk der Klinik.

Weitere Aus- und Fortbildungen haben meine ganzheitliche Perspektive ergänzt. Besonders geprägt wurde diese Perspektive durch die Kursreihe „Physioenergetik" von *Raphael van Assche* und mein Studium der Osteopathie an Raphaels „Internationaler Schule für Osteopathie" in Wien. Raphael gelingt es dort in außerordentlicher Weise, hervorragende Osteopathie-Lehrer aus der ganzen Welt nach Wien zu holen und seinen Studenten zu präsentieren. Ich danke Raphael dafür, dass ich durch ihn von „den Besten" lernen durfte.

Seit ich mich in eigener Praxis niedergelassen habe, betreibe ich Kieferorthopädie. Durch mein Master-Studium der Kieferorthopädie an der Donau-Universität Krems konnte ich mein Wissen auf den „Stand der Kunst" der modernen Kieferorthopädie aktualisieren. Ich danke meinem Studienleiter und akademischen Lehrer, Professor *Dieter Müßig*, für die umfassende kieferorthopädische Ausbildung sowie für seinen offenen und toleranten Umgang mit meinen Denkmodellen und Vorgehensweisen. Er hat mir die notwendige Sicherheit gegeben, auch die oft schwierigen Schmerzpatienten kieferorthopädisch zu behandeln.

Zum erfolgreichen Umgang mit Schmerzpatienten gehört mehr als Untersuchen und Behandeln: Zuhören, Untersuchen, Verstehen, Wege aus der Krankheit finden, Wege zur Verbesserung der Lebensqualität finden, Beraten, Behandeln und Befähigen sind die umfassenden Aufgaben der Patientenführung. Die Schlüsselkompetenzen dafür sind die verbale und non-verbale Kommunikation. Mein amerikanischer Kommunikationslehrer *Michael Grinder* trainiert mich seit 16 Jahren in der Wissenschaft und Kunst der Kommunikation. Ich danke ihm dafür.

Meine „institutionelle Heimat" habe ich in der „Internationalen Gesellschaft für Ganzheitliche ZahnMedizin" (GZM) gefunden. Ich danke meinen Vorstandskollegen und Freunden *Peter Bornhofen*, *Peter Helms* und *Wolfgang Koch* für unsere langjährige Zusammenarbeit. In vielen Besprechungen und Diskussionen haben sie mir zu einem „klaren Kopf" verholfen. Mein besonderer Dank gilt Frau *Agathe Koch* und ihrer „GZM Medien und Marketing GmbH": Mit ihren Symposien und Kongressen schafft sie mir und vielen anderen Referenten immer wieder eine hervorragende Plattform, auf der wir unsere Ideen und Konzepte einem breiten Fachpublikum vortragen dürfen. Unter den vielen Kollegen und Lehrern aus der „Szene" der Ganzheitlichen ZahnMedizin hat mich besonders *Hubertus von Treuenfels* inspiriert. Seine Sichtweise des Menschen und der Welt ist fundiert und tiefsinnig. Sie spornt mich an, ihm nachzueifern.

Außer in meinen Praxisseminaren gebe ich das Konzept der Kraniofazialen Orthopädie in einer achtteiligen Seminarreihe an der Haranni-Academie in Herne an interessierte Kollegen weiter. Ich danke der Geschäftsführerin Frau *Renate Dömpke* und dem Betreiber der Haranni-Academie Herrn Professor *Rolf Hinz*, dafür, dass sie mir diese Gelegenheit geben. Zum Erfolg der Seminarreihe tragen folgende Referenten wesentlich bei: *Professor Jens Türp*, *Jürgen Reitz*, *Ulrich Randoll*, *Markus Heise*, *Marion Burmann-Urbanek*, *Gerhard Kreyer* und *Hardy Gaus*. Ich danke ihnen dafür.

Bei meinen Ko-Autoren *Ulrich Randoll*, *Holger Hüttermann*, *Gregor Pfaff*, *Hardy Gaus* und *Martin Simmel* bedanke ich mich für ihre hervorragenden Beiträge zu diesem Buch. Die Methoden, die sie beschreiben, gehören in jedes interdisziplinäre Konzept. Ihre Zustimmung und Unterstützung geben mir die Sicherheit, dass ich auf einem richtigen Weg bin. Besonders *Uli Randoll* hat mich und mein Konzept mit seinen Anwendungen der modernen Physik auf eine Medizin des 21. Jahrhundert wesentlich unterstützt und bereichert. Seine Matrix-Rhythmus-Therapie ist aus meiner täglichen Praxis nicht mehr wegzudenken. Sie ist für mich die Methode der Wahl zur schnellen und sicheren Behandlung von Mikrokontrak-

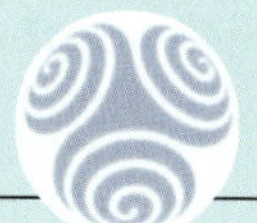

turen im Bindegewebe geworden. *Martin Simmel* ist als Psychologe und Berater mit mir in Praxisgemeinschaft niedergelassen. Seine psychologischen und kommunikativen Kompetenzen sind mir ebenso unverzichtbar wie seine Freundschaft.

Die Arbeit in einem interdiziplinären Netzwerk bringt vor allem Zweierlei: fachliche Kompetenz und Sicherheit. Mein interdisziplinäres Netzwerk ist vor allem das Ambulanzteam der TCM-Klinik Bad Kötzting. Chefarzt *Stefan Hager* und seinem Team danke ich für unsere regelmäßigen Treffen. Ich wünsche mir, dass wir noch lange gemeinsam lernen und wachsen können.

Meinem Freund, Partner und Verleger *Christoph Blaß* danke ich für die Ermutigung zum Schreiben dieses Buches und für die Unterstützung bei dessen Veröffentlichung. Unsere täglichen Gespräche über „Gott und die Welt" sind mir Inspiration und Ermutigung.

Mein abschließender und wichtigster Dank gilt den vielen Patienten, die sich in den letzten 20 Jahren vertrauensvoll in meine Beratung und Behandlung begeben haben. Ich habe mich stets bemüht, sie so zu behandeln, wie ich selbst behandelt werden wollte. Ich werde mich auch in Zukunft anstrengen.

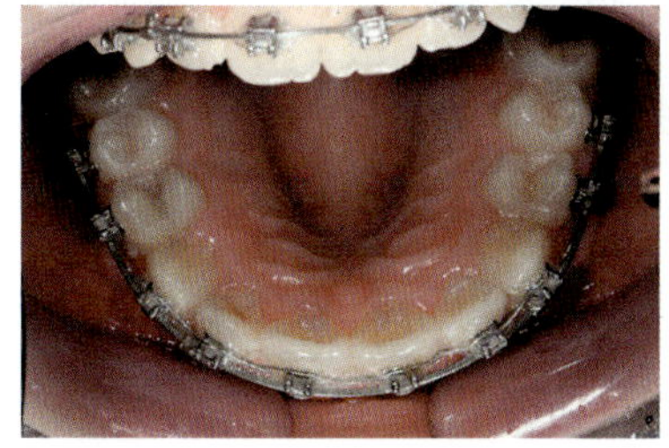
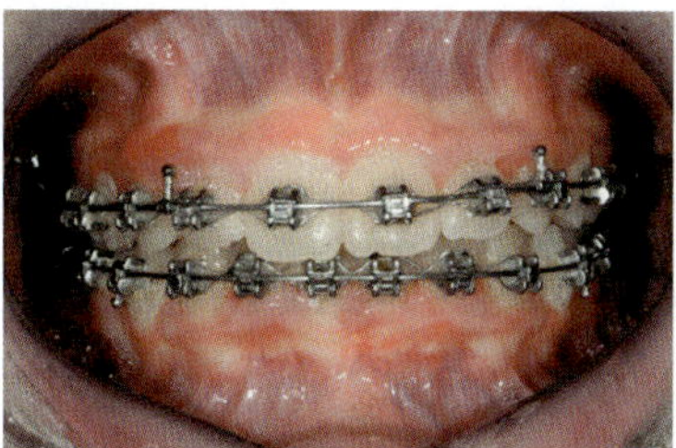
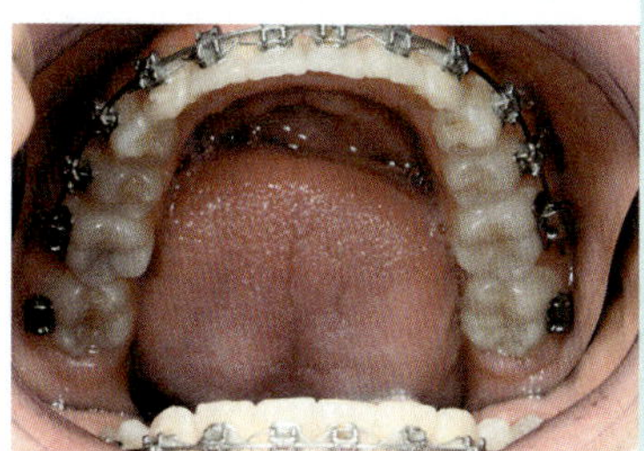
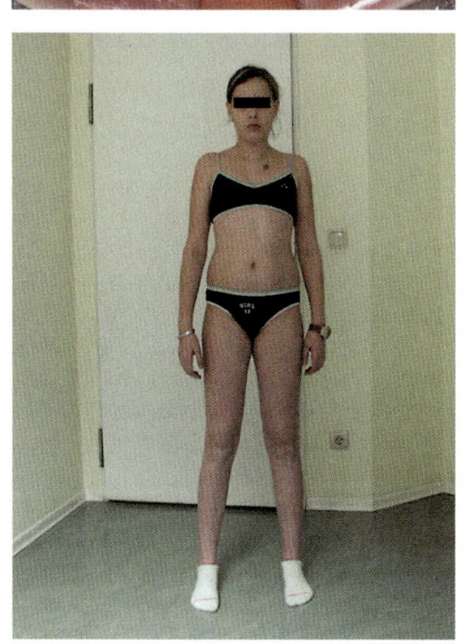
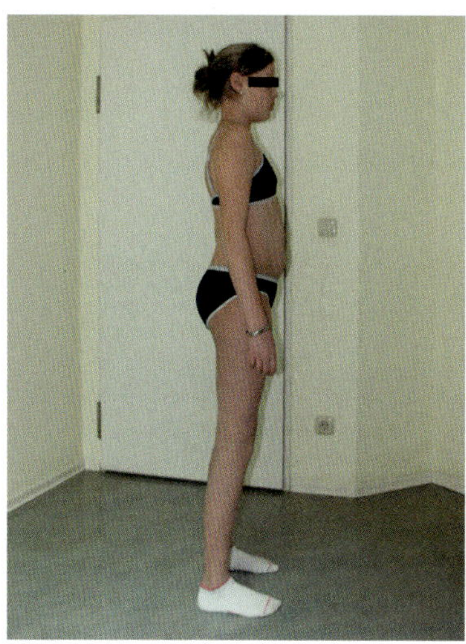
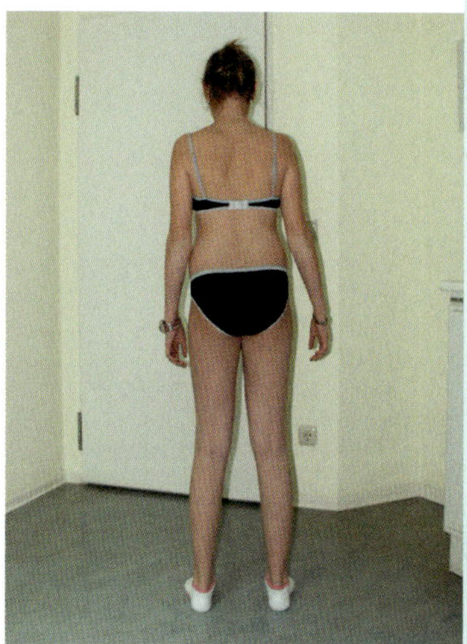

Abb. 0-3: Die Patientin aus Abbildung 0-2 nach kieferorthopädischer und systemischer Behandlung: Ausformung der Zahnbögen und aufrechte Körperhaltung

Literatur

[1] Hanke BA, Motschall E, Türp J. Bein, Becken, Kopf, Wirbelsäule und zahnmedizinische Befunde – welches Evidenzniveau liegt vor? J Orofac Orthop 2007;68:91-107

[2] Jekelfalussy N. Zusammenhang zwischen Kieferanomalie und Körperhaltung im Spiegel der Literatur. Master-These an der Donau-Universität Krems 2006

[3] Korbmacher H, Eggers-Stroder G, Koch L et al. Wechselwirkungen zwischen Gebissanomalien und Erkrankungen des Halte- und Bewegungsapparats – eine Literaturübersicht. J Orofac Orthop 1993;103: 412-427

[4] Schulte W. Myoarthropathien. Epidemiologische Gesichtspunkte, analytische und therapeutische Ergebnisse. Dtsch Zahnärztl Z 36, 343-353 (1981)

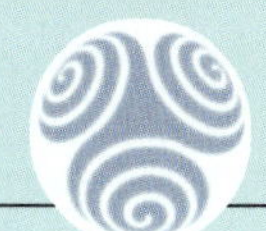

Teil 1

Theorien und Denkmodelle

Das Phänomen des gemeinsamen Auftretens von Kieferanomalien bzw. Zahnfehlstellungen und Körperfehlhaltungen bei Patienten mit Muskel- und Gelenkschmerzen wirft viele praktische und wissenschaftliche Fragestellungen auf (siehe Einführung). Wissenschaftliche Antworten auf diese Fragen liegen nur auf sehr niedrigem Evidenzniveau vor. Trotzdem muss der Praktiker im täglichen Umgang mit diesem Phänomen Antworten auf die Fragen geben: Diese Antworten können nur hypothetisch sein, dienen aber als plausible Entscheidungs- und Handlungsgrundlage am einzelnen Patienten.

In Teil 1 des Buches stellen wir die Hypothesen der Kraniofazialen Orthopädie für den Umgang mit Muskel- und Gelenkschmerzen auf. Mit ihrer Hilfe beantworten wir

- die Fragen nach der Vernetzung des Kraniomandibulären Systems (Kapitel 1),
- die Fragen nach der Ätiologie und Pathogenese von Kieferanomalien und Körperfehlhaltungen (Kapitel 2-4),
- und die Fragen nach der Entstehung von Gesundheit (Salutogenese, Kapitel 5).

In Kapitel 6 ziehen wir die praktischen Konsequenzen aus diesen Theorien und Denkmodellen für die Befunderhebung, die Behandlungsplanung, die Therapie und die Stabilisierung der Therapieergebnisse.

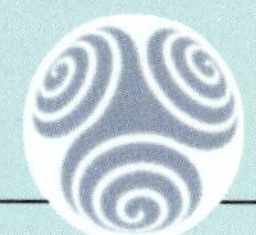

Anatomische Vernetzung des Kraniomandibulären Systems im Fasziensystem

Das gemeinsame Auftreten von Kieferanomalien und Körperfehlhaltungen stellt den Praktiker unter anderem vor folgende Fragen:

- Welche strukturellen und funktionellen Zusammenhänge bestehen zwischen dem Kraniomandibulären System und dem Stütz- und Bewegungsapparat?
- Wie beeinflusst das Kraniomandibuläre System die anderen Teile des Stütz- und Bewegungsapparats?
- Wie beeinflussen andere Teile des Stütz- und Bewegungsapparats das Kraniomandibuläre System?

Diese Fragen wollen wir hypothetisch beantworten durch

- die Theorie der Faszienvernetzung (Seite 20 ff.),
- die Theorie der Faszienbewegung (Seite 27 ff.) und
- die Theorie der Krafteinleitung (Seite 31 ff.).

Das Kraniomandibuläre System ist anatomisch intensiv und hochkomplex mit anderen Körpersystemen vernetzt. Insbesondere ist es Teil des in der Osteopathie (siehe Kapitel 19) so genannten „Fasziensystems" [1, 2, 3, 4]. Dabei wird der Begriff „Faszie" wesentlich umfassender verstanden als in der Anatomie: Aus osteopathischer Sicht meint der Begriff „Fasziensystem" ein ubiquitäres, den ganzen Körper durchziehendes „Bindegewebsorgan" [5]. Im Folgenden werden wir dieses Bindegewebsorgan als einheitliches Funktionssystem und als im Körper ubiquitäre morphologische Einheit beschreiben.

1.1 Die Theorie der Faszienvernetzung

Die Hautfaszie als oberflächlichste Faszienschicht

Die oberflächlichste Schicht des Fasziensystems bildet die Hautfaszie. Damit ist das subkutane Bindegewebe gemeint. In diesem Bindegewebe verlaufen die versorgenden und entsorgenden Blutgefäße der Haut. Ebenso verlaufen und enden in der Hautfaszie die peripheren Nerven mit ihren sensorischen Endorganen. Sie machen die Haut zum Sinnesorgan und vermitteln den Tastsinn sowie Temperatur- und Schmerzempfinden. Die Hautfaszie überspannt den ganzen Körper von Kopf bis Fuß. Sie ist gegenüber darunter liegenden Strukturen beweglich [5, 6].

Muskuloskelettales Fasziensystem

Unter der Hautfaszie liegt das muskuloskelettale System. Auch dort spielt Bindegewebe eine zentrale Rolle: Jede Muskelzelle ist von interstitiellem Bindegewebe umgeben. Mehrere Muskelzellen sind wieder durch eine bindegewebige Membran zu einer Muskelfaser gebündelt. Mehrere Muskelfasern werden wiederum von einer bindegewebigen Hülle zu Muskelfaserbündeln zusammengefasst. Und schließlich wird der ganze Muskel von dem bindegewebigen Muskelbeutel umgeben. Wie schon in der Haut verlaufen und enden auch im Muskel alle Blutgefäße und Nerven in diesen bindegewebigen Strukturen. Sie versorgen und entsorgen die Muskelzellen. Die Propriozeptoren und Nozizeptoren der Muskeln liegen in diesem Bindegewebe [5, 6].

Nach zentral und peripher werden alle bindegewebigen Muskelhüllen zu Muskelsehnen. Die Muskelsehnen gehen in das Periost von Knochen, in Gelenkknorpel oder in die Kapseln von Gelenken über. Auch diese Gewebe sind Bindegewebe und gehören aus osteopathischer Sicht zum Fasziensystem. Ebenso wie Knochengewebe, das wir bei dieser Sichtweise als dichtesten Teil des Bindegewebsorgans verstehen [5, 6].

Vernetzung des Kraniomandibulären Systems mit dem muskuloskelettalen Fasziensystem

Kranial ist das muskuloskelettale Fasziensystem an der Schädelbasis (Okziput, Temporalia, Sphenoid) und am Unterkiefer aufgehängt. Für Zahnärzte und Kieferorthopäden ist Letzteres besonders wichtig: Die räumliche Lage des Unterkiefers ist wesentlich von den Spannungsverhältnissen des muskuloskelettalen Fasziensystems abhängig. Diese Zusammenhänge müssen wir bei unserer Befunderhebung (siehe Kapitel 9) ebenso berücksichtigen wie bei der Therapie mit Aufbiss-Schienen (siehe Kapitel 13).

Interstitielles Bindegewebe

Auch im Bereich der inneren Organe spielt Bindegewebe eine wichtige Rolle: Alle Parenchymzellen sind von interstitiellem Bindegewebe umgeben. Es besteht im Wesentlichen aus Gewebsflüssigkeit (Lymphe), faserigen Bestandteilen (elastische und kollagene Bindegewebsfasern), zellulären Bestandteilen (Fibrozyten und Makrozyten) und aus einem Netzwerk von Makromolekülen (Proteoglykane und Glykosamine) (Abbildung 1-1).

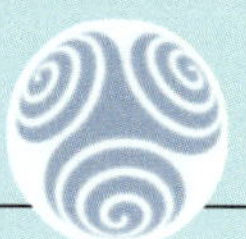

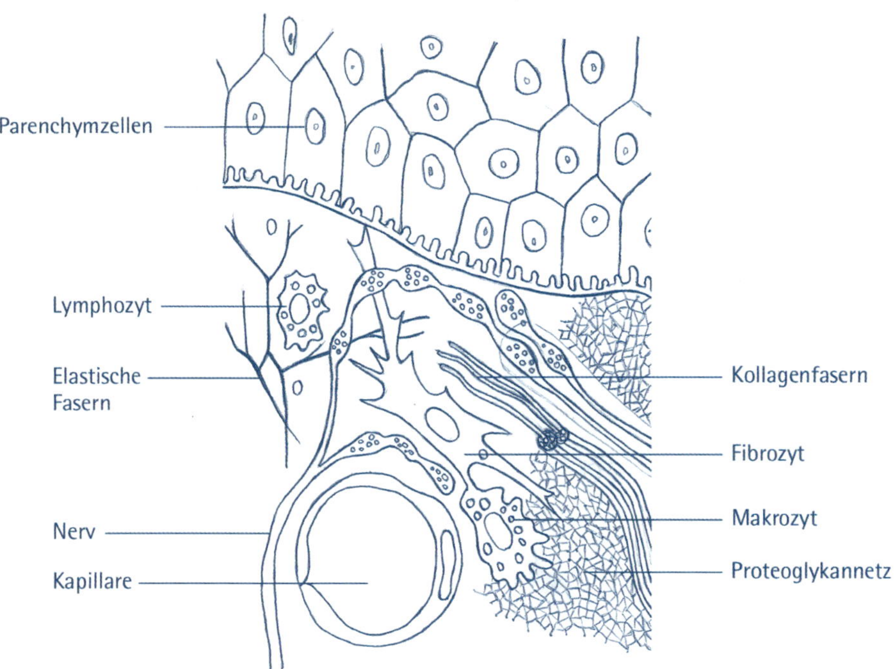

Abb. 1-1: Schematische Darstellung des interstitiellen Bindegewebe (Grundregulationssystem nach *Pischinger*) (nach [5])

Nirgendwo im Körper haben Endstrombahnen des Blutgefäßsystems und Nervenendigungen direkten Kontakt zu parenchymatösen Geweben. Überall enden Blutgefäße und Nerven im vorgeschalteten interstitiellen Bindegewebe. Jeglicher Stoff- und Informationsfluss zur Zelle hin und von der Zelle weg muss das interstitielle Bindegewebe passieren. Die Makromoleküle des interstitiellen Bindegewebes bilden ein dreidimensionales Netzwerk, das wie ein Transport- und Filtersystem funktioniert: Schadstoffe werden im interstitiellen Bindegewebe „herausgefiltert" und lagern sich dort ab.

Unspezifische Immunreaktionen gegenüber Fremdstoffen oder Keimen finden im interstitiellen Bindegewebe statt (Makrozytolyse). Erst nach diesen unspezifischen Abwehrreaktionen tritt das spezifische Immunsystem in Aktion. Phylogenetisch gesehen ist das interstitielle Bindegewebe die älteste Form eines Immun- und Regulationssystems. *Pischinger* und *Heine* [7] bezeichnen es deshalb als Grundregulationssystem.

Das interstitielle Bindegewebe ist auch die Endstrecke der psychoemotionalen Stress-Reaktion: Makrozyten werden bei Stress durch nervale Impulse und Botenstoffe veranlasst, Entzündungsmediatoren (Zytokine) auszuschütten. Fibrozyten bilden vermehrt kollagene Fasern. Vor allem um die nozizeptiven Nervenendi-

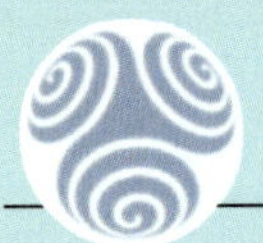

gungen herum. Diese „Kollagenmanschetten" erregen die Nerven und führen zu Schmerzsensationen. Für Zahnärzte und Kieferorthopäden sind diese Zusammenhänge besonders wichtig, weil psychoemotionaler Stress über das Kraniomandibuläre System abreagiert wird. Wir werden sehen, dass das Kraniomandibuläre System viel mehr ein Stress-Verarbeitungsorgan ist als ein Kauorgan.

Viszerales Fasziensystem   Auch bei den inneren Organen werden parenchymatöse Zellgruppen und ihr interstitielles Bindegewebe durch bindegewebige Hüllen zusammengefasst. Wie schon bei den Muskeln verlaufen in diesen Organfaszien die Blutgefäße für die Versorgung und Entsorgung der parenchymatösen Gewebe sowie die versorgenden peripheren Nerven. Und wie bei den Muskeln sind innere Organe auch von einer äußeren bindegewebigen Hülle umgeben. Über diese „Organbeutel" sind die Organe an der Wirbelsäule, am Brustkorb, am Zwerchfell, an der Bauch- und Rumpfwand sowie am Becken und Beckenboden befestigt (Abbildung 1-2) [1, 3, 4].

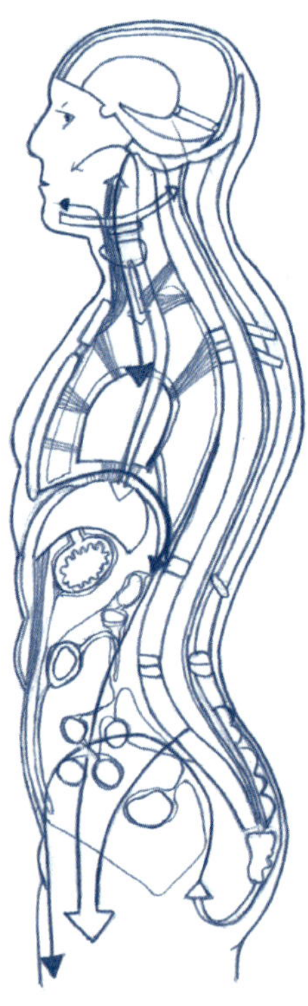

Abb. 1-2: Schematische Darstellung des viszeralen Fasziensystems [nach einer Zeichnung von *Peter Sommerfeld*]

Zum Beispiel: Die Faszienvernetzung der Leber   Die Leber wird zum Beispiel durch bindegewebige Septen in mehrere Leberlappen eingeteilt. Ihre äußere Hülle ist über das Ligamentum coronarium sowie die Ligamenta triangulare dextrum und sinistrum am Zwerchfell aufgehängt und über das Ligamentum falciforme an der ventralen Bauchwand befestigt. Auch untereinan-

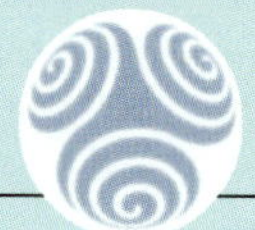

der stehen die Organe über Faszien miteinander in Verbindung: Zum Beispiel Leber und Magen über das Omentum minus.

Die Übergänge in andere Organfaszien, in Muskelfaszien oder in das Periost von Knochen sind dabei wieder kontinuierlich und ohne erkennbare Demarkation. Zum Beispiel ist das Perikard über die ganze Fläche des Sternums mit dessen Periost verbunden. Auch sein kaudaler Übergang in die Faszie des Zwerchfells ist fließend und kontinuierlich. Man kann nicht erkennen, wo genau das Perikard aufhört und das Zwerchfell beginnt. Dorsal ist das Perikard am Periost der Wirbelsäule befestigt. Und zwar nicht nur im Bereich der Brustwirbelsäule. Fasziale Aufhängungen des Perikards finden sich bis hinauf zum zweiten Halswirbel.

Kranial ist das viszerale Fasziensystem am Tuberculum pharyngeale der Pars basiliaris des Okziput aufgehängt. Dieser Zusammenhang lässt eine große Bedeutung von Form und Funktion des viszeralen Fasziensystems (vor allem bei der Atmung) für die Morphogenese der Schädelbasis vermuten. Für Kieferorthopäden ist dies wichtig: Ob sich bei Kindern der Gesichtsschädel mesiofazial (neutraler Wachstumstyp), brachyfazial (horizontaler Wachstumstyp) oder dolichofazial (vertikaler Wachstumstyp) entwickelt, hängt wohl entscheidend von Form- und Funktion des viszeralen Fasziensystems ab.

Die formgebende Bedeutung des viszeralen Fasziensystems für Schädelbasis und Gesicht

Muskuloskelettale und viszerale Faszien treten an vielen anatomischen Körperstellen miteinander in Verbindung. In der Osteopathie wird das muskuloskelettale Fasziensystem mit der Hautfaszie als oberflächliche Faszienschicht und das viszerale Fasziensystem als mittlere Faszienschicht bezeichnet. Es gibt noch eine weitere, die sogenannte tiefe Faszienschicht: Das durale Fasziensystem im Schädel und im Rückenmarkskanal der Wirbelsäule. Die Dura ist eine Duplikatur des Periosts der Schädelknochen und der Wirbel. Sie haftet an den Innenflächen der Schädelknochen und bildet das innere Periost der Schädelknochen. Gleichzeitig ist es die äußere Hülle des Gehirns. Durch Einstülpungen entstehen die Falx cerebri und das Tentorium cerebelli (Abbildung 1-3). Nach kaudal setzt sich die Dura ab dem Foramen magnum bis zum Sakrum als „Duraschlauch" fort und umhüllt das Rückenmark im Wirbelkanal. Außerdem begleitet es jeden Spinalnerven 2-3 cm nach seinem Durchtritt durch das Foramen vertebrale. Feine bindegewebige Faserverbindungen bestehen zwischen diesem Duraschlauch und jeder einzelnen Bandscheibe.

Faszienschichten

Durales Fasziensystem

Fest angewachsen ist der Duraschlauch nur im Bereich des Foramen magnum und am Sakrum. In der Osteopathie wird das durale Fasziensystem deshalb auch kraniosakrales Fasziensystem genannt. Das durale Fasziensystem ist die tiefe Faszienschicht und über den knöchernen Schädel und die Wirbelsäule mit der oberflächlichen und mittleren Faszienschicht verbunden. Wie bei der oberflächlichen und mittleren Faszienschicht verlaufen auch in dieser Schicht alle versorgenden und entsorgenden Blutgefäße und Nerven [8].

Das durale Fasziensystem wird in der Osteopathie auch als kraniosakrales Fasziensystem bezeichnet.

Abb. 1-3: Falx cerebri und Tentorium cerebelli

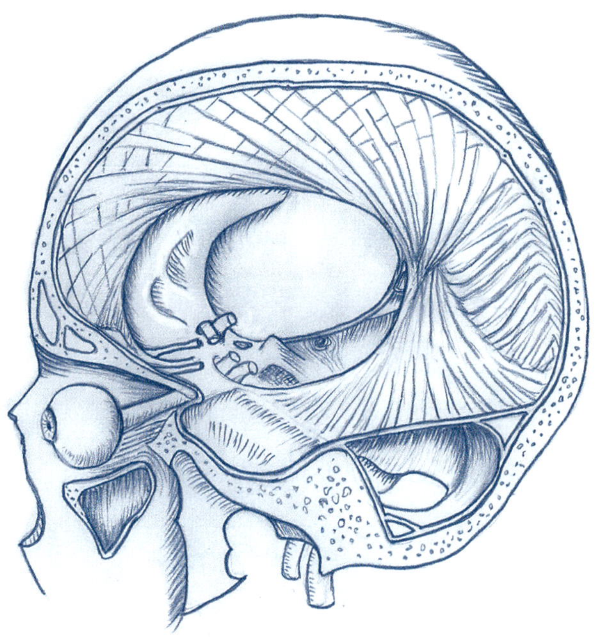

Liquor cerebrospinalis

Eine Besonderheit kommt beim duralen Fasziensystem hinzu: Das Nervengewebe des Gehirns und des Rückenmarks wird innen und außen von Gehirnflüssigkeit (Liquor cerebrospinalis) umspült (Abbildung 1-4). Würde man das Gehirn und das Rückenmark aus seiner Hülle herauslösen, bliebe das durale Fasziensystem angefüllt mit Liquor zurück. Der Liquor wird von den Plexus choroidei der Gehirnventrikel aus dem Blut gebildet (Blut-Hirn-Schranke). Vom vierten Ventrikel aus tritt der Liquor durch das Foramen Luschkae und das Foramen Magendii in den äußeren Liquorraum über und umspült Gehirn und Rückenmark. Im Bereich der Spinalnerven fließt er in interstitielles Bindegewebe ab. Außerdem wird er im venösen Sinus sagittalis superior ins Blut rückresorbiert. Das Liquorsystem ist also kein Kreislaufsystem. Der Liquor wird an anderer Stelle gebildet als er rückresorbiert wird bzw. abfließt. Wir sprechen dabei von Liquorfluktuation: Das Liquorsystem ist kein zirkulierendes, sondern ein fluktuierendes System.

Faszienschichten

Das Fasziensystem gliedert sich also in drei Schichten: Die oberflächliche dermale und muskuloskelettale Schicht, die mittlere viszerale Schicht und die tiefe durale Schicht (Abbildung 1-5). Diese Gliederung ist rein didaktischer Art. Tatsächlich haben wir es mit einem einzigen kontinuierlichen System zu tun. Das Kraniomandibuläre System ist integrierter Bestandteil dieses Systems.

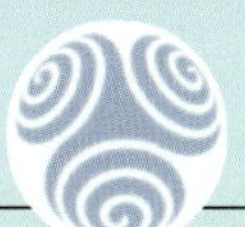

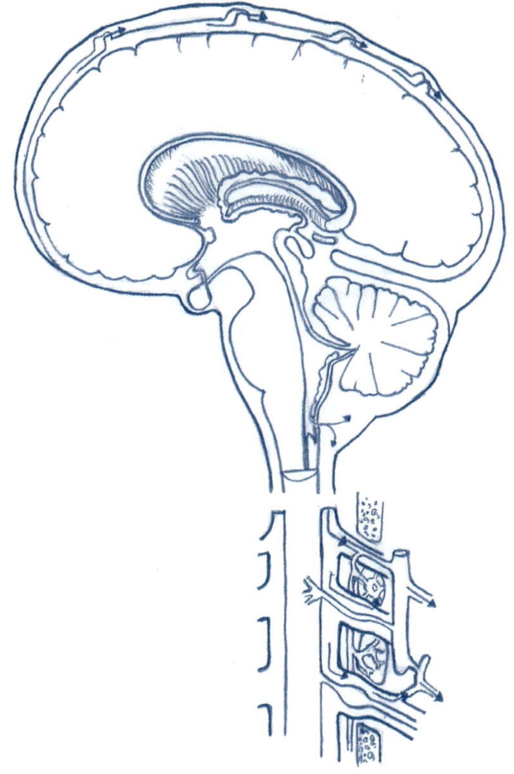

Histologisch gesehen besteht das Bindegewebsorgan aus einem Kontinuum von Bindegeweben verschiedener Dichtigkeit: Das interstitielle Bindegewebe ist „lockeres faseriges Bindegewebe". Es ist ubiquitär und durchzieht den ganzen Körper von Kopf bis Fuß. Alle parenchymatösen Gewebe „schwimmen" im interstitiellen Bindegewebe und werden von ihm ver- und entsorgt. Es wird deshalb auch als Matrix (= Muttergewebe) bezeichnet [9]. Die Funktion der parenchymatösen Gewebe ist grundlegend von der Matrix-Funktion abhängig. So wie der Fisch von der Sauberkeit des Wassers abhängig ist, in dem er schwimmt [10]. An seinen Grenzflächen wird das lockere Bindegewebe durch relative Vermehrung seiner Faseranteile kontinuierlich und ohne deutlich erkennbare Demarkation dichter und geht in „straffes faseriges Bindegewebe" über: Makroskopisch sind dies Sehnen, Faszien (Haut-, Muskel-, Organ-Faszien und Dura), Gelenkkapseln, Ligamente und Periost. Bei weiterer Verdichtung des straffen faserigen Bindegewebes entstehen histologisch gesehen Knorpel- bzw. Knochengewebe. Auch diese Übergänge sind kontinuierlich und ohne deutlich erkennbare Demarkation. Insgesamt haben wir

Histologie des Bindegewebes

Matrix (= Muttergewebe)

„Das Bindegewebe ist das Wasser, in dem der Fisch ‚Mensch' schwimmt." [10]

Das „Binde-
gewebsorgan"

es beim Bindegewebe mit einem ubiquitären Kontinuum zu tun. Wir können funktionell durchaus von einem den ganzen Körper durchziehenden „Bindegewebsorgan" sprechen. Ein wesentlicher Teil davon sind die Faszien. Deshalb hat sich in der Osteopathie für das ganze Bindegewebsorgan der Begriff „Fasziensystem" eingebürgert. In diesem Sinne werden wir den Begriff im Folgenden verwenden.

1.2 Funktionen des Fasziensystems (Bindegewebsorgan)

Abb. 1-5: Die Schichten und Funktionen des Fasziensystems (Bindegewebsorgan)

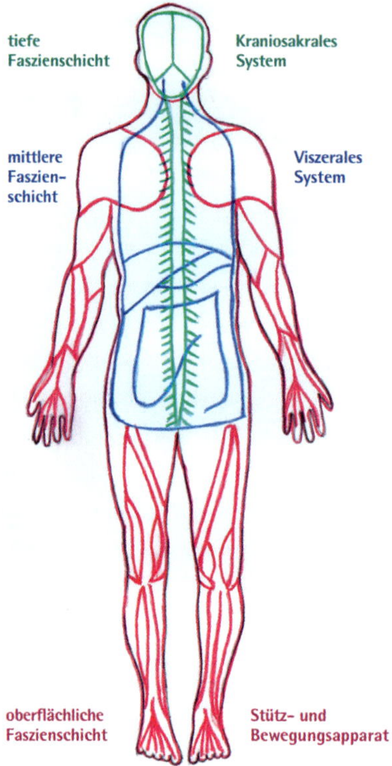

Sensorische
Funktion

Im Bindegewebe enden alle peripheren Nerven und liegen alle sensorischen Rezeptoren: Tastkörperchen, Temperaturrezeptoren, Propriozeptoren, Nozizeptoren.

Hämo- und
Neurodynamik

Alle Blutgefäße und Nerven verlaufen und enden im Bindegewebe. Jeglicher Stoffaustausch von parenchymatösen Geweben findet über das Bindegewebe statt. Eine reguläre Zellfunktion ist daher nur möglich, wenn das Fasziensystem diese Funktion erfüllt. Weil Nerven und Blutgefäße in den Faszien verlaufen, wirkt sich jegliche pathologische Verspannung oder Distorsion der Faszien störend auf Hämo- und Neurodynamik und damit auf die reguläre Funktion der Blut- und Nervenversorgung aus.

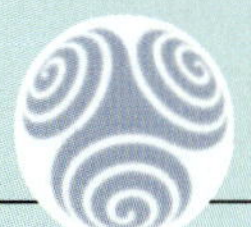

Unspezifische und spezifische Immunreaktionen finden im Bindegewebe statt. Diese Funktionen sind sehr gut erforscht und bei *Pischinger* und *Heine* [7] sowie bei *Heine* [9] ausführlich dargestellt.

Immunfunktion

Im Bindegewebsorgan ist die physiologische Endstrecke der Stress-Reaktion lokalisiert. Psychoemotionaler Stress führt zur Ausschüttung von Zytokinen aus den Makrozyten im interstitiellen Bindegewebe.

Stress-Reaktion

Die kontraktilen Elemente der Stütz- und Bewegungsmuskulatur entfalten ihre Kraft nicht in eine bestimmte Richtung. Erst durch die gleich ausgerichteten bindegewebigen Hüllen von Muskelzellen, Muskelfaserbündeln, Muskelbeuteln und Sehnen erhält die kontraktile Kraftentfaltung eine Richtung. Die Kontraktionskraft des Muskels wird so auf Knochen und Gelenke übertragen.

Stütz- und Bewegungsfunktion

Die im Körper entstehenden kontraktilen Kräfte können rhythmisch oder episodisch sein. Rhythmische Kräfte entstehen bei der Atmung, beim Herzschlag, bei der Darmperistaltik, bei den Kontraktionen des Ductus thoracicus, bei der Liquorfluktuation usw. Episodische Kräfte entstehen bei allen möglichen willkürlichen und unwillkürlichen Kontraktionen der Stütz- und Bewegungsmuskulatur und immer dann, wenn Kräfte von außen auf den Körper einwirken. Alle diese inneren und äußeren Kräfte könnten ab einer gewissen Intensität parenchymatöses Gewebe schädigen, wenn sie nicht zerstreut und abgeleitet würden. Dies geschieht über das Fasziensystem, das hier als Puffer- und Kraftverteilungssystem wirkt. Diese wichtige Funktion des Fasziensystems werden wir im Folgenden näher beschreiben.

Aufnahme und Verteilung von Kräften

1.3 Die Theorie der Faszienbewegung

Die rhythmischen und episodischen kontraktilen Kräfte verteilen sich über das Fasziensystem und bringen es in bestimmter Art und Weise zum „Schwingen". Es ergibt sich eine intrinsische Faszienbewegung. Die Faszienbewegung ist an jeder Körperstelle von anderer Qualität. Je nachdem wie die „Faszienarchitektur" an der jeweiligen Körperstelle beschaffen ist.

Am besten lässt sich dieses Phänomen mit einer vereinfachenden Analogie verdeutlichen (Abbildung 1-6): Wir gehen von einem Swimming-Pool aus (Körper). Er soll mit Wasser gefüllt sein (interstitielles Bindegewebe). Senkrecht zur Wasseroberfläche sind Stofflaken (Faszien) in einer bestimmten Art und Weise miteinander verspannt und unterteilen den Pool in mehrere Kammern. Genauso wie das Fasziensystem den Körper in verschiedene „Kammern" unterteilt. Das Wasser repräsentiert dabei das interstitielle Bindegewebe und die Lymphe bzw. den Liquor, mit dem die Faszienkammern angefüllt sind.

Die „Swimming-Pool"-Metapher

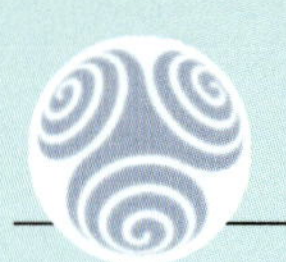

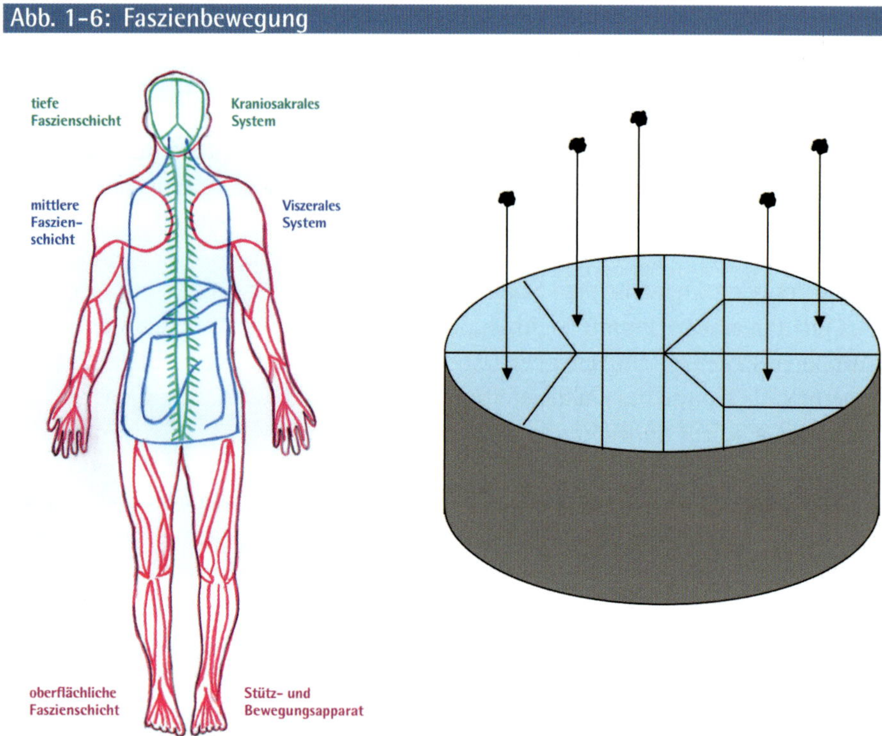

An einer bestimmten Stelle werden in einem Rhythmus von 70mal pro Minute Steine in den Pool geworfen. Dies soll den Herzschlag repräsentieren. Im Wasser treten um die Aufschlagstelle der Steine zirkuläre Wellen auf. Diese Wellen treffen auf die Stofflaken, übertragen ihre Kraft und bringen die Stofflaken in Schwingung. Die Form und Richtung der Schwingungen hängen davon ab, wie die Stofflaken aneinander und an der Poolwand aufgehängt sind. Genauso werden die Schwingungen im Fasziensystem von ihrer anatomischen „Architektur" bestimmt: Mediane Fasziensysteme (z. B. die Falx cerebri) schwingen in der Medianebene – in der Osteopathie als Extension und Flexion bezeichnet. Fasziensysteme außerhalb der Medianebene schwingen in der Horizontalebene – in der Osteopathie Innen- und Außenrotation genannt [11].

An weiteren Stellen werden Steine von unterschiedlicher Größe in anderen Rhythmen in den Pool geworfen. Diese Steine sollen die anderen Körperrhythmen wie den Atemrhythmus, die Darmperistaltik usw. repräsentieren. Jeder Stein erzeugt seine eigene zirkuläre Welle, die aber bei ihrer Ausbreitung mit den anderen Wellen interferiert. Dabei entstehen chaotische Interferenzmuster. Die Stofflaken nehmen diese chaotischen Schwingungen auf. Aber die Architektur der Stofflakenaufhängung ordnet diese ursprünglich chaotischen Schwingungen. Eine gleichmäßige Schwingung der Stofflaken entsteht. Auch episodische „Steinwürfe" (willkürliche und unwillkürliche Kontraktionen der Stütz- und Bewegungsmuskulatur) können

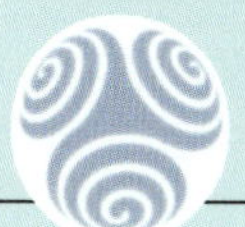

diese Ordnung nur schwerlich stören. Das System bewegt sich durch den dauernden Input von Kräften stabil und weitgehend unempfindlich gegenüber Störungen.

Genauso ist es mit dem Fasziensystem: Die Architektur des Fasziensystems ordnet alle rhythmischen und episodischen Krafteinleitungen. Das Fasziensystem schwingt in einem bestimmten Rhythmus. Wir nennen diesen Rhythmus „Faszienrhythmus". Die Schwingung des Fasziensystems hat eine sehr kleine Amplitude von ungefähr einem hundertstel Millimeter und kann überall im Körper durch Palpation ertastet werden [11, 12].

Entdeckt wurde der Faszienrhythmus von dem Osteopathen *William Garner Sutherland* Ende des 19. Jahrhunderts. *Sutherland* [13] hat den Faszienrhythmus zuerst am Schädel und am Sakrum untersucht und ertastet und ihn deshalb als „kraniosakralen Rhythmus" bzw. „primären Atemrhythmus" in die Osteopathie eingeführt. Seitdem ist die Kraniosakrale Osteopathie integrierter Bestandteil der Osteopathie und heutzutage neben der Muskuloskelettalen und der Viszeralen Osteopathie ein gleichwertiger Hauptbereich der Osteopathie.

1.4 Beweglichkeit der Schädelknochen

Im Bereich des Kraniums wird die Faszienbewegung durch die Dura auf die Schädelknochen übertragen. Aus der Sicht der Osteopathie verknöchern die Suturen der Schädelknochen nicht, sondern bleiben zeitlebens beweglich. In der anatomischen Literatur [14] werden Suturen als bindegewebige Verbindungen von Schädelknochen beschrieben und als Syndesmosen bezeichnet. Verknöcherungen von Suturen werden in der Osteopathie als pathologische Beweglichkeitseinschränkungen angesehen [13]. *Knaup et al.* [15] haben an 22 humanen Gaumenpräparaten im Alter zwischen 18 und 63 Jahren nur geringe Anteile von verknöcherten Arealen bei allen untersuchten Individuen gefunden. Allerdings nahmen die Breite der Sutur mit zunehmendem Alter signifikant ab und die Anteile der Verknöcherungen mit zunehmendem Alter signifikant zu. Diese Ergebnisse stützen die Hypothesen der Osteopathie zur suturalen Beweglichkeit, obwohl nicht sicher ist, ob diese Ergebnisse auch auf die anderen Suturen übertragen werden können.

Sutherland [13] hat als Erster das Phänomen der unterschiedlichen Formen kranialer Suturen an den Schädeln spät verstorbener Menschen beobachtet und ihre Beweglichkeit zueinander postuliert. Er schloss aus der Tatsache unterschiedlicher Formen kranialer Suturen, dass sich die unterschiedlichen Formen aufgrund der unterschiedlichen Übertragung der Faszienbewegung auf die jeweiligen Knochen herausbilden. Grundsätzlich unterscheidet die Anatomie drei verschiedene Formen von Suturen: Die Sutura plana, die Sutura serrata und die Sutura squamosa. Zum Beispiel ist die Sutura sagittalis zwischen den Scheitelknochen eine Sutura serrata.

Faszienrhythmus

Kraniosakrale Osteopathie

Suturen sind Syndesmosen

Formen kranialer Suturen

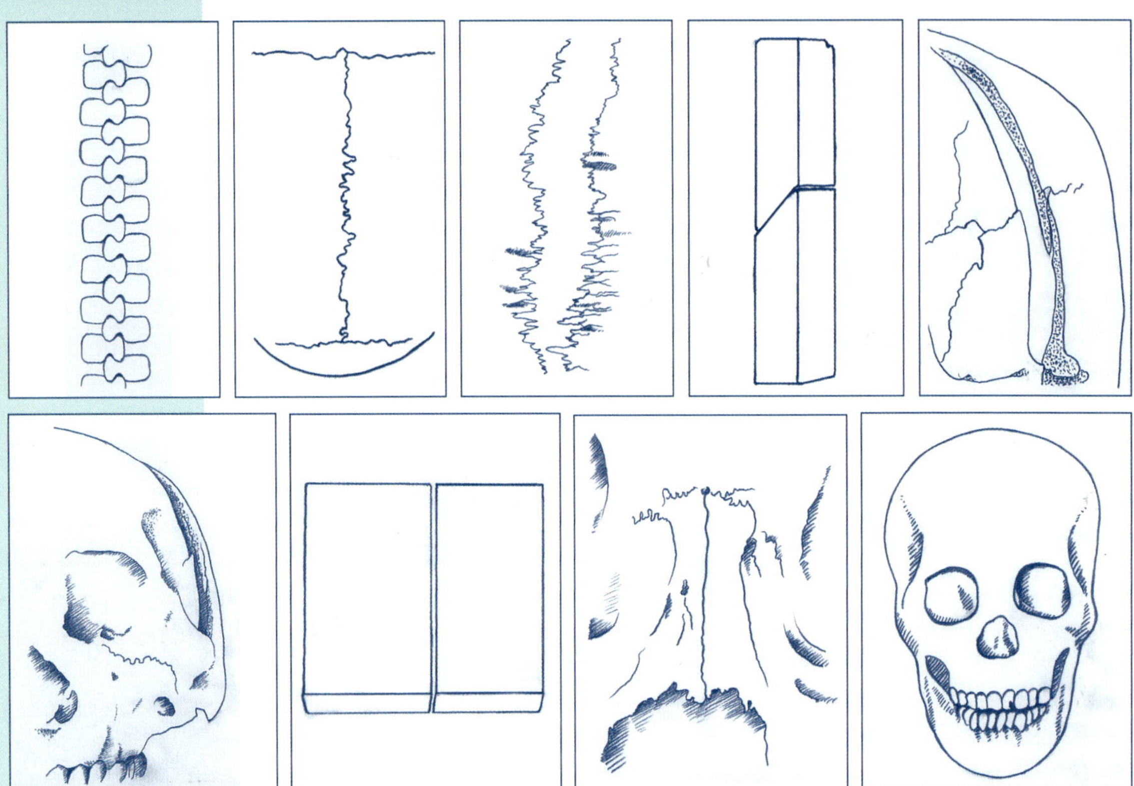

Sie zeigt sägezahnartige Fortsätze, die ineinander greifen (Abbildung 1-7). Diese Form lässt den Schluss zu, dass sich die beiden Scheitelknochen gegenläufig um anteroposteriore Achsen nach kranial und kaudal bewegen.

Die Konzepte der Faszienbewegung und der Beweglichkeit der Schädelknochen wird in der wissenschaftlichen Medizin mangels wissenschaftlicher Beweise bisher nicht anerkannt [16]. *Retzlaff et al.* [17] behaupten dagegen, dass genügend wissenschaftliche Beweise vorlägen. Als Arbeithypothesen und Grundlage osteopathischer Diagnostik und Therapie haben sie sich allerdings in der Praxis bewährt [11, 18]. In diesem Buch gehen wir von der Hypothese aus, dass die Faszienbewegung und eine entsprechende Beweglichkeit der Schädelknochen zueinander existieren. Diese Hypothese lässt nämlich plausible und praktikable Denkmodelle zu, mit denen der Zusammenhang zwischen Kieferanomalien und Körperhaltung erklärbar und für die diagnostische und therapeutische Praxis nutzbar ist.

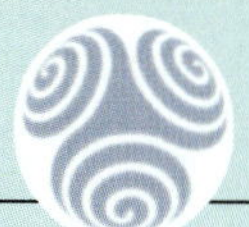

1.5　Die Theorie der Krafteinleitung

Das Kraniomandibuläre System ist Teil des Fasziensystems und intensiv in allen drei Schichten des Fasziensystems eingebunden (siehe ausführlich in Kapitel 3): Die Einbindung ins muskuloskelettale Fasziensystem besteht ventral über die hyoidale Muskulatur, lateral über den M. sternocleidomastoideus und die Halsfaszien und dorsal über den M. occipitofrontalis und die Nackenmuskulatur. Mit dem viszeralen System ist das Kraniomandibuläre System über die Gaumen- und Rachenmuskulatur bzw. die entsprechenden Faszien verbunden. Das viszerale Fasziensystem ist seinerseits an der Schädelbasis befestigt. Die Verbindung mit dem Kraniosakralen System besteht über die Kaumuskeln. Sie setzen außen an den Schädelknochen an, während die Dura von innen an diesen Schädelknochen befestigt ist.

Die Theorie der Faszienvernetzung des Kraniomandibulären System

Jegliche mechanische Kraft im Kraniomandibulären System kann über die Faszienvernetzung in anderen Teilen des Fasziensystems relevant werden. Und umgekehrt: Kräfte aus anderen Teilen des Fasziensystems können sich auf das Kraniomandibuläre System auswirken.

Unter Einbeziehung der Hypothese der Faszienbewegung und der Beweglichkeit der Schädelknochen ergibt sich folgendes schematische Denkmodell für Fasziensystem und Körperstatik: Die Knochen der Schädelbasis und des Gesichtsschädels können als funktionelle Fortsetzung der Wirbelsäule angesehen werden (Abbildung 1-8).

Die Theorie der Faszienbewegung

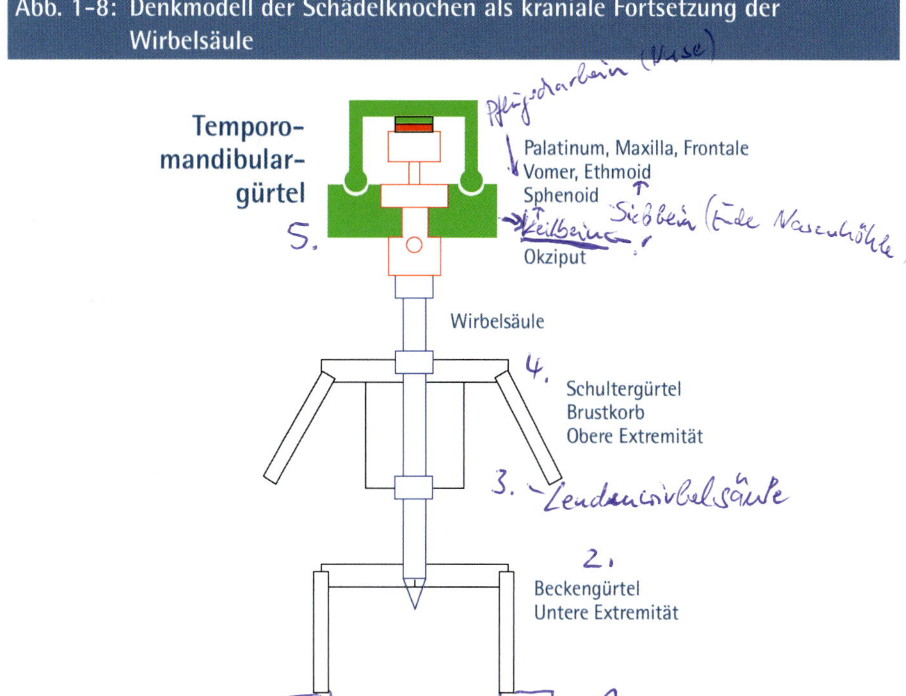

Abb. 1-8: Denkmodell der Schädelknochen als kraniale Fortsetzung der Wirbelsäule

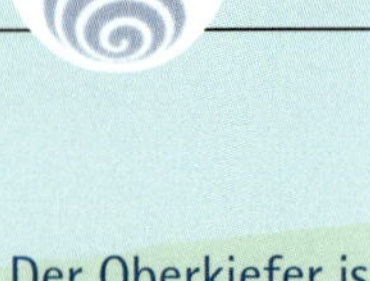

Zusammen bilden sie die vertikale Achse des Fasziensystems. Das kraniale Ende dieser vertikalen Achse bildet der Zahnbogen des Oberkiefers. So gesehen ist der Zahnbogen des Oberkiefers die „Spitze der Wirbelsäule".

Die beiden Schläfenbeine und die Mandibula bilden funktionell gesehen die „Extremität" des Kraniums [19]. Neben dem Beckengürtel und dem Schultergürtel kann dieser Temporomandibulargürtel als kranialste transversale Achse des Fasziensystems verstanden werden. Mit ihrem Zahnbogen stützt sich die Mandibula am Zahnbogen der Maxilla ab. Beim Kauen, Schlucken, Knirschen und Pressen sowie beim Sprechen und Atmen werden durch okklusale Kontakte und durch Muskelkontraktionen Kräfte in das Fasziensystem eingeleitet. Tabelle 1-1 gibt die Intensität der Kräfte an, die beim Kauen, Schlucken und Knirschen bzw. Pressen ausgeübt werden. Eines fällt auf: Die Kräfte beim Knirschen und Pressen (Bruxismus) sind am intensivsten.

Tab. 1-1: Durchschnittliche okklusale Belastungen beim Kauen, Schlucken und Knirschen/Pressen [20]:

Funktion	Kraft pro Molar [N]	Dauer pro Tag
Kauen	45–150	8 Min
Schlucken	5	15 Min
Bruxismus	70–300	bis 120 Min

Knirschen und Pressen findet vor allem nachts beim Träumen und in anderen Schlafphasen statt. Der Mensch träumt ungefähr alle 90 Minuten für eine Viertelstunde. Beim Träumen werden aktuelle und zurückliegende Erlebnisse (positive wie negative) verarbeitet. Wir können vereinfachend sagen: „Träumen ist eine Funktion des Psychohygiene!" Während des Träumens kommt es zu intensiver Aktivität der Okulomotoren wie auch der Kaumuskulatur. Aber auch tagsüber wird in Stress-Situationen geknirscht und gepresst: Man „beisst" sich durch's Leben! Wir wiederholen uns: Das Kraniomandibuläre System ist viel mehr ein Organ der Stress-Verarbeitung als ein Kauorgan. Wir werden deshalb in unserer Befunderhebung (siehe Kapitel 7) ebenso wie in unserer Therapie (siehe Kapitel 16) der Belastung durch psychoemotionalen Stress und deren Beseitigung größte Aufmerksamkeit widmen.

Insgesamt kommen beim Knirschen und Pressen Belastungen von bis zu 30 kp pro Molar zustande, die pro Tag bis zu zwei Stunden ausgeübt werden. Enorme Kräfte, die an der „Spitze der Wirbelsäule" entwickelt und in das Fasziensystem eingeleitet werden. Besonders belastend wirken diese Kräfte bei Zahnfehlstellungen und Kieferanomalien: Die eingeleiteten Kräfte müssen im Fasziensystem reguliert, adaptiert und kompensiert werden (siehe Kapitel 2). Außerhalb des Kraniomandibulären Systems führt dies zu Körperfehlhaltungen (Formstörungen) und Beweglichkeitseinschränkungen (Funktionsstörungen) im Fasziensystem.

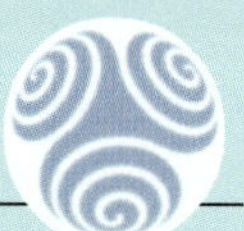

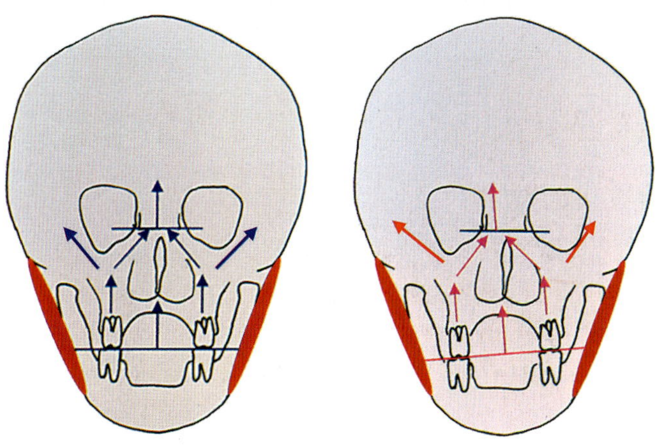

Abb. 1-9: Orthognathe und dysgnathe Krafteinleitung in den Schädel

Aber auch umgekehrt werden aus dem Fasziensystem Kräfte in das Kraniomandibuläre System eingeleitet: Fehlfunktionen und Fehlhaltungen des Fasziensystems erzeugen Spannungen, die auf Form und Funktion des Kraniomandibulären Systems störend wirken. Es entstehen Formstörungen (Kieferanomalien und Zahnfehlstellungen) und Fehlfunktionen des Kraniomandibulären Systems (zum Beispiel okklusale Fehlkontakte, Schluckstörungen, Sprechstörungen).

Im Zusammenhang der Einleitung von okklusalen Kräften in das Fasziensystem beim Kauen, Schlucken, Knirschen und Pressen kann biomechanisch eine Krafteinleitungsebene definiert werden. Sie wird im Sinne einer biomechanischen Vereinfachung als die Verbindungsebene der palatinalen Höcker der ersten Molaren und der Schneidekanten der mittleren Schneidezähne im Oberkiefer bestimmt [21]. Die okklusalen Kräfte werden senkrecht zur dieser Ebene in den Schädel eingeleitet (Abbildung 1-9): In der Medianebene werden sie von der Maxilla über Vomer und Gaumenknochen

Belastung des Kraniomandibulären Systems durch Kräfte aus dem Fasziensystem

Krafteinleitungsebene

Abb. 1-10: Parallelität zwischen Krafteinleitungsebene und *Camper'scher* Ebene

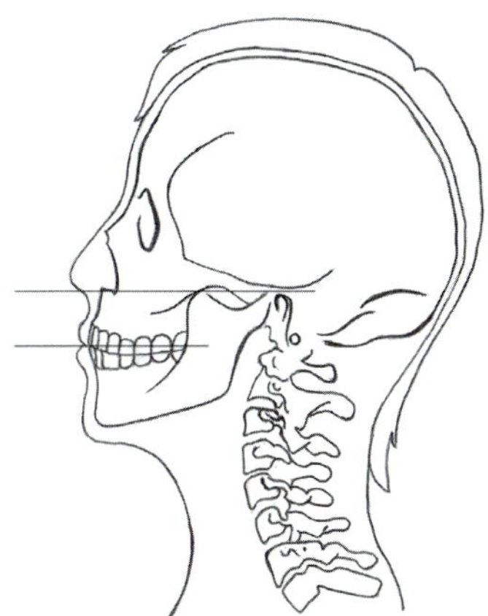

auf das Keilbein und durch die Nasenbeine und das Siebbein auf das Stirnbein weitergeleitet. Lateral treffen sie auf die Jochbeine und die Schläfenbeine.

Camper'sche Ebene

Die horizontale Bezugsebene der Krafteinleitungsebene im Kranium ist die *Camper*'sche Ebene [21] (Abbildung 1-10). Diese Ebene ist definiert durch die Tragus-Punkte am rechten und linken Ohr sowie durch die Spina nasalis anterior. Sie ist bei aufrechter Kopf- und Körperhaltung sowohl in der Frontal- als auch in der Sagittalebene waagrecht – also parallel zur Standfläche – ausgerichtet. Eine orthognathe Krafteinleitungsebene verläuft parallel zur *Camper*'schen Ebene. Eine Krafteinleitungsebene wird als dysgnath bezeichnet, wenn sie nicht parallel zur *Camper*'schen Ebene verläuft.

Zusammenfassung

In diesem Kapitel haben wir die Theorien der Faszienvernetzung, der Faszienbewegung und der Krafteinleitung ausgearbeitet. Auf der Basis dieser Theorien können wir nun die anfangs gestellten Fragen hypothetisch beantworten:

Welche strukturellen und funktionellen Zusammenhänge bestehen zwischen dem Kraniomandibulären System und dem Stütz- und Bewegungsapparat?

Der Stütz- und Bewegungsapparat und das Kraniomandibuläre System sind Teile des Fasziensystems. Form und Funktion des Stütz- und Bewegungsapparats ebenso wie Form und Funktion des Kraniomandibulären Systems sind von Form und Funktion des ganzen Fasziensystems abhängig.

Wie beeinflusst das Kraniomandibuläre System die anderen Teile des Stütz- und Bewegungsapparats?

Form- und Funktionsstörungen des Kraniomandibulären System wirken sich beim Kauen, Schlucken, Knirschen, Pressen, Sprechen und Atmen durch Einleitung von Kräften in das Fasziensystem belastend aus: Die eingeleiteten Kräfte müssen außerhalb des Kraniomandibulären Systems von anderen Teilsystemen reguliert, adaptiert und kompensiert werden.

Wie beeinflussen andere Teile des Stütz- und Bewegungsapparats das Kraniomandibuläre System?

Und umgekehrt: Form- und Funktionsstörungen aus dem Fasziensystem können Kräfte in das Kraniomandibuläre System einleiten und Form und Funktion des Kraniomandibulären Systems stören.

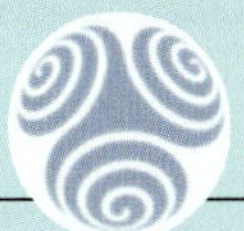

Literatur

[1]   Barral JP, Mercier P. Lehrbuch der Viszeralen Osteopathie, Band 1. München 2001

[2]   Myers TW. Anatomy Trains. Myofasziale Meridiane. München 2004

[3]   Paoletti S. Faszien. Anatomie, Strukturen, Techniken, spezielle Osteopathie. München 2001

[4]   Schwind P. Faszien- und Membrantechnik. München 2003

[5]   Van den Berg F. Das Bindegewebe des Bewegungsapparats verstehen und beeinflussen. Band 1 Angewandte Physiologie. Stuttgart 1999

[6]   De Morree JJ: Dynamik des menschlichen Bindegewebes. Funktion, Schädigung und Wiederherstellung. München 2001

[7]   Pischinger A, Heine H. Das System der Grundregulation. Heidelberg 1998

[8]   Kahle W, Leonhardt H, Platzer W. Taschenatlas der Anatomie für Studium und Praxis. 6., überarb. Auflage. Stuttgart 1991

[9]   Heine H. Lehrbuch der biologischen Medizin. Stuttgart 1997

[10] Randoll UG und FF Hennig. Matrix-Rhythmus-Therapie für Zeit-Strukturen und Prozesse. GZM Praxis und Wissenschaft 2005; 10(1):20-25

[11] Magoun HI. Osteopathy In The Cranial Field. Kirksville 1976

[12] Upledger JE, Vredevoogd JD. Lehrbuch der CranioSacralen Therapie. 2., überarbeitete Auflage, Heidelberg 2003

[13] Sutherland WG. The Cranial Bowl. A Treatise Relating To Cranial Articular Mobility, Cranial Articular Lesions and Crabial Technic. Mankato 1939

[14] Williams PL (Ed.). Gray's Anatomay. The Anatomical Basis of Medicine and Surgery. 38th Edition. New York 1995

[15] Knaup B, Yildizhan F, Wehrbein H. Altersveränderungen der Sutura palatina mediana – Eine histomorphologische Studie. Fortschr Kieferorthop 2004; 65(6):467-74

[16] Green C, Martin CW, et al. A systematic review of craniosacral therapy: biological plausibility, assessment reliability and clinical effectiveness. Complementary Therapies in Medicine 1999; 7(4): 201-207

[17] Retzlaff, EW, Mitchell FL Jr (Eds.). The Cranium and Its Sutures. Berlin 1987

[18] Upledger J. Craniosacral Therapy II. Beyond the Dura. Seattle 1987

[19] Treuenfels H von. Persönliche Mitteilung. 4. Netzwerkkongress München 2005

[20] Göz G. Zahnbewegung. In: Diedrich P (Hrsg). Kieferorthopädie II. Therapie. 4. Auflage, München 2000

[21] Kapandji IA. Funktionelle Anatomie der Gelenke. Schematisierte und kommentierte Zeichnungen zur menschlichen Biomechanik. Band 3: Rumpf und Wirbelsäule. Stuttgart 1985

Die systemische Theorie der Medizin

Nach der hypothetischen Klärung der Vernetzung des Kraniomandibulären Systems im Fasziensystem in Kapitel 1 stellen sich dem Praktiker durch das gemeinsame Auftreten von Kieferanomalien und Körperfehlhaltungen die Fragen nach der Ätiologie und Pathogenese dieser Phänomene:

Fragestellungen

- Wie entstehen Form- und Funktionsstörungen allgemein?
- Wie entstehen myofasziale Schmerzen?

Zur Beantwortung dieser Fragen beschreiben wir in diesem Kapitel die systemische Theorie der Medizin. Sie ist ein hypothetisches Denkmodell zur *allgemeinen* Klärung der Ätiologie und Pathogenese chronischer Erkrankungen.

Erst dann wenden wir uns in Kapitel 3 und 4 der *speziellen* Ätiologie und Pathogenese von Kieferanomalien und Körperfehlhaltungen bzw. von Muskel- und Gelenkschmerzen innerhalb und außerhalb des Kraniomandibulären Systems zu:

Kapitel 3 und 4

- Wie entstehen Kieferanomalien und Zahnfehlstellungen (= Formstörungen des Kraniomandibulären Systems) und Funktionsstörungen des Kraniomandibulären Systems?
- Wie entstehen Körperfehlhaltungen (= Formstörungen des Stütz- und Bewegungsapparats) und Beweglichkeitseinschränkungen (= Funktionsstörungen des Stütz- und Bewegungsapparats)?
- Welche Zusammenhänge bestehen zwischen Kieferanomalien, Zahnfehlstellungen und Kraniomandibulären Funktionsstörungen auf der einen Seite und Körperfehlhaltungen und Beweglichkeitseinschränkungen auf der anderen Seite?

Die systemische Theorie der Medizin entsteht durch die Anwendung der Theorie dynamischer Systeme auf die Medizin. Die Theorie dynamischer Systeme ist eine Synopsis aus modernen Disziplinen der Naturwissenschaften: (Bio-)Kybernetik, Chaostheorie, Synergetik, nicht-lineare Thermodynamik, (Bio-)Semiotik usw. Sie dient der Beschreibung der Systemwirklichkeit der Welt und ermöglicht den Umgang mit komplexen mikro- und makrokosmischen Systemen.

Theorie dynamischer Systeme

Systemwirklichkeit

Der Mensch ist ein offenes, hochkomplexes, sich selbst organisierendes und regulierendes biologisches System. Systemwissenschaftler schätzen die Komplexität des biologischen Systems „Mensch" auf 10^{15} Freiheitsgrade.

Mit linearen, reduktionistischen Denkmodellen und technomorphen Herangehensweisen nach dem Kausalitätsprinzip ist eine solche Komplexität unmöglich beherrschbar. Nur in zeitlich und lokal begrenzten Systemzuständen können lineare Beziehungen von Ursache und Wirkung identifiziert und entsprechend behandelt werden. Bei akuten Erkrankungen ist dies der Fall. Meist kann die akute Erkrankung sogar auf nur eine Ursache und nur eine Wirkung reduziert werden. Dann stellen lokal begrenzte, die Ursache eliminierende und technomorphe Maßnahmen Form und Funktion des betroffenen Systems weitgehend wieder her. Das liegt daran, dass auch bei offenen, nicht-linearen Systemen über einen kurzen Zeitraum und lokal begrenzt die Rahmenbedingungen annähernd konstant bleiben und sich die Systeme nahezu linear verhalten.

akute Erkrankungen

chronische Erkrankungen

Chronische Systemzustände bzw. Erkrankungen dagegen entwickeln sich über längere Zeit und betreffen immer mehrere Teilsysteme. Im Laufe der Zeit sammeln sich bei chronischen Zuständen viele verschiedene Belastungen an. Außerdem sind sie stark von den jeweiligen Rahmenbedingungen im Umfeld des betroffenen Systems abhängig. Chronische Zustände können mit linearen Denkmodellen und Herangehensweisen nicht beherrscht werden. Sie entwickeln sich unvorhersehbar und können nicht beliebig kontrolliert werden. Diese Eigenschaften chronischer Zustände liegen daran, dass die verschiedenen Variablen und Teilsysteme des biologischen Systems „Mensch" miteinander in Wechselwirkungen treten. Außerdem bestehen Wechselwirkungen des Gesamtsystems mit beigeordneten und übergeordneten äußeren Systemen. Das biologische System „Mensch" ist nach außen offen. Viel Erfolg versprechender als lineare, kausale und reduktionistische Vorgehensweisen ist deshalb bei chronischen Erkrankungen die Anwendung der Theorie dynamischer Systeme. Darunter verstehen wir – wie gesagt – eine Synopsis der Theorien und Denkmodelle von (Bio-)Kybernetik, Chaostheorie, Synergetik, nicht-linearer Thermodynamik, (Bio-)Semiotik usw. Die Theorie dynamischer Systeme wird aktuell in Natur- und Geisteswissenschaften zum ergebnisorientierten Umgang mit offenen, komplexen, sich selbst organisierenden Systemen eingesetzt. Wir wenden sie hier auf die Medizin an.

Wechselwirkungen

Theorie dynamischer Systeme

System-beschreibung

Aus der Perspektive der Theorie dynamischer Systeme besteht der Mensch aus vielen miteinander vernetzten Teilsystemen (Abbildung 2-1). Wesentliche Teilsysteme sind ausschließlich mit der Aufnahme, der Aufbereitung, der Verteilung und der Ausscheidung von Materie und Energie beschäftigt: „Geordnete" Materie und Energie werden in Form von Sauerstoff, Nahrung und Licht über die Lungen, den Magen-Darm-Trakt und die Haut aufgenommen. Das Herz-Kreislauf-System verteilt Materie und Energie im ganzen System. „Ungeordnete" Materie und Energie werden über den Darm, die Nieren und die Blase sowie über die Haut ausgeschieden.

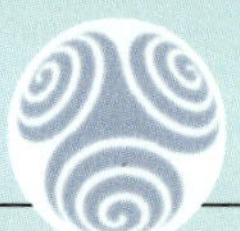

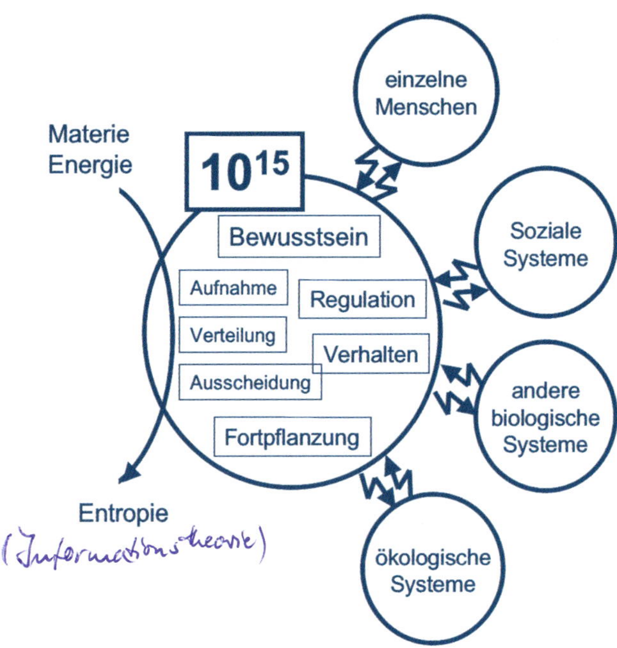

Dieser ständige Durchfluss von Materie und Energie ist eine grundlegende Eigenschaft und Voraussetzung für die Entstehung von Ordnung in komplexen und eigentlich chaotischen Systemen. Die Ordnung manifestiert sich als rhythmisches und damit dynamisches Gleichgewicht des Materie- und Energieflusses. Das System ist umso geordneter, je weiter das dynamische Fließgleichgewicht von einem statischen Gleichgewichtszustand entfernt ist. Statische Gleichgewichtszustände mit gleichmäßiger Verteilung der Energie stellen sich entsprechend den Regeln der linearen Thermodynamik in geschlossenen Systemen ein. Diesen Systemen wird von außen weder Materie noch Energie zugeführt. Offene Systeme dagegen ordnen sich bei einer bestimmten Zufuhr von Materie und Energie selbst. Ein dynamisches Fließgleichgewicht stellt sich ein. In der Theorie dynamischer Systeme wird dieser Vorgang als Selbstorganisation eines Systems bezeichnet: Aus Chaos entsteht Ordnung. Zu den Systemen, in denen nach den Regeln der nicht-linearen Thermodynamik bei Zufuhr einer bestimmten Qualität und Quantität von Materie und Energie Ordnung durch Selbstorganisation entsteht, gehören auch biologische Systeme. Anders ausgedrückt: Die Differenz zwischen dem Ordnungsgrad aufgenommener und ausgeschiedener Materie und Energie wird zum Aufbau von Ordnung im biologischen System benutzt.

Die Ordnung im System in Form eines dynamischen und rhythmischen Fließgleichgewichts wird durch Selbstregulation aufrechterhalten. Dazu dienen spezialisierte

dynamisches
Fließgleichgewicht

Selbstorganisation

Selbstregulation

Regulationssysteme

Teilsysteme: die so genannten Regulationssysteme. Sie regulieren die Irritationen, die durch innere Wechselwirkungen der Teilsysteme untereinander und durch äußere Wechselwirkungen mit bei- und übergeordneten Systemen entstehen. Die grundlegenden und phylogenetisch ältesten Regulationsprozesse finden im interstitiellen und versorgenden Bindegewebe statt (siehe Kapitel 1). Weitere wichtige Regulationssysteme sind das spezifische Immunsystem, das sensomotorische System, der emotionale Anteil der Psyche, das vegetative Nervensystem und das Hormonsystem.

Form und Funktion

Form und Funktion des biologischen Systems „Mensch" sind abhängig von seiner Fähigkeit zur Selbstorganisation und Selbstregulation: Wenn das System seine Funktionen der Selbstorganisation und Selbstregulation erfüllt, bleibt die Ordnung im System erhalten. Sind die Selbstorganisation und Selbstregulation dagegen gestört oder überlastet, entsteht Unordnung im System. Wir definieren also aus der Sicht der Theorie dynamischer Systeme den Begriff „Krankheit" als vorübergehende (akute) oder dauerhafte (chronische) Unordnung im System. Aus der gleichen Perspektive beschreibt die „Systemische Ätiologie", wodurch Unordnung im System entsteht. Die „Systemische Pathogenese" erklärt, wie Unordnung entsteht und aufrecht erhalten bleibt.

Definition „Krankheit"

Systemische Ätiologie und Pathogenese

Irritationen

In der Terminologie der Theorie dynamischer Systeme sind die inneren Wechselwirkungen der Teilsysteme untereinander und die äußeren Wechselwirkungen mit bei- und übergeordneten Systemen Irritationen des dynamischen und rhythmischen Fließgleichgewichts und damit Störungen der Ordnung im System „Mensch". Wir teilen diese Irritationen bzw. Störungen in drei Kategorien ein: strukturelle, prozessuale und informative Irritationen.

drei Kategorien von Irritationen

strukturelle Irritationen

Strukturelle Irritationen sind mechanische Störungen, bei denen Kräfte einwirken und ausreguliert werden müssen: zum Beispiel Verletzungen, Fehlbelastungen (sowohl im Sinne von Überbelastungen als auch von Unterforderungen), morphologisch-degenerative Veränderungen.

prozessuale Irritationen

Prozessuale Irritationen stören biochemische und physiologische Abläufe: zum Beispiel Belastungen durch chemische Stoffe aus der Umwelt (Toxine, Allergene), biologische Belastungen durch Bakterien, Viren oder Pilze, Ernährungsfehler, Stoffwechseldysfunktionen, genetische Störungen. Die so gestörten biochemischen und physiologischen Abläufe wirken dann ihrerseits als prozessuale Irritationen auf andere Abläufe, mit denen sie gekoppelt sind.

informative Irritationen

Informative Irritationen entstehen bei psychoemotionalen und psychomentalen Vorgängen wie Erleben (Wahrnehmen und Fühlen), Denken, Erinnern und Phantasieren. Heutzutage gehören auch Irritationen durch technisch-physikalische Felder in die Kategorie der informativen Irritationen.

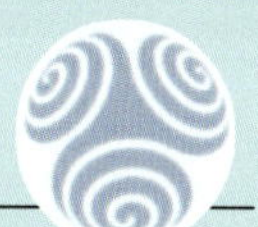

Aus Gründen der Praktikabilität verwenden wir in der täglichen Praxis die Einteilung von Irritationen nach *van Assche* in vier Kategorien [1]: mechanische, (bio-)chemische, psychische und physikalische/physiologische Irritationen. Die Begriffe „Irritationen", „Belastungen" und „Störfaktoren" bzw. „Störfelder" verwenden wir synonym. In Abbildung 2-2 sind einige Irritationen der vier Kategorien aufgelistet. Diese Aufzählung ist bei weitem nicht vollständig. Die möglichen Wechselwirkungen innerhalb und außerhalb des biologischen Systems „Mensch" sind unzählig.

Abb. 2-2: Vier Kategorien von äußeren und inneren Irritationen des biologischen Systems „Mensch" (Diese Listen sind nicht vollständig!)

Die störenden Wirkungen dieser Irritationen werden von den Regulationssystemen durch negative Rückkopplungsprozesse gedämpft bzw. ausreguliert: Die Ordnung wird wieder hergestellt. Deshalb können wir die Regulationssysteme auch als Regenerationssysteme bezeichnen. Regulations- und Regenerationsvorgänge finden in jeder Sekunde unseres Lebens millionenfach statt, ohne dass sie uns bewusst werden. Manche Irritationen wirken jedoch so stark, dass die Symptome einer akuten Erkrankung auftreten.

Zum Beispiel, wenn ein Grippe-Virus auf die Schleimhäute des Respirationssystems trifft. Dann wird die Selbstregulation in Form unseres Immunsystems aktiv. Es entstehen die Symptome eines akuten grippalen Infekts. Sie sind der Ausdruck der regulativen Prozesse. Die Viren werden „angegriffen" und eliminiert. Nach einiger Zeit stellt ein funktionierendes Immunsystem die Ordnung wieder her. Die Symptome klingen ab. Das ist der typische kausale und lineare Ablauf einer akuten Erkrankung: Eine Krankheitsursache wirkt ein. Es entstehen

am Einwirkungsort Symptome und strukturelle Schädigungen. Die Krankheitsursache wird durch Selbstregulation eliminiert. Die strukturellen Schädigungen werden durch Selbstorganisation (Regeneration) geheilt. Das System ist wieder symptomfrei und unversehrt.

chronische Irritationen (Synonyme: chronische Störfaktoren, chronische Belastungen)

Im Laufe eines Lebens begegnen einem Mensch jedoch immer wieder sehr intensive oder lang andauernde Irritationen. Eine solche Irritation kann die Regulationskapazität des betroffenen Teilsystems dauerhaft überfordern. Wir nennen diese Irritationen chronische Irritationen oder chronische Störfaktoren oder chronische Belastungen. Die Regulationssysteme vor Ort reagieren auf die Überlastung der Regulationskapazität mit Anpassung (Adaptation). Doch auch die Adaptationskapazität des betroffenen Teilsystems wird sich mit der Zeit erschöpfen. Die Regulationssysteme reagieren dann mit Kompensation. Die Kompensation findet jedoch nicht mehr am Ort der ursprünglichen Belastung statt, sondern in einem oder mehreren benachbarten Teilsystemen. Eines oder mehrere Nachbarsysteme kompensieren die Belastung des irritierten und adaptierten Systems. Im Laufe der Zeit erschöpft sich dessen Kompensationskapazität und weitere Teilsysteme müssen kompensierend helfen. Es entstehen regelrechte Kompensationsketten. Auf eine stark oder dauernd einwirkende Irritation reagieren unsere Regulationssysteme also mit einem linearen Prozess von Regulationen, Adaptationen und Kompensationen.

Adaptation

Kompensationsketten

Im Laufe eines Lebens entstehen viele solcher linearen Ketten regulativer, adaptativer und kompensatorischer Prozesse. Früher oder später muss es zur topografischen Überschneidung verschiedener Ketten kommen. Schon wenige Überschneidungen linearer Kompensationsketten führen zu komplexen, nicht linearen Kompensationsmustern Sie bestimmen das weitere Verhalten des Gesamtsystems: Hinzukommende Irritationen werden zwar weiterhin linear durch Regulation und Adaptation am betroffenen Teilsystem beantwortet, aber die kompensatorischen Auswirkungen auf das Gesamtsystem sind nicht-linear und unvorhersehbar. Die jeweils vorliegenden Rahmenbedingungen (Kompensationsmuster) sind entscheidend für die Antwort des Gesamtsystems.

Überschneidungen linearer Kompensationsketten führen zu komplexen, nicht-linearen Kompensationsmustern!

Früher oder später wird es auch dazu kommen, dass Teilsysteme durch mehrere Kompensationsketten belastet sind. Schließlich wird die Kompensationskapazität eines Teilsystems überlastet. Als Ausdruck dieser Überlastung entstehen dort Symptome. Diese Art von Symptomen nennen wir Kompensationssymptome. Sie haben das Potenzial, unter bestimmten Bedingungen chronisch zu werden. Ein Beispiel soll dies beschreiben:

Gefahr der Chronifizierung von Kompensationssymptomen

Ein Beispiel

Nehmen wir an: Ein biologisches System „Mensch" erleidet bei einem Autounfall ein starkes Schleudertrauma und diese strukturelle Irritation kann von der primär belasteten Halswirbelsäule nicht vollständig ausreguliert werden. Die Halswirbelsäule muss sich adaptieren und schränkt ihre Beweglichkeit ein. Die

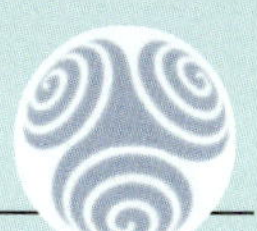

Brustwirbelsäule hilft kompensatorisch die Halswirbelsäule zu stabilisieren. Die Lendenwirbelsäule kompensiert als nächstes Teilsystem und hilft, die Brustwirbelsäule und damit die Halswirbelsäule zu stabilisieren. Nach einiger Zeit passiert eine Sportverletzung am Knie: Eine weitere strukturelle Irritation. Sie ist so intensiv, dass sie nicht ausreguliert werden kann. Das Knie muss sich adaptieren. Die Hüfte, das Becken und die Lendenwirbelsäule helfen. Zusätzlich sei der Darm unseres Beispielpatienten durch eine Pilzinfektion belastet. Auch diese Irritation belastet mechanisch und neurophysiologisch die Kompensationsfähigkeit der Lendenwirbelsäule. Somit ist die Lendenwirbelsäule schon durch drei Kompensationsketten belastet. Diese Belastung kann so hoch werden, dass sich die Kompensationsfähigkeit der Lendenwirbelsäule erschöpft und dort Rückenschmerzen entstehen.

> Kompensationssymptome als Ausdruck der Überlastung der Kompensationskapazität eines Teilsystems haben also keine einzelne Ursache am Ort der Beschwerden. Vielmehr liegen viele verschiedene Belastungen (Irritationen) an unterschiedlichen und anatomisch entfernteren Teilsystemen vor. Das Kompensationssymptom zeigt also nicht den Ort der ursprünglichen Belastungen an. Es führt den linear denkenden und handelnden Mediziner in die Irre: Er wird versuchen, das Kompensationssymptom am Ort seines Auftretens zu behandeln. Dieses Vorgehen führt nicht nachhaltig zur Beschwerdefreiheit. Der Teufelskreis der Chronifizierung beginnt.

Im Beispiel der Rückenschmerzen sucht der Patient natürlich einen Orthopäden auf. Wenn dieser Orthopäde nach einem linearen Krankheitsmodell handelt, untersucht und behandelt er am Ort der Beschwerden. Damit ist er vordergründig auch erfolgreich. Aber schon nach kurzer Zeit treten die Beschwerden wieder auf. Der Orthopäde hat zwar mit seiner Behandlung kurzfristig die Kompensationskapazität der Lendenwirbelsäule erhöht, aber die zugrundeliegenden Belastungen der Halswirbelsäule, des Knies und des Darms sowie die entsprechenden Kompensationsketten nicht behandelt. Deshalb treten die Beschwerden wieder auf. Der Patient geht wieder zum gleichen oder zu einem anderen Orthopäden. Das Spiel beginnt von vorne. Die Beschwerden werden schließlich als chronisch, therapieresistent und rezidivierend bezeichnet.

Die Anwendung eines linearen Krankheitsmodells ist bei solchen Symptomen nicht nachhaltig erfolgreich. Ein lineares Krankheitsmodell sucht am Ort der Erkrankung nach der (einzigen) Ursache der Erkrankung. Bei akuten Erkrankungen ist dieses Krankheitsmodell erfolgreich und indiziert. Bei chronischen Erkrankungen versagt es. Chronische Erkrankungen sind multifaktoriell. Der Ort der Erkrankung ist nicht der Ort der zugrunde liegenden Belastungen. Das systemische Krankheits-

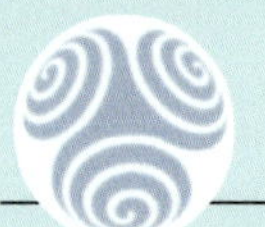

modell kann die zugrunde liegenden Zusammenhänge zwischen den vorliegenden Irritationen und ihren jeweiligen Regulations-, Adaptations- und Kompensationsprozessen erklären und entsprechende Möglichkeiten des ärztlichen Denkens, Entscheidens und Handelns aufzeigen. So kann mit Hilfe des systemischen Krankheitsmodells die Chronifizierung von Kompensationssymptomen vermieden und mit bereits chronifizierten Zuständen nachhaltig und Erfolg versprechend umgegangen werden.

> Symptome und Befunde sind Ausdruck der Selbstorganisation des Systems unter den aktuell bestehenden Rahmenbedingungen (inneren und äußeren Wechselwirkungen sowie genetischen Rahmenbedingungen). Das Symptom ist also nicht unser „Feind", der „bekämpft" werden muss. Vielmehr ist es das „Alarmsignal", das aufleuchtet und anzeigt, dass ungünstige Rahmenbedingungen vorliegen. Bei diesen Rahmenbedingungen muss die Therapie primär ansetzen – und nicht beim Symptom.

Der maßgebliche Ort von Regulationen, Adaptationen und Kompensationen ist das Bindegewebsorgan. Die Pathohistologie dieser drei Prozesse ist immer dieselbe. Sie ist gut untersucht [2, 3]: Zuerst kommt es unter Einwirkung von Störfaktoren zu einer Verschiebung der Elektrolyte. Das Milieu wird sauer (lokale Azidose). Die Viskosität des Gewebes nimmt zu. Mikrozyten (unspezifische Abwehr) und aus dem Blut eingewanderte Lymphozyten schütten Zytokine aus. Die Kapillaren schließen sich. Es kommt zu einem Stau der Blutversorgung (Mikrozirkulationsstörung). Der betroffene Gewebebereich wird nicht mehr versorgt. Elastische Fasern kontrahieren. Kollagene Fasern werden vermehrt eingebaut. Das Bindegewebe verliert am Ort der Regulation, Adaptation oder Kompensation seine Fähigkeit der rhythmischen Extension und Kontraktion: Es bleibt in Dauerkontraktion und „erstarrt".

Wir nennen dieses Ergebnis regulativer, adaptativer und kompensatorischer Vorgänge „Mikrokontraktur" [4].

Klinisch äußern sich Mikrokontrakturen als tastbare Verquellungen, Verspannungen und Verhärtungen in den zugänglichen Bereichen der muskuloskelattalen und viszeralen Faszienschicht. Diese „Myogelosen" können mit oder ohne Belastungsschmerz vorkommen.

Der Tonus betroffener Muskeln erhöht sich. Ein solcher Muskel wird hyperton, was sich auf die Beweglichkeit des entsprechenden Gelenksystems auswirkt: Der Antagonist des hypertonen Muskels kann das Bewegungssystem nicht mehr an die Grenze seiner physiologischen Beweglichkeit führen. Es kommt zu Beweglichkeitseinschränkungen (= Dysfunktionen). Diese sind der klinischen Untersuchung leicht zugänglich. Beim Vorliegen einer Beweglichkeitseinschränkung und damit einer pathologischen Bewegungsgrenze stellt sich das betroffene Bewegungs-

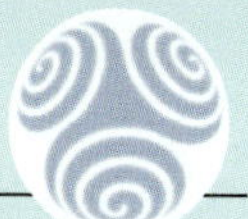

systcm in einer neuen Neutralposition ein. Diese „Schonhaltung" ist weg von der pathologischen Bewegungsgrenze ausgerichtet.

In Abbildung 2-3 ist ein „normales Bewegungssystem" schematisch dargestellt: Ein Antagonistenpaar bewegt einen Knochen in einem Gelenk in entgegengesetzte Richtungen. In beiden Bewegungsrichtungen ist die Bewegung physiologisch durch die Kontraktionsgrenze des aktiven Muskels (= physiologische Bewegungsgrenze) und durch die Dehnungsgrenze des Antagonisten und/oder des Gelenks begrenzt (= anatomische Bewegungsgrenze).

Abb. 2-3: Physiologische und anatomische Bewegungsgrenzen eines Bewegungssystems

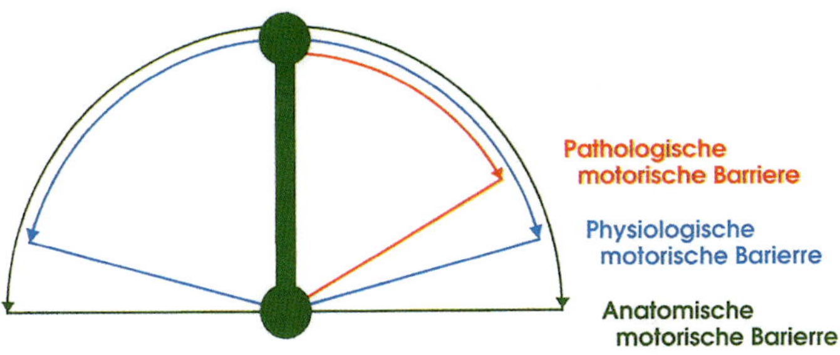

Abbildung 2-4 zeigt ein Bewegungssystem mit pathologischer Bewegungsgrenze am Beispiel von Flexion und Extension. Mikrokontrakturen in einem Muskel führen zu einem Hypertonus. Sein Antagonist kann deshalb das Gelenk nicht mehr an seine ursprüngliche physiologische Grenze heranführen. Es besteht in dieser Bewegungsrichtung eine pathologische Bewegungsgrenze. In Ruhestellung wird der hypertone Muskel den Knochen in seine Richtung ziehen. Es entsteht eine „Schonhaltung" als neue Neutralposition weg von der pathologischen Bewegungsgrenze gerichtet.

Abb. 2-4: Beweglichkeitseinschränkung und „Schonhaltung" weg von der pathologischen Bewegungsgrenze

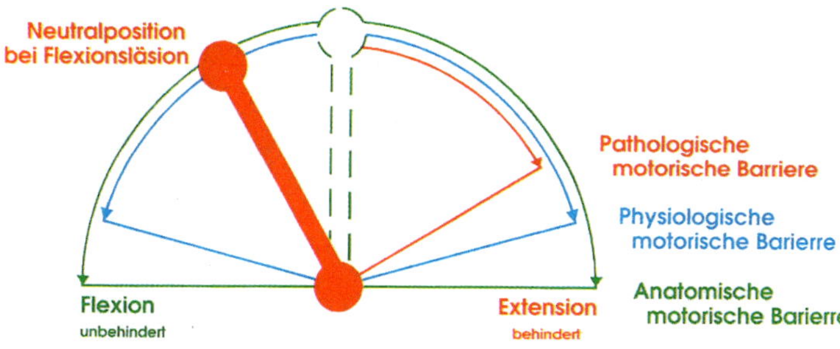

„normales" Bewegungssystem

Vermeidung der Chronifizierung von Kompensationssymptomen

pathologische Bewegungsgrenze

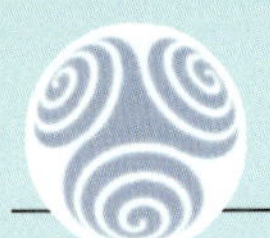

Klinisch können Einschränkungen der Beweglichkeit durch Beweglichkeitstests festgestellt werden. Schonhaltungen können als Symmetrieabweichungen von Ruhestellungen erhoben werden (= Fehlhaltungen).

Zunächst sind Fehlhaltungen nur funktionell durch Mikrokontrakturen bzw. Muskelhypertonus verursacht. Auf Dauer baut sich allerdings das Bindegewebe des betroffenen Bewegungssystems strukturell um: Die Fehlhaltung „verknöchert". Die Funktionsstörung wird zur Formstörung. Es kommt zur dauerhaften Körperfehlhaltung bzw. Kieferanomalie. In Kapitel 3 und 4 werden wir diese Hypothesen weiter ausarbeiten.

Ausgeprägte und lang bestehende Mikrokontrakturen können die periphere und zentrale Nozizeption so belasten, dass spontane Schmerzen entstehen. Diese Schmerzen strahlen von der Mikrokontraktur aus oder projizieren sich in eine andere Region des Versorgungsgebietes der betroffenen Nerven. Sie werden als myofasziale Schmerzen bezeichnet [5]. Abbildung 2-5 zeigt beispielhaft die Schmerztopografie des myofaszialen Schmerzes des M. masseter: Die Schmerzen können entlang der drei Äste des Trigeminus ausstrahlen oder sich in die Zähne und in das Kiefergelenk projizieren. Anhand solcher Schmerztopografien können betroffene Muskeln identifiziert und entsprechende Mikrokontrakturen leicht aufgefunden werden (siehe Kapitel 7).

Abb. 2-5: Myofasziale Schmerzen des M. masseter (nach [5])

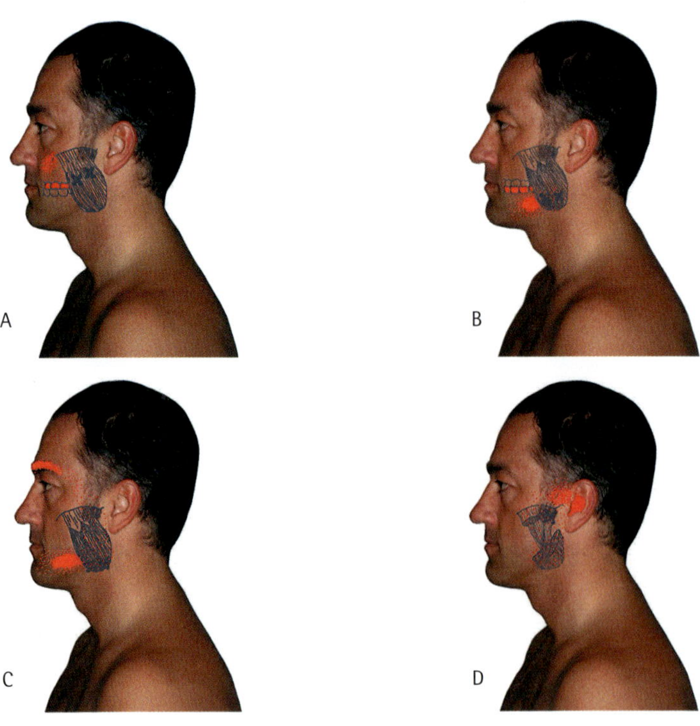

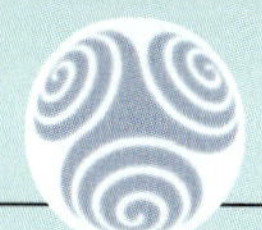

Alle klinischen Zeichen von Mikrokontrakturen – Verquellungen, Verspannungen, Verhärtungen, Beweglichkeitseinschränkungen, Fehlhaltungen und myofasziale Schmerzen – werden wir bei der Befunderhebung berücksichtigen.

> Symptome und Befunde sind Ausdruck der Selbstorganisation des Systems unter den aktuell bestehenden Rahmenbedingungen (inneren und äußeren Wechselwirkungen sowie genetischen Rahmenbedingungen). Das Symptom ist also nicht unser „Feind", der „bekämpft" werden muss. Vielmehr ist es das „Alarmsignal", das aufleuchtet und anzeigt, dass ungünstige Rahmenbedingungen vorliegen. Bei diesen Rahmenbedingungen muss die Therapie primär ansetzen – und nicht beim Symptom.

Zusammenfassung

Nun können wir die eingangs dieses Kapitels gestellten Fragen beantworten:

> Das biologische System Mensch ist hochkomplex vernetzt. Innerhalb des Systems bestehen permanente und unzählige Wechselwirkungen der Teilsysteme untereinander. Nach außen bestehen permanente und unzählige Wechselwirkungen des Systems mit bei- und übergeordneten Systemen (= Rahmenbedingungen).
>
> Alle inneren und äußeren Wechselwirkungen bedeuten Irritationen (Störungen) der Ordnung im System. Spezialisierte Teilsysteme (Regulationssysteme) regulieren Irritationen und deren Wirkungen (Regeneration) und halten die Ordnung im System aufrecht. Dies kann mit Symptomen einer *akuten* Erkrankung einhergehen.
>
> Intensiv oder dauernd einwirkende Irritationen werden von den Regulationssystemen adaptiert und kompensiert. Bei Überlastung der Kompensationskapazität der Regulationssysteme entstehen am Ort der Überlastung die Symptome einer *chronischen* Erkrankung.
>
> Der hauptsächliche Ort von Regulationen, Adaptationen und Kompensationen und damit der hauptsächliche Ort der Erkrankung ist das Bindegewebsorgan (synonym: Fasziensystem). Adaptationen und Kompensationen im Bindegewebe zeigen sich pathohistologisch als Mikrokontrakturen.
>
> Die klinischen Zeichen von Mikrokontrakturen sind Verquellungen, Verspannungen und Verhärtungen, Beweglichkeitseinschränkungen, Fehlhaltungen, Formveränderungen und myofasziale Schmerzen.

Wie entstehen Form- und Funktionsstörungen allgemein?

Wie entstehen myofasziale Schmerzen?

In diesem Kapitel habe ich weitgehend auf die wissenschaftlich korrekte Zitierung von Quellen verzichtet: Viele meiner Überlegungen und Aussagen lassen sich nicht mehr zu einer bestimmten Quelle zurückverfolgen. Die systemische Theorie der Medizin entstand aufgrund eigener Erfahrungen im Umgang mit chronisch kranken Menschen und durch die Beschäftigung mit den nachfolgend angegebenen Experten bzw. ihren Veröffentlichungen.

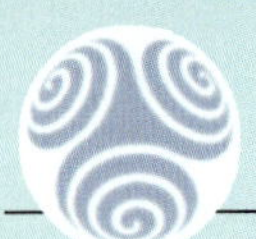

- Capra F. Lebensnetz. Ein neues Verständnis der lebendigen Welt. München: Scherz 1996

- Vester F. Die Kunst vernetzt zu denken. Ideen und Werkzeuge für einen neuen Umgang mit Komplexität. Stuttgart: Deutsche Verlags-Anstalt 2000

- Laszlo E. Holos. Die Welt der neuen Wissenschaften. Petersberg: Verlag Via Nova 2002

- Laszlo E. Systemtheorie als Weltanschauung. Eine ganzheitliche Vision für unsere Zeit. München: Eugen Diederichs Verlag 1998

- Greschik S. Das Chaos und seine Ordnung. Einführung in komplexe Systeme. 3. Auflage, München: Deutscher Taschenbuchverlag 2001

- Haken H: Die Selbstorganisation komplexer Systeme – Ergebnisse aus der Werkstatt der Chaostheorie. Wiener Vorlesungen, Wien: Picus 2004

- Jantsch E. Die Selbstorganisation des Universums. München: Carl Hanser 2002

- Prigogine I, Stengers I: Dialog mit der Natur. Neue Wege wissenschaftlichen Denkens. 6. Auflage, München: Piper 1996

- Randoll UG, Henning FF. Matrix-Rhythmus-Therapie für Zeitstrukturen und Prozesse. Seminarmanuskript 2005

- Malik F. Strategie des Managements komplexer Systeme. Ein Beitrag zur Management-Kybernetik evolutionärer Systeme. 8., unveränderte Auflage, Bern: Haupt 2003

- Wühr E. Chinesische Syndromdiagnostik. Der schnelle und sichere Weg zur Formulierung einer Chinesischen Diagnose in sieben Entscheidungsschritten. 2. Auflage, Kötzting: Verlag für Ganzheitliche Medizin 2002

Literatur

[1] Van Assche R. Persönliche Mitteilungen. Seminare zur Physioenergetik. Böblingen 1988

[2] Pischinger A, Heine H. Das System der Grundregulation. Heidelberg 1998

[3] Heine H. Lehrbuch der biologischen Medizin. Stuttgart 1997

[4] Randoll UG und FF Hennig. Matrix-Rhythmus-Therapie für Zeit-Strukturen und Prozesse. GZM Praxis und Wissenschaft 2005; 10(1):20-25

[5] Travell JG, Simons DG. Handbuch der Muskel-Triggerpunkte. Obere Extremität, Kopf und Rumpf. Band 1. 2. Auflage. München 2002

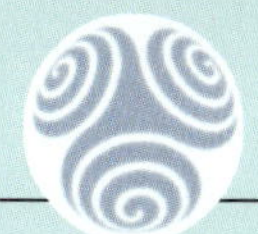

Kieferanomalien und Zahnfehlstellungen – Morphogenese im Kraniomandibulären System aus osteopathischer und systemischer Sicht

In Kapitel 2 haben wir hypothetisch geklärt, wie Form- und Funktionsstörungen sowie myofasziale Schmerzen im Allgemeinen entstehen. In diesem Kapitel vertiefen wir die Darstellung der anatomisch-funktionellen Einbindung des Kraniomandibulären Systems in das Fasziensystem und wenden uns der speziellen Frage zu:

Kapitel 2

- Wie entstehen Kieferanomalien und Zahnfehlstellungen (= Formstörungen des Kraniomandibulären Systems) und Funktionsstörungen des Kraniomandibulären Systems?

In Kapitel 4 werden wir dann folgenden Fragen nachgehen:

Kapitel 4

- Wie entstehen Körperfehlhaltungen (= Formstörungen des Stütz- und Bewegungsapparats) und Beweglichkeitseinschränkungen (= Funktionsstörungen des Stütz- und Bewegungsapparats)?
- Welche Zusammenhänge bestehen zwischen Kieferanomalien, Zahnfehlstellungen und kraniomandibulären Funktionsstörungen auf der einen Seite und Körperfehlhaltungen und Beweglichkeitseinschränkungen auf der anderen Seite?

Die Kieferorthopädie beschäftigt sich seit Jahrzehnten intensiv mit der Morphogenese des Kraniomandibulären Systems und mit der Entstehung von Kieferanomalien. Sie beschränkt sich dabei zum einen auf lokale Zusammenhänge und Vorgänge und zum anderen auf die Formentwicklung der Kiefer und des Gesichts während des Wachstums [1, 2]. In Bezug auf das Wachstum haben sich historisch mehrere Wachstumstheorien entwickelt. Sie beziehen in unterschiedlichem Maße genetische und funktionelle morphogenetische Faktoren mit ein. Die kieferortho-

Wachstumstheorien

pädische Praxis stützt sich vor allem auf drei funktionelle Theorien, die aufeinander aufbauen [3]:

- Theorie der funktionellen kranialen Komponenten (*Van der Klaauw* 1948)
- Theorie der funktionellen Matrix (*Moss* 1968)
- Epigenetische Hypothese (*Van Limborgh* 1970)

Zusammengefasst beschreiben diese Theorien, dass genetische Einflüsse vor allem auf das Wachstum von Nervengewebe und Weichteilen wirken. Deren individuelle Funktionen bestimmen dann als epigenetische Faktoren die Form der Schädel- und Kieferknochen. Sie werden in ihrer Summe als funktionelle Matrix bezeichnet.

Grundsätzlich stellen wir fest, dass Form und Funktion in lebenden Systemen untrennbar miteinander verbunden sind und sich gegenseitig beeinflussen [4]. Die Form eines lebenden Systems oder Teilsystems beeinflusst seine Funktion unmittelbar: Mit der zu einer bestimmten Zeit vorliegenden Form lassen sich nur bestimmte Funktionen ausführen. Die Form begrenzt unmittelbar die aktuell möglichen Funktionen. Dagegen wirken die Funktionen eines lebenden Systems oder Teilsystems langfristig auf seine Form: Bei Änderung der Funktion (zum Beispiel beim sportlichen Training) wird sich mit der Zeit auch die Form verändern bzw. anpassen. Genauso wird sich die Form „zurückbilden", wenn eine entsprechende Funktion nicht mehr oder weniger ausgeübt wird.

Der Zusammenhang und die gegenseitige Beeinflussung von Form und Funktion gelten auch im Kraniomandibulären System. Zum Beispiel in der Funktionskieferorthopädie wird dieser Zusammenhang als therapeutisches Prinzip angewendet. Die Funktionskieferorthopädie nutzt die therapeutische Einflussnahme auf die lokalen Funktionen des Kauens, Schluckens, Knirschens, Pressens, Atmens und Sprechens für die gewünschten Formveränderungen der Kiefer und der Zahnbögen [3]. Dabei werden sowohl Behandlungsgeräte als auch funktionelle Übungen eingesetzt.

In Kapitel 1 haben wir das Kraniomandibuläre System als Teil des Fasziensystems bzw. Bindegewebsorgans beschrieben. Das Kraniomandibuläre System steht strukturell und funktionell mit anderen Teilen des Fasziensystems in Wechselwirkung. Form und Funktionen des Kraniomandibulären Systems werden von Form und Funktionen des ganzen Fasziensystems mit beeinflusst und umgekehrt. Bei Kieferanomalien (Formstörungen/Dysmorphien des Kraniomandibulären Systems) müssen wir also nicht nur Dysfunktionen innerhalb des Kraniomandibulären Systems, sondern auch Dysfunktionen und Dysmorphien im Fasziensystem mit berücksichtigen. Wir dehnen deshalb den Begriff der funktionellen Matrix und der epigenetischen Faktoren der Morphogenese des Kraniomandibulären Systems auf das ganze Fasziensystem aus und können so plausible Erklärungsmodelle für den Zusammenhang zwischen Kieferanomalien und Körperfehlhaltungen ableiten.

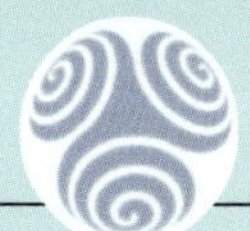

Darüber hinaus sollte der Begriff der Morphogenese nicht nur auf die Phase des Wachstums beschränkt werden. Auch bei Erwachsenen sind morphogenetische Prozesse im Sinne von Umbauvorgängen auf allen Ebenen des Fasziensystems und bis ins hohe Alter offensichtlich. Zeitlebens ist Bindegewebe funktionellen Einflüssen ausgesetzt und ändert seine Form entsprechend. Auch Alterungsprozesse spielen morphogenetisch eine Rolle.

> Form und Funktion des Kraniomandibulären Systems sind Ausdruck der Selbstorganisation (Regulation, Adaptation und Kompensation) des Fasziensystems unter den Bedingungen innerer und äußerer mechanischer, chemischer, psychischer und physiologischer/physikalischer Wechselstörungen sowie unter genetischen Rahmenbedingungen.

Wir setzen bei unseren folgenden Überlegungen die Hypothese der Faszienbewegung und der lebenslangen Beweglichkeit der Schädelknochen sowie das Denkmodell des Schädels als funktionelle Fortsetzung der Wirbelsäule voraus (Abbildung 1-8). Zunächst werden wir darstellen, wie die wichtigsten Schädelknochen anatomisch-funktionell im Fasziensystem eingebunden sind. Form, räumliche Lage und Beweglichkeit der Schädelknochen sind von diesen anatomisch-funktionellen Einflüssen abhängig. Danach werden wir beschreiben, wie sich die Faszienbewegung auf die Schädelknochen überträgt und morphogenetisch auf den Schädel-Gesichtsbereich und dessen Wachstum auswirkt.

3.1 Anatomisch-funktionelle Einbindung der wichtigsten Schädelknochen im Fasziensystem

Die Abbildungen 3-1 bis 3-3 zeigen die äußeren Ansätze von Muskeln und Ligamenten am Schädel. Sie geben einen Überblick über die anatomisch-funktionelle Einbindung der Schädelknochen in der muskuloskelettalen Faszienschicht. Die Einbindung ins viszerale Fasziensystem besteht über die Schleimhautfaszien und die Muskeln der Mundhöhle, der Nasenhöhle und des Rachenraums. Die Verbindungen zur duralen Faszienschicht beschränken sich auf die Knochen des Neurokraniums: Os occipitale, Os sphenoidale, Os ethmoidale, Os frontale, Ossa temporalia und Ossa parietalia. Die Anatomie der Schädelknochen wird von *Liem* [5] detailliert beschrieben.

Abb. 3-1: Muskel- und Ligamentansätze an der Schädelbasis (nach [6])

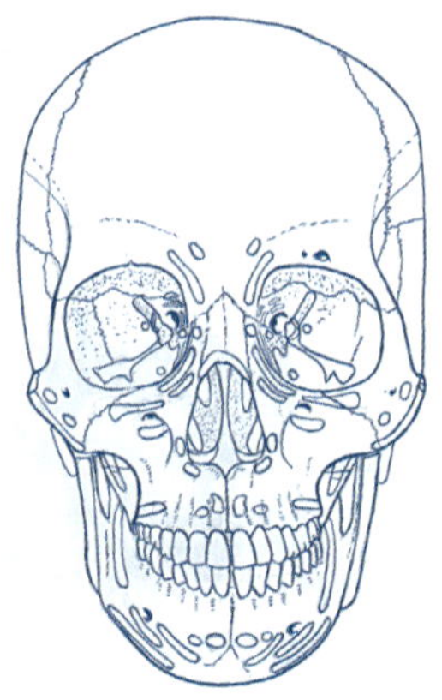

Abb. 3-2: Muskel- und Ligamentansätze am Schädel von frontal (nach [6])

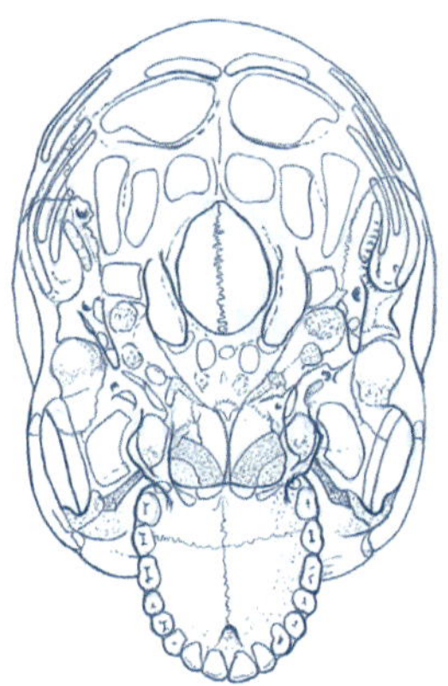

Abb. 3-3: Muskel- und Ligamentansätze am Schädel von lateral (nach [6])

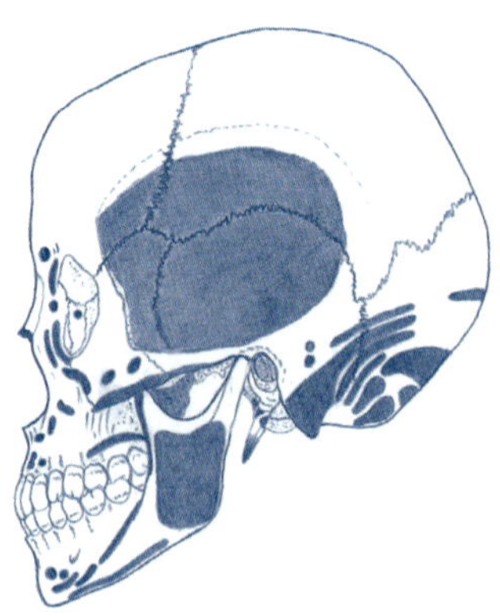

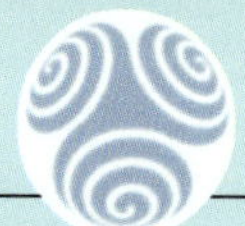

3.1.1 Os occipitale

Das Okziput bildet den dorsalen Teil der Schädelbasis und die unmittelbare kraniale Fortsetzung der Wirbelsäule. Es ist in alle drei Schichten des Fasziensystems eingebunden:

1. In der muskuloskelettalen Faszienschicht ist das Okziput über die Ligamente der Kopfgelenke und der Wirbelsäule, die Kopfgelenksmuskulatur, die tiefe Nackenmuskulatur und die vordere Halsmuskulatur mit der Halswirbelsäule verbunden. Die oberflächliche Nackenmuskulatur verbindet das Okziput mit Klavikula und Schulterblatt.

2. Viszeral sind die Faszien des Rachenraums am Tuberculum pharyngeale und an der Pars basilaris des Okziput befestigt.

3. Die Dura setzt als Falx cerebri und Tentorium cerebelli am Okziput an, verlässt am Foramen magnum den Schädel und wird zum „Duraschlauch" der Wirbelsäule. Der „Duraschlauch" endet kaudal am Sakrum.

Die Form, die räumliche Position und die Beweglichkeit des Okziput sind aufgrund dieser anatomischen Verbindungen von Form und Funktionen der Wirbelsäule, der oberen Extremitäten und des Beckens sowie des Brust- und Bauchraums beeinflusst.

Die Faszienbewegung überträgt sich entlang einer transversalen Achse kranial des Foramen magnum auf das Okziput [7]. Die Bewegung des Okziput um diese Achse wird als Flexion und Extension bezeichnet.

3.1.2 Os sphenoidale

Das Sphenoid ist mit dem Okziput über die sphenookzipitale (sphenobasiläre) Synchondrose verbunden. Diese ist das wichtigste Wachstumszentrum der Schädelbasis. Sie bleibt bis zum Ende des Wachstums der Schädelbasis aktiv und ossifiziert nach gängiger wissenschaftlicher Ansicht im Alter von 14 bis 16 Jahren [2]. In der Kraniosakralosteopathie wird behauptet, die Synchondrose bleibe zeitlebens eine knorpelige Verbindung dieser beiden Knochen [5, 7, 8, 9, 10]. Obwohl eine knorpelige Verbindung flexibler und beweglicher ist als eine knöcherne, spielt diese Meinungsverschiedenheit für die Übertragung der Faszienbewegung auf die Schädelbasis letztendlich keine Rolle. Die Kraft der Faszienbewegung ist nach Ansicht des Autors groß genug, um Sphenoid und Okziput gegeneinander zu bewegen. Auch wenn sie knöchern miteinander verbunden sein sollten.

Das Sphenoid ist wie das Okziput in alle drei Schichten des Fasziensystems eingebunden:

1. Die Einbindung in die muskuloskelettale Faszienschicht besteht über die Kaumuskeln (M. pterygoideus lateralis und medialis, über die Raphe pterygomandibularis und über das Ligamentum sphenomandibulare. Alle diese muskulären und ligamentären Verbindungen ziehen zur Mandibula.

2. Viszeral bestehen muskuläre und fasziale Verbindungen zur Mund- und Nasenhöhle sowie zum Rachenraum.

3. Über die Dura bzw. Suturen ist das Sphenoid mit dem Okziput, den Temporalia, dem Frontale, dem Ethmoid, dem Vomer und dem Palatinum verbunden. Die okklusalen Kräfte beim Kauen, Schlucken, Knirschen und Pressen werden über Os palatinum und Vomer zum Sphenoid fortgeleitet.

Die Form, die räumliche Lage und die Beweglichkeit des Sphenoids sind aufgrund dieser anatomischen Verbindungen von Form und Funktion des Okziput, des Brustraums und des Kraniomandibulären Systems beeinflusst.

Faszienbewegung des Sphenoid

Die Faszienbewegung überträgt sich entlang einer transversalen Achse durch den Corpus sphenoidalis auf das Sphenoid [7]. Die Bewegungen des Sphenoids um diese Achse werden als Flexion und Extension bezeichnet. Die Flügel des Sphenoids (Alae majores und minores) liegen außerhalb der Medianebene. Sie bewegen sind synchron zu den Temporalia in Außen- und Innenrotation um vertikal orientierte Achsen.

3.1.3 Maxilla

Entsprechend des Denkmodells der Schädelknochen als kranialer Fortsetzung der Wirbelsäule bildet die Maxilla mit ihrer Zahnreihe den kranialsten „Wirbel" (Abbildung 1-8). Die Sutura palatina mediana verknöchert zeitlebens nicht [11] und teilt die Maxilla funktionell in zwei Knochen. Mit dem Sphenoid ist die Maxilla über den Vomer und das Os palatinum verbunden. Die Bewegung der Temporalia wird über das Os zygomaticum auf die Maxilla übertragen. Über diese Verbindungen werden auch alle okklusalen Kräfte beim Kauen, Schlucken, Knirschen und Pressen in den Schädel bzw. das Fasziensystem eingeleitet. Die Okklusion der Zahnreihen ist die funktionelle Verbindung zwischen Maxilla und Mandibula.

Faszienvernetzung der Maxilla

Die Maxilla ist nur in das muskuloskelettale und viszerale Fasziensystem eingebunden. Direkte Verbindungen zur Dura bestehen nicht:

1. Die Maxilla ist über die mimische Muskulatur des Gesichts in das muskuloskelettale Fasziensystem eingebunden.

2. Viszerale Verbindungen bestehen über Mund- und Nasenhöhle sowie über den Rachenraum.

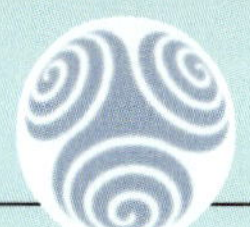

Die Form, die räumliche Lage und die Beweglichkeit der Maxilla sind aufgrund dieser anatomischen Verbindungen von Form und Funktion der Schädelbasis und der Temporalia, der Mimik des Gesichts und der Mandibula sowie des Brust- und Bauchraums beeinflusst.

Die Faszienbewegung im Bereich der Maxilla ist komplex: Während der Flexion bewegen sich die beiden Hälften nach außen, distal nach kaudal und frontal nach kranial. Während der Extension wird die Maxilla schmäler und bewegt sich distal nach kranial und frontal nach kaudal.

3.1.4 Ossa temporalia

Die Temporalia lagern sich von lateral an die Schädelbasis an. Die medialen Spitzen der Partes petrosae liegen in direkter Nachbarschaft zur sphenookzipitalen Synchondrose. Zusammen mit der Mandibula bilden sie funktionell gesehen die „Extremität des Kopfes" [12].

Die Ossa temporalia sind direkt in alle drei Schichten des Fasziensystems eingebunden:

1. Die Einbindung in das muskuloskelettale Fasziensystem besteht über den M. temporalis, den M. digastricus (über das Hyoid), das Kiefergelenk und das Ligamentum stylomandibulare zur Mandibula. Die Kräfte beim Kauen, Schlucken, Knirschen und Pressen werden über den Kondylus der Mandibula und über das Os zygomaticum auf das Temporale übertragen. Außerdem ist das Temporale durch den M. sternocleidomastoideus mit dem Sternum und der Klavikula verbunden.

2. Eine Verbindung mit dem viszeralen Fasziensystem besteht über den M. stylopharyngeus.

3. Die Dura ist in Form des Tentorium cerebelli am Temporale befestigt. Die Verbindung zur Maxilla kommt über das Os zygomaticum zustande.

Die Form, die räumliche Lage und die Beweglichkeit der Temporalia sind aufgrund dieser anatomischen Verbindungen von Form und Funktion der Schädelbasis und der Mandibula, der Mimik des Gesichts und der Mandibula sowie des Brust- und Bauchraums beeinflusst.

Die Faszienbewegung im Bereich des Temporale erfolgt entlang einer nach dorsal geneigten transversalen Achse durch die Pars petrosa im Sinne einer Außenrotation während der Flexionsphase der Schädelbasis und einer Innenrotation während der Extensionsphase der Schädelbasis.

3.1.5 Mandibula

Entsprechend des Denkmodells der Schädelknochen als kranialer Fortsetzung der Wirbelsäule bildet die Mandibula zusammen mit den Temporalia funktionell gesehen den Temporomandibulargürtel und damit „die Extremität des Kopfes" (Abbildung 1-8) [12]. Die Einbindung der Mandibula im Fasziensystem ist in Abbildung 3-4 schematisch dargestellt. Wieder ist die okklusale Abstützung und damit die Krafteinleitung beim Kauen, Schlucken, Knirschen und Pressen in das Fasziensystem von großer funktioneller und damit morphogenetischer Bedeutung.

Abb. 3-4: Einbindung der Mandibula im Fasziensystem

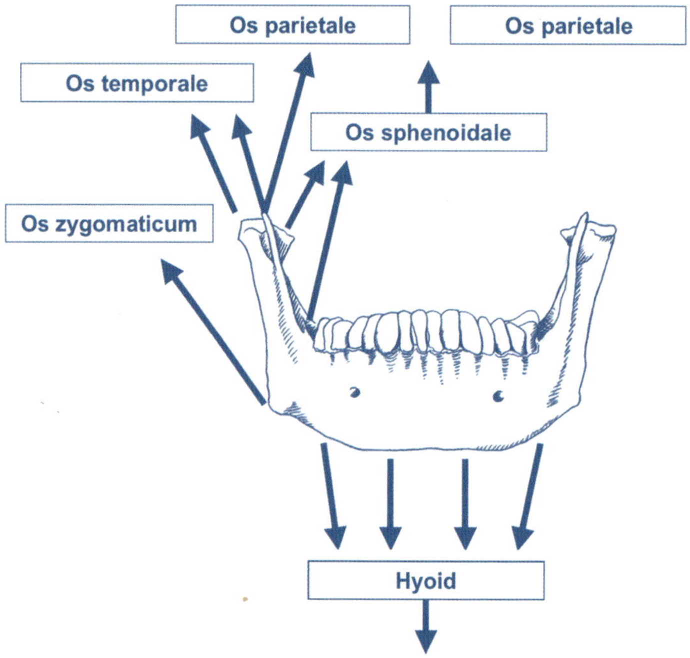

Zusammenfassung und Schlussfolgerungen

Alle diese anatomischen Verbindungen zu anderen Teilen des Fasziensystems nehmen auf Form, Funktion und räumliche Lage der Schädelknochen Einfluss. Sie beeinflussen periostale ebenso wie suturale Wachstums- und Umbauvorgänge. Die Theorien über die Morphogenese des Kraniomandibulären Systems müssen im Sinne einer ganzheitlichen und systemischen Betrachtungsweise um diese Zusammenhänge ergänzt werden. Dabei darf nicht nur die morphogenetische Wirkung und funktionelle Beeinflussung des Kraniomandibulären Systems durch die anderen Teile des Fasziensystems gesehen werden. Umgekehrt muss auch die funktionelle und formgebende Einflussnahme des Kraniomandibulären Systems auf andere Teile des Fasziensystems beachtet werden.

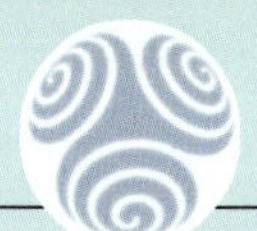

3.2 Morphogenetischer Einfluss der Faszienbewegung auf das Kraniomandibuläre System

Die Faszienbewegung wird im Bereich der Falx cerebri und des Tentorium cerebelli auch auf die Schädelbasis übertragen. Die resultierende Bewegung von Sphenoid und Okziput wird in der Kraniosakralosteopathie als Flexion und Extension in der sphenookzipitalen Synchondrose beschrieben [5, 7, 8, 9, 10] (Abbildung 3-5). Dabei bewegen sich Sphenoid und Okziput um transversale Achsen in gegenläufiger Richtung: In der Flexion rotiert das Sphenoid von der rechten Seite gesehen im Uhrzeigersinn und das Okziput gegen den Uhrzeigersinn. Umgekehrt bei der Extension: Das Sphenoid rotiert gegen den Uhrzeigersinn und das Okziput im Uhrzeigersinn.

In beiden Bewegungsrichtungen kann die Beweglichkeit aufgrund verschiedenster Einflüsse aus dem Fasziensystem selbst eingeschränkt sein: Zum Beispiel können Verspannungen der Nackenmuskulatur das Okziput in Flexion halten und die Extension einschränken. Oder eine Verspannung des M. sternocleidomastoideus kann über das Schläfenbein das Sphenoid in Extension zwingen und die Flexion beeinträchtigen. Oder eine anteriore Inklination des Oberkiefers kann durch Krafteinleitung in das Gefüge der Schädelknochen beim Kauen, Schlucken, Knirschen und Pressen die Extension begünstigen und die Flexion behindern. Oder dysfunktionelle Faszienspannungen im viszeralen Fasziensystem wirken auf die Schädelbasis und beeinträchtigen deren Beweglichkeit. Oder dysfunktionelle Faszienspannungen im Bereich des Sakrums werden auf die Falx cerebri übertragen und führen zu Störungen der Bewegungen in der Schädelbasis und so weiter. Die möglichen Einflüsse von Störungen der Körperhaltung auf die durale Faszienbewegung und damit auf die Beweglichkeit der Schädelbasis sind vielfältig und individuell ausgeprägt.

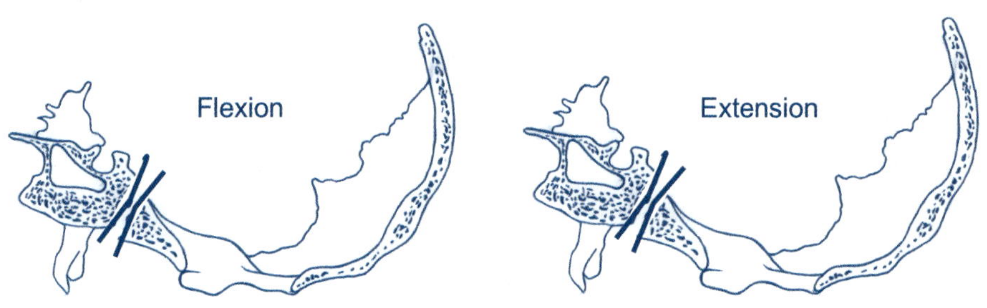

Abb. 3-5: Flexion und Extension in der sphenookzipitalen Synchondrose

Die Einschränkung der Flexion wird in der Kraniosakralosteopathie als Extensionsdysfunktion bezeichnet. Die Einschränkung der Extension als Flexionsdysfunktion. Mit der Zeit haben diese Funktionsstörungen der duralen Faszienbewegung Auswirkungen auf die Form des Schädels und des Gesichts. Vor allem im Sinne epigenetischer Faktoren der Morphogenese beim wachsenden Menschen: Bei der Flexionsdysfunktion verkleinert sich der Schädelbasiswinkel. Die Schläfenbeine rotieren nach vorne außen. Der Unterkiefer wird breit mit einem kleinen Kieferwinkel. Der Abstand zwischen Schädelbasis und Schädeldach verringert sich ebenso wie der anteroposteriore Schädeldurchmesser. Das Gesicht wird breit und niedrig. Die oberen Luftwege und Zahnbögen sind gut entwickelt. Es besteht die Tendenz zu einem tiefen Biss. Es entsteht das typische Bild eines brachyzephalen Gesichtstyps bzw. horizontalen Wachstumsmusters (Abbildung 3-6).

Analog können wir die Morphogenese eines dolichofazialen Gesichtstyps bzw. vertikalen Wachstumsmusters ableiten: Bei einer Extensionsdysfunktion vergrößert sich der Schädelbasiswinkel. Die Schläfenbeine rotieren nach hinten innen. Der Unterkiefer wird schmal mit einem großen Kieferwinkel. Der Abstand zwischen Schädelbasis und Schädeldach vergrößert sich ebenso wie der antero posteriore Schädeldurchmesser. Das Gesicht wird schmal und hoch. Die oberen Luftwege und Zahnbögen sind transversal schmal. Es besteht die Tendenz zum offenen Biss (Abbildung 3-6) und zur Behinderung der Nasenatmung.

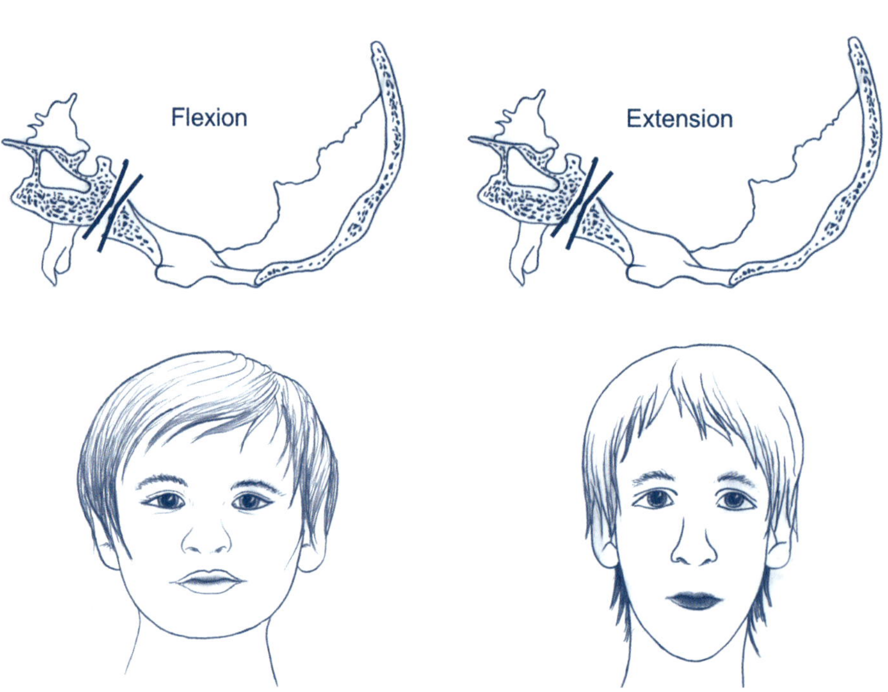

Abb. 3-6: Gesichtstypen und Wachstumsmuster

Neben der Flexions- und Extensionsdysfunktion beschreibt die Kraniosakralosteopathie weitere Dysfunktionen der sphenookzipitalen Synchondrose. Auch diese Dysfunktionen bewirken auf Dauer Formveränderungen des Gesichts und des Schädels.

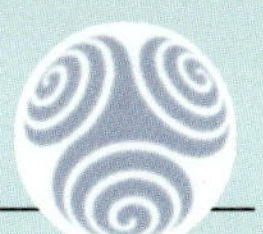

Bei einer Torsionsdysfunktion sind Sphenoid und Okziput entlang einer anteroposterioren Achse gegeneinander verdreht. Dies äußert sich in einer ungleichmäßigen kraniokaudalen Stellung der beiden Augenhöhlen (Abbildung 3-7). Zugrunde liegende Störungen können zum Beispiel einseitige Verspannungen der Nackenmuskulatur oder eine dysgnathe Krafteinleitung bei kraniomandibulärer Funktion sein.

Morphogenese des Schädels bei **Torsionsdysfunktion** in der sphenookzipitalen Synchondrose

Abb. 3-7: Torsionsdysfunktion

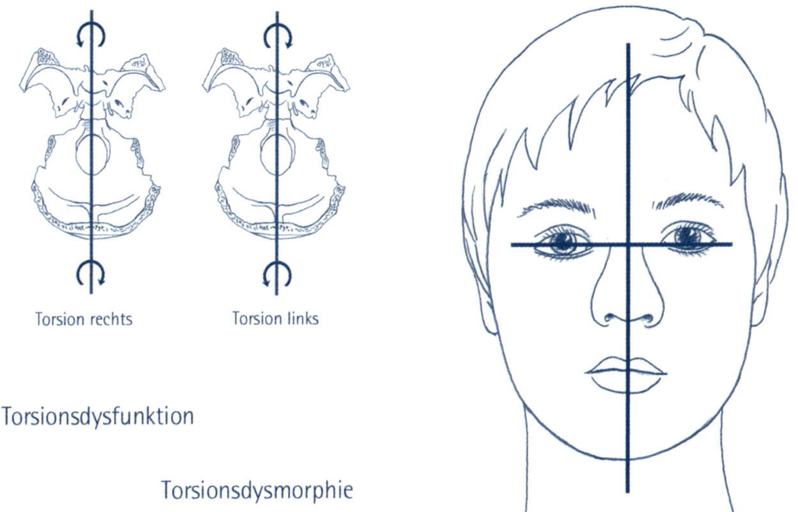

Abb. 3-8: Dysfunktion Seitneigung Rotation

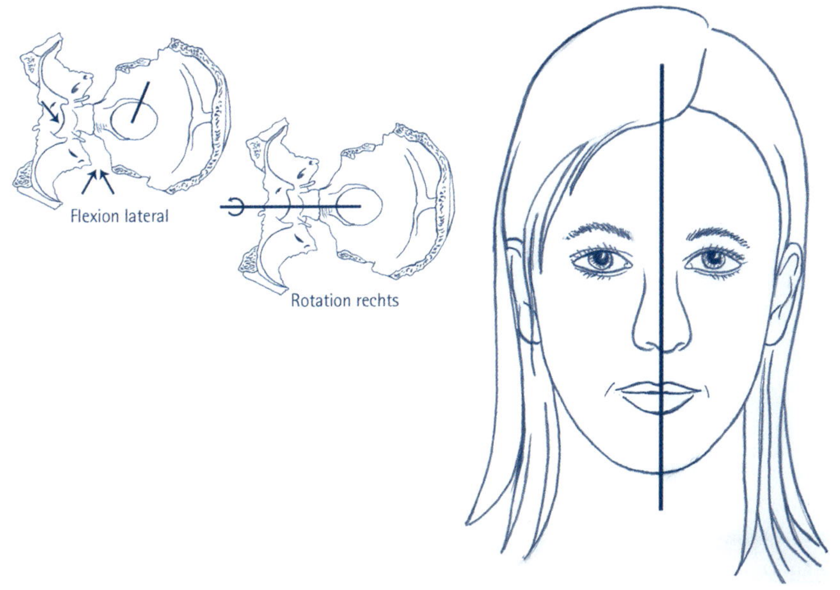

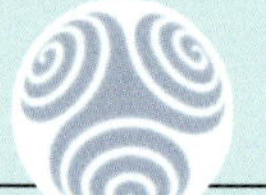

Bei der Dysfunktion Seitneigung Rotation in der sphenookzipitalen Synchondrose rotieren Sphenoid und Okziput entlang einer anteroposterioren Achse zu einer Seite und gegenläufig entlang zweier kraniokaudalen Achsen (Abbildung 3-8).

Bei der Dysfunktion Strain vertikal in der sphenookzipitalen Synchondrose sind Sphenoid und Okziput in kraniokaudaler Richtung gegeneinander verschoben, zum Beispiel aufgrund eines Geburtstraumas (Abbildung 3-9).

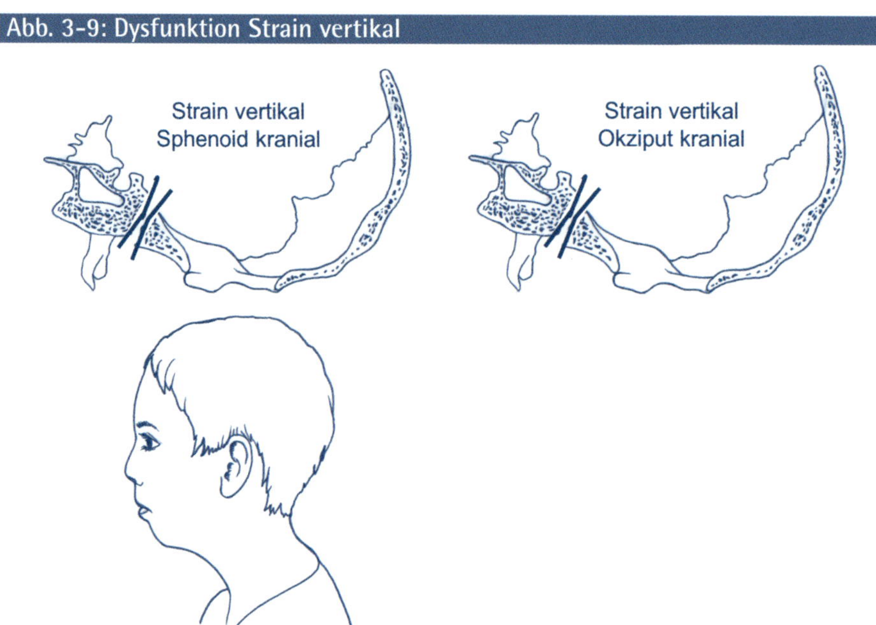

Abb. 3-9: Dysfunktion Strain vertikal

Bei der Dysfunktion Strain lateral in der sphenookzipitalen Synchondrose sind Sphenoid und Okziput seitlich gegeneinander verschoben. Auch hier sind Geburtstrauma oder Unfälle häufige Ursachen (Abbildung 3-10).

In der Praxis kommen alle diese duralen Dysfunktionen und Dysmorphien selten in ihrer reinen Form vor, sondern hauptsächlich in Mischformen. Eindeutige und lineare Zusammenhänge zwischen bestimmten Form- und Funktionsstörungen im Kraniomandibulären System und bestimmten Funktionsstörungen der Faszienbewegung lassen sich deshalb nicht identifizieren. Darüber hinaus sind durale Dysfunktionen und Dysmorphien nur Beispiele für die Vielzahl von Dysfunktionen und Dysmorphien im ganzen Fasziensystem, die auf die Form und Funktion des Kraniomandibulären Systems Einfluss nehmen:

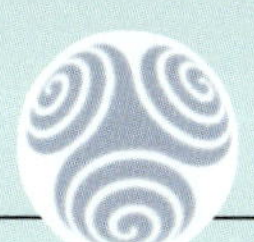

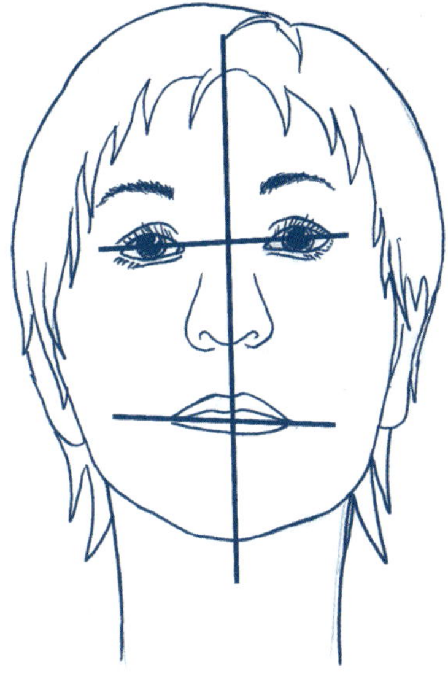

Abb. 3-10: Dysfunktion Strain lateral

Myofasziale Einflüsse bestehen über die Hals- und Nackenmuskulatur, vor allem die hyoidale Muskulatur. Viszerofasziale Einflüsse werden über die pharyngealen Faszien auf das Kraniomandibuläre System übertragen. Die pleurale Fasziensituation wirkt sich über den Schultergürtel und die hyoidale Muskulatur auf das Kraniomandibuläre System aus. In der Beschreibung der faszialen Zusammenhänge und Wechselwirkungen entsteht der Eindruck, dass diese linear wären. Dies geschieht aus didaktischen Gründen. Tatsächlich jedoch sind die möglichen Einflüsse so vielfältig und komplex, dass sie sich einer linearen Betrachtungsweise entziehen. Wie wir zeigen werden, ist es in der täglichen Praxis auch nicht notwendig, die individuellen Zusammenhänge und Wechselwirkungen im Fasziensystem vollständig zu erfassen und zu verstehen. Wir können trotzdem plausible Entscheidungen treffen und Erfolg versprechende Handlungen ableiten.

myofasziale Einflüsse

In Kapitel 2 haben wir die Ätiologie und Pathogenese von Form- und Funktionsstörungen im Allgemeinen besprochen: Die pathohistologischen Ausgangspunkte aller erworbenen Form- und Funktionsstörungen sind die Mikrokontrakturen im Bindegewebe aufgrund von Regulationen, Adaptationen oder Kompensationen mechanischer, (bio-)chemischer, psychischer oder physiologischer/physikalischer Belastungen. Diese Mikrokontrakturen präsentieren sich klinisch als Verspannungen/Verquellungen/Verhärtungen und führen zu Beweglichkeitseinschränkungen (= Funktionsstörungen, Dysfunktionen), Fehlhaltungen und Formstörungen (= Dysmorphien) und schließlich zu myofaszialen Schmerzen.

Zusammenfassung Kapitel 2

In diesem Kapitel haben wir die Darstellung der Vernetzung des Kraniomandibulären Systems im Fasziensystem aus Kapitel 1 vertieft: Wir haben dargestellt, wie

Vertiefung von Kapitel 1

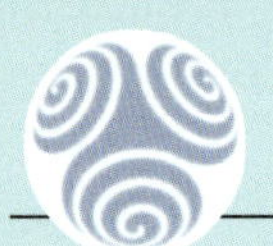

die einzelnen Knochen des Schädels im Fasziensystem „aufgehängt" sind. Über diese anatomischen Verbindungen werden Kräfte aus dem Fasziensystem in das Kraniomandibuläre System eingeleitet. Beispielhaft haben wir gezeigt, wie Dysfunktionen der Faszienbewegung in der Schädelbasis morphogenetisch auf das Kraniomandibuläre System wirken. Nun können wir die eingangs gestellte Frage unter Einbeziehung aller Denkmodelle aus Kapitel 1 und 2 plausibel beantworten:

Wie entstehen Kieferanomalien und Zahnfehlstellungen (= Formstörungen des Kraniomandibulären Systems) und Funktionsstörungen des Kraniomandibulären Systems?

Form- und Funktionsstörungen des Kraniomandibulären Systems entstehen

- lokal durch Regulationen und Adaptationen von mechanischen, (bio-)chemischen, psychischen oder physiologischen/physikalischen Belastungen.

- systemisch durch Kompensationen von Kräften, die durch Form- und Funktionsstörungen anderer Teile des Fasziensystems eingeleitet werden.

Die systemischen Einflüsse werden über die anatomisch-funktionelle Einbindung des Kraniomandibulären Systems in die drei Schichten des Fasziensystems vermittelt.

Literatur

[1] Van der Linden FPGM, McNamara JA Jr, Radlanski RJ (Eds.). Facial Growth. Berlin: Quintessenz 2004

[2] Van der Linden FPGM: Gesichtswachstum und faziale Orthopädie. Berlin: Quintessenz 1984

[3] Fränkel C, Fränkel R. Der Funktionsregler in der orofazialen Orthopädie. Heidelberg: Hüthig 1992

[4] Roux W. Entwicklungsmechanik der Organismen. Band I und II. Leipzig 1895

[5] Liem T. Praxis der Kraniosakralen Osteopathie. Stuttgart: Hippokrates 2000

[6] Williams PL (Ed.). Gray's Anatomy. The Anatomical Basis of Medicine and Surgery. 38th Edition. New York: Churchill Livingstone 1995

[7] Sutherland WG. The Cranial Bowl. A Treatise Relating To Cranial Articular Mobility, Cranial Articular Lesions and Crabial Technic. Mankato 1939

[8] Cloet E, Groß B. Osteopathie im kranialen Bereich. Stuttgart: Hippokrates 1999

[9] Magoun Hl. Osteopathy In The Cranial Field. Kirksville 1976

[10] Upledger JE, Vredevoogd JD. Lehrbuch der CranioSacralen Therapie. 2., überarbeitete Auflage, Heidelberg: Haug 2003

[11] Knaup B, Yildizhan F, Wehrbein H. Altersveränderungen der Sutura palatina mediana – Eine histomorphologische Studie. Fortschr Kieferorthop 2004; 65(6):467-74

[12] Treuenfels H von. Persönliche Mitteilung. 4. Netzwerkkongress München 2005

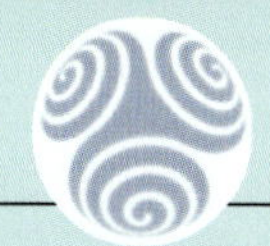

Körperfehlhaltungen – Morphogenese im Fasziensystem aus osteopathischer und biosystemischer Sicht

Unser Ausgangspunkt war das Phänomen des gemeinsamen Auftretens von Kieferanomalien bzw. Zahnfehlstellungen und Körperfehlhaltungen bei Patienten mit chronischen Muskel- und Gelenkschmerzen (myofaszialen Schmerzen). In Kapitel 1 haben wir die Theorie der Faszienvernetzung und die Theorie der Krafteinleitung besprochen. Sie erklären plausibel, wie das Kraniomandibuläre System mit dem Stütz- und Bewegungsapparat anatomisch-funktionell verbunden ist. Die systemische Theorie der Medizin in Kapitel 2 lieferte uns plausible Denkmodelle für die Ätiologie und Pathogenese chronischer Erkrankungen im Allgemeinen und für die Pathohistologie der Regulation, Adaptation und Kompensation chronischer Belastungen im Bindegewebe und für deren klinischen Zeichen im Besonderen. In Kapitel 3 haben wir darauf aufbauend geklärt, wie Form- und Funktionsstörungen im Kraniomandibulären System entstehen. In diesem Kapitel gehen wir folgenden Fragen nach:

- Wie entstehen Körperfehlhaltungen (= Formstörungen des Stütz- und Bewegungsapparats) und Beweglichkeitseinschränkungen (= Funktionsstörungen des Stütz- und Bewegungsapparats)?

- Welche Zusammenhänge bestehen zwischen Kieferanomalien, Zahnfehlstellungen und kraniomandibulären Funktionsstörungen auf der einen Seite und Körperfehlhaltungen und Beweglichkeitseinschränkungen auf der anderen Seite?

Aus osteopathischer Sicht ist die Körperhaltung eine Funktion des Fasziensystems. Aus systemischer Sicht ist sie Ergebnis und Ausdruck einer lebenslangen Morphogenese des Fasziensystems aufgrund von Regulation, Adaptation und Kompensation von ständigen Innen- und Umwelteinflüssen unter genetisch determinierten Rah-

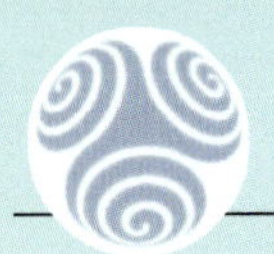

menbedingungen. Von besonderer Bedeutung ist dabei die Regulation der räumlichen Lage des Körpers unter dem ständigen Einfluss der Erdschwerkraft als physikalischem Umweltfaktor. Dies wird als Gleichgewichtsregulation bezeichnet. Das Gleichgewicht bildet die Basis jeglicher Körperbewegung. Nur im Gleichgewicht können bewusste und unbewusste Körperbewegungen angemessen, effektiv und effizient erfolgen.

4.1 Gleichgewichtsregulation

Aus systemischer Sicht ist die Gleichgewichtsregulation ein komplexer Steuerungs- und Regelungsprozess im Sinne eines biokybernetischen Regelkreises. An diesem Regelkreis sind neben dem Fasziensystem selbst bestimmte Sinnessysteme und neurale Zentren beteiligt. Alle diese Teilsysteme fassen wir unter dem Begriff „Posturales System" (postural: die Körperhaltung betreffend) zusammen. Die Körperhaltung ist also eine Funktion des Posturalen Systems. Sie ist das sichtbare Ergebnis der Gleichgewichtsregulation. Im Folgenden wird die Funktion des Posturalen Systems aus der Perspektive der funktionellen Neuroanatomie erklärt. Wir greifen dabei in erster Linie auf Informationen aus dem Lehrbuch von *Rohen* [1] zurück.

Rohen [1] unterscheidet im Nervensystem drei Elementarbereiche: sensorische, sensomotorische und vegetative Systeme. Die sensomotorischen Systeme teilt er in fünf funktionelle Teilsysteme auf (Abbildung 4-1):

1. basales sensomotorisches System (Eigenreflexapparat)

2. Schaltsysteme des Rückenmarks (Fremdreflexapparat)

3. Gleichgewichtssystem und motorische Kerne des Hirnstamms in Verbindung mit dem Kleinhirn

4. subkortikale Funktionssysteme (Basalganglien, Thalamus usw.)

5. Großhirnrinde (somatomotorischer und somatosensorischer Kortex, Assoziationskortex)

Rohen [1] weist dabei ausdrücklich darauf hin, dass das Nervensystem eine Ganzheit darstelle und dass alle systematischen und didaktischen Untergliederungen willkürliche Grenzziehungen seien.

Das konstruktive Bauelement des sensomotorischen Systems ist der geschlossene Nervenleitungsbogen von der Muskulatur zu den nervalen Zentren im Rückenmark und im Gehirn und wieder zurück zur Muskulatur. Auf der Basis dieses Bauprinzips kann der Mensch einfache reflektorische Bewegungen, gezielte Einzelbewegungen, Bewegungen zur Gleichgewichtsregulation bis hin zu komplexen willkürlichen und unwillkürlichen Bewegungsprogrammen ausführen. All diese Möglichkeiten zusammen bilden die Vielfalt menschlichen Verhaltens.

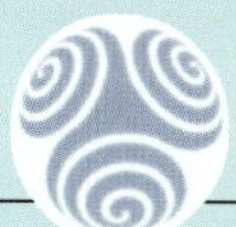

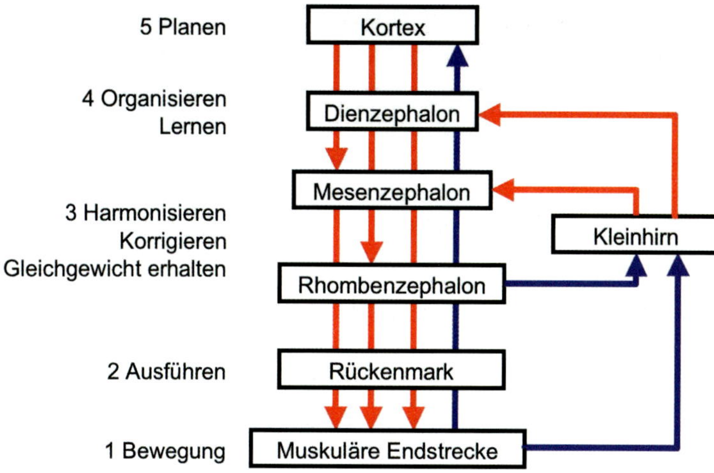

Abb. 4-1: Funktionelle Gliederung der großen sensomotorischen Systeme

1 = basales sensomotorisches System (= Eigenreflexapparat)

2 = Schaltsysteme des Rückenmarks (= Fremdreflexapparat)

3 = Gleichgewichtssystem und motorische Kerne des Hirnstamms in Verbindung mit dem Kleinhirn

4 = subkortikale Funktionssysteme (Basalganglien, Thalamus usw.)

5 = Großhirnrinde (somatomotorischer und somatosensorischer Kortex, Assoziationskortex); Fo. Ret. = Formatio reticularis; Nn. V. = Nuclei vestibulares; N. r. = Nucleus ruber; Pall. = Pallidum; Str. = Striatum; SO = Sinnesorgane

4.1.1 Eigenreflexapparat

Das grundlegende System der Sensomotorik ist der Eigenreflexapparat. Jeder Muskel wird dabei von einem Hirnnerv oder von dem Spinalnerv eines Rückenmarkssegments afferent und efferent versorgt. Die Afferenzen und Efferenzen sind im Hirnstamm oder im Rückenmark direkt miteinander verschaltet. Fasziale Rezeptoren (Muskel- und Sehnenspindeln) senden afferente Reize (z. B. Dehnungsreize) an das Rückenmark und bewirken dort unmittelbar efferente Steuerimpulse. Damit wird reflektorisch die Kontraktion des betroffenen Muskels ausgelöst (z. B. Patellasehnenreflex). Länge und Spannung der Muskulatur werden automatisch der jeweiligen Situation angepasst. Dabei sind die Muskelspindeln die Rezeptoren für die Kontrolle der Länge und die Sehnenspindeln die Rezeptoren für die Kontrolle der Spannung des Muskels. Das Längenkontrollsystem bezieht sich im Wesentlichen auf den eigenen Muskel, während das Spannungskontrollsystem meist mehrere Muskeln einbezieht.

geschlossener Nervenleitungsbogen

Längen- und Spannungskontrolle

Die Afferenzen des Eigenreflexapparats aus den Muskel- und Sehnenrezeptoren werden als Information über den Längen- und Spannungszustand des Muskels und der Faszien über die Hinterstrangbahnen an das Gehirn weitergeleitet. In der Gegenrichtung können über die pyramidalen und extrapyramidalen Bahnen vom Gehirn Steuerimpulse auf die Efferenzen des Eigenreflexapparats übertragen werden. Dadurch wird der Eigenreflexapparat zur „gemeinsamen Endstrecke" für alle übergeordneten sensomotorischen Systeme und Funktionen.

Endstrecke der Sensomotorik: Eigenreflexapparat

4.1.2 Fremdreflexapparat

Die nächst höhere Organisationsstufe des sensomotorischen Systems ist der Fremdreflexapparat. Dabei sind Schutz- und Abwehrreflexe die einfachsten Bewegungsformen. Sie werden von faszialen Rezeptoren außerhalb des Muskels ausgelöst: Hautrezeptoren, Rezeptoren im Bindegewebe der inneren Organe, Rezeptoren des Periosts. Deshalb sprechen wir von Fremdreflexen. Die Übertragung der Impulse auf die Efferenzen des Eigenreflexapparats als gemeinsame Endstrecke geschieht im Rückenmark durch Schalt- und Assoziationszellen. Dabei können auch die kontralateralen Efferenzen sowie die Efferenzen benachbarter Rückenmarkssegmente aktiviert werden. Insgesamt entstehen durch die Aktivität des Fremdreflexapparats sinnvolle Bewegungskombinationen, um störende Umwelteinflüsse reflexartig zu beseitigen oder sich ihrer reflexartig durch Flucht zu entziehen.

Schutz- und Abwehrreflexe

4.1.3 Kortikale und subkortikale Zentren

Auch die Afferenzen des Fremdreflexapparats werden über die Hinterstrangbahnen und die Vorderseitenstrangbahnen an übergeordnete Gehirnzentren weitergeleitet. Zusammen mit den Afferenzen aus der Muskulatur und den Sehnen können dadurch Druck, Temperatur und Schmerz (Oberflächensensibilität) sowie Körpergefühl, Muskeltonus und Gelenkstellungen (Tiefensensibilität) bewusst wahrgenommen werden. Diese Informationen kommen im Gyrus postcentralis der Großhirnrinde an und bilden die Grundlage für komplexe, bewusst intendierte oder automatisierte Bewegungsprogramme. Diese Programme entstehen in der Großhirnrinde bzw. in den subkortikalen Kernen und greifen über die pyramidalen bzw. extrapyramidalen Bahnen auf die Efferenzen des Eigenreflexapparats als motorische Endstrecke zurück. Dabei hat sich die hochdifferenzierte Willkürmotorik erst bei den höheren Primaten und beim Menschen ausgebildet. Bewusst intendierte und geplante Bewegungsprogramme entstehen in den kortikalen Zentren des Gyrus praecentralis. Die Funktionen des bewussten Denkens und Entscheidens sind im Assoziationskortex des Frontal- und des Parietallappens lokalisiert.

komplexe, willkürliche oder unwillkürliche Bewegungsprogramme

Oberflächen- und Tiefensensibilität

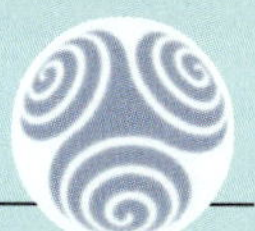

Die subkortikalen Zentren organisieren und automatisieren diese Programme. Organisieren bedeutet, dass die Bewegungsprogramme durch die subkortikalen Kerne mit der Körperhaltung und dem Gleichgewicht abgestimmt werden. Beim Automatisieren werden die Bewegungsprogramme so erlernt, dass sie schließlich automatisch und unbewusst ablaufen können. Direkte efferente Verbindungen zwischen den subkortikalen Kernen und dem Rückenmark existieren nicht. Sie greifen durch Rückkopplungsbahnen auf die Großhirnrinde und die Pyramidenbahn zu.

4.1.4 Nervus trigeminus

Kranial werden die Afferenzen aus der Peripherie durch Afferenzen des Nervus trigeminus vervollständigt. Der sensible Teil des Nervus trigeminus repräsentiert gewissermaßen die Summe der Afferenzen im Kopfbereich und erfüllt damit die Funktionen eines „kranialen Spinalnervs". Die drei sensiblen Kerne des N. trigeminus erhalten sensiblen Input aus dem größten Teil der Gesichts- und Schädelhaut, von den Augäpfeln, der Bindehaut, den Tränendrüsen, der seitlichen Ohrmuschel und dem äußeren Gehörgang, den Nasenhöhlen, der Mundhöhle, den Zähnen und dem Zahnhalteapparat, dem Kiefergelenk, dem Nasenrachenraum, den Gehirnhäuten der vorderen und mittleren Schädelgrube sowie Teilen des Tentorium cerebelli. Propriozeptiver Input kommt aus den Kaumuskeln, aus Teilen der Okulomotoren und aus der mimischen Gesichtsmuskulatur. Motorisch (efferent) innerviert der N. trigeminus die Kaumuskeln, den M. mylohyoideus, den vorderen Bauch des M. digastricus, den M. tensor veli palatini und die Mm. tensores tympani [2].

der Nervus trigeminus als „kranialer Spinalnerv"

Komplexe kortikale Bewegungsprogramme mit dem motorischen Teil des N. trigeminus als motorische Endstrecke ermöglichen beim Menschen die Entwicklung von Sprache und Gesang. Automatisierte Bewegungsprogramme der subkortikalen Kerne ermöglichen in Kombination mit anderen motorischen Endstrecken die kraniomandibulären Funktionen des Atmens, Kauens, Schluckens sowie des parafunktionellen Knirschens und Pressens mit den Zähnen.

kraniomandibuläre Funktionen

Das Kraniomandibuläre System ist als Teil des Versorgungsgebiets des N. trigeminus ebenso Teil des Posturalen Systems. Es gibt wichtigen sensiblen und propriozeptiven Input über die Rezeptoren der Mundschleimhaut, des Zahnhalteapparats, der Kaumuskulatur und der Kiefergelenkskapseln über trigeminozerebellare Bahnen an das Kleinhirn, über den Thalamus an den Kortex und über kortikobulbäre Bahnen an die subkortikalen Zentren weiter. Außerdem dient der motorische Teil des N. trigeminus als motorische Endstrecke entsprechender Bewegungsprogramme beim Beißen, Kauen und Schlucken. Von großer Bedeutung scheint auch die para-

Vernetzung mit dem Posturalen System

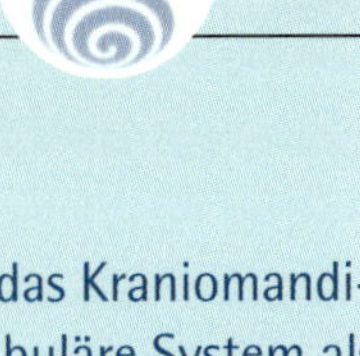

funktionelle motorische Aktivität des Kraniomandibulären Systems beim Knirschen und Pressen mit den Zähnen (Bruxismus) zu sein. Diese Bewegungsprogramme sind psychoemotional aktiviert. Sie dienen vor allem der nächtlichen Abreaktion und Verarbeitung gefühlsbetonter Erlebnisse beim Träumen und können so als Psychohygiene verstanden werden.

Diese enge neurofunktionelle Einbindung des Kraniomandibulären Systems ist wahrscheinlich dadurch begründbar, dass entwicklungsgeschichtlich dieses System auch Beutefass- und Kampforgan war. Für eine effektive und effiziente Ausführung dieser Funktionen musste der Trigeminusbereich mit den Gleichgewichts- und Bewegungssystemen des ganzen Körper ausreichend koordiniert sein.

4.1.5 Kleinhirnsystem

Die Basis für die komplexen willkürlichen und unwillkürlichen Bewegungsprogramme der kortikalen und subkortikalen Zentren bildet die dritte Ebene der Sensomotorik: das Kleinhirnsystem. Es gleicht die Bewegungsprogramme der kortikalen und subkortikalen Zentren mit der gegenwärtigen Gleichgewichtssituation ab. Es glättet und harmonisiert die Bewegungen so, dass das Gleichgewicht erhalten bleibt. Dabei greift das Kleinhirnsystem nicht direkt auf die motorischen Endstrecken des Rückenmarks zu. Es nimmt über den Thalamus Einfluss auf die Planungsebenen im Kortex und über die motorischen Kerne im Hirnstamm auf die motorischen Zentren im Rückenmark.

Afferente Information bekommt das Kleinhirnsystem vom Kortex über kortikopontozerebellare Bahnen, aus der Peripherie über spinozerebellare Bahnen, aus der Kopfgelenkmuskulatur über die kuneozerebellaren Bahnen, aus dem N. trigeminus über trigeminozerebellare Verbindungen und aus den Sinnesorganen Auge und Innenohr.

Somit vermittelt das Kleinhirnsystem zwischen den beiden großen Polen des sensomotorischen Systems: Dem willkürlichen Pol der kortikalen und subkortikalen Zentren und dem unwillkürlichen, reflektorischen Pol des Eigen- und Fremdreflexapparats. Rohen [1] spricht von einer „Harmonisierungsfunktion des Kleinhirnsystems durch Regelung und Aufrechterhaltung des Gleichgewichts unter der ständigen Einwirkung der Schwerkraft". Das Kleinhirnsystem nimmt dadurch die zentrale Stellung im Posturalen System ein.

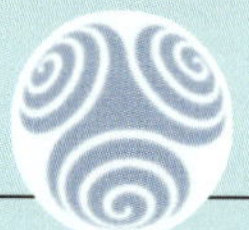

4.1.6 Emotionaler Anteil der Psyche

Besonders offensichtlich ist der Einfluss des emotionalen Anteils der Psyche auf das Posturale System: Gefühls- und Stimmungslage bestimmen Körperbewegung und Körperhaltung maßgeblich mit. Emotionen (lateinisch: e-motio = Hinausbewegung) entstehen im Limbischen System (Archaeokortex). Dieses System hat sich im Laufe der Evolution vom olfaktorischen System abgespalten und weiterentwickelt. Äußere Sinnesreize und kortikal konstruierte innere Wahrnehmungen veranlassen das Limbische System zur Aktivierung von unbewussten Bewegungs- und Haltungsprogrammen. Diese werden über die subkortikalen Kerne sowie über die motorischen Kerne im Hirnstamm ausgeführt. Zentrale Schaltstelle im Limbischen System ist dabei der Mandelkern (Amygdala). Dort sind archetypische und triebhafte Bewegungsprogramme wie Kampf oder Flucht abgelegt [3]. Sie laufen automatisch ab, wenn sie durch innere und äußere Wahrnehmungen aktiviert werden. Allerdings kann vom Assoziationskortex des Frontallappens nur über eine synaptische Verbindung auf diese unbewussten und triebgesteuerten Bewegungsprogramme bewusst Einfluss genommen werden. Nur der Mensch ist dazu in der Lage. Diese Fähigkeit der bewussten Steuerung der Gefühls- und Stimmungslage wird als Emotionale Intelligenz bezeichnet [4]. Die Emotionale Intelligenz setzt sich aus fünf Teilkompetenzen zusammen: Die drei personalen Kompetenzen der Selbstwahrnehmung, Selbstregulierung und der Selbstmotivation und die zwei interpersonalen Kompetenzen der Empathie (Einfühlungsvermögen) und der Beziehungskompetenz. In Kapitel 16 „Stress-Management-Training" werden uns die personalen Kompetenzen der Selbstwahrnehmung und Selbstregulierung wieder begegnen.

Das Posturale System ist die Funktionseinheit für die Gleichgewichtsregulation. Sein zentrales Regelsystem ist das Kleinhirn. Es erhält folgenden afferenten Input:

- Tiefensensibilität aus den Propriozeptoren der Muskeln, Sehnen und Gelenke, vor allem aus N. trigeminus und dem Rezeptorenfeld der Kopfgelenke

- Oberflächensensibilität aus den Rezeptoren der Haut, der Schleimhäute und des Periosts, vor allem von der Fußsohle

- sensorische Informationen aus dem Sehorgan, dem Hörorgan und dem Labyrinthorgan

und es moderiert efferent (Output):

- emotional motivierte Bewegungsprogramme – vom Limbischen System emotional aktivierte und von den subkortikalen Kernen und den motorischen Kernen des Hirnstamms ausgeführte Bewegungsprogramme werden in das Kleinhirn projiziert,

- willkürliche und unwillkürliche, automatisierte Bewegungsprogramm werden aus dem Kortex und den subkortikalen Kernen in das Kleinhirn projiziert.

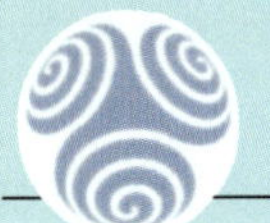

Auf der Basis dieser afferenten Inputs greift das Kleinhirn steuernd und harmonisierend auf die Körperbewegung und die Körperhaltung ein. Das Regelziel ist dabei die Aufrechterhaltung des Gleichgewichts unter der dauerhaften Einwirkung der Schwerkraft der Erde. Dabei greifen die Efferenzen des Kleinhirns nicht direkt auf die motorischen Endstrecken zu. Vielmehr wirken sie mit ihrem efferenten Output auf die motorischen Zentren des Kortex, der subkortikalen Kerne und des Hirnstamms.

Diese neuroanatomischen Zusammenhänge im Posturalen System sind in ihren Einzelheiten linear. In ihrer Vernetzung aber ergibt sich ein hochkomplexes, sich selbst organisierendes System, das sich einer vollständigen linear-analytischen Untersuchung und Objektivierung entzieht.

Das Fasziensystem ist ein wesentlicher Teil des Posturalen Systems: Es ist sowohl Sitz aller beteiligten peripheren Rezeptoren als auch die motorische Endstrecke der Gleichgewichtsregulation. Die Körperhaltung manifestiert sich im Fasziensystem als Ergebnis der Gleichgewichtsregulation. Zudem verlaufen alle afferenten und efferenten peripheren Nervenbahnen innerhalb des Fasziensystems.

4.2 Ätiologie und Pathogenese von Körperfehlhaltungen

Theorie dynamischer Systeme

Die „Ursachen" für Körperfehlhaltungen sind vielfältig und komplex. Durch Anwendung der Theorie dynamischer Systeme (siehe Kapitel 2) können wir jedoch plausible und praktikable Erklärungsmodelle für die Ätiologie und Pathogenese von Körperfehlhaltungen formulieren. Wir wiederholen und vertiefen hier die systemischen Denkmodelle aus Kapitel 2:

Irritationen durch innere und äußere Wechselwirkungen

Bei biologischen Systemen existiert eine Vielzahl innerer Wechselwirkungen der Teilsysteme untereinander ebenso wie eine Vielzahl äußerer Wechselwirkungen mit anderen biologischen, sozialen und ökologischen Systemen. Alle diese Wechselwirkungen bedeuten Irritationen für die innere Ordnung des biologischen Systems. Auch das Fasziensystem und damit das Posturale System ist als Teilsystem des biologischen Systems „Mensch" solchen Irritationen ausgesetzt. Wir teilen diese Irritationen in vier Kategorien ein:

- mechanische
- chemische bzw. biochemische
- psychische
- physikalische bzw. physiologische Irritationen

Mechanische Irritationen können sein:

- Mechanische Dysfunktionen im Fasziensystem
- Unfälle, Verletzungen und Operationen

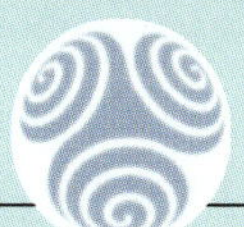

- Habits, Fehlhaltungen, Parafunktionen
- Körperliche Überlastungen (Beruf und Sport)
- Körperliche Unterforderung
- Morphologische Veränderungen/Degenerationen
- Narben, Ulzerationen, Wundheilungsstörungen

(Bio-)Chemische Irritationen können sein:

- Umweltbelastungen
- Allergene
- Mangelzustände
- Ernährungsfehler
- Hormonelle Dysfunktionen
- Immunologische Dysfunktionen , v. a. Darm, chronische Entzündungen
- Stoffwechseldysfunktionen
- Dysfunktionen im Säure-Basen-Haushalt

Psychische Irritationen können sein:

- Psycho-emotionale Störungen
- Psycho-soziale Störungen
- Psycho-mentale Störungen und Unterforderung

Physikalische/physiologische Irritationen können sein:

- Dysfunktionen im Zentralnervensystem (sensorisch, senso-motorisch, vegetativ)
- Dysfunktionen des peripheren Nervensystems
- Belastungen durch äußere physikalische Störfelder

Ein biologisches System besitzt sogenannte Regulationssysteme, die Irritationen ausregulieren und die Ordnung im System aufrechterhalten bzw. wieder herstellen. Wenn zum Beispiel durch eine Zahnfüllung ein überhöhter okklusaler Kontakt etabliert wird, ist dies eine mechanische Irritation der Funktion des Kraniomandibulären Systems (Abbildung 4-2). Diese Störung der Okklusion wird unmittelbar neurophysiologisch registriert. Regulative Prozesse werden in Gang gesetzt. Konkret: Aktivierung der Muskulatur zur Umgehung des überhöhten Kontakts und/oder zum „Wegknirschen" des überhöhten Kontakts. Diese regulativen Vorgänge können symptomlos und damit unbemerkt oder symptomatisch bzw. schmerzhaft ablaufen. Es können Schmerzen der Kaumuskulatur und der Kiefergelenke ebenso auftreten wie Zahnschmerzen und Schmerzen im Parodontium. Auch neuralgiforme Beschwerden können entstehen. Alle diese Beschwerden sind akute Symptome. Das heißt: sie sind unmittelbare und lokale Reaktionen auf eine akut einwirkende Irritation. Die Diagnostik und Therapie solcher akut einwirkenden Irritationen kann rein lokal im betroffenen System erfolgen und führt in der Regel schnell und sicher zu einer vollständigen Beschwerdefreiheit. Im Falle der akuten Beschwerden im Kraniomandibulären System wird ein Zahnarzt schnell den okklusalen Fehlkontakt entdecken

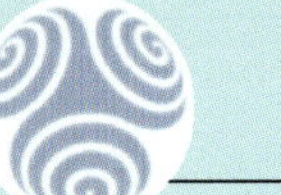

und eliminieren. Diese Vorgehensweise entspricht dem Prinzip einer kausalen Therapie. Die Beschwerden werden innerhalb kurzer Zeit nach Eliminierung der Ursache abklingen und nicht wieder auftreten.

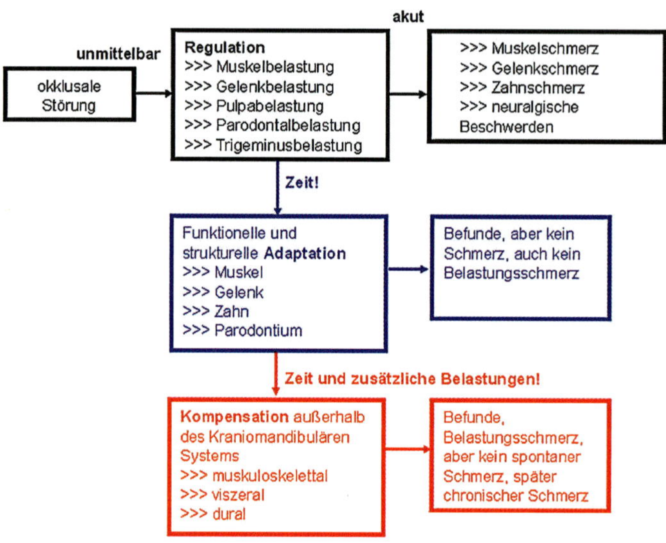

chronische Irritation

Wenn der okklusale Fehlkontakt nicht entfernt wird und als chronische Irritation weiter besteht, kommt es im Laufe der Zeit zu lokalen funktionellen und strukturellen Adaptationen: Muskuläre Verspannungen werden von faszialen Umbauprozessen unterstützt. Es finden Umbauvorgänge im Kiefergelenk und Umbauvorgänge im Zahnhalteapparat bzw. im Alveolarfortsatz im Sinne einer Intrusion oder Kippung des betroffenen Zahnes statt. Zahnhartsubstanz wird „weggeknirscht". Es kommt zu dauerhaften Befunden in der Muskulatur, in den Gelenken, im Zahnhalteapparat und an der Zahnhartsubstanz als Ausdruck adaptativer Vorgänge. Solche Befunde sind weder bei Belastung noch spontan schmerzhaft. Der akute Schmerz verschwindet aufgrund der Adaptation.

Adaptation
Adaptationsbefunde

Symptomfreiheit durch Adaptation

Bei Weiterbestehen der ursprünglichen okklusalen Belastung wird die Anpassungsleistung des Kraniomandibulären Systems immer mehr beansprucht. Im Laufe der Zeit ist sie schließlich voll ausgeschöpft und überlastet. Nun kommt es zur sogenannten Kompensation: Nachbarsysteme übernehmen kompensatorisch die Entlastung des ursprünglich betroffenen Systems. Für das Kraniomandibuläre System sind das die faszialen Systeme des Schädels, des Halses, des Nackens und des Schultergürtels. Es entstehen muskuläre und artikuläre Befunde in den kompensierenden Teilsystemen. Im Gegensatz zu Adaptationsbefunden sind diese Kompensationsbefunde bei Belastung oder spontan schmerzhaft. Mit der Zeit werden auch diese

Kompensation

Kompensationsbefunde

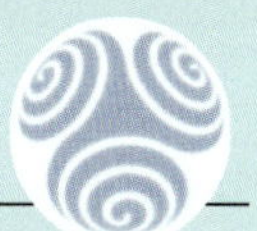

Kompensationsleistungen überbeansprucht und weitere Nachbarsysteme greifen kompensatorisch ein. Es entstehen regelrechte Kompensationsketten.

Was wir hier für die chronische Irritation durch einen okklusalen Fehlkontakt beschrieben haben, gilt auch für alle anderen Irritationen (Abbildung 4-3): Eine akute Irritation bedeutet eine Störung der Ordnung im System. Die Regulationssysteme werden aktiv und versuchen, die Irritation zu eliminieren und die Ordnung wieder herzustellen. Dies geschieht in jeder Sekunde unseres Lebens tausendfach, ohne dass wir etwas davon merken. Manche Irritationen bewirken aber so intensive Regulationsvorgänge, dass die Symptome einer akuten Erkrankung entstehen. Was ist zu tun? Eigentlich nichts. Wir können der Regulation ihre Arbeit tun lassen. Noch besser: Wir unterstützen die Regulation bei ihrer Arbeit, zum Beispiel durch Ruhe, Fasten, Vitalstoffzufuhr usw. Auf keinen Fall dürfen wir die Regulation behindern, indem wir versuchen, die Symptome zu unterdrücken. Nur in lebensbedrohlichen Situationen müssen wir symptomatisch eingreifen, zum Beispiel bei lebensbedrohlich hohem Fieber.

Abb. 4-3: Regulation akuter Irritationen

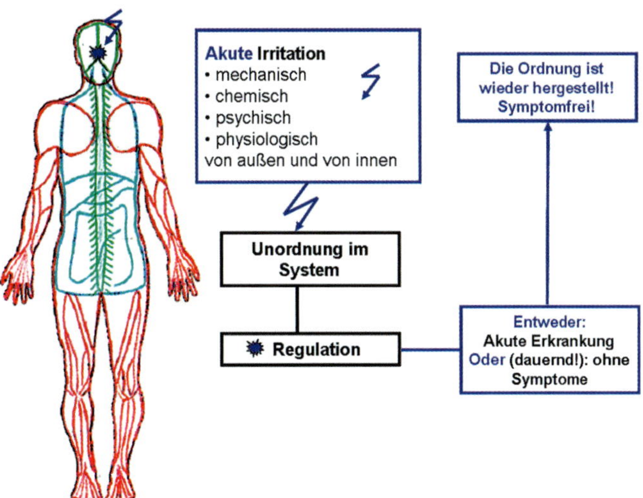

Anders bei chronisch einwirkenden Irritationen: Zunächst versucht das betroffene System zu regulieren. Dann passt es sich an. Dann kompensieren die direkten Nachbarsysteme, dann die Nachbarn der Nachbarn usw. Im Laufe seines Lebens ist der Mensch vielen chronischen Irritationen ausgesetzt (siehe die „Rucksack-Metapher" in Kapitel 2). Jeder einzelne dieser Prozesse ist für sich gesehen eine lineare Kette von Regulation, Adaptation und Kompensation. Jede Adaptation und jede Kompensation bewirkt dabei einen funktionellen und/oder morphologischen Befund. Die einzelnen Ketten können sich in unterschiedlichen Körpersystemen überschneiden und sich gegenseitig beeinflussen. Schon bei einer geringen Zahl sich überschneidender Irritationsketten entstehen komplexe Wechselwirkungen und Muster von funktionellen und morphologischen Befunden. Diese Zustände sind nicht mehr linear im Sinne von Ursache und Wirkung zu erklären. Auf neu hinzukommende Irritationen reagieren solche nicht-linearen Kompensationsmuster unvorhersehbar (Abbildung 4-4). Ein einfacher linearer Zusammenhang zwischen Kieferanomalien und Körperfehlhaltungen existiert also nicht und kann deshalb mit den üblichen statistischen Methoden nicht nachgewiesen werden. Hier stößt die wissenschaftliche Medizin an ihre Grenzen.

Abb. 4-4: Regulation, Adaptation und Kompensation chronischer Irritationen

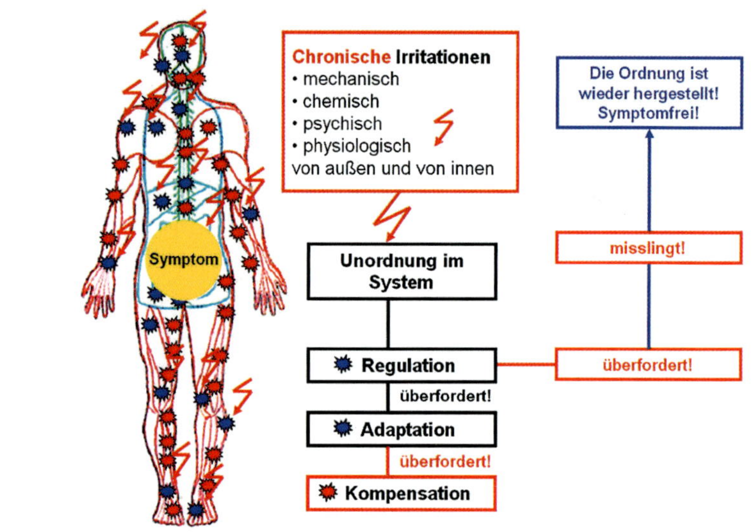

das chronische Symptom als Ausdruck einer Überlastung der Kompensationskapazität

Früher oder später wird irgendein besonders belastetes Teilsystem in seiner Kompensationskapazität überlastet sein. Die entsprechenden Befunde werden nun vom betroffenen Menschen als Symptom wahrgenommen. Was ist zu tun? Durch Behandlung am Ort des Symptoms können wir bestenfalls die Kompensationskapazität des Teilsystems wieder verbessern und das Symptom lindern. Dieser Therapieerfolg ist aber vorübergehend. Die eigentlichen Belastungen außerhalb des betroffenen Systems bestehen weiter. Solange wir dort nicht entlasten („den Rucksack leerer machen"), wird das Symptom therapieresistent oder rezidivierend bleiben. Die chronische Krankheit ist „geboren". Oder: Das Symptom verschwindet, weil sich das System andere Kompensationswege sucht. Letzteres ist ein sehr gefährlicher Prozess, weil in der Regel ernsthaftere Kompensationsmuster entstehen. Zum Beispiel: Aus einem erfolgreich behandelten chronischen Rückenschmerz entsteht eine chronische Colitis ulcerosa. Weil bei solchen Prozessen in der Regel die ärztlichen Fachgebiete wechseln, bleiben diese Muster und Zusammenhänge meist unerkannt.

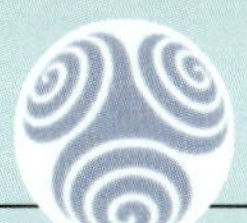

4.3 Pathohistologie des Bindegewebes und deren klinische Manifestationen im Fasziensystem als Beweglichkeitseinschränkungen und Körperfehlhaltungen

Das anatomische Substrat dieser regulativen, adaptativen und kompensatorischen Abläufe ist das Bindegewebe. Für die pathohistologischen Veränderungen im Bindegewebe aufgrund einwirkender Irritationen und der entsprechenden Prozesse gibt es verschiedene Erklärungsmodelle.

pathohistologische Erklärungsmodelle

Pischinger und *Heine* [5] konzentrieren sich auf die Beschreibung der unspezifischen regulativen Vorgänge im interstitiellen Bindegewebe. Nach ihrer Ansicht sind diese Vorgänge unabhängig von der Art der Irritation immer die initialen und grundlegenden Regulationsprozesse. Erst danach setzen spezifische Regulationsmechanismen (zum Beispiel spezifische Immunregulationen) ein. Sie bezeichnen das interstitielle Bindegewebe deshalb als Grundregulationssystem.

das System der Grundregulation nach Pischinger und Heine

Travell und *Simons* [6] beschreiben mit ihrem Triggerpunktmodell die pathologischen Veränderungen im muskulären Bindegewebe. Sie gelten wahrscheinlich analog für alle Veränderungen im straffen faserigen Bindegewebe und können bereits als adaptative und kompensatorische Veränderungen angesehen werden. Sie sind dauerhafte Mikrokontrakturen muskulärer und faseriger Elemente im sauren und ischämischen Bindegewebsmilieu und stellen sich klinisch als tastbare knotige Verquellungen, Verspannungen und Verhärtungen in der Muskulatur dar [7]. Bei langdauernden Zuständen kann es sogar zu Kalzifizierungen von Faseranteilen des Bindegewebes kommen. Im Bereich von Knorpel- und Knochengewebe führen adaptative und kompensatorische Vorgänge zu Abbau- bzw. Umbauprozessen.

Myofasziale Triggerpunkte nach Travell und Simons

Die klinischen Manifestationen dieser pathohistologischen Veränderungen sind Dysfunktionen und Dysmorphien der betroffenen Bewegungssysteme. Funktionell äußern sich die pathohistologischen Veränderungen als Beweglichkeitseinschränkungen. Alle möglichen Bewegungssysteme können betroffen sein. Schematisch dargestellt hat ein Bewegungssystem eine Ruheposition und ein oder mehrere Freiheitsgrade (Abbildung 2-3 und 2-4). In allen Bewegungsrichtungen hat das System einen aktiven Bewegungsraum bis zur sogenannten physiologischen motorischen Barriere. Diese aktive Beweglichkeit wird muskulär und ligamentär geführt. Durch passive Krafteinwirkung kann die physiologische motorische Barriere überwunden werden, bis das Bewegungssystem an seiner anatomischen Barriere ohne Verletzung nicht mehr weiter bewegt werden kann.

klinische Manifestationen der pathohistologischen Veränderungen

Beweglichkeitseinschränkung

Eine pathologische motorische Barriere entsteht, wenn es durch pathohistologische Veränderungen (Mikrokontrakturen) in der bewegenden Muskulatur oder in den führenden Ligamenten und Gelenkkapseln zu Einschränkungen des Bewegungsraums kommt. Diese Beweglichkeitseinschränkung führt auch zur Veränderung der

Veränderung der Ruhehaltung zur Schonhaltung

Ruhehaltung. Sie wird zur Schonhaltung, weicht zur beweglichen Seite weg und von der pathologischen motorischen Barriere ab.

Körperfehlhaltungen

Eine Körperfehlhaltung kann als die Summe solcher Abweichungen der Ruhepositionen von Bewegungssystemen erklärt werden. Sie ist damit Ausdruck von pathohistologischen Veränderungen im Bindegewebe aufgrund vielfältiger regulativer, adaptativer und kompensatorischer Reaktionen auf akute und chronische Irritationen im ganzen Fasziensystem. Die zunächst funktionelle Veränderung führt auf Dauer zur Formveränderung: Die Form passt sich der veränderten Funktion an. Die Dysfunktion manifestiert sich als Dysmorphie.

Kieferanomalien sind Körperfehlhaltungen im Kraniomandibulären System.

Das Kraniomandibuläre System ist Teil des Fasziensystems. Deshalb eignet sich dieses Erklärungsmodell der Ätiologie und Pathogenese von Körperfehlhaltungen bzw. von Dysfunktionen und Dysmorphien im Fasziensystem auch zur Erklärung funktioneller und morphologischer Veränderungen im Kraniomandibulären System: Kieferanomalien entwickeln sich individuell verschieden, über einen längeren Zeitraum und unter dem Einfluss zahlreicher chronischer Irritationen mechanischer, chemischer, psychischer und physikalisch-physiologischer Art auf das ganze Fasziensystem. Körperfehlhaltungen und Kieferanomalien sind damit Ausdruck ein- und derselben ätiologischen und pathogenetischen Prozesse im Fasziensystem. Eine Kieferanomalie können wir deshalb als eine Körperfehlhaltung im Bereich des Kraniomandibulären Systems verstehen. Kieferanomalien und Körperfehlhaltungen liegen klinisch oft gemeinsam vor und sind immer Ergebnisse eines komplexen Kompensationsmusters des ganzen Fasziensystems aufgrund vielfältiger mechanischer, chemischer, psychischer und physikalischer Irritationen.

genetische Determinierung

Auf der Basis dieser Überlegungen und Zusammenhänge muss die genetisch determinierte Morphogenese beim wachsenden Menschen neu bewertet werden. Aus systemischer Sicht ist genetisch determiniertes Wachstum kein ätiologischer Faktor, sondern eine vorgegebene und unveränderliche Rahmenbedingung. Diese Rahmenbedingung gilt für Form und Funktion des ganzen Fasziensystems. Bei der Morphogenese des Kraniomandibulären Systems sind neben lokalen morphogenetischen Prozessen auch morphogenetische Prozesse des ganzen Fasziensystems zu berücksichtigen. Offen bleibt die Frage, ob deshalb der genetisch determinierte Anteil der Morphogenese in den Hintergrund tritt oder nicht. Diese Frage wird sich vielleicht nie ganz klären lassen. Es bleibt der Entscheidungsfreiheit des einzelnen Behandlers überlassen, wie er die systemischen Einflüsse wertet und welche Konsequenzen er daraus für sein diagnostisches und therapeutisches Vorgehen zieht.

Zusammenfassung

Mit Hilfe der Neurophysiologie der Gleichgewichtsregulation und der osteopathischen und systemischen Sicht der Morphogenese der Körperhaltung können wir nun die eingangs gestellten Fragen beantworten:

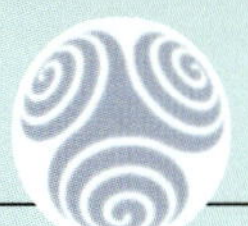

Mechanische, (bio-)chemische, psychische und physiologisch/physikalische Irrationen werden von Regulationssystemen reguliert, adaptiert und kompensiert. Diese Prozesse führen zu pathohistologischen Veränderungen im Bindegewebe (Mikrokontrakturen), die sich klinisch als Beweglichkeitseinschränkungen und Körperfehlhaltungen äußern.

Die Körperhaltung ist Ausdruck der aktuellen Selbstorganisation des Fasziensystems unter den bestehenden mechanischen, (bio-)chemischen, psychischen und physiologisch/physikalischen Wechselwirkungen und den gegebenen genetischen Rahmenbedingungen.

Kieferanomalien und Zahnfehlstellungen sowie die entsprechenden Funktionsstörungen sind Körperfehlhaltungen und Beweglichkeitseinschränkungen im Kraniomandibulären System. Form- und Funktionsstörungen des Kraniomandibulären Systems müssen außerhalb des Kraniomandibulären Systems kompensiert werden und bewirken dort Form- und Funktionsstörungen anderer Teilsysteme des Fasziensystems. Und umgekehrt: Form- und Funktionsstörungen anderer Teilsysteme des Fasziensystems können im Kraniomandibulären System kompensiert werden und bewirken dort Form- und Funktionsstörungen.

Literatur

[1]　Rohen J. Funktionelle Neuroanatomie. Lehrbuch und Atlas. 6. Auflage, Stuttgart 2001

[2]　Upledger J. Craniosacral Therapy II. Beyond the Dura. Seattle 1987

[3]　Bauer J. Das Gedächtnis des Körpers. Wie Beziehungen und Lebensstile unsere Gene steuern. Frankfurt am Main 2002

[4]　Goleman D. Emotionale Intelligenz. 11. Auflage, München 1999

[5]　Pischinger A, Heine H. Das System der Grundregulation. Heidelberg 1998

[6]　Travell JG, Simons DG. Handbuch der Muskel-Triggerpunkte. Obere Extremität, Kopf und Rumpf. Band 1. 2. Auflage. München 2002

[7]　Randoll UG und FF Hennig. Matrix-Rhythmus-Therapie für Zeit-Strukturen und Prozesse. GZM Praxis und Wissenschaft 2005; 10(1):20-25

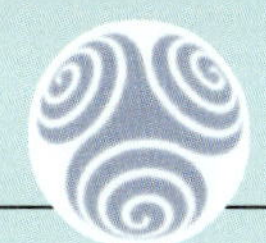

Salutogenese –
Die Theorie der Gesundheitsbildung

Wir haben uns in den vorangegangenen drei Kapiteln mit Ätiologie und Pathogenese beschäftigt und plausible Denkmodelle über „Ursachen", Bedingungen und Entstehung von Muskel- und Gelenkschmerzen entwickelt. Natürlich will der Patient in erster Linie diese Symptome gelindert haben oder – noch besser – ganz davon „befreit" werden. Aber darüber hinaus will jeder Kranke – nicht nur der Patient mit Muskel- und Gelenkschmerzen – mehr: Er strebt jenen besonderen Zustand an, der sich körperlich, emotional und geistig so gut anfühlt: Gesundheit. Und er umschreibt diesen Zustand mit Begriffen wie Wohlbefinden, Glück, Leistungsfähigkeit, Lebensqualität usw.

So stellen sich uns neben den speziellen Fragen beim Umgang mit Patienten die allgemeinen Fragen einer jeden Arzt-Patienten-Beziehung:

- Was sind die Anliegen, Motive und Erwartungen des Patienten in Bezug auf seine Krankheit und seine Gesundheit?
- Was bedeutet Gesundheit? Wie entsteht Gesundheit?
- Wie kann Gesundheit erreicht werden?
- Was kann der Arzt/Zahnarzt dazu tun? Was muss der Patient selbst tun?

„Gesundheit ist die Abwesenheit von Krankheit." Das ist die landläufige Meinung der Menschen in westlichen Gesellschaften. Wir müssten nur Krankheiten vermeiden und „ausrotten", dann seien die Menschen gesund: Gesundheit und Krankheit als die zwei Seiten einer Medaille. Man sei entweder krank oder gesund. Dem ist nicht so: Wir haben heute plausible Denkmodelle aus der Sozialmedizin [1, 2] und aus der Psychologie [3], dass Gesundheit mehr ist als das Fehlen von Krankheit. Gesundheit und Krankheit sind die zwei Pole eines Kontinuums, und der Mensch „driftet" zwischen diesen beiden Polen durchs Leben. Mal ist er dem einen Pol näher, mal dem anderen (Abbildung 5-1). Eins ist sicher: Menschen wollen weg von

„Wenn der Mensch nicht krank ist, dann ist er deshalb noch lange nicht gesund!"

Unwohlsein, Krankheit, Frustration, Depression usw. und sie wollen hin zu Wohlbefinden, Glück, Gesundheit, Leistungsfähigkeit usw. Das nennen wir das Glücksprinzip. Wir nehmen es als das grundlegende Motiv menschlichen Verhaltens an. Letztendlich lässt sich mit diesem Prinzip jegliches menschliche Verhalten erklären:

Grundprinzip 1: Das „Glücksprinzip"

> Jegliches menschliche Verhalten dient dem Streben nach Glück, Wohlbefinden, Gesundheit, Leistungsfähigkeit usw. und dem Vermeiden von Unglück, Unwohlsein, Krankheit, Depression, Frustration usw.

Positive und negative Gefühlszustände

Wir verwenden in diesem Buch die Begriffe Wohlbefinden, Glück, Gesundheit usw. der Einfachheit halber synonym und sprechen im Folgenden einfach von Wohlbefinden und Gesundheit. Wir wollen darunter alle energiereichen Gefühlszustände verstehen, die Menschen in der Regel positiv bewerten! Diese Zustände sind voll Lebensgenuss, und wir können nicht genug davon kriegen. Genauso verwenden wir die Begriffe Unwohlsein und Krankheit stellvertretend für alle energiearmen Gefühlszustände. Solche Zustände beurteilen wir in der Regel negativ. Sie sind uns lästig, teilweise schmerzhaft. Sind sie einmal eingetreten, wollen wir solche Zustände immer so schnell wie möglich wieder loswerden.

Spannungsfeld zwischen Gesundheit und Krankheit

Wie gesagt: Wir dürfen die positiven und negativen Gefühlszustände nicht als zwei Seiten einer Medaille verstehen. Nach dem Motto: Entweder fühlen wir uns wohl oder unwohl. Vielmehr spielt sich das Leben in einem Spannungsfeld zwischen diesen beiden Polen ab: Mal geht es uns besser, und wir sind näher beim positiven Pol. Mal geht es uns schlechter, und wir sind näher beim negativen Pol. In diesem Sinne „schwingt" jeder Mensch Zeit seines Lebens im Spannungsfeld der beiden Pole hin und her (Abbildung 5-1).

Abb. 5-1: Spannungsfeld zwischen Gesundheit und Krankheit

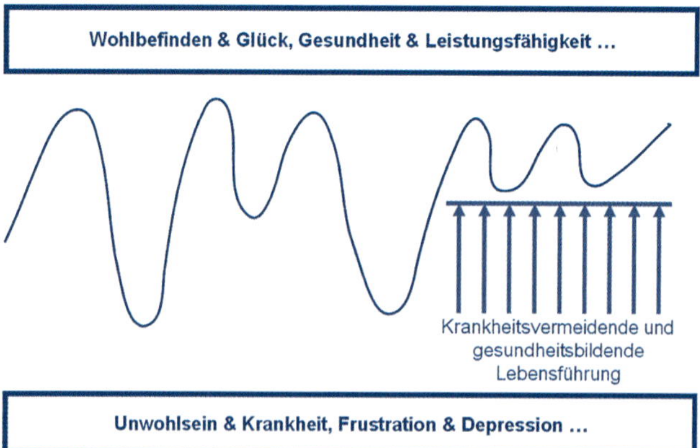

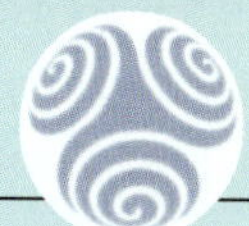

Unser Ziel ist eigentlich klar: Jeder von uns sollte sein Leben eigenverantwortlich so gestalten, dass er sich immer nah beim positiven und fern vom negativen Pol aufhält. Und zwar durch krankheitsvermeidende und gesundheitsbildende Lebensführung.

Wie Unwohlsein und Krankheit entstehen, ist ziemlich gut erforscht. Wir nennen in der Medizin die Entstehung von Krankheiten „Pathogenese" (Abbildung 5-2). Es sind krankheitsverursachende Inwelt- und Umweltbedingungen (so genannte Risikofaktoren), die einen Menschen dem „negativen" Pol näher bringen. In den vorangegangenen Kapiteln haben wir die Risikofaktoren als Irritationen (Belastungen, Störfaktoren) bezeichnet und vier Kategorien unterschieden. Zum Beispiel: Falsche Ernährung, mangelnde Bewegung, emotionaler und sozialer Stress, körperliche Überanstrengung, mangelnde Erholung, Verletzungen, falsche ärztliche Eingriffe (und manchmal leider auch Medikamente), genetische Fehler, Umweltgifte, Allergene und vieles andere mehr.

Abb. 5-2: Pathogenese und Prävention

Kranke Menschen werden medizinisch behandelt. Es gelingt dabei mehr oder weniger gut, den Patienten wieder ein Stück weit weg von Unwohlsein und Krankheit zu bringen und ihn von seinen Symptomen zu befreien. Dieser Zustand der Symptomfreiheit bedeutet allerdings noch lange nicht Gesundheit. Gesundheit ist ja mehr als das Fehlen von Krankheit: Gesundheit repräsentiert all die positiven und energiereichen Zustände, die wir weiter oben schon definiert haben.

Folgerichtiges Handeln zur Vermeidung der Entstehung von Krankheit ist die Prävention. Sie bedeutet primär eine Lebensführung, die Risikofaktoren meidet. Als sekundäre Prävention wird die Früherkennung von Krankheiten bezeichnet, als tertiäre Prävention der Umgang mit chronischen Erkrankungen (englisch: disease management). Also: Auch der Begriff „Prävention" ist aus der Perspektive und in Relation zum Begriff der Krankheit definiert. Und auch präventive Maßnahmen führen wie die Therapie nur ein Stück weit weg von Unwohlsein und Krankheit. Auch sie bedeuten noch lange nicht das Entstehen von Wohlbefinden und Gesundheit. Wie aber entstehen Wohlbefinden und Gesundheit? In der Beantwortung dieser Frage werden wir den Entstehungsprozess von Wohlbefinden, Glück und Gesundheit (analog zum Begriff „Pathogenese") als **Salutogenese** bezeichnen.

Salutogenese

Was ist Glück?

Wenn wir jemanden fragen: „In welchen Lebenssituationen fühlen Sie sich am wohlsten, am glücklichsten?" Dann nennen die meisten Menschen Situationen, in denen sie sich eher passiv verhalten: „Zuhause …", „wenn ich mich ausruhen kann …", „wenn ich so rundherum zufrieden bin …", „beim Spiel mit meinen Kindern …", „im Urlaub am Strand …" usw.

FLOW –
Das Geheimnis
des Glücks

Der amerikanische Glücksforscher *Csikszentmihalyi* [3] hat sich mit solchen allgemeinen Aussagen nicht zufrieden gegeben. Er hat Hunderte von Probanden mit sogenannten „Piepsern" versorgt – ähnlich den Funkgeräten, die Ärzte in Kliniken haben, um damit bei Notfällen gerufen werden zu können. Die Probanden wurden zu unregelmäßigen Zeiten „angepiepst" und mussten sofort dokumentieren, wie sie sich gerade fühlten und was sie gerade machten. *Csikszentmihalyi* fand heraus, dass sich viele Probanden bei einem anspruchsvollen Hobby oder bei einer anspruchsvollen Arbeit glücklicher und wohler fühlten als bei eher passiver Erholung und Entspannung zum Beispiel am Strand oder beim Spiel mit ihren Kindern. Außerdem verwendeten viele Probanden bei der Beschreibung dieses Zustands des maximalen Wohlbefindens und Glücks das englische Wort „flow" (deutsch: fließen, Fluss).

Der
FLOW-Zustand

Jeder von uns kennt einen solchen Zustand: Eine spannende und herausfordernde Tätigkeit nimmt unsere Aufmerksamkeit so in Anspruch, dass wir alles um uns herum und sogar uns selbst vergessen. Alles scheint zu fließen (FLOW!). Die Zeit vergeht wie im Fluge. Nichts kann uns stören. So beschäftigt sind wir mit dem spannenden Buch, der Vorbereitung eines schwierigen Vortrags oder irgendeiner anderen anspruchsvollen Tätigkeit. Es gibt nur eine Bedingung: Die Tätigkeit muss unser Wissen und unsere Fähigkeiten in besonderer Weise herausfordern. Dann kommen wir in den FLOW-Zustand. In diesem Zustand werden auch die meisten körpereigenen Glückshormone, die sogenannten Endorphine, in Gehirn und Blutbahn ausgeschüttet.

Werteschöpfungs-
prinzip

Wenn wir dieses Phänomen näher untersuchen, stoßen wir auf das nächste Grundprinzip: Das „Werteschöpfungsprinzip". Die Motive für menschliches Verhalten sind Bedürfnisse. Und zwar Bedürfnisse nach Werteschöpfung. „Werte" nennen wir alles, was uns wichtig ist im Leben, was für uns wertvoll ist. Zum Beispiel Liebe, Anerkennung, finanzielle Sicherheit, Geborgenheit, Genuss, Freiheit usw. Wenn wir

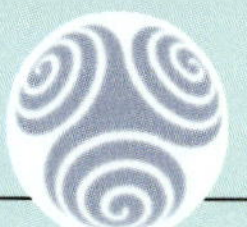

diese Werte gerade verwirklichen bzw. leben, sprechen wir von Werteschöpfung. Wir sind immer hoch motiviert, Werte zu schöpfen. Bei allem, was wir tun, wollen wir Werte schöpfen. Oft stehen uns mehrere Handlungsalternativen zur Auswahl. Dann tun wir das, was uns die qualitativ und quantitativ bessere Werteschöpfung erlaubt.

„Das Motiv jeglichen Denkens, Entscheidens und Handelns ist die Schöpfung von Werten!"

Grundprinzip 2: Das „Werteschöpfungsprinzip"

Wir werden uns immer für dasjenige Verhalten entscheiden, das die für uns wichtigsten Werte schöpft. Dies machen wir seltener durch bewusstes Nachdenken. Viel häufiger entscheiden wir uns unbewusst. Unser Handeln scheint dann automatisch zu erfolgen. Trotzdem wollen wir immer nur Eines: Werte schöpfen! Unser Bedürfnis nach Werteschöpfung setzt also werteschöpfendes Denken, Entscheiden und Handeln in Gang. Wir schöpfen dann solange die gewünschten Werte, bis unser Bedürfnis befriedigt ist. Somit entstehen drei Phasen menschlichen Verhaltens (Abbildung 5-3).

Abb. 5-3: Die drei Phasen menschlichen Verhaltens

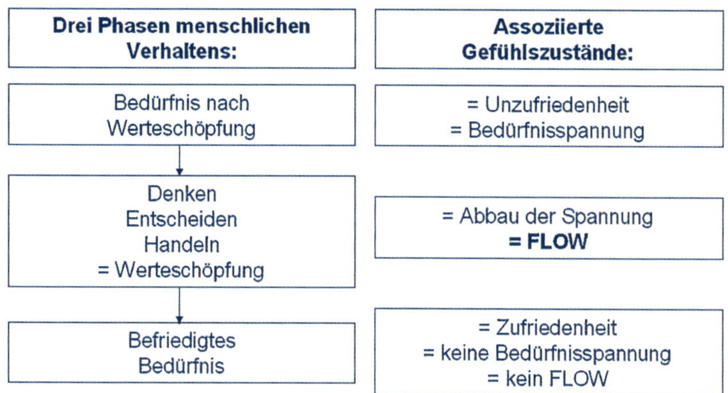

Diese drei Phasen menschlichen Verhaltens gehen immer mit drei verschiedenen Gefühlszuständen einher: In der Bedürfnisphase empfinden wir das Gefühl der Unzufriedenheit. Diese Unzufriedenheit ist verbunden mit einer Bedürfnisspannung: Unser Körper wird in Spannung versetzt. Er wird so zum Denken, Entscheiden und Handeln aktiviert. In dieser zweiten Phase findet dann die Werteschöpfung statt. Die Bedürfnisspannung wird abgebaut. Bis schließlich qualitativ und quantitativ ausreichend Werte geschöpft sind. Dann ist das Bedürfnis befriedigt. Die Bedürf-

drei verschiedene Gefühlszustände

nisspannung ist ganz abgebaut. Der Mensch empfindet das Gefühl der Zufriedenheit.

FLOW – das Geheimnis des Glücks

Nun zur eigentlichen Erkenntnis aus der Forschung von *Csikszentmihalyi*: Nicht der Zustand der Zufriedenheit ist der Zustand maximalen Wohlbefindens und Glücks. Maximales Wohlbefinden und Glück (FLOW!) empfindet der Mensch vielmehr in der Phase des Denkens, Entscheidens und Handelns. Also in der Phase der Werteschöpfung und des Abbaus von Bedürfnisspannung.

Voraussetzungen für FLOW sind also Unzufriedenheit und Bedürfnisspannung. Es ist analog zum Fließen des elektrischen Stroms (englisch auch: flow): Es braucht eine elektrische Spannung, damit Strom fließen kann. Wir brauchen Unzufriedenheit und Bedürfnisspannung, damit FLOW entstehen kann. Allerdings dürfen wir nicht im Zustand der Unzufriedenheit verharren. Menschen, die immerzu jammern, wie schlecht es ihnen geht, machen diesen Fehler. Vielmehr müssen wir ins Denken, Entscheiden und Handeln kommen. Am besten willentlich und eigenverantwortlich! Dann schöpfen wir die gewünschten Werte und bauen die Bedürfnisspannung ab, bis wir zufrieden sind.

Erholung

Auch dieser Zustand der Zufriedenheit ist wichtig. Obwohl wir in diesem Zustand keinen FLOW mehr empfinden. Aber FLOW bedeutet Handeln und ist mit mentaler und körperlicher Aktivität und Anstrengung verbunden. Deshalb brauchen wir den Zustand der Zufriedenheit zum vorübergehenden Regenerieren und Erholen. Um danach absichtlich und eigenverantwortlich die nächste Herausforderung anzugehen und wieder FLOW zu erzeugen.

Wir können also sagen: Werteschöpfung bedeutet FLOW! Gerade wenn anspruchsvolle Werte mit hohem FLOW-Potenzial geschöpft werden. Je anspruchsvoller die Werte, die wir schöpfen, desto mehr FLOW haben wir. Wir formulieren das „Flow-Prinzip" als unser drittes Grundprinzip der Salutogenese:

Grundprinzip 3: Das „Flow-Prinzip"

„Herausforderungen sind der Hochgenuss des Daseins!"

die „Wertehierarchie"

Es gibt also eine Wertehierarchie: Anspruchsvolle Werte mit hohem FLOW-Potenzial und weniger anspruchsvolle Werte mit niedrigem FLOW-Potenzial. Entdeckt und erstmalig beschrieben hat diese Wertehierarchie der amerikanische Psychologe *Maslow* [4]. Er hat sie als Bedürfnispyramide bezeichnet. Wir nennen sie die Wertepyramide (Abbildung 5-4). Das FLOW-Potenzial dieser Werte nimmt von unten nach oben zu: Die Werte mit dem größten FLOW-Potenzial sind demnach Selbst- und Sinnverwirklichung. Auf der zweiten Ebene die emotionalen und sozialen Werte wie Liebe, Sicherheit, Geborgenheit, Anerkennung, Zugehörigkeit usw. Schließlich bilden die körperlichen Werte wie Nahrung, Wohnung, Kleidung, körperliche Unver-

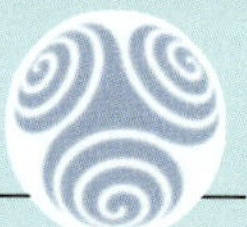

sehrtheit, Sexualität, Leistungsfähigkeit usw. die Basis der Wertepyramide und die niedrigste Hierarchiestufe. FLOW bzw. Werteschöpfung sind auf jeder Wertestufe möglich. Aber bei der Schöpfung von Werten mit hohem FLOW-Potenzial fällt es uns am leichtesten, FLOW zu haben.

Abb. 5-4: Die Wertepyramide (nach Maslow)

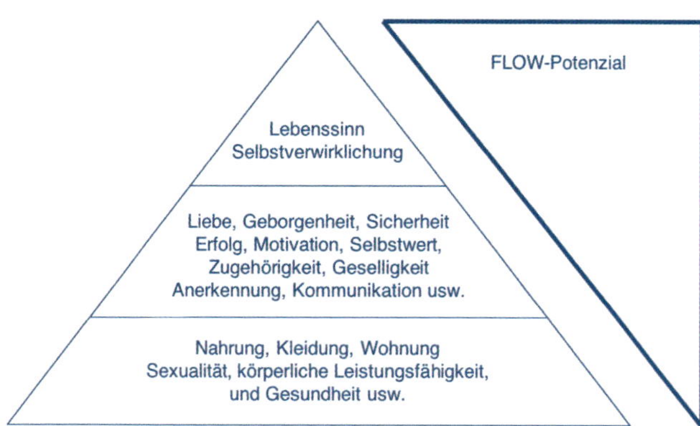

Wir betonen noch einmal: Auch der Zustand der Zufriedenheit ist wichtig! FLOW bzw. Werteschöpfung bedeuten körperliche und geistige Aktivität. Manchmal sogar Anstrengung. Nach FLOW und Werteschöpfung ist Erholung unbedingt notwendig. Dazu dient der Gefühlszustand der Zufriedenheit. Wenn unsere Bedürfnisse befriedigt sind, müssen wir uns im Zustand der Zufriedenheit von der Werteschöpfung erholen. Erst dann wenden wir uns wieder der Werteschöpfung zu. Das ist der natürliche Rhythmus von Anspannung und Entspannung, Anstrengung und Erholung, Werteschöpfung/FLOW und Zufriedenheit.

Wir können jetzt die Frage beantworten, wie Wohlbefinden und Gesundheit entstehen: Durch FLOW! Durch Werteschöpfung! Und zwar durch Schöpfung möglichst wichtiger und herausfordernder Werte mit viel FLOW-Potenzial entsprechend der Wertepyramide. Anspruchsvolle Werte sind also unsere gesundheitsbildenden Faktoren. Sie haben viel gesundheitsbildendes Potenzial. Wenn wir gesund werden oder bleiben wollen, müssen wir also unser Leben so gestalten, dass wir möglichst viele anspruchsvolle Werte mit möglichst viel FLOW- bzw. gesundheitsbildendem Potenzial schöpfen. Um danach für eine angemessene Erholung im Zustand der Zufriedenheit zu sorgen. Nur in diesem Rhythmus von Schöpfung gesundheitsbildender Werte (FLOW!) und Erholung entsteht Gesundheit – quasi automatisch. Wir nennen diesen Prozess der Entstehung von Wohlbefinden und Gesundheit in Analogie zur Entstehung von Krankheit (Pathogenese) „Salutogenese" (Abbildung 5-5).

Das Gefühl der Zufriedenheit dient der Erholung!

Salutogenese – wie Wohlbefinden und Gesundheit entstehen

Das Salutogenese-Prinzip

Wohlbefinden, Glück und Gesundheit entstehen im rhythmischen Wechsel der Schöpfung von Werten mit hohem gesundheitsbildendem Potenzial und angemessener Erholung.

Abb. 5-5: Salutogenese und Pathogenese

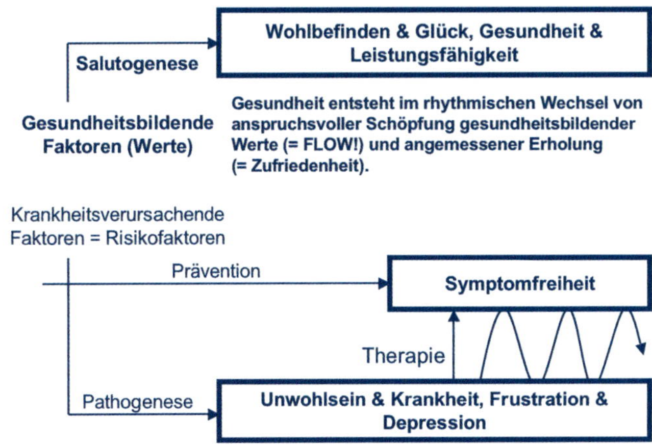

Werte mit hohem gesundheitsbildenden Potenzial:

Von den vielen gesundheitsbildenden Faktoren bzw. Werten beschreiben wir im Folgenden zehn anspruchsvolle Werte mit hohem FLOW-Potenzial. Sie sind aus unserer Erfahrung die wichtigsten gesundheitsbildenden Werte.

1. Sinn- und Selbstverwirklichung

Werteaussage: „Mein Leben ist sinnerfüllt. Ich verwirkliche meinen Lebenssinn. Dadurch lerne und wachse ich. Ich entwickle systematisch und lebenslang das in mir angelegte Potenzial."

Erklärung: Sinn- und Selbstverwirklichung haben das größte Werteschöpfungspotenzial von allen gesundheitsbildenden Werten. Der Begriff „Selbstverwirklichung" basiert auf folgender Grundannahme: In jedem Menschen ist ein großes Potenzial an Talenten, Wissen und Fähigkeiten angelegt. Wir sind auf der Welt, um dieses Potenzial zu entwickeln und auszuschöpfen. Das nennen wir Selbstverwirklichung. Das ist unser Lebenssinn. Am besten verwirklichen wir das in uns angelegte Potenzial durch die Verwirklichung eines Lebensauftrags. Dabei warten wir nicht passiv, bis sich uns ein Lebensauftrag offenbart. Vielmehr geben wir unserem Leben aktiv einen Auftrag zum Wohle anderer Menschen und/oder der belebten und unbelebten Natur. Dieser selbstgewählte Lebensauftrag motiviert uns dazu, unser eigenes Potenzial zu entwickeln und auszuschöpfen. Durch die Verwirklichung unseres Lebensauftrags und damit unseres Lebenssinns verwirklichen wir uns selbst.

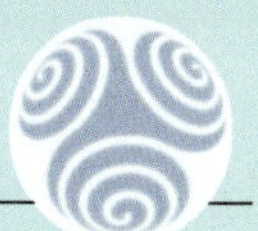

Werteaussage: „Ich bin frei und ungezwungen in meinem Denken und Entscheiden. Dafür und für mein Leben übernehme ich selbst die Verantwortung. Ich bestimme frei und willentlich, wie ich mein Leben gestalte."

2. Selbstbestimmung und Selbstverantwortung/ Verhaltensautonomie

Erklärung: Die Freiheit zu denken und zu entscheiden unterscheidet uns Menschen von anderen Lebewesen. Dadurch können wir über uns selbst bestimmen. Nur auf einige wenige unabdingbare Rahmenbedingungen haben wir keinen Einfluss. Aber innerhalb dieser Rahmenbedingungen können wir unser Leben und unser Lebensumfeld frei gestalten. Diese Freiheit bedeutet aber auch, dass wir für unser Denken und unsere Entscheidungen, unser Leben und unsere Lebensgestaltung die Verantwortung selbst übernehmen müssen. Menschen, die ihr Leben selbst bestimmen und dafür die Verantwortung übernehmen, machen sich ein großes gesundheitsbildendes Potenzial zugänglich.

Werteaussage: „Ich meistere mein Leben, indem ich besonnen, frei und willentlich das der jeweiligen Lebenssituation angemessene Verhalten wähle."

3. Verhaltensflexibilität und Wahlfreiheit

Erklärung: In unserem Leben haben wir unzählige verschiedene Lebenssituationen zu meistern. Wir handeln jeder beliebigen Lebenssituation angemessen, wenn wir in unseren Reaktionsmöglichkeiten flexibel sind und uns ein breites Spektrum von Handlungsmöglichkeiten zur Verfügung steht. Das nennen wir Verhaltensflexibilität. Wir entscheiden uns in jeder beliebigen Lebenssituation besonnen, frei und willentlich für das Erfolg versprechende und angemessene Verhalten. Dies nennen wir Wahlfreiheit. Die Fähigkeit zur Verhaltensflexibilität und zur Wahlfreiheit eröffnet uns ein großes gesundheitsbildendes Potenzial.

Werteaussage: „Ich bin wie alle Menschen liebens- und achtenswert. Ich achte mich selbst und vertraue auf meine Talente, mein Wissen und meine Fähigkeiten."

4. Selbstachtung und Selbstvertrauen

Erklärung: Wir Menschen unterscheiden uns in unseren Talenten, unserem Wissen und unseren Fähigkeiten sowie in unseren Lebensumständen. Wir unterscheiden uns aber nicht in unserem Wesen und unserer Würde. Dem Wesen und der Würde nach sind alle Menschen gleich und achtenswert. Diese Einstellung sollten wir gegenüber allen Menschen haben. Vor allem aber gegenüber uns selbst. Auf uns selbst zu vertrauen und uns selbst zu achten, sind wichtige gesundheitsbildende Lebensumstände.

Werteaussage: „Ich gehe zuversichtlich durchs Leben. Auch bei Rückschlägen verliere ich nicht die Hoffnung. Ich lerne aus Misserfolgen und sehe meiner Zukunft optimistisch entgegen."

5. Zuversicht, Optimismus und Hoffnung

Erklärung: Im Leben geht es auf und ab. Phasen des Erfolgs gehen automatisch mit positiven Gefühlszuständen einher. In Phasen des Misserfolgs dagegen ist es

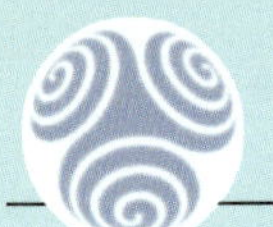

schwierig, Zuversicht und Hoffnung zu zeigen. Aber: Wir können aus Misserfolgen lernen und auch bei Rückschlägen unsere Hoffnung nicht verlieren. Menschen, die ihrer Zukunft mit solcher Zuversicht und Optimismus entgegen sehen, machen sich ein großes gesundheitsbildendes Potenzial zugänglich.

6. Wirtschaftliche Sicherheit und finanzielle Freiheit

Werteaussage: „Ich bin wirtschaftlich abgesichert und frei von finanziellen Zwängen."

Erklärung: Das Bedürfnis nach wirtschaftlicher Sicherheit und finanzieller Freiheit ist ein grundlegendes Bedürfnis eines jeden Menschen. Es ist ein existenzielles Bedürfnis. Das heißt: Die Befriedigung dieses Bedürfnisses sichert in der modernen Gesellschaft unser Überleben. Erst der hohe Lebensstandard in den westlichen Industrieländern und die damit verbundene existenzielle Absicherung ermöglichen uns die Beschäftigung mit anderen Werten wie zum Beispiel Sinn- und Selbstverwirklichung. In der Schöpfung der Werte wirtschaftliche Sicherheit und finanzielle Freiheit gewinnen wir ein großes gesundheitsbildendes Potenzial.

7. Zuneigung, Respekt und Liebe gegenüber anderen Menschen

Werteaussage: „Ich empfinde meinen Mitmenschen gegenüber Zuneigung und Respekt. Die Menschen in meiner Familie und in meinem Freundeskreis liebe ich."

Erklärung: Wir Menschen unterscheiden uns in unseren Talenten, unserem Wissen und unseren Fähigkeiten sowie in unseren Lebensumständen. Wir unterscheiden uns aber nicht in unserem Wesen und unserer Würde. Alle Menschen verdienen deshalb unsere Zuneigung und unseren Respekt. Bei den Menschen in unserer Familie und in unserem Freundeskreis entsteht daraus sogar Liebe. Zuneigung, Respekt und Liebe gegenüber anderen Menschen eröffnen uns ein großes gesundheitsbildendes Potenzial.

8. Anerkennung und Wertschätzung durch andere Menschen

Werteaussage: „Meine Mitmenschen erkennen mich an. Sie vertrauen mir. Sie respektieren und achten mich. Sie schätzen mich wert."

Erklärung: Wir Menschen unterscheiden uns in unseren Talenten, unserem Wissen und unseren Fähigkeiten sowie in unseren Lebensumständen. Wir unterscheiden uns aber nicht in unserem Wesen und unserer Würde. Wir selbst verdienen deshalb die Anerkennung und den Respekt anderer Menschen. Die Anerkennung, der Respekt, das Vertrauen, die Achtung und die Wertschätzung durch unsere Mitmenschen machen uns ein großes gesundheitsbildendes Potenzial zugänglich.

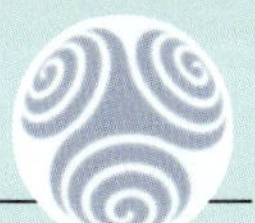

Werteaussage: „Ich bin in mein soziales Umfeld eingebunden. Ich erfahre in meinem sozialen Umfeld Geborgenheit und Unterstützung."

9. Tragfähiges soziales Umfeld

Erklärung: Unsere Familie, unser Freundeskreis, unsere Kollegen, unsere Kommune usw. bilden unser soziales Umfeld. Wir bringen diesen Menschen Liebe und Anerkennung entgegen und umgekehrt. Dadurch entsteht ein tragfähiges soziales Netzwerk. In diesem Netzwerk finden wir Unterstützung und fühlen uns geborgen. Diese Gefühle der Unterstützung und Geborgenheit innerhalb unseres sozialen Umfelds beinhalten ein großes gesundheitsbildendes Potenzial.

Werteaussage: „Ich lebe in Harmonie und Einklang mit der belebten und unbelebten Natur. Ich fühle mich als ein Teil der Natur und gehe schonend und nachhaltig mit den natürlichen Ressourcen um."

10. Leben in Harmonie und im Einklang mit der belebten und unbelebten Natur

Erklärung: Wir Menschen sind Teil des natürlichen Netzwerks. Manche sagen: Wir sind Teil der Schöpfung. In Milliarden von Jahren hat sich die Natur so entwickelt, wie sie heute ist. Wir sind ein Teil dieser Entwicklung. Auch nach uns wird diese Entwicklung weitergehen. Jeder von uns sollte zu dieser Entwicklung beitragen. Das ist letztendlich der Sinn unseres Lebens. Es ist unsere Aufgabe im Leben, in Harmonie und Einklang mit der Natur zu leben und mit den natürlichen Ressourcen schonend und nachhaltig umzugehen. Das Gefühl, ein Teil der belebten und unbelebten Natur zu sein und danach zu leben, beinhaltet ein großes gesundheitsbildendes Potenzial.

Es ist die Aufgabe eines jeden Einzelnen, sein Leben so zu gestalten und zu führen, dass er diese gesundheitsbildenden Werte (Tabelle 5-1) möglichst umfangreich und qualitativ hochwertig schöpfen kann. Wir nennen dies „gesundheitsbildende Lebensführung".

gesundheitsbildende Lebensführung

Tab. 5-1: Gesundheitsbildende Werte

- Sinn- und Selbstverwirklichung
- Selbstbestimmung und Selbstverantwortung/Verhaltensautonomie
- Verhaltensflexibilität und Wahlfreiheit
- Selbstvertrauen und Selbstachtung
- Zuversicht, Optimismus und Hoffnung
- Wirtschaftliche Sicherheit und finanzielle Freiheit
- Zuneigung, Respekt und Liebe gegenüber anderen Menschen
- Anerkennung und Wertschätzung durch andere Menschen
- Tragfähiges soziales Umfeld
- Leben in Harmonie und im Einklang mit der belebten und unbelebten Natur

notwendige Kompetenzen für die gesundheitsbildende Lebensführung

Dazu braucht der Mensch bestimmte Kompetenzen:

- Selbstwahrnehmung und Selbstregulierung
- Selbstmotivation
- Empathie und Beziehungskompetenz

Emotionale Intelligenz

Diese Kompetenzen zur gesundheitsbildenden Lebensführung sind Kompetenzen zum willentlichen und eigenverantwortlichen Umgang mit positiven wie mit negativen Gefühlszuständen. *Goleman* hat diese Kompetenzen unter dem Begriff „Emotionale Intelligenz" zusammengefasst [5]. Mit diesen Kompetenzen kann der Mensch sein Leben nach den Grundprinzipien der Salutogenese gestalten: Er stellt systematisch und absichtsvoll Lebensbedingungen her, in denen er gesundheitsbildende Werte schöpfen kann und sich Wohlbefinden, Glück und Gesundheit entfalten. Er kann sein Gesundheitspotenzial voll entwickeln und ausschöpfen.

Eigenverantwortung

Jeder von uns muss es aber selbst und eigenverantwortlich tun! Immer wieder und jeden Tag aufs Neue. Dies können kein Arzt und kein Arbeitgeber für einen übernehmen. Ein Leben in Wohlbefinden und Gesundheit liegt in erster Linie in unserer eigenen Macht. Hier gilt das Sprichwort: „Jeder ist seines Glückes Schmied!" Das bedeutet: Wir sind für unser Wohlbefinden und unsere Gesundheit selbst verantwortlich. Dieses vierte Grundprinzip nennen wir das „Selbstverantwortungsprinzip".

Grundprinzip 4: Das „Selbstverantwortungsprinzip"

> „Jeder ist seines Glückes Schmied!"

Grundbedingungen zur Umsetzung einer gesundheitsbildenden Lebensführung

Die Schöpfung der gesundheitsbildenden Werte muss im Leben die zentrale Rolle spielen, wenn ein Mensch dauerhaft Wohlbefinden und Gesundheit verwirklichen will. Das alleine genügt aber noch nicht.

1. Persönliche Wichtigkeit der gesundheitsbildenden Werte

Die Werteaussagen müssen ihm wichtig sein. Sie müssen in seiner persönlichen Wertehierarchie einen hohen Stellenwert einnehmen. Nur dann können diese Werte ihre gesundheitsbildende Wirkung entfalten. Wenn er einen dieser Werte gering schätzt, wird in ihm nicht das Bedürfnis nach der entsprechenden Werteschöpfung entstehen. Und ohne Bedürfnis keine Unzufriedenheit! Ohne Unzufriedenheit keine Bedürfnisspannung! Ohne Bedürfnisspannung kein FLOW-Potenzial! Und ohne FLOW-Potenzial kein gesundheitsbildendes Potenzial!

2. Umsetzung

Die Werteaussagen müssen in seinem Leben in hohem Maße umgesetzt sein. Das heißt, dass er diese gesundheitsbildenden Werte systematisch und dauerhaft schöpft. Dann werden Wohlbefinden, Glück und Gesundheit automatisch entstehen.

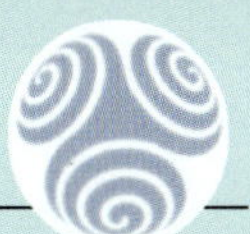

Er muss alle notwendigen Kompetenzen zur Umsetzung einer gesundheitsbildenden Lebensführung und einer entsprechenden Werteschöpfung haben. Diese gesundheitsbildenden Kompetenzen sind ausschließlich Kompetenzen der Emotionalen Intelligenz. Aber: Er muss diese Kompetenzen nicht nur haben. Er muss auch davon überzeugt sein, sie zu haben. Dann erst wird gesundheitsbildende Werteschöpfung in seinem Leben möglich sein.

3. Kompetenzen und Kompetenzüberzeugung

Nur unabdingbare Lebensumstände kann der Mensch nicht beeinflussen. Ansonsten hat er die volle Kontrolle über sein Leben. Innerhalb dieser unabdingbaren Rahmenbedingungen kann er sein Leben frei handhaben. Davon muss er überzeugt sein. Nur mit dieser Überzeugung kann er absichtsvoll und willentlich sein Leben gesundheitsbildend gestalten und führen.

4. Kontrollüberzeugung

Wie gesagt: Innerhalb bestimmter Grenzen kann der Mensch seine Lebensbedingungen frei gestalten. Davon muss er überzeugt sein (siehe Kontrollüberzeugung). Trotzdem unterliegen wir Rahmenbedingungen, die wir nicht ändern oder beeinflussen können. Diese Rahmenbedingungen müssen wir bedingungslos akzeptieren. Dazu kommt: Die Rahmenbedingungen unterliegen einem stetigen Wandel. Sie verändern sich dauernd. Aus diesem ständigen Wandel können für uns zum einen Handlungsnotwendigkeiten und zum anderen Chancen entstehen. Handlungsnotwendigkeiten bedeuten Anpassung an die veränderte Situation. Chancen sind persönliche Entwicklungsmöglichkeiten, die sich aus den veränderten Rahmenbedingungen ergeben. Und Weiterentwicklung bedeutet gesundheitsbildende Werteschöpfung (siehe Selbstverwirklichung).

5. Unabdingbare Lebensbedingungen

1. Persönliche Wichtigkeit der gesundheitsbildenden Werte
2. Umsetzung
3. Kompetenzen und Kompetenzüberzeugung
4. Kontrollüberzeugung
5. Unabdingbare Lebensbedingungen

Zusammenfassung der Grundbedingungen für eine gesundheitsbildende Lebensführung

Zur Entstehung von Wohlbefinden und Glück in unserem Leben (= Salutogenese) brauchen wir also viel mehr als die Behandlung von Krankheiten und die Vermeidung von Risikofaktoren (= Prävention). Lassen Sie uns dies am Beispiel einer ausgewogenen Ernährungsweise erklären: Ernährungsfehler sind Risikofaktoren. Früher oder später führen sie zu Unwohlsein und Krankheit. Eine ausgewogene und „richtige" Ernährungsweise vermeidet also Unwohlsein und Krankheit. Sie führt deshalb noch lange nicht zu Wohlbefinden und Glück. Dazu braucht es zusätzlich gesundheitsbildende Faktoren. Eine ausgewogene Ernährungsweise erleichtert lediglich, dass diese gesundheitsbildenden Faktoren zum Zuge kommen.

Gesundheit ist mehr als Abwesenheit von Krankheit und Vermeidung von Risikofaktoren!

Die „Waage"-Metapher

Wir sehen also: Die krankheitsverursachenden „Kräfte" sind ganz andere als die gesundheitsbildenden „Kräfte". Diese ziehen uns in Richtung Wohlbefinden und Gesundheit. Jene bringen uns Unwohlsein und Krankheit näher. Anschaulich dargestellt ist dieser Zusammenhang in der Metapher einer Waage (Abbildung 5-6): In der einen Waagschale liegen die Risikofaktoren, in der anderen die gesundheitsbildenden Faktoren. Je nachdem, welche der beiden Waagschalen schwerer ist, pendelt das Übergewicht mehr zur Gesundheit oder mehr zur Krankheit.

Abb. 5-6: Die „Waage"-Metapher

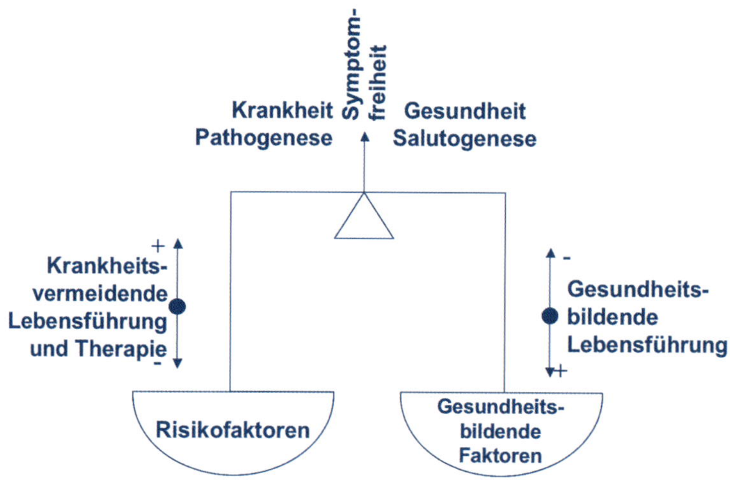

drei Handlungsoptionen

Was schließen wir daraus? Wir müssen in unserem Leben beides verwirklichen: Die Waagschale mit den Risikofaktoren müssen wir durch eine präventiv orientierte Lebensführung und bei bereits bestehender Krankheit durch die richtige Therapie leichter machen. Die Waagschale mit den gesundheitsbildenden Faktoren müssen wir durch eine salutogenetisch orientierte Lebensführung schwerer machen.

Zusammenfassung

„Vektoren" im Spannungsfeld von Gesundheit und Krankheit

Zusammenfassend können wir sagen: Im Spannungsfeld von Gesundheit und Krankheit wirken verschiedene Vektoren (Abbildung 5-7): Wir erweitern den Begriff der Pathogenese: In Richtung Unwohlsein und Krankheit wirken Defizite in der Lebensführung – Defizite sowohl bezüglich der Krankheitsvermeidung als auch bezüglich der Gesundheitsbildung. In Richtung Wohlbefinden und Gesundheit wirken Therapie, krankheitsvermeidende und gesundheitsbildende Lebensführung. Unter dem Begriff „HEALTH EXCELLENCE" haben wir unser System der gesundheitsbildenden und krankheitsvermeidenden Lebensführung in einem Buch beschrieben. Es ist unter www.health-excellence.de kostenlos downloadbar.

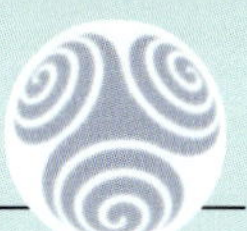

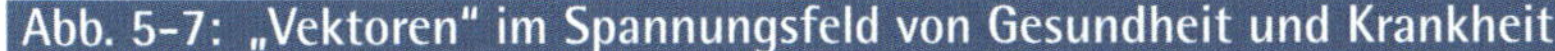

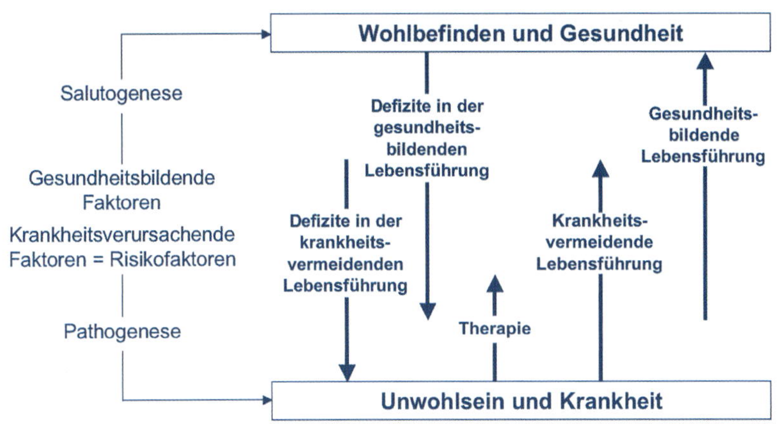

Nun können wir wieder die eingangs gestellten Fragen hypothetisch beantworten:

Zusammenfassung

Für den Patienten steht die Linderung seiner Symptome bzw. die „Heilung" seiner Krankheit im Vordergrund. Er will gesund werden. Aber: Gesundheit ist mehr als das Fehlen von Krankheit. Wir müssen herausfinden, welche Anliegen, Motive und Erwartungen jeder einzelne Patient unter diesen Rahmenbedingungen hat.

Was sind die Anliegen, Motive und Erwartungen des Patienten in Bezug auf seine Krankheit und seine Gesundheit?

Als Gesundheit bezeichnen wir jenen energiereichen Gefühlszustand, den wir mit Begriffen wie Wohlbefinden, Glück, Leistungsfähigkeit und ähnlichen Begriffen umschreiben. Gesundheit entsteht im rhythmischen Wechsel der Schöpfung gesundheitsbildender Werte und ausreichender Erholung. Wir nennen diesen Prozess der Gesundheitsbildung „Salutogenese". Defizite in der Gesundheitsbildung und Defizite in der Krankheitsvermeidung führen zur Krankheit (Pathogenese).

Was bedeutet Gesundheit? Wie entsteht Gesundheit?

Gesundheit wird durch gesundheitsbildende Lebensführung erreicht: Der Mensch gestaltet sein Leben so, dass er gesundheitsbildende Werte schöpfbar macht und sich ausreichend erholt. Ebenso muss er auch bestimmte Grundbedingungen schaffen – vor allem Kompetenzüberzeugung und Kontrollüberzeugung. Therapie und krankheitsvermeidende Lebensführung erleichtern die Salutogenese.

Wie kann Gesundheit erreicht werden?

Der Arzt/Zahnarzt kann einen Patienten dabei unterstützen, indem er ihn mit den entsprechenden Informationen versorgt und ihn als Berater/Befähiger begleitet. Die Umsetzung einer gesundheitsbildenden Lebensführung liegt allerdings vollständig in der Eigenverantwortung des Patienten.

Was kann der Arzt/ Zahnarzt dazu tun? Was muss der Patient selbst tun?

Literatur

[1] Antonowsky A. Gesundheitsforschung versus Krankheitsforschung. In: Franke A und Broda M (Hrsg.): Psychosomatische Gesundheit, Tübingen 1993

[2] Schüffel W et al. Handbuch der Salutogenese. Konzept und Praxis. Wiesbaden 1998

[3] Csikszentmihalyi M. Flow – Das Geheimnis des Glücks. Stuttgart 2000

[4] Maslow A. Motivation und Persönlichkeit. Hamburg 1989

[5] Goleman D. Emotionale Intelligenz. 11. Auflage, München: dtv 1999

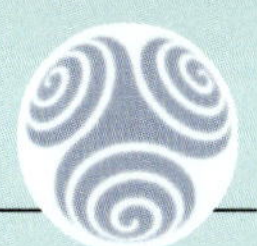

Praktische Konsequenzen

Das gemeinsame Auftreten von Kieferanomalien bzw. Zahnfehlstellungen und Körperfehlhaltungen wirft für den praktischen Umgang mit diesen Phänomenen viele Fragen auf. In den vorangegangenen Kapiteln haben wir verschiedene Theorien und Denkmodelle entwickelt, um die Fragen nach Vernetzung des Kraniomandibulären Systems (Kapitel 1), nach der allgemeinen (Kapitel 2) und speziellen Ätiologie und Pathogenese (Kapitel 3 und 4) sowie nach der Definition und Entstehung von Gesundheit (Kapitel 5) plausibel zu beantworten. In diesem Kapitel ziehen wir nun die Konsequenzen aus diesen Theorien und Denkmodellen für den praktischen Umgang mit betroffenen Patienten.

Im Einzelnen ergeben sich für die Befunderhebung, Behandlungsplanung, Therapie und Stabilisierung der Therapieergebnisse folgende praktische Fragestellungen:

Praktische
Fragestellungen

- Wie können (bei myofaszialen Schmerzen) Form- und Funktionsstörungen innerhalb und außerhalb des Kraniomandibulären Systems untersucht und erhoben werden?

- Wie wird die Behandlung von Form- und Funktionsstörungen innerhalb und außerhalb des Kraniomandibulären Systems koordiniert?

- Wie können myofasziale Schmerzen sowie Form- und Funktionsstörungen innerhalb und außerhalb des Kraniomandibulären Systems behandelt werden?

- Wie können positive Therapieergebnisse stabilisiert werden? Was kann der Patient selbst tun? Was muss der Patient selbst tun?

6.1 Systemische Vorüberlegungen

Der Umgang mit komplexen Systemen

Auf seiner jetzigen Evolutionsstufe kann der Mensch alleine oder mit technischen Hilfsmitteln das extrem komplexe biologische System „Mensch" nicht vollständig erfassen, verstehen oder kontrollieren. Schon weniger komplexe, sich selbst organisierende und regulierende Systeme, wie zum Beispiel das Klima oder soziale Systeme sind nicht vollständig erfassbar und „beherrschbar". Die Theorie dynamischer Systeme bietet allerdings einfache Regeln und Handlungsanweisungen für den ergebnisorientierten Umgang mit solchen Systemen. Ergebnisorientierter Umgang heißt: Jemand untersucht, versteht und behandelt ein komplexes System so, dass schließlich das von ihm gewünschte Ergebnis eintritt. Im medizinischen Kontext verstehen wir unter „ergebnisorientiert" die Verbesserung der Lebensqualität des Patienten durch Linderung und Vermeidung von Krankheit sowie durch Bildung von Gesundheit. Daran muss sich jegliches Denken, Entscheiden und Handeln in der Medizin orientieren.

Ein komplexes System kann hinreichend untersucht werden, wenn es aus verschiedenen Perspektiven analysiert wird. Dabei kann keine dieser Perspektiven das System vollständig abbilden. Jede Perspektive hat ihre Stärken und Unzulänglichkeiten. Aus dem Zusammenwirken der verschiedenen Perspektiven ergibt sich eine Gesamtbeschreibung des Systems. Dieses Vorgehen bezeichnen wir in Ergänzung zur analytischen Vorgehensweise als synthetische Systemuntersuchung.

Die Zahl der verschiedenen Perspektiven muss dabei nicht groß sein: In der Regel genügt die Beachtung einiger weniger fundamentaler Ordnungsparameter, um den Systemzustand hinreichend genau zu beschreiben. Die beobachteten Ordnungsparameter müssen aber unterschiedliche und „strategische" Funktionen und Teilsysteme repräsentieren. Das heißt: Sie müssen strategisch sinnvoll über das System und seine Funktionen verteilt sein.

Als fundamentale Ordnungsparameter eines komplexen Systems können gelten (Abbildung 6-1):

- Qualität und Quantität der Materie- und Energieaufnahme, der Materie- und Energieverteilung sowie der Entropieausscheidung
- Qualität und Quantität der Informationsaufnahme und Informationsverarbeitung
- Form und Funktion der einzelnen Teilsysteme
- Qualität und Quantität der Selbstregulation und Selbstorganisation (Regeneration)
- Qualität und Quantität von strukturellen, prozessualen und informativen Irritationen

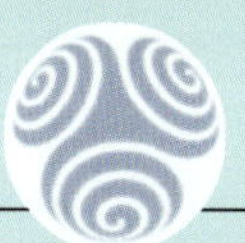

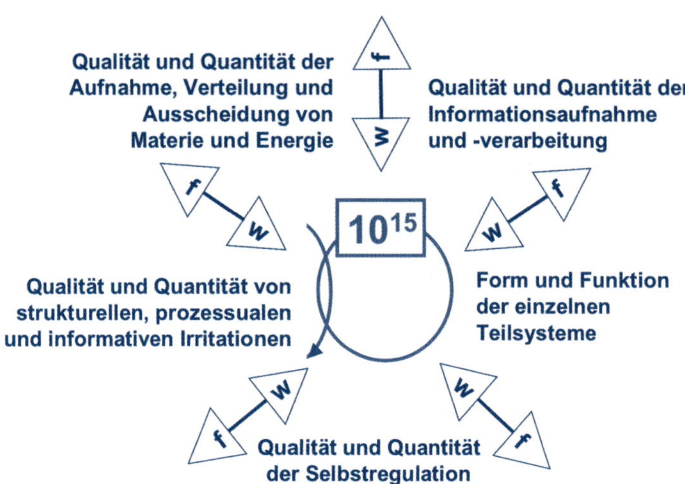

Selbstorganisation und Selbstregulation bewirken in komplexen Systemen, dass unterschiedliche Qualitäten und Quantitäten der verschiedenen Ordnungsparameter nie in zufälligen Kombinationen auftreten, sondern immer in bestimmten Mustern. Anhand dieser Muster kann der Zustand des Gesamtssystems verstanden und eingeschätzt werden. Danach können sinnvolle und ergebnisorientierte Umgangsstrategien abgeleitet werden.

Verstehen eines Systems durch Mustererkennung

Nach der synthetischen Systembeschreibung durch Analyse fundamentaler Ordnungsparameter und dem Systemverständnis durch Mustererkennung können verschiedene Instrumente zum ergebnisorientierten Umgang mit dem System eingesetzt werden:

Instrumente zum ergebnisorientierten Umgang mit einem System

- Versorgung mit qualitativ hochwertiger Materie und Energie
- Förderung der Materie- und Energieverteilung
- Förderung der Entropieausscheidung
- Versorgung mit qualitativ hochwertiger Information
- Förderung der Informationsverarbeitung
- Eliminierung und Vermeidung struktureller, prozessualer und informativer Irritationen
- Förderung und Training der Selbstregulation und der Selbstorganisation (Regeneration)
- Wiederherstellung von gestörter Form und Funktion betroffener Teilsysteme

Diese Regeln der Theorie dynamischer System für den Umgang mit komplexen, sich selbst organisierenden Systemen wenden wir nun auf den Umgang mit dem biologischen System „Mensch" an.

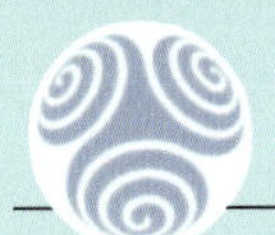

Die Komplexität des biologischen Systems „Mensch" ist nur in einem interdisziplinären Netzwerk zu beherrschen (Abbildung 6-2): Wir Zahnärzte bzw. Kieferorthopäden müssen bei Patienten mit Muskel- und Gelenkschmerzen mit Orthopäden, Physiotherapeuten, Osteopathen, Naturheilärzten, Psychologen und anderen Therapeuten zusammenarbeiten. Das interdisziplinäre Netzwerk muss entsprechend den Regeln für den Umgang mit komplexen Systemen so aufgebaut werden, dass die notwendigen fundamentalen Ordnungsparameter untersucht und behandelt werden können:

- Ernährung, Atmung, Bewegung, körperliche Leistungsfähigkeit (Magen-Darm-Funktion, Funktion des Respirationstrakts, Herz-Kreislauf-Funktion, Nieren-Blasen-Funktion, Funktion der Haut)
- Form und Funktion des Stütz- und Bewegungsapparats und des sensomotorischen und sensorischen Nervensystems
- Psychische Funktionen
- Funktion des unspezifischen und spezifischen Immunsystems, des Hormonsystems, des vegetativen Nervensystems
- Vorliegen von strukturellen, prozessualen und informativen Irritationen (vor allem Lebensführung und Lebensbedingungen)

Abb. 6-2: Das interdisziplinäre Netzwerk

Jeder Arzt oder Therapeut in diesem Netzwerk hat fünf Aufgaben:

- Er muss in seinem Fachgebiet detailliert Symptome, Befunde und Belastungen erheben.
- Er muss alle anderen Perspektiven seines Netzwerks „screenen", um vertiefende Untersuchungen in seinem Netzwerk auszulösen.

- Er muss seine Therapie mit den Therapien der anderen Ärzte und Therapeuten in seinem Netzwerk in einem plausiblen interdisziplinären Behandlungsplan koordinieren.

- Er muss in seinem Fachgebiet durch geeignete Therapien die Symptome lindern, chronische Störfaktoren eliminieren und Form und Funktion wieder herstellen.

- Er muss den Patienten zur Stabilisierung der Therapieergebnisse durch krankheitsvermeidende und gesundheitsbildende Lebensführung beraten und befähigen.

Im Folgenden werden wir das Vorgehen bei der zahnärztlichen Befunderhebung beschreiben.

6.2 Praktische Konsequenzen für die Befunderhebung

Die Basis der zahnärztlichen Befunderhebung ist wie bei jeder medizinischen Untersuchung die Anamnese (siehe Kapitel 7). Sie ist von vorneherein systemisch angelegt: Wir fragen nicht nur nach der speziellen Schmerzanamnese, sondern auch nach der systemischen Krankengeschichte des Patienten. Zusätzlich wird in einer Störfaktoren-Anamnese eine erste Abklärung von vorliegenden chronischen Irritationen durchgeführt.

Dann erfolgen die zahnärztliche Grunduntersuchung und die Klinische Form- und Funktionsanalyse des Kraniomandibulären Systems (siehe Kapitel 8). Bei auffälligen Symptomen, Befunden und Störfaktoren können vertiefend eine Instrumentelle Form- und Funktionsanalyse (siehe Kapitel 9) und, wenn notwendig, eine Bildgebende Formanalyse (siehe Kapitel 10) durchgeführt werden. Dieses Vorgehen ist gestaffelt: Klinisch, dann vertiefend instrumentell, dann vertiefend bildgebend. Die vertiefenden Untersuchungen werden nur bei auffälligen Befunden ausgelöst.

Wir suchen nach Form- und Funktionsstörungen in Bezug auf

- die Stellung der Zähne im Zahnbogen (auch Zahnzahl und Zahnform) und Zahnbogenform

- die Kongruenz von Ober- und Unterkieferzahnbogen (Okklusionsstörungen)
- die räumliche Lage der Krafteinleitungsebene im Schädel
- die räumliche Lage des Unterkiefers im Fasziensystem
- die Weichteilfunktionen (Zunge, Lippen, Wange, Kaumuskulatur, Atmung)
- Bewegungsstörungen der Mandibula

Dann erfolgt das systemische Screening (siehe Kapitel 11): Darunter verstehen wir eine oberflächliche klinische Untersuchung des gesamten Systems. Ziel des systemischen Screenings ist das Auffinden von auffälligen Befunden in den wichtigsten klinisch zugänglichen Teilsystemen. Aufgrund dieser Auffälligkeiten werden im nächsten Schritt vertiefende spezifische Untersuchungen in unserem interdisziplinären Netzwerk ausgelöst. Dabei kommen auch technische Hilfsmittel zum Einsatz. Ziel der vertiefenden Untersuchungen im interdisziplinären Netzwerk ist das Auffinden von Symptomen, Befunden und chronischen Störfaktoren überall im System.

6.3 Praktische Konsequenzen für die Behandlungsplanung

Das Ergebnis der vertiefenden Untersuchungen ist die systemische Problemliste (Abbildung 6-2): Eine individuelle Liste mit den gefundenen Symptomen, Befunden und chronischen Belastungen des Patienten. Unser Formblatt „Systemische Problemliste" können Sie von unserer Webseite kostenlos herunterladen: www.kraniofaziale-orthopaedie.de

Für uns im Vordergrund stehen die chronischen Belastungen. Sie sind die allen Befunden und Symptomen zugrunde liegenden äußeren und inneren Irritationen. Sie können mechanisch, chemisch, psychisch, physiologisch/physikalisch sein. Äußere Irritationen entstehen durch Wechselwirkungen mit anderen Menschen, sozialen Systemen, anderen biologischen Systemen und ökologischen Systemen. Sie führen lokal zu Regulations- und Adaptationsbefunden. Innere Irritationen sind Befunde, die nicht adaptiert werden können und für ihre Nachbarsysteme zur Belastung werden. Die Eliminierung von chronischen Belastungen ist grundlegend für die Verbesserung der Lebensqualität chronisch Kranker. Die Bedeutung der Eigenverantwortung steht im Vordergrund.

Befunde sind Form- und Funktionsveränderungen in Körpersystemen. Sie können als Adaptationsbefunde und Kompensationsbefunde auftreten. Bei einem Adaptationsbefund liegt eine lokale chronische Belastung vor. In der Regel schmerzen Adaptationsbefunde bei Belastung (zum Beispiel durch eine Grenzbewegung) nicht. Solche Befunde können lokal therapiert werden, indem die zugrunde liegende Belastung beseitigt wird und Form und Funktion wiederhergestellt werden – falls die Regulations- und Regenerationssysteme des Systems dies nach Eliminierung der Belastung nicht selbst übernehmen. Ein Kompensationsbefund entsteht aufgrund der Belastung eines Nachbarsystems. Es schmerzt in der Regel, wenn man das betroffene Teilsystem belastet. Er kann nur behandelt werden, wenn die zugrunde liegenden Belastungen der Nachbarsysteme eliminiert werden. Dann besteht auch bei Kompensationsbefunden die Chance, dass die Regulations- und Regenerationssysteme des Gesamtsystems die Form- und Funktionsveränderungen selbst ausheilen. Wenn nicht, helfen wir durch geeignete therapeutische Maßnahmen nach.

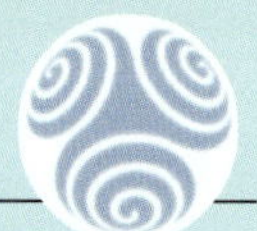

Ein Symptom ist ein Befund, der vom Patienten als unangenehm empfunden wird. Der Patient hat Schmerzen, und/oder seine subjektive Befindlichkeit ist beeinträchtigt. Das Symptom ist Ausdruck einer sogenannten Dekompensation: Ein Teilsystem wird so stark von Störfaktoren aus Nachbarsystemen belastet, dass es nicht mehr kompensieren kann und aufgrund der übermäßigen Belastung dem Patienten subjektiv Beschwerden bereitet. Die Symptome stehen für den Patienten im Vordergrund. Sie bestimmen seinen Leidensdruck und sind der Anlass dafür, dass er uns konsultiert. Unser Dilemma bei chronischen Beschwerden: „Das chronische Symptom lügt!" Das Symptom ist lediglich ein „Alarmlämpchen". Es leuchtet auf und zeigt damit an, dass sich das System unter den belastenden inneren und äußeren Rahmenbedingungen derzeit nicht anders organisieren kann. Am Symptomort werden wir nicht die zugrunde liegenden Belastungen finden. Und ohne die Beseitigung dieser Belastungen werden wir das Symptom nicht nachhaltig lindern können. Durch geeignete lokale Therapie können wir lediglich die Kompensationskapazität des Systems kurzfristig erhöhen. Nur mit interdisziplinärer Befunderhebung und entsprechender Eliminierung mechanischer, (bio-)chemischer, psychischer und physikalischer/physiologischer Belastungen können wir bei chronischen Symptomen und Schmerzen nachhaltig positive Therapieergebnisse erzielen. Diese Therapieergebnisse können nur dann stabilisiert werden, wenn die ursprünglichen und weitere Belastungen vermieden werden. Mit anderen Worten: Durch die Eliminierung der Störfaktoren verändern wir die inneren und äußeren Rahmenbedingungen. Das System kann sich nun symptomfrei organisieren.

Bei akuten Schmerzen sind die Zusammenhänge einfacher. Sie sind lokal lösbar: Wir finden eine lokale Ursache, beseitigen diese Ursache und stellen lokal Form und Funktion wieder her. Für die Zukunft können akute Beschwerden durch Vermeidung der Ursache verhindert werden (Prävention).

Gemäß der Theorie dynamischer Systeme treten Symptome, Befunde und chronischen Irritationen nie in zufälliger Kombination auf, sondern immer in bestimmten Mustern. Das heißt: Bestimmte Symptome sind immer mit den gleichen Befunden und Irritationen kombiniert. In einigen traditionellen Medizinsystemen sind diese systemischen Muster schon früh entdeckt und beschrieben worden. Dies gilt besonders für die Chinesische Medizin (siehe Kapitel 21). Sie beschreibt nicht nur einzelne Muster, sondern auch, wie sich Muster unter bestimmten Rahmenbedingungen im Laufe der Zeit in andere Muster weiterentwickeln. Für jedes einzelne Muster sind Therapiestrategien und die entsprechenden Maßnahmen angegeben.

Daneben ergibt sich ein sinnvoller Ansatz zur Therapieplanung aus der Hierarchisierung der Einzelprobleme. Entsprechend dieser Bewertung werden die Lösungen der Einzelprobleme zu einem interdisziplinären Therapieplan zusammengestellt (siehe Kapitel 12).

Symptome
Dekompensation

chronische
Symptome

akute Symptome

Mustererkennung

Chinesische Medizin

Hierarchisierung der
Einzelprobleme
interdisziplinärer
Therapieplan

6.4 Praktische Konsequenzen für die Therapie und Stabilisierung der Therapieergebnisse

Therapie

Eliminierung chronischer Irritationen

Der Therapieplan wird im interdisziplinären fachärztlichen und fachtherapeutischen Netzwerk abgearbeitet. Die Eliminierung chronischer Irritationen ist dabei grundlegend: Ohne die Eliminierung zugrunde liegender Belastungen kann sich ein nachhaltiger Therapieerfolg nicht einstellen (siehe Kapitel 15). Einen besonderen Stellenwert bei Patienten mit Muskel- und Gelenkschmerzen haben die Belastungen durch psychoemotionalen Stress (siehe Kapitel 16 und 23).

Mikroextensionstherapie

Nach der Eliminierung chronischer Irritationen muss im nächsten Schritt die Beseitigung von Mikrokontrakturen im Bindegewebe durch Mikroextensionstherapie erfolgen. Unser Therapieverfahren der Wahl ist dazu die Matrix-Rhythmus-Therapie (siehe Kapitel 17).

Autoregulative Medizin

physikalische Therapie

Naturheilverfahren

Erst nach der Mikroextension macht der nächste Schritt Sinn: Die Stärkung der Selbstregulation durch die Verfahren der Autoregulativen Medizin (siehe Kapitel 18 bis 21). Unter diesem Begriff werden alle Therapieverfahren zusammengefasst, bei denen gezielte und wohldosierte therapeutische Reize die Selbstregulierung und die Regeneration stimulieren. Physikalische Therapieverfahren, bestimmte Naturheilverfahren und bestimmte traditionelle Medizinsysteme wie die Traditionelle Chinesische Medizin sind Beispiele für Verfahren der Autoregulativen Medizin. Nur Bindegewebe, das frei von Mikrokontrakturen ist, kann die therapeutischen Reize der autoregulativen Verfahren geeignet verarbeiten und nutzen. Deshalb ist die Mikroextensionsbehandlung für autoregulative Verfahren eine notwendige Voraussetzung.

Linderung des Symptoms

Wiederherstellung von Form und Funktion

Schließlich ist die Behandlung der Symptome und Befunde eine wichtige therapeutische Aufgabe. Zum einen erwartet der Patient eine Linderung seines Leidensdrucks von uns. Zum Aufbau einer tragfähigen Arzt-Patienten-Beziehung müssen wir auf diese grundlegende Erwartung des Patienten eingehen. Auch wenn wir wissen, dass dies bei chronischen Schmerzen nicht nachhaltig sein kann. Die entsprechenden Methoden dafür bietet uns die Schmerztherapie (siehe Kapitel 22). Zum anderen müssen lokale Form- und Funktionsstörungen (Befunde) möglichst beseitigt werden. Dies geschieht in unserem interdisziplinären Netzwerk in dem für das betroffene Teilsystem zuständigen Fachgebiet. Die lokale Behandlung von Form- und Funktionsstörungen im Kraniomandibulären System beschreiben wir in Kapitel 13.

Fremdinitiative

Alle diese therapeutischen Maßnahmen zählen wir zu den Maßnahmen der Fremdinitiative: Ein „Fremder" (der Arzt oder Therapeut) therapiert den Patienten. Der Patient verhält sich passiv.

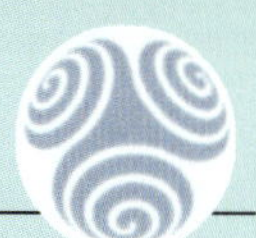

Von besonderer Bedeutung für den Therapieerfolg ist aber noch vor der Fremdinitiative die Eigeninitiative des Patienten: Er muss eigenverantwortlich durch Änderung seiner Lebensführung zur Verbesserung seiner Lebensqualität beitragen:

- durch richtige Ernährung, Atmung, Bewegung, Erholung
- durch Lernen und mentale Entwicklung
- durch Vermeidung struktureller, prozessualer und informativer Irritationen
- durch Training der Selbstregulation und Ermöglichen von Regeneration
- durch Training von Form und Funktion

Nur durch Eigenverantwortung und Eigeninitiative des Patienten können positive Therapieergebnisse erreicht und nachhaltig stabilisiert werden (siehe Kapitel 24). Beim Vorgehen entsprechend der systemischen Theorie der Medizin spielt also der betroffene Patient selbst eine große Rolle und wird von Anfang an in die diagnostischen und therapeutischen Überlegungen und Maßnahmen mit einbezogen.

Nun können wir die eingangs gestellten Fragen plausibel beantworten:

Symptome, Befunde (Form- und Funktionsstörungen) und Belastungen müssen im ganzen System erhoben werden (systemische Problemliste). Dies ist nur im interdisziplinären Netzwerk möglich. Jeder Arzt, Zahnarzt und Therapeut im interdisziplinären Netzwerk muss in der Lage sein, in seinem Fachgebiet Symptome, Befunde und Belastungen genau zu erheben und alle anderen Fachgebiete zu screenen, um vertiefende Untersuchungen durch die Experten im Netzwerk auszulösen.

Die Unterscheidung von Symptom- und Befundkombinationen (Muster) erlaubt eine differenzierte Behandlung (bisher nur im Rahmen der Chinesischen Medizin). Die Hierarchisierung der Befunde und das Finden von Einzellösungen führen zu einem plausiblen Maßnahmen- und Zeitplan.

Eigeninitiative

Stabilisierung der Therapieergebnisse

Zusammenfassung

Wie können (bei myofaszialen Schmerzen) Form- und Funktionsstörungen innerhalb und außerhalb des Kraniomandibulären Systems untersucht und erhoben werden?

Wie wird die Behandlung von Form- und Funktionsstörungen innerhalb und außerhalb des Kraniomandibulären Systems koordiniert?

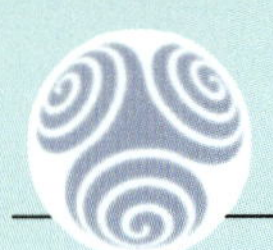

Wie können myofasziale Schmerzen sowie Form- und Funktionsstörungen innerhalb und außerhalb des Kraniomandibulären Systems behandelt werden?

Im Vordergrund steht die Eliminierung mechanischer, (bio-)chemischer, psychologischer und physikalischer/physiologischer Belastungen durch Therapie und vor allem durch präventive Lebensführung des Patienten. Symptomatische Therapie wird nur zur Linderung des Leidensdrucks des Patienten und zum Aufbau einer tragfähigen Arzt-Patienten-Beziehung durchgeführt. Darauf aufbauend werden Form- und Funktionsstörungen im ganzen System behandelt.

Wie können positive Therapieergebnisse stabilisiert werden? Was kann der Patient selbst tun? Was muss der Patient selbst tun?

Positive Therapieergebnisse können nur durch präventive und gesundheitsbildende Lebensführung erreicht und stabilisiert werden. Das geht nicht ohne die Bereitschaft des Patienten zur Eigeninitiative. Er hat dafür von vorneherein die Verantwortung.

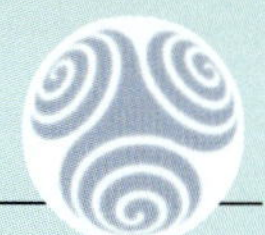

Teil 2

Befunderhebung und Behandlungsplanung

In Teil 1 des Buches haben wir die Fragen hypothetisch beantwortet, die sich aus dem Phänomen des gemeinsamen Auftretens von Form- und Funktionsstörungen innerhalb und außerhalb des Kraniomandibulären Systems ergeben. In Kapitel 6 haben wir daraus die praktischen Konsequenzen gezogen. Nun werden wir in den folgenden Teilen des Buches das konkrete praktische Vorgehen in der Kraniofazialen Orthopädie aus der Perspektive des Zahnarztes bzw. Kieferorthopäden vorstellen:

- Teil 2: Befunderhebung und Behandlungsplanung
- Teil 3: Lokale Therapie, zahnärztliche Therapie und Prävention
- Teil 4: Systemische Therapie im Netzwerk und Stabilisierung der Therapieergebnisse

Kommen wir nun zu Teil 2: Bezüglich der Befunderhebung und Behandlungsplanung haben wir in Kapitel 6 drei Aufgaben identifiziert. Der Zahnarzt bzw. Kieferorthopäde muss

- in seinem Fachgebiet detailliert Symptome, Befunde und Belastungen erheben: Dies geschieht durch Anamnese (Kapitel 7), Klinische (Kapitel 8) und Instrumentelle Form- und Funktionsanalyse (Kapitel 9) sowie die bildgebende Formanalyse (Kapitel 10).
- alle anderen Perspektiven seines Netzwerks „screenen", um vertiefende Untersuchungen in seinem Netzwerk auszulösen: Dies setzen wir um in der Anamnese (Kapitel 7) und durch die Posturalneurologische Grunduntersuchung (Kapitel 11).
- seine Therapie mit den Therapien der anderen Ärzte und Therapeuten in seinem Netzwerk in einem plausiblen interdisziplinären Behandlungsplan koordinieren (Kapitel 12).

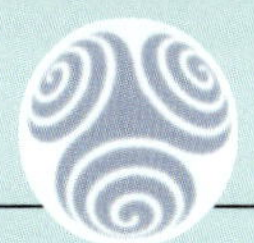

Anamnese und zahnärztliche Grunduntersuchung

7.1 Systemische Anamnese

Die Basis der systemischen Befunderhebung ist wie bei jeder medizinischen Untersuchung die Anamnese. Sie dient

- der Erhebung von Symptomen und deren Geschichte bezüglich ihrer Entwicklung und bisherigen Behandlung sowie

- der Einschätzung der vom Patienten empfundenen Intensität der Symptome.

Bei unserer Vorgehensweise ist sie von vorneherein systemisch angelegt: Wir fragen nicht nur nach der speziellen Geschichte des Leitsymptoms, sondern auch nach der systemischen Krankengeschichte des Patienten und seinen Lebensbedingungen.

Zusätzlich wird in einer Störfaktoren-Anamnese eine erste Abklärung von vorliegenden chronischen Irritationen durchgeführt. Die Risikoanamnese ist wie bei jeder zahnärztlichen Behandlung obligat und wird hier nicht weiter besprochen.

Die Anamnese kann durch die Anwendung eines Fragebogens wesentlich erleichtert werden: Schon bei der Terminvergabe wird dem Patienten angekündigt, dass er einen Fragebogen zugeschickt bekommt. Diesen soll er ausgefüllt zur ersten Sitzung mitbringen. Unser Anamnese-Fragebogen „Muskel- und Gelenkschmerzen" beinhaltet

- Fragen bezüglich des Hauptsymptoms
- Fragen der GCS – Graduierung chronischer Schmerzen
- Fragen zur Schmerzlokalisation (Ganzkörperschmerzzeichnung und Detailzeichnungen für die Kopf- und Gesichtsregion)
- Fragen zu bisherigen Behandlungen
- Fragen bezüglich sonstiger Muskel- und Gelenkschmerzen
- Fragen zur Schmerzqualität (Schmerzadjektive)

Symptome

systemische
Vorgehensweise

Störfaktoren-
Anamnese

Anamnese-
Fragebogen
„Muskel- und
Gelenkschmerzen"

- Fragen bezüglich sonstiger systemischer Beschwerden und Stress
- Fragen bezüglich mechanischer, (bio-)chemischer, psychischer und physikalisch/ physiologischer Störfaktoren

Kostenlos herunterladen von der Website: www.kraniofaziale-orthopaedie.de

Sie können sich diesen Anamnese-Fragebogen von www.kraniofaziale-orthopaedie.de kostenlos herunterladen.

Anhand dieser schriftlichen Angaben des Patienten können wir uns einen Überblick über die Situation des Patienten verschaffen und die weitere Anamnese strukturieren.

Fragen bezüglich des Hauptsymptoms

Der Anamnesebogen beginnt auf Seite 1 mit den Fragen nach dem Grund der Konsultation und den Hauptbeschwerden des Patienten. Wir fragen weiter nach dem Beginn der Beschwerden und ihren Modalitäten (Auslöser, lindernde und verschlimmernde Einflüsse).

Graduierung chronischen Schmerzes – GCS

Dann kommen die Fragen zur GCPS (Graded Chronic Pain Scale). Diese sowie ihre deutsche Übersetzung (Graduierung chronischen Schmerzes – GCS) sind wissenschaftlich validiert [1] und bieten eine Einteilung chronischer Schmerzen in vier Grade: Grad I und II bezeichnen funktionale Schmerzzustände. Das heißt: Die sozialen und Alltagsfunktionen des Patienten sind weitgehend intakt, auch wenn die Schmerzintensität durchaus hoch sein kann. Die Wahrscheinlichkeit, dass die Beschwerden auf der körperlichen Ebene lösbar sind, ist hoch. Bei Grad III und IV handelt es sich um so genannte dysfunktionale Schmerzen: Die sozialen und Alltagsfunktionen sind wesentlich beeinträchtigt. Der Patient ist psychoemotional und psychosozial stark belastet. Eine psychologische Schmerztherapie ist notwendig.

Ganzkörperschmerzzeichnung

Die Seite 2 des Anamnesebogens beginnt mit der Ganzkörperschmerzzeichnung. Sie zeigt alle Ansichten eines menschlichen Körpers. Hier kann der Patient einzeichnen, wo er überall Beschwerden hat. Meist sind Muster von Schmerzlokalisationen erkennbar, zum Beispiel: Beschwerden nur auf einer Körperseite oder Schmerzen entlang einer Faszienkette. Auf jeden Fall sind hier schon die betroffenen Muskeln und Gelenkregionen identifizierbar. Unten auf Seite 2 kann der Patient angeben, von welchen Ärzten und Therapeuten er schon untersucht und behandelt wurde.

bisherige Behandlungen

detaillierte Schmerzzeichnung für Kopf und Gesicht

Auf Seite 3 kann der Patient seine Schmerzzeichnung für den Bereich des Kopfes und des Gesichts detaillierter gestalten. Kopf und Gesicht sind in größerem Format abgebildet. Danach werden alle Körperregionen möglicher Muskel- und Gelenkschmerzen nach deren Intensitätsgraden abgefragt. In Graden von 0 bis 10 gibt der Patient an, wie stark er die jeweiligen Beschwerden empfindet. Dabei bedeutet „0" keine Schmerzen bzw. Beschwerden und „10" schlimmste Schmerzen (Nummerische Rating Skala, NRS).

Intensitätsgrade bestehender Muskel- und Gelenkschmerzen

Schmerzqualität

Auf der vierten Seite des Anamnesebogens wird die subjektiv empfundene Schmerzqualität mit Hilfe von so genannten Schmerzadjektiven abgefragt. Die erste Hälfte der Fragen enthält emotional sehr stark geprägte Adjektive, die zweite

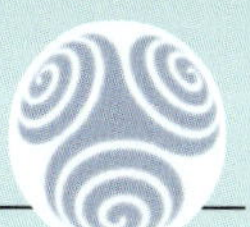

eher konkrete Schmerzeigenschaften. Kreuzt der Patient auffällig mehr die emotionalen Adjektive an, so gilt uns das als Hinweis auf eine psychische Belastung des Patienten durch den Schmerz und auf die Notwendigkeit einer psychologischen Betreuung des Patienten.

Die Seiten 5 und 6 enthalten Fragen nach systemischen Beschwerden und nach psychoemotionalen und psychosozialen Belastungen und wieder die Möglichkeit der Bewertung der subjektiv empfundenen Intensität der Beschwerden und Belastungen. Wir erhalten einen qualitativen und quantitativen Überblick über die Gesamtsituation des Patienten.

systemische Beschwerden und Stress

Auf den Seiten 7 und 8 schließt der Anamnesebogen mit einer Störfaktorenanamnese ab: Es werden mechanische, chemische, psychische und physikalische Belastungen abgefragt. Der Patient kann einfach mit „Ja" oder „Nein" antworten. Wir erhalten einen Überblick, den wir im direkten Gespräch mit dem Patienten vertiefen können.

Störfaktoren-anamnese

Wie schon erwähnt: Den Anamnesebogen „Muskel- und Gelenkschmerzen" bringt der Patient schon ausgefüllt zur ersten Sitzung mit. Wir erhalten einen Überblick über die Beschwerdesituation des Patienten und nutzen seine Angaben, um das Anamnesegespräch zu strukturieren. Die Aussagen des Patienten werden auf das Formblatt „Problemliste" übertragen (siehe Kapitel 12).

das Anamnese-gespräch

Eines aber ist genau so wichtig wie das Sammeln von Informationen: Der Aufbau einer tragfähigen und partnerschaftlichen Beziehung zwischen Zahnarzt und Patient. Dazu stellen wir den Patienten für ihn spürbar in den Fokus unseres Interesses: Wir geben ihm Zeit, hören zu und stellen klärende Fragen. Wir beginnen die Anamnese damit, nach den Anliegen des Patienten zu fragen. Seine Motive, Einstellungen und Erwartungen sind entscheidend für unser weiteres Vorgehen. Wir müssen wissen, was dem Patienten wichtig ist. Nur so können wir auf seine Situation optimal eingehen. Aber Vorsicht: Sind die Einstellungen und Erwartungen des Patienten realistisch? Sind sie „kompatibel" mit unseren eigenen Vorstellungen? Wenn nein, dann ist der Misserfolg vorprogrammiert. Denn eine tragfähige und partnerschaftliche Arzt-Patienten-Beziehung kann nur auf der Basis von kompatiblen Einstellungen und Überzeugungen aufgebaut werden.

Aufbau einer tragfähigen Arzt-Patienten-Beziehung

Anliegen des Patienten, Motive, Einstellungen, Erwartungen

„Kompatibilität" von Arzt und Patient

Danach folgt die Schmerzanamnese beginnend mit der Schmerztopografie. Aus der funktionellen Anatomie des Fasziensystems (siehe Kapitel 1) wissen wir: Alle Schmerzrezeptoren (Nozizeptoren) liegen im Bindegewebe. Jegliche Nozizeption findet also im Bindegewebe statt. Es gibt damit nur zwei Möglichkeiten bei körperlichen Schmerzen: Es handelt sich um eine Erregung der Nozizeptoren im Bindegewebe (Fasziensystem) oder es liegt eine Neuropathie des peripheren und/oder zentralen Nervensystems vor. Ersteres ist in der täglichen Praxis der weitaus häufigere Fall. Diese Art von Schmerzen zeigt sich klinisch vor allem in Form eines soge-

Schmerzanamnese Schmerztopografie

nur zwei Möglichkeiten bei körperlichen Schmerzen

Myofasziales Schmerz- und Dysfunktionssyndrom

Differenzialanamnese

nannten Myofaszialen Schmerz- und Dysfunktionssyndroms [2]. Wir sprechen im Folgenden kurz von einem „Myofaszialen Schmerzsyndrom". Die meisten Schmerzzustände im Stütz- und Bewegungsapparat sind solche Myofaszialen Schmerzsyndrome. Andere Schmerzformen wie Neuralgien oder rheumatogene Schmerzen sind relativ dazu selten, so dass wir uns im praktischen Vorgehen zunächst auf die Identifizierung eines Myofaszialen Schmerzsyndroms konzentrieren. Wenn wir kein Myofasziales Schmerzsyndrom identifizieren können, lassen wir fachärztlich nach anderen Schmerzformen suchen.

Myofaszialer Schmerz: Mikrokontrakturen werden zu myofaszialen Triggerpunkte

Myofasziale Triggerpunkte

pathologische Vorgänge bei Myofaszialem Schmerzsyndrom

Histologisch liegen bei Myofaszialen Schmerzsyndromen Mikrokontrakturen im Bindegewebe vor. In Kapitel 2 haben wir ihre Ätiologie und Pathogenese beschrieben. Solche Mikrokontrakturen können so genannte „Myofasziale Triggerpunkte" [2] werden: Die histologischen und histochemischen Veränderungen von Mikrokontrakturen können die Nozizeptoren reizen und ausstrahlende und projizierte Schmerzen auslösen („triggern"). Das heißt: Bei längerer Dauer der Reizeinwirkung durch Mikrokontrakturen kommt es entlang des Versorgungsgebiets des betroffenen peripheren Nervs zu ausstrahlenden Schmerzen. Ausstrahlende Schmerzen gehen vom Myofaszialen Triggerpunkt direkt aus. Oder: Die Belastung des Nervs „springt" durch zentrale Sensibilisierung auf andere Äste des betroffenen Nervs oder auf benachbarte periphere Nerven über. Es entstehen Projektionsschmerzen. Diese strahlen nicht vom Myofaszialen Triggerpunkt aus, sondern bestehen entfernt davon. Sie werden sozusagen vom Triggerpunkt auf den Schmerzort projiziert.

spezifische Schmerztopografie eines Myofaszialen Triggerpunkts

Klinisch zeigt sich jeder bestimmte Myofasziale Triggerpunkt durch eine spezifische Schmerztopografie. Das bedeutet: Durch die Schmerzlokalisation bekommen wir Hinweise auf die betroffenen Muskeln und die entsprechenden Myofaszialen Triggerpunkte. *Travell* und *Simons* [2, 3] haben alle klinisch relevanten Myofaszialen Triggerpunkte und ihre spezifischen Schmerztopografien grafisch dargestellt. Die Abbildungen 7-1 bis 7-8 zeigen die Schmerztopografien der Muskeln, die im Kopf-Nacken-Bereich für uns Zahnärzte besonders relevant sind. Kraniomandibuläre Dysfunktionen können aber darüber hinaus bei Myofaszialen Schmerzsyndromen im gesamten myofaszialen System relevant werden. Und umgekehrt: Myofasziale Triggerpunkte aus dem gesamten myofaszialen System können die Kraniomandibuläre Funktion stören. Deshalb raten wir jedem Zahnarzt zum gründlichen Studium der Arbeiten von *Travell* und ihren Mitarbeitern. Aus systemischer Sicht ergeben sich für den Zahnarzt durch die Identifizierung von Myofaszialen Triggerpunkten wichtige Hinweise auf systemische Belastungen und Zusammenhänge.

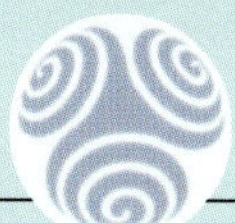

Abb. 7-1: Myofasziale Triggerpunkte des M. masseter

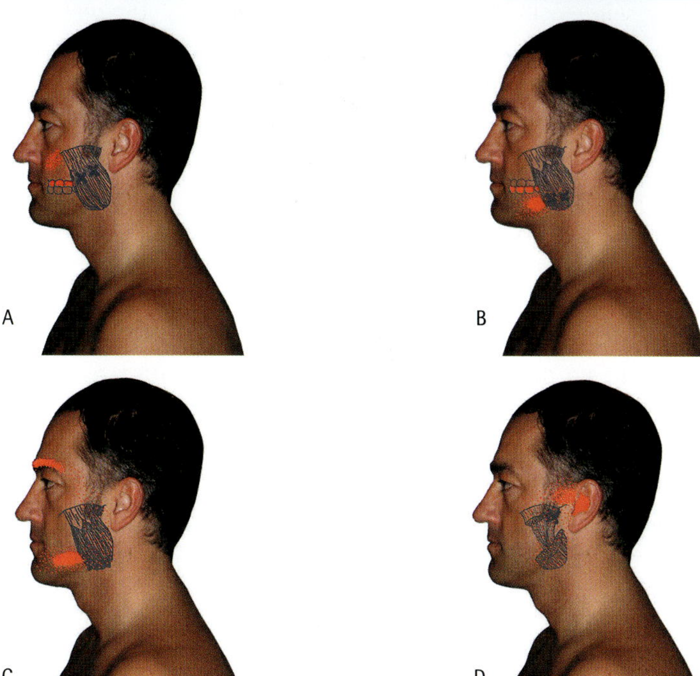

Abb. 7-2: Myofasziale Triggerpunkte des M. temporalis

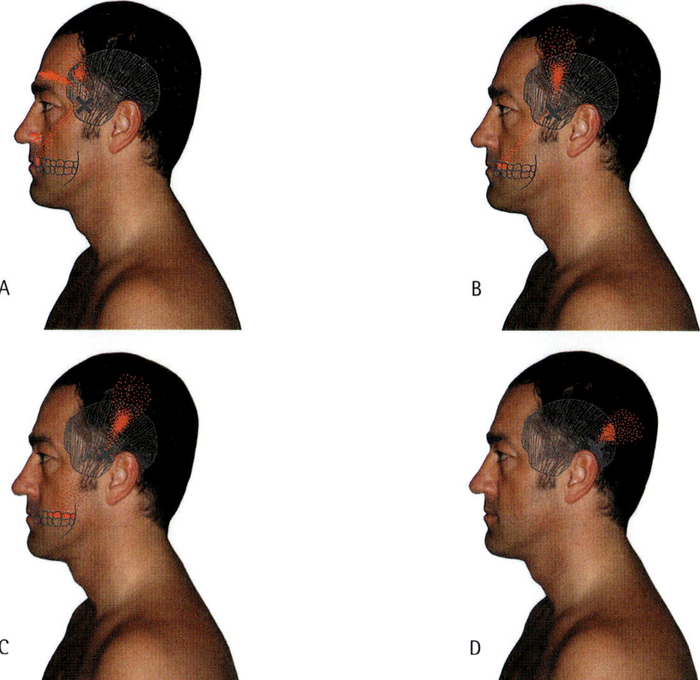

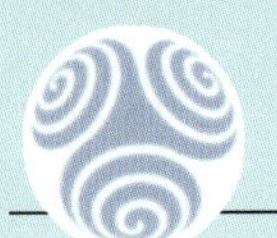

Abb. 7-3: Myofasziale Triggerpunkte des M. pterygoideus lateralis

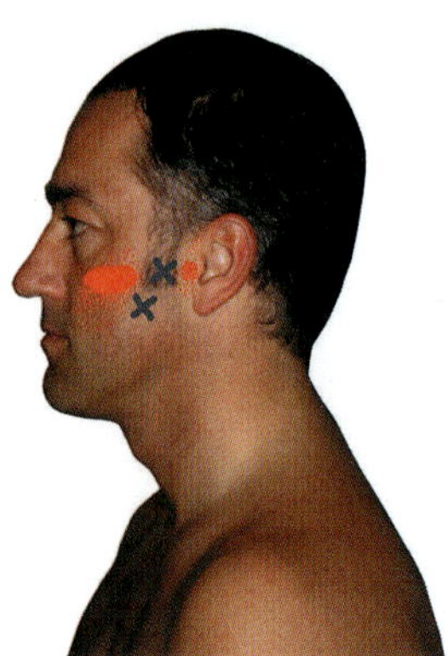

Abb. 7-4: Myofasziale Triggerpunkte des M. pterygoideus medialis

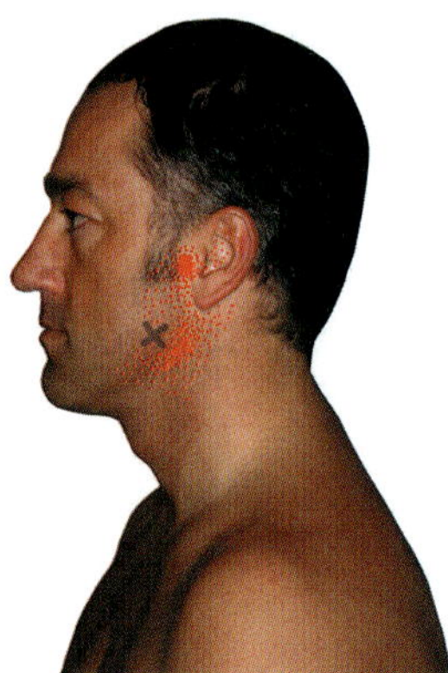

Abb. 7-5: Myofasziale Triggerpunkte des M. digastricus

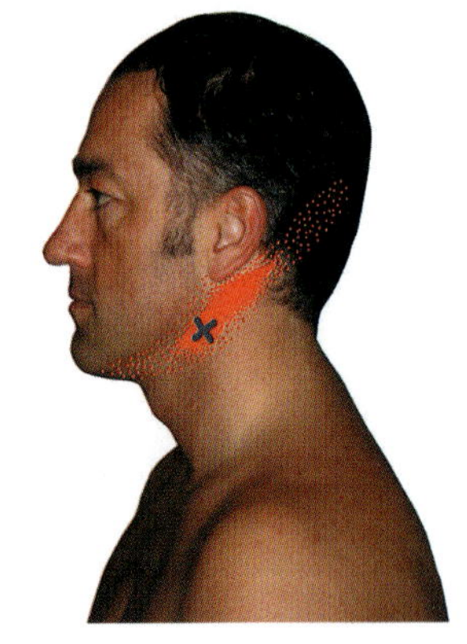

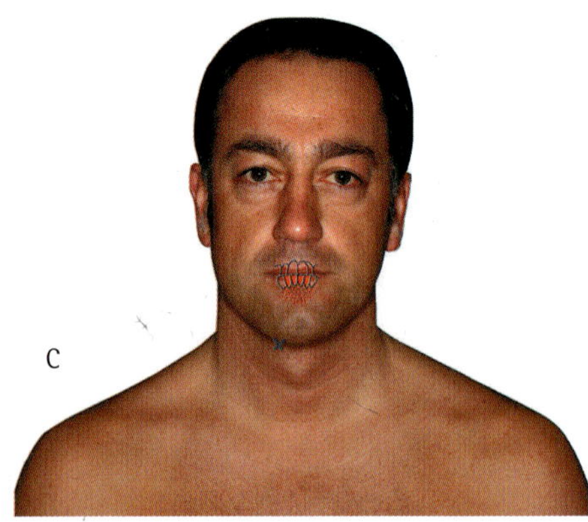

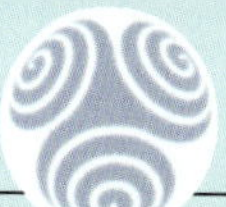

Abb. 7-6: Myofasziale Triggerpunkte des M. sternocleidomastoideus

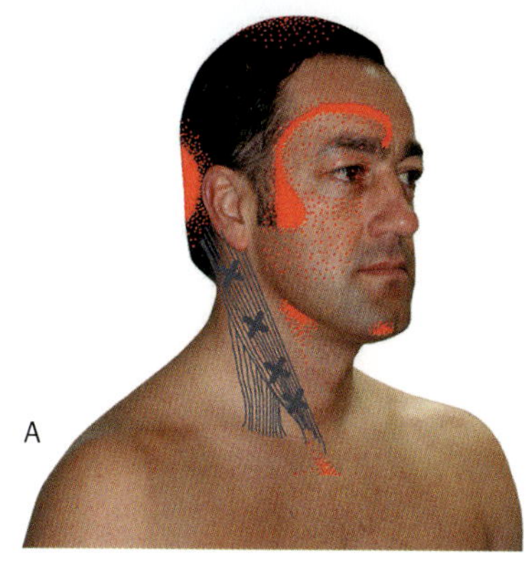

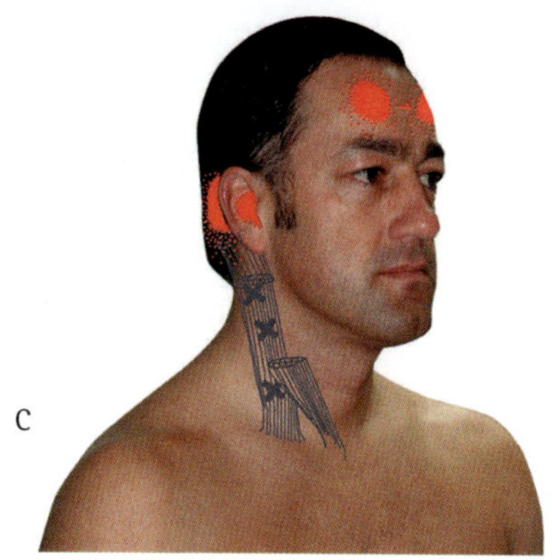

Abb. 7-7: Myofasziale Triggerpunkte des M. trapezius

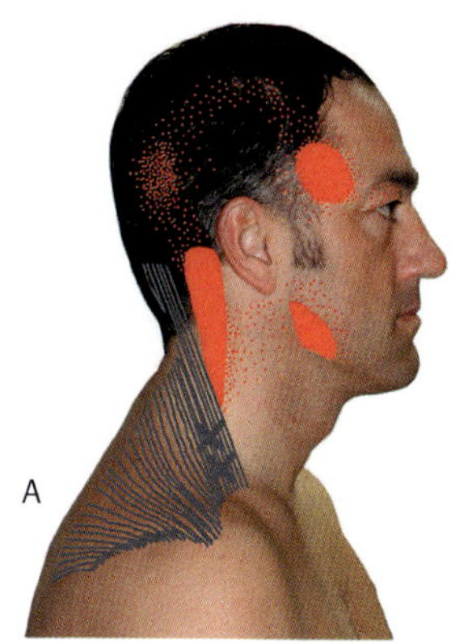

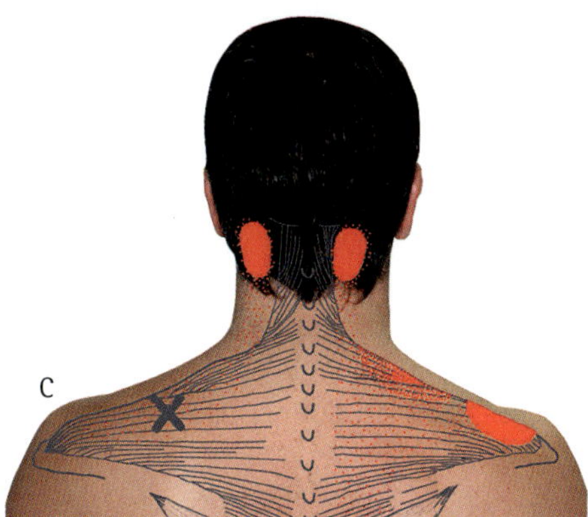

Abb. 7-8: Myofasziale Triggerpunkte der Kopfgelenkmuskeln

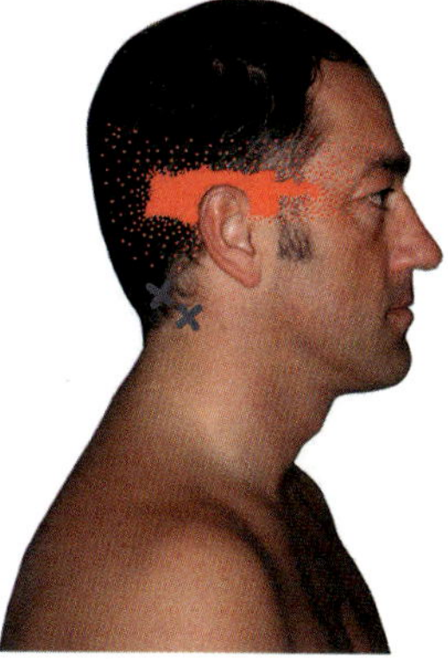

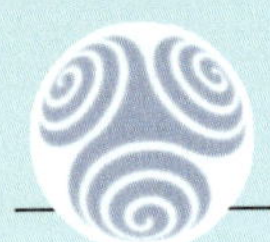

Wir gehen in der Identifizierung eines Myofaszialen Schmerzsyndroms von der Ganzkörperschmerzzeichnung aus und lassen uns dann vom Patienten den Schmerzort mit seinen eigenen Händen zeigen. Anhand der Tafeln von *Travell* und *Simons* [3] können wir den betroffenen Muskel und die in Frage kommenden Triggerpunkte leicht identifizieren und auf der Ganzkörperschmerzzeichnung und/oder der Problemliste eintragen. Bei der Klinischen Form- und Funktionsanalyse (siehe Kapitel 8) werden wir später ein Myofasziales Schmerzsyndrom bestimmen oder ausschließen.

Nun müssen wir herausfinden, ob es sich um einen akuten oder einen chronischen Schmerz handelt. Wir fragen den Patienten: „Seit wann haben Sie diese Beschwerden? Und waren Sie wegen dieser Beschwerden schon bei einem anderen Arzt, Zahnarzt oder Therapeuten in Behandlung?" Chronische Myofasziale Schmerzsyndrome sind länger als sechs Monate bestehend, therapieresistent und rezidivierend (Faustregel). Chronische Erkrankungen sind multifaktoriell verursacht und brauchen eine interdisziplinäre Vorgehensweise, wie wir sie in Kapitel 6 beschrieben haben. Akute Myofasziale Schmerzsyndrome haben lokale Ursachen. Hier handeln wir monokausal und lokal. Das heißt: Wir suchen nach einer akuten lokalen Belastung des betroffenen Muskels als einziger Ursache der Beschwerden. Solche akuten Myofaszialen Schmerzsyndrome im Bereich der Kaumuskeln stehen in direktem Zusammenhang mit akuten Kraniomandibulären Dysfunktionen. Zum Beispiel okklusale Störungen durch eine kürzlich gelegte Füllung oder Ähnliches. Akute Myofasziale Schmerzsyndrome können wir lokal (zahnärztlich) und ursächlich behandeln. Wir brauchen nur die akute Störung zu beseitigen. Die Erstellung einer systemischen Problemliste ist gar nicht notwendig.

Die Schmerzintensitäten können den angekreuzten Intensitätsgraden des Anamnesebogens entnommen und auf der Ganzkörperschmerzzeichnung bzw. der Problemliste eingetragen werden. Wir können den Patienten auch noch einmal danach fragen. In der Regel ist seit dem Ausfüllen des Anamnesebogens einige Zeit vergangen, und in aktuellen Angaben zur Schmerzintensität können durchaus Abweichungen dazu vorkommen. Durch die Schmerzintensität gibt der Patient an, wie sehr ihn der Schmerz subjektiv belastet. Wir differenzieren, welcher Schmerzort vom Patienten am intensivsten empfunden wird. Außerdem ist der zu erwartende Therapieerfolg abhängig von der Ausgangsintensität des Schmerzes. In der Regel können wir bei 50%iger Reduzierung der subjektiven Schmerzintensität schon von einem Therapieerfolg sprechen.

Die Schmerzzeit gibt uns Hinweise auf grundlegende Belastungen und auf Zusammenhänge mit Schmerz auslösenden Faktoren. Schmerzen am Morgen weisen uns zum Beispiel auf nächtlichen Bruxismus hin oder Schmerzen während der Menstruation auf systemische Zusammenhänge mit der hormonellen Regulation.

Bezüglich der Schmerzqualität orientieren wir uns an den Angaben des Anamnesebogens. Im Laufe der Therapie kann die Veränderung der Schmerzqualität einen Therapiefortschritt bedeuten.

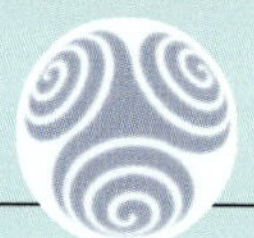

Bei den Schmerzmodalitäten interessiert uns vor allem der Beginn des Schmerzes: „Was ist denn damals passiert, als der Schmerz zum ersten Mal aufgetreten ist?" Nicht selten liegt tatsächlich eine Schmerz auslösende Situation vor, die uns Hinweise für das therapeutische Vorgehen gibt. Weiter fragen wir, welche Umstände den Schmerz schlimmer machen, welche den Schmerz bessern. Hier erhalten wir wichtige Informationen für Beratung (Lebensführung) und Therapie.

Bezüglich bisheriger Behandlungen fragen wir nach den Untersuchungsergebnissen und den Wirkungen dieser Behandlungen. Gegebenenfalls können wir mit den Vorbehandlern direkt Kontakt aufnehmen und sie in unser weiteres Vorgehen mit einbinden.

Die Systemische Anamnese besteht aus Fragen nach bestehenden und früheren Beschwerden in anderen Teilsystemen. Hinweise auf systemische Beschwerden erhalten wir schon durch den Anamnesebogen. Wir fragen systematisch nach

- Erkrankungen im Stütz- und Bewegungsapparat
- Hauterkrankungen
- Erkrankungen im Respirationstrakt
- Herz-Kreislauf-Erkrankungen
- Magen-Darm-Erkrankungen
- Stoffwechselerkrankungen
- Urogenital-Erkrankungen
- neurologischen und psychischen Erkrankungen
- immunologischen und hormonellen Erkrankungen

Besonders wichtig sind uns die Zeitpunkte des Auftretens von solchen Erkrankungen. Die chronologischen Abläufe geben oft wertvolle Hinweise auf systemische Zusammenhänge im Sinne kompensatorischer Ketten. Und nach solchen Kompensationsketten suchen wir ja. Sie weisen uns den Weg zu grundlegenden Belastungen in anderen Teilsystemen. Bei Verdacht auf einen solchen Zusammenhang zwischen dem Myofaszialen Schmerz und anderen Beschwerden überweisen wir den Patienten zu dem entsprechenden Facharzt in unserem Netzwerk. Seine Untersuchungsergebnisse vervollständigen unsere Problemliste.

Ebenso wichtig ist die Frage nach den bisherigen Behandlungen und der vollständigen schulmedizinischen Abklärung der Beschwerden. Ist diese bei bestehenden Beschwerden noch nicht erfolgt, müssen wir den Patienten unbedingt an den betreffenden Facharzt überweisen.

Schließlich vertiefen wir die Angaben des Patienten im Anamnesebogen bezüglich chronischer Störfaktoren. Wieder können die Ergebnisse dieser Befragung vertiefende Untersuchungen der jeweiligen Experten in unserem interdisziplinären Netz-

Schmerz-
modalitäten –
wodurch?
wodurch besser?
wodurch schlimmer?

Systemische
Anamnese

Chronologische Abläufe geben Hinweise auf Kompensationsketten!
Fachärztliche Untersuchungsergebnisse vervollständigen unsere Problemliste!
Alle Beschwerden müssen schulmedizinisch abgeklärt sein oder werden!

Störfaktoren-
anamnese

werk auslösen oder sie führen zur direkten Beratung des Patienten, wenn er durch Eigeninitiative seine Lebensführung ändern muss.

Fragen nach mechanischen Störfaktoren

Hinweise auf mechanische Belastungen lösen vertiefende Untersuchungen durch Orthopäden, Osteopathen, Physiotherapeuten, Neuraltherapeuten, Hautarzt usw. aus.

Fragen nach (bio-)chemischen Störfaktoren

Hinweise auf (bio-)chemische Belastungen lösen vertiefende Untersuchungen durch Internisten, Allergologen, Umweltmediziner, Immunologen, Endokrinologen, Naturheilarzt, Ernährungsberater, Sporttherapeuten usw. aus.

Fragen nach psychischen Störfaktoren

Hinweise auf psychoemotionale und/oder psychosoziale Belastungen lösen vertiefende Untersuchungen und Beratungen durch Psychologen oder Psychotherapeuten aus.

Fragen nach physiologischen oder physikalischen Störfaktoren

Hinweise auf physiologische oder physikalische Belastungen lösen vertiefende neurologische Untersuchungen aus. Der Patient wird unmittelbar beraten, wenn er nur durch Veränderung seiner Lebensbedingungen die chronische Belastung vermeiden kann.

7.2 Zahnärztliche Anamnese und Grunduntersuchung

Vorsicht: Das Naheliegende nicht übersehen!

Mit der zahnärztlichen Anamnese und Grunduntersuchung gewinnen wir einen umfassenden Überblick über die „Mundgesundheit" des Patienten und können die notwendigen therapeutischen Maßnahmen einleiten. Die zahnärztliche Anamnese und Grunduntersuchung sind sowohl bei akuten als auch bei chronischen Myofaszialen Schmerzsyndromen obligat. Auf keinen Fall dürfen wir typische Schmerz auslösende Zustände wie Karies, Pulpitis oder Parodontitis übersehen.

Bei akutem Myofaszialen Schmerz im Kraniomandibulären System liegt eine lokale Ursache vor. Er kann lokal (zahnärztlich) behandelt werden. Bei chronischem Myofaszialen Schmerz trägt die zahnärztliche Anamnese und Befunderhebung zur Erstellung einer systemischen Problemliste bei. Aber gerade bei chronisch Kranken sind die zahnärztlichen Möglichkeiten meist schon ausgeschöpft.

zahnärztliche Anamnese

In der allgemeinen zahnärztlichen Anamnese fragen wir nach anderen Erkrankungen und Traumata im Zahn-, Mund- und Kieferbereich, bisherigen Behandlungen und Mundhygienegewohnheiten.

zahnärztliche Grunduntersuchung

In der zahnärztlichen Grunduntersuchung untersuchen wir die Zahnhartsubstanzen, den Zahnhalteapparat und die Mundschleimhaut. Wir prüfen die Vitalität der Zähne und beurteilen die Mundhygiene des Patienten. Ein Orthopantomogramm ist bei Schmerzpatienten obligat.

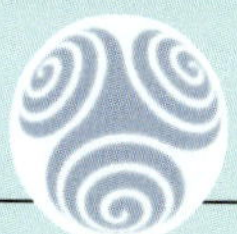

Zum einen kann die zahnärztliche Grunduntersuchung Befunde ergeben, die einer sofortigen zahnärztlichen Behandlung bedürfen. Zum anderen beurteilen wir aufgrund der Befunde aus der zahnärztlichen Grunduntersuchung, ob vertiefende Untersuchungen notwendig sind:

- Parodontalstatus
- Mundhygienestatus
- vertiefende Röntgendiagnostik

Im Einzelfall müssen wir entscheiden, ob wir notwendige Behandlungen oder vertiefende Untersuchungen vor, während oder nach der Therapie des Myofaszialen Schmerzsyndroms durchführen.

Literatur

[1] Türp J, Schindler HJ. Myoarthropathien des Kausystems. X – Diagnostik: Graduierung chronischer Schmerzen. ZAHN PRAX 9, 4, 156-159 (2006)

[2] Travell JG, Simons DG. Handbuch der Muskel-Triggerpunkte. Obere Extremität, Kopf und Rumpf. Band 1. 2. Auflage. München: Urban & Fischer 2002

[3] Travell JG, Simons DG. Muskel-Triggerpunkte und ihre Schmerzfelder 1/2. München 2000

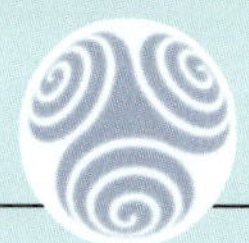

Klinische Form- und Funktionsanalyse

Bei den Funktionen des Kraniomandibulären Systems werden Kräfte in das Fasziensystem eingeleitet (siehe Kapitel 1). In der Klinischen und Instrumentellen Form- und Funktionsanalyse sowie der Bildgebenden Formanalyse suchen wir nach Befunden (= Form- und Funktionsstörungen), die eine dysgnathe und übermäßige Krafteinleitung bedeuten. Beides, Qualität und Quantität der Krafteinleitung aus dem Kraniomandibulären System, ist abhängig von

- der Stellung der Zähne im Zahnbogen (auch Zahnzahl und Zahnform) und Zahnbogenform
- der Kongruenz von Ober- und Unterkieferzahnbogen
- der räumlichen Lage der Krafteinleitungsebene im Schädel
- der räumlichen Lage des Unterkiefers im Fasziensystem
- den Weichteilfunktionen (Zunge, Lippen, Wange, Kaumuskulatur, Atmen)

Auf diese Parameter achten wir bei der Befunderhebung. Dabei gehen wir von der klinischen zur instrumentellen zur bildgebenden Befunderhebung vertiefend vor. Lediglich ein Orthopantomogramm ist als bildgebendes Verfahren schon begleitend zur Klinischen Form- und Funktionsanalyse obligat.

In der modernen Zahnmedizin sollte bei jedem Patienten ein klinisch-funktionelles Screening als Kurzbefund durchgeführt werden, um bei positiven Ergebnissen vertiefende Untersuchungen von kraniomandibulären Funktionen und Strukturen auszulösen [1]. Schon *Krogh-Poulsen* [2] hatte zu diesem Zweck die „Klinische Funktionsanalyse" in die Zahnmedizin eingeführt. Seitdem ist sie kontinuierlich weiterentwickelt worden. So haben *Bumann* [3] und *Groot Landeweer* [4] die „Manuelle Funktionsanalyse" erarbeitet. Sie basiert auf manualmedizinischen und osteopathischen Untersuchungstechniken und ist bei *Bumann* und *Lotzmann* [5] mit hervorragendem Bildmaterial ausführlich dargestellt.

Dworkin et al. haben für ihre *Research Diagnostic Criteria for Temporomandibular Disorders* (RDC-TMD) alle klinischen Untersuchungsparameter auf intrapersonelle und interpersonelle Validität überprüft. Sie verwenden für Studien und auch für die

Klinische Funktionsanalyse nach *Krogh-Poulsen*

Manuelle Funktionsanalyse nach *Bumann* und *Groot Landeweer*

RDC-TMD

Praxis nur diejenigen Parameter, die dieser Überprüfung standgehalten haben und validiert sind. Die RDC-TMD liegen auch in einer deutschen Übersetzung vor [6].

Klinische Form- und Funktionsanalyse

Mundraumfunktionen

In unserer Klinischen Form- und Funktionsanalyse nutzen wir diese Vorerfahrungen und ergänzen sie entsprechend unserer Perspektive der Theorie der Krafteinleitung. Tatsächlich ist es schwierig, das Kraniomandibuläre System strukturell und funktionell einzugrenzen: Neben der Kaufunktion hat es noch weitere lokale und systemübergreifende Funktionen und Wechselwirkungen: Knirschen und Pressen, Schlucken und Saugen, Atmen und Sprechen, Mimik und die kraniale Faszienbeweglichkeit, sensorische Funktionen. Diese „Mundraumfunktionen" beziehen wir in unsere Klinische Form- und Funktionsanalyse ein:

> Wir suchen mit Hilfe von Inspektion, Palpation und Auskultation nach Form- und Funktionsstörungen im Kraniomandibulären System:
> - Schädel- und Gesichtsasymmetrien
> - Bewegungsstörungen und Gelenkgeräusche der Kiefergelenke beim Öffnen und Schließen
> - druckschmerzhafte Kontrakturen in M. masseter, temporalis, sternocleidomastoideus und trapezius beidseits
> - dysgnathe Krafteinleitung
> - Formveränderungen und Dysfunktionen der Lippen und Störungen der Atemfunktion
> - Formveränderungen und Dysfunktionen der Zunge
> - Hinweise auf Bruxismus, vor allem Schliff-Facetten und Zahneindrücke in Zunge und Wange
> - vertikale, sagittale und transversale Zahnfehlstellungen, Zahnzahl- und Zahnformanomalien
> - Störungen der Zahnbogenform
> - Störungen der intermaxillären Zahnbogenbeziehungen

Auffällige Befunde dokumentieren wir in der Problemliste und lösen als vertiefende zahnärztliche Untersuchungen die Instrumentelle Form- und Funktionsanalyse bzw. die Bildgebende Formanalyse sowie vertiefende fachärztliche Untersuchungen in unserem Netzwerk aus: HNO-Arzt, Logopäde, Osteopath und Neurologe.

Inspektion der Kopf- und Gesichtsform

Wir beginnen mit der Inspektion der Kopfform. Sie gibt uns Hinweise auf Beweglichkeitseinschränkungen der kranialen (duralen) Faszienbewegung (siehe Kapitel 1): Ein schmaler, länglicher Kopf wird in der Kraniosakralosteopathie als Extensionsschädel bezeichnet. Bei einem Patienten mit einer solchen Kopfform ist die kraniosakrale Flexionsbewegung eingeschränkt. Sie ist mit einem dolichozephalen Gesichtstyp und einem vertikalen Wachstumsmuster verbunden. Umgekehrt: Eine

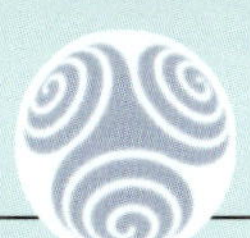

breite, niedrige Schädelform wird als Flexionsschädel bezeichnet. Bei einem solchen Patienten ist die kraniosakrale Extensionsbewegung beeinträchtigt. Sie ist mit einem brachyzephalen Gesichtstyp und einem horizontalen Wachstumsmuster verbunden (Abbildung 8-1). Auch alle anderen Asymmetrien der Schädelform in allen drei Raumrichtungen geben Hinweise auf kraniosakrale Beweglichkeitseinschränkungen. Dabei ist es für uns Zahnärzte nicht notwendig, eine exakte osteopathische Befunderhebung durchzuführen: Auffällige Befunde dienen uns als Entscheidungskriterien zur Auslösung vertiefender Untersuchung durch einen Osteopathen.

Abb. 8-1: Extensionsschädel, Flexionsschädel, Asymmetrie zwischen linker und rechter Gesichtshälfte

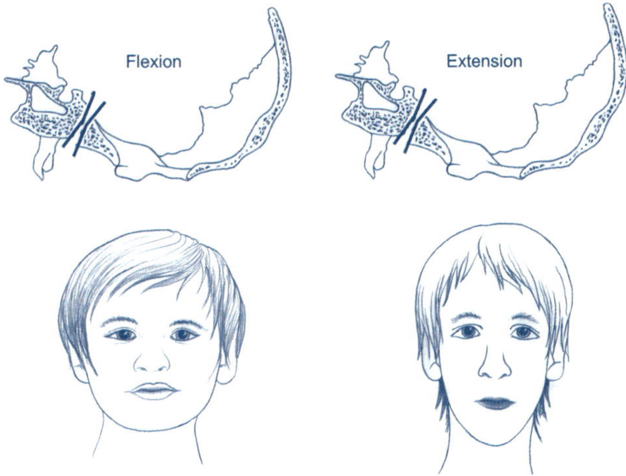

Das gleiche gilt für die Gesichtsform: Von vorne (Abbildung 8-2) beurteilen wir zunächst die vertikalen Proportionen zwischen Stirn, Mittelgesicht und Untergesicht: Die Strecken von der Haaransatzlinie zur Glabella, von der Glabella zum Subnasalpunkt (Hautpunkt der Spina nasalis) und vom Subnasalpunkt zum Kinn sind in einem ästhetisch gut proportionierten Gesicht gleich groß. Außerdem sollen die Strecke zwischen Subnasalpunkt und Lippenschlusslinie ein Drittel und die Strecke zwischen Lippenschlusslinie und Kinn zwei Drittel der Gesamthöhe des Untergesichts ausmachen. Als Bezugslinie zur Beurteilung der Gesichtssymmetrie nutzen wir die Mittelsenkrechte der Verbindungsstrecke zwischen den beiden Pupillen. Die linke und rechte Gesichtshälfte sollen annähernd symmetrisch sein. Die Nasenspitze soll ebenso auf dieser Senkrechten liegen wie die Kinnspitze.

> Wenn wir hier und an anderer Stelle von Norm- und Idealwerten sprechen, so muss uns eines bewusst sein: Wir dürfen das Ideal nicht zum Therapieziel machen. Ideale Symmetrie kommt in der Natur nicht vor. Das Ideal dient uns nur als Vorstellung, um Abweichungen überhaupt erkennen zu können.

Marginalien:

Extensionsschädel
dolichofazialer Gesichtstyp
vertikales Wachstumsmuster

Flexionsschädel
brachyzephaler Gesichtstyp
horizontales Wachstumsmuster

Enface-Inspektion

Norm- und Idealwerte

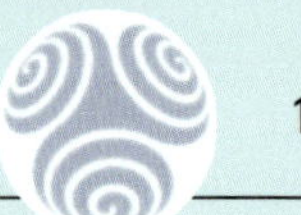

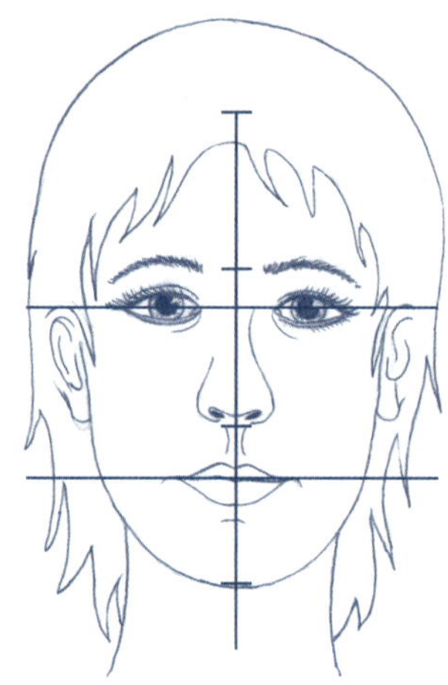

Abb. 8-2: Enface-Gesichtsproportionen: Drittelung von Untergesicht und Pupillenmittelsenkrechte

Profil-Inspektion

Im Profil beurteilen wir die sagittale Einlagerung von Ober- und Unterkiefer im Gesichtsschädel (Abbildung 8-3). Als Bezugslinien dienen uns die Senkrechten zur Frankfurter Horizontalen durch den Infraorbitalpunkt und den Glabellapunkt [7]. Bei normaler Einlagerung des Oberkiefers berührt die Oberlippe die Glabellasenkrechte. Die Unterlippe liegt etwas dorsal davon, das Kinn in der Mitte zwischen den beiden Senkrechten. Auffällige Befunde sind wiederum Hinweise darauf, dass Störungen der Faszienbewegung vorliegen und eine vertiefende osteopathische Untersuchung notwendig ist. Ebenso können auffällige Befunde bei der Inspektion der Kopf- und Gesichtsform eine vertiefende Bildgebende Formanalyse durch Auswertung von Enface- und Profilfotos (siehe Kapitel 10) und durch Kephalometrie anhand von Fernröntgenseiten- und Fernröntgenfrontalaufnahmen auslösen.

Bildgebende Formanalyse

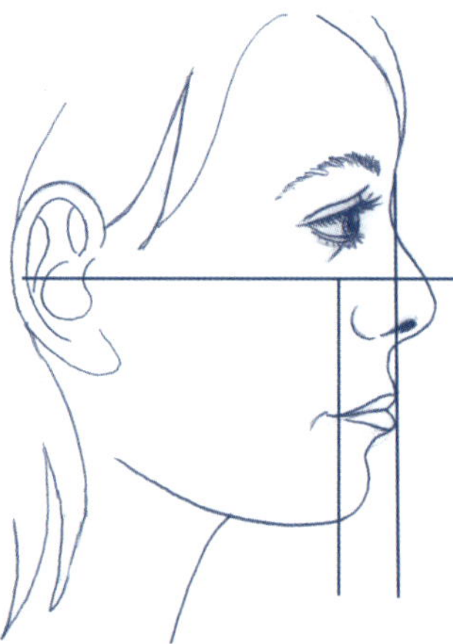

Abb. 8-3: Profil-Inspektion

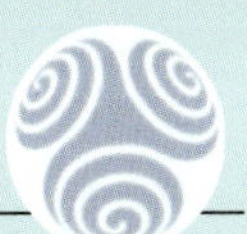

Bei der klinischen Untersuchung der Kiefergelenke suchen wir nach Bewegungseinschränkungen und nach Seitabweichungen bei der Mundöffnung sowie nach Gelenkgeräuschen.

Bei der Mundöffnung lassen wir den Patienten den Mund so weit wie möglich öffnen und messen mit einem Lineal den Abstand zwischen den Schneidekanten der oberen und unteren mittleren Inzisivi (Abbildung 8-4). Die Angaben über den Durchschnittswert variieren in der Literatur sehr stark. Deshalb ist es oft besser, den Patienten nur zu fragen, ob er seine Mundöffnung als eingeschränkt wahrnimmt oder nicht. Bewegungseinschränkungen sind Hinweise auf Verspannungen der antagonistischen Muskulatur und/oder auf Blockierungen im Kiefergelenk selbst. Zum Beispiel beschränkt ein dauerhaft nach medial verlagerter Discus articularis die protrusive Bewegung des Kondylus.

Abb. 8-4: Messung der Mundöffnung

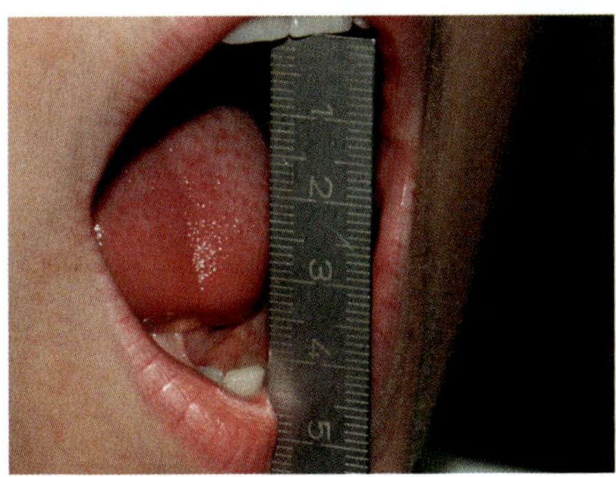

Die Form der Mundöffnungsbewegung beobachten wir direkt von vorne oder am liegenden Patienten in 12-Uhr-Position sitzend. Normalerweise ist die Bewegung gerade und unbehindert. S-förmige Bewegungen werden als Deviation, am Ende abweichende Bewegungsbahnen als Deflektion bezeichnet. Sie weisen uns auf pathologische Veränderungen in den Kiefergelenken hin: Bei der Deviation muss einer der beiden Kondylen bei der Öffnungsbewegung einem Bewegungshindernis ausweichen. Eine Deflektion zeigt uns eine Bewegungslimitation im gleichseitigen Gelenk durch einen dauerhaft nach medial verlagerten Discus articularis an (Abbildung 8-5).

Als Gelenkgeräusche bezeichnen wir Knack- und Reibegeräusche im Kiefergelenk. Reibegeräusche entstehen, wenn der Discus articularis abgenutzt ist und arthrotische Veränderungen im Kiefergelenk aufgetreten sind. Knackgeräusche entstehen, wenn der Discus articularis bei der Unterkieferbewegung auf den Kondylus aufspringt bzw. herunterspringt. Diese Phänomene sind habituelle Luxationen des Discus articularis mit Reposition. Klinisch zeigen sich diese Knackphänomene als

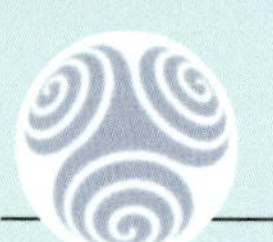

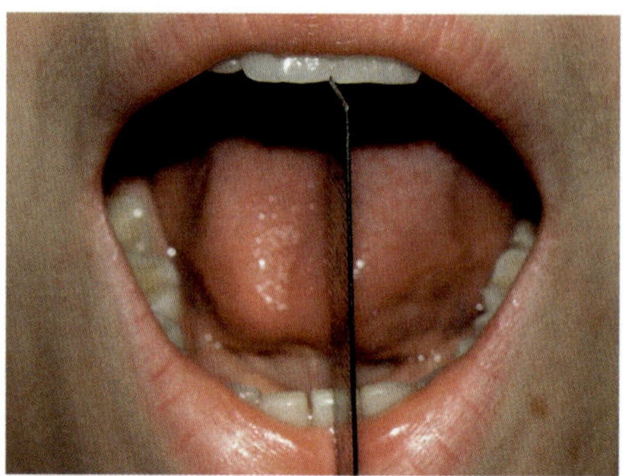

reziprokes Knacken

reziprokes Knacken. Das heißt: Das Knacken tritt bei der Mundöffnung und beim Schließen des Mundes auf.

lokale und systemische Ursachen für die habituelle Diskusverlagerung

Als Auslöser für die habituelle Verlagerung des Diskus kommen lokale und systemische Ursachen in Frage:

- Durch Knirschen und/oder Pressen mit den Zähnen kommt es zur kranialen Kompression im Kiefergelenk. Der Discus articularis weicht diesem Druck aus: Nach anterior oder posterior, nach medial oder lateral. Je nachdem in welcher Kondylenposition geknirscht wird und in welche Richtung der Kraftvektor der Belastung gerichtet ist.

- Durch okklusale Veränderungen kommt es zur Verlagerung des gesamten Unterkiefers und damit des Kondylus in Relation zum Diskus. Zum Beispiel bei einem Stützzonenverlust oder einer okklusal störenden prothetischen oder restaurativen Versorgung.

- Aus Sicht der Faszienanatomie verstehen wir den Diskus als faserknorpelige Verdickung des muskuloskelettalen Fasziensystems im Kiefergelenk. Durch systemische Faszienverspannungen (zum Beispiel im Nacken und Hals) kommt es zum mechanischen, dislozierend wirkenden Zug auf den Diskus.

Ligamentum laterale

In ungefähr 8 % der Fälle [5] ist ein knackendes Gelenkgeräusch nicht durch eine Diskusverlagerung mit entsprechender Reposition verursacht, sondern durch ein „Schnalzen" des lateralen Kondyluspols über das Ligamentum laterale der Kiefergelenkkapsel bei der Öffnungsbewegung und möglicherweise auch bei der Schließbewegung.

In der aktuellen Literatur gilt Kiefergelenknacken – wie in der Orthopädie für jedes andere Gelenk auch – nicht mehr als Symptom, sondern als Abweichung von der Norm ohne Behandlungsnotwendigkeit [8].

Untersuchung der Muskulatur

Die Kaumuskeln und die akzessorischen Kaumuskeln untersuchen wir manuell durch Palpation. Aber oft bekommen wir schon bei der Inspektion des Gesichts Hinweise

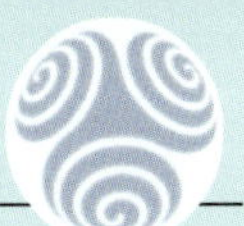

auf muskuläre Befunde. Besonders symmetrische und asymmetrische Hypertrophien der Masseter-Muskeln sind bei manchen Patienten mit bloßem Auge zu erkennen.

Bei der Palpation suchen wir die Muskulatur nach Muskelverhärtungen als klinische Zeichen von Mikrokontrakturen ab (Abbildung 8-6). Dabei palpieren wir immer bilateral. Das heißt: Wir palpieren die jeweiligen Muskeln links und rechts gleichzeitig. So erhalten wir auch ein Gefühl für Unterschiede zwischen linker und rechter Muskulatur. Muskelverhärtungen verändern auch die normale Verschieblichkeit der Haut gegenüber dem darunter liegenden Muskel. Deshalb sind sie schon als Widerstand spürbar, wenn wir mit den Fingerkuppen nur leicht über die Haut streichen. Es ist, als blieben wir mit den Fingerkuppen an der Muskelverhärtung „hängen". Wir erhöhen dann den Druck und spüren die Verhärtung in der Tiefe. Sie fühlt sich verglichen mit dem umliegenden Muskelgewebe deutlich „fester und härter" an. Wir erhöhen den Druck weiter und fragen den Patienten, ob er dadurch Schmerz oder Druckempfindlichkeit spürt. Diese Empfindung vergleichen wir mit der Gegenseite.

Palpation

Abb. 8-6: Palpation des M. masseter

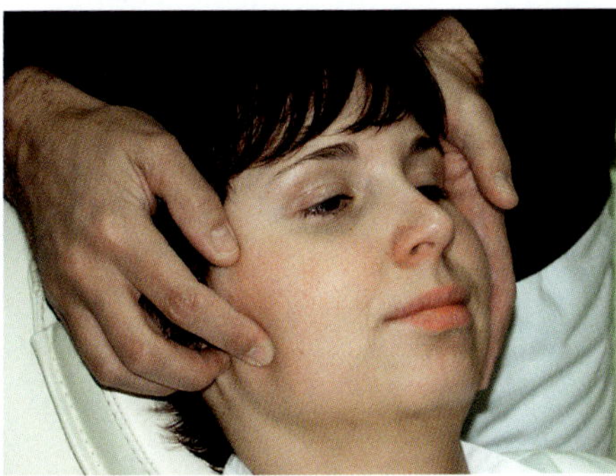

Wir verzichten auf die intraorale Palpation. Dafür haben wir mehrere Gründe. Der wichtigste Grund: Die intraorale Palpation ist dem Patienten in jedem Falle unangenehm. Deshalb kann er nur ungenau zwischen Missempfindung und Schmerz unterscheiden. Auf keinen Fall ist die so oft vorgeschlagene intraorale Palpation des M. pterygoideus lateralis möglich. Dieser Muskel liegt so tief, dass er nicht direkt palpiert werden kann.

Verzicht auf intraorale Palpation

Extraoral palpieren wir auch nur die wichtigsten Muskeln. Wir gehen dabei entsprechend der Triggerpunkttopografien nach *Travell* und *Simons* [5] vor:

extraorale Palpation

- M. masseter
- M. temporalis
- M. digastricus
- M. sternocleidomastoideus
- M. trapezius

Identifizierung eines Myofaszialen Schmerzsyndroms

In der Untersuchung der Muskulatur setzen wir somit fort, was wir in der Anamnese (siehe Kapitel 7) begonnen haben: Mit Hilfe der Schmerztopografie und der Triggerpunktlokalisation nach *Travell* [9] haben wir die betroffenen Muskeln identifiziert. Nun müssen wir klären, ob es sich bei den Schmerzen wirklich um ein Myofasziales Schmerzsyndrom handelt oder nicht. Wir palpieren die betreffenden Muskelbereiche und suchen nach Verhärtungen. Eine solche Muskelverhärtung fühlt sich an wie ein „Gummiball" von ungefähr einem bis zwei Zentimeter Durchmesser. Wenn wir an einer solchen Stelle starken Druck ausüben, muss sich der entsprechende Schmerz verstärken oder verringern. Dann ist auch der Zusammenhang zwischen der Muskelverhärtung und dem Schmerz bewiesen. Wir haben es mit einem Myofaszialen Triggerpunkt zu tun. Die Diagnose „Myofasziales Schmerzsyndrom" ist gesichert.

Diese Vorgehensweise ist auch für den Patienten sehr überzeugend: Er spürt selbst den Zusammenhang zwischen einem bestimmten Muskelpunkt und seinen Schmerzen. Manche Patienten nehmen diesen Sachverhalt sogar mit Erleichterung auf. Sie wurden bisher mit mehr oder weniger „diffusen" Diagnosen und Erklärungen abgespeist: Zum Beispiel „Atypischer Gesichtsschmerz", „Neuralgiforme Beschwerden" oder Ähnliches. Nun spüren sie den Zusammenhang mit einer Muskelverhärtung am eigenen Leibe und sehen schwarz auf weiß auf der Triggerpunkttafel, dass ihre Beschwerden bekannt sind und anscheinend auch andere Menschen daran leiden bzw. litten.

Differenzialdiagnostik

Wenn eine Muskelverhärtung nicht auf die Druckprovokation reagiert, dann handelt es sich nicht um ein Myofasziales Schmerzsyndrom. Eine andere Schmerzform muss vorliegen: Zum Beispiel Neuralgie, rheumatogener Schmerz, traumatogener Schmerz, psychogener Schmerz oder Ähnliches. Diese Patienten werden von uns an entsprechende Fachärzte und Fachtherapeuten überwiesen.

Manuelle Funktionsanalyse nach *Bumann* und *Groot Landeweer*

In der Manuellen Funktionsanalyse nach *Bumann* [3] und *Groot Landeweer* [4] werden die Muskeln und die Kiefergelenke noch ausführlicher untersucht, um daraus lokale (zahnärztliche) funktionstherapeutische Maßnahmen abzuleiten. In *Bumann* und *Lotzmann* [5] ist die Manuelle Funktionsanalyse mit hervorragendem Bildmaterial dargestellt. Aus systemischer Sicht allerdings reichen die hier dargestellten Untersuchungen und Tests für die Erstellung einer lokalen Problemliste vollkommen aus. Die Erweiterung der lokalen Problemliste zu einer systemischen Problemliste ist aus unserer Sicht wesentlich effektiver und effizienter als die lokale Vertiefung von Erkenntnissen durch immer detailliertere Untersuchungen. Die komplexen systemischen Zusammenhänge können nicht dadurch beherrscht werden, dass wir in einem bestimmten Teilsystem beliebig viele Detailinformationen sammeln. Vielmehr müssen wir das Gesamtsystem nach Symptomen, Befunden und chronische Belastungen absuchen. Wir untersuchen also in der Kraniofazialen Orthopädie mehr „in die Breite" als „in die Tiefe".

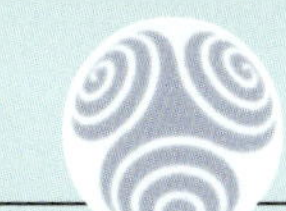

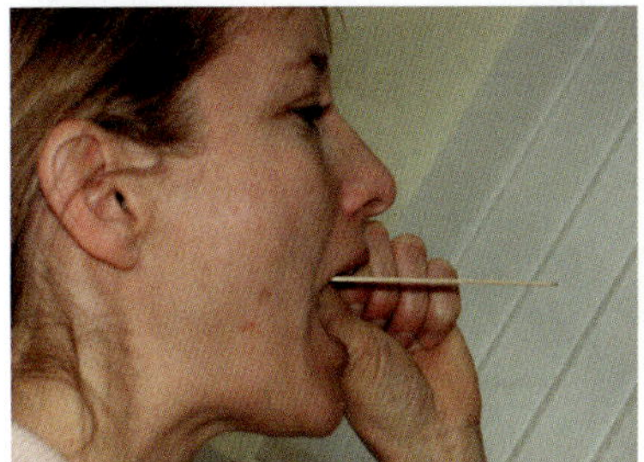
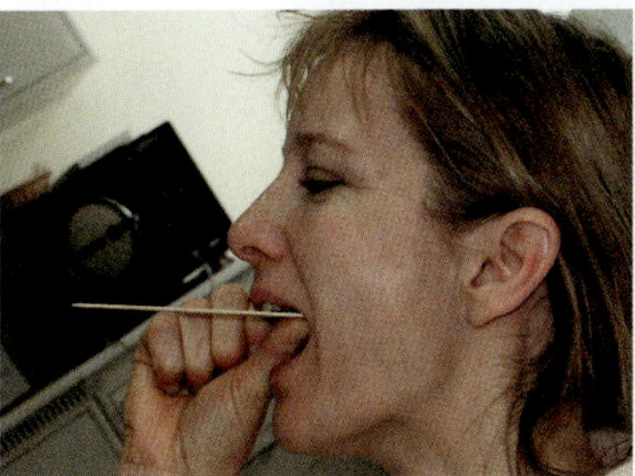
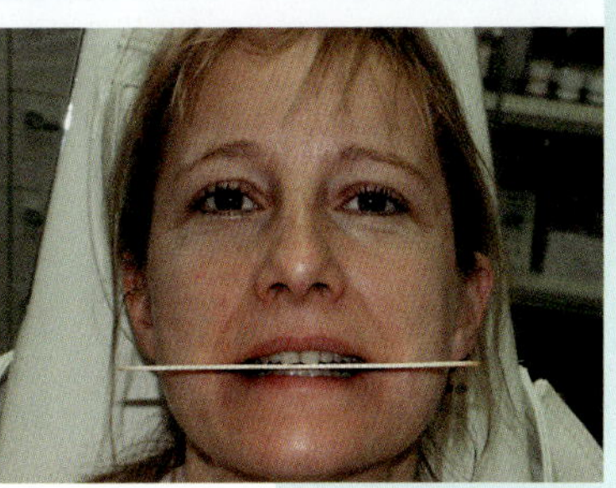

Beim Kauen und Schlucken sowie beim Knirschen und Pressen entstehen Kräfte, die in den Gesichtsschädel eingeleitet werden und die kraniale Beweglichkeit beeinflussen. Die Krafteinleitungsebene definieren wir vereinfachend als die Verbindungsebene der palatinalen Höcker der ersten Molaren und der Schneidekanten der mittleren Schneidezähne im Oberkiefer (siehe Kapitel 1).

Theorie der Krafteinleitung

Die horizontale Bezugsebene der Krafteinleitungsebene im Kranium ist die Camper'sche Ebene [10]. Diese Ebene ist definiert durch die Tragus-Punkte am rechten und linken Ohr sowie durch die Spina nasalis anterior. Sie ist bei aufrechter Kopf- und Körperhaltung sowohl in der Frontal- als auch in der Sagittalebene waagrecht – also parallel zur Standfläche – ausgerichtet. Eine orthognathe Krafteinleitungsebene verläuft parallel zur Camper'schen Ebene.

Die orthognathe Krafteinleitungsebene ist parallel zur Camper'schen Ebene!

Zur klinischen Beurteilung der schädelbezüglichen Lage der Krafteinleitungsebene benutzen wir einen Holzspatel (Abbildung 8-7). Diesen legen wir transversal und sagittal auf die Oberkieferzähne und beobachten seine Lagebeziehung zur Camper'schen Ebene. Damit erhalten wir erste Hinweise auf eine orthognathe oder dysgnathe Lage der Krafteinleitungsebene im Gesichtsschädel. Die genaue schädelbezügliche Lage der Krafteinleitungsebene bestimmen wir in der Instrumentellen Funktions- und Strukturanalyse (siehe Kapitel 9) mit Hilfe eines Gesichtsbogens und eines montierten Oberkiefermodells.

Inspektion der Krafteinleitungsebene

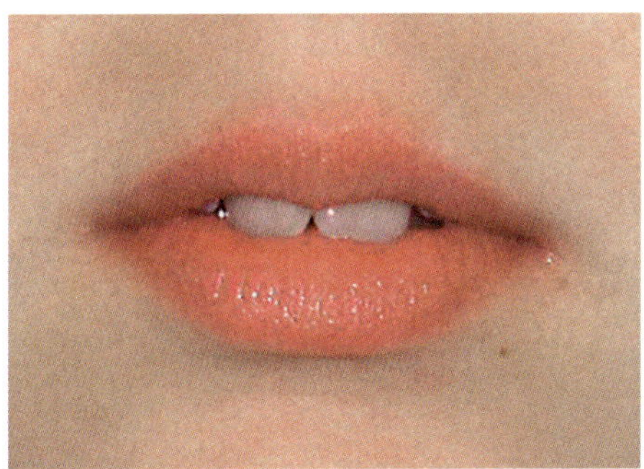

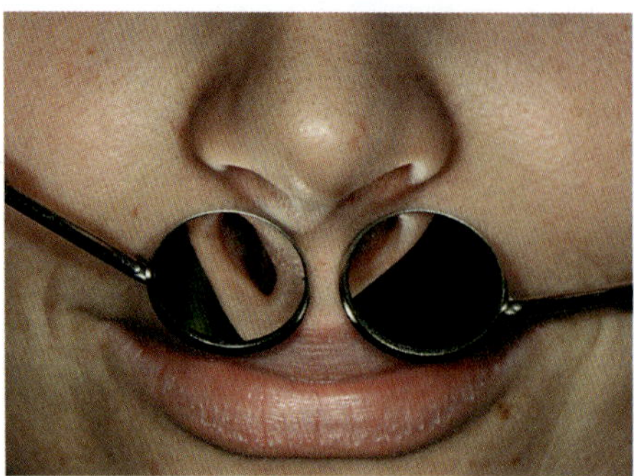
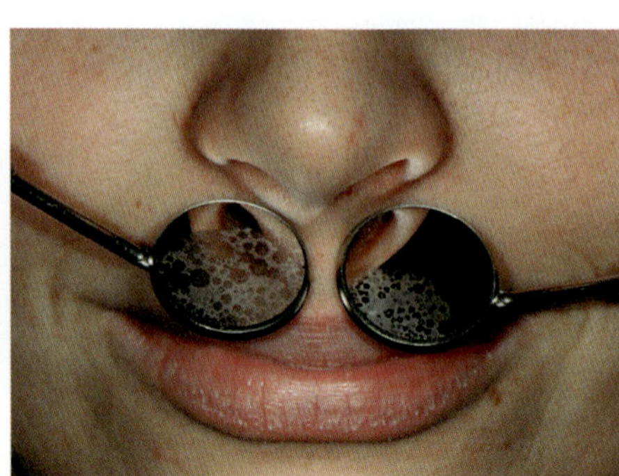

Untersuchung der Lippen- und Atemfunktion

Die Funktion der Lippen spielt eine wichtige Rolle bei der Atmung: Zusammen mit dem Zungenrücken schließen sie die Mundhöhle beim Atmen ventilartig ab und die Tätigkeit der Atemmuskulatur kann ohne Effizienzverlust Luft durch die Nase einsaugen. Der Mund ist also normalerweise geschlossen, und die Lippen berühren sich, ohne dass Verspannungen der perioralen Muskulatur notwendig sind. Wir sprechen von kompetenten Lippen. Bei Behinderung der Nasenatmung, zum Beispiel durch Adenoide, atmet der betroffene Patient durch den Mund. Der Lippenschluss geht verloren (Abbildung 8-8). Ein fehlender Lippenschluss ist also für uns ein Zeichen einer insuffizienten Nasenatmung. Wir kontrollieren die Nasenatmung mit kalten Mundspiegeln, die wir unter die Nasenlöcher halten (Abbildung 8-9). Beschlägt einer der beiden Spiegel, so atmet der Patient durch die Nase. Wenn nicht, atmet er durch den Mund.

Lippenschluss

Überprüfung der Nasenatmung

Neben ihrer mimischen Funktion bildet die Wangenmuskulatur zusammen mit der Lippenmuskulatur das funktionelle Gegengewicht zur Zunge: Im Gleichgewicht zwischen Zunge und Wangen bzw. Lippen bilden sich die Zahnstellungen und die Form der oberen und unteren Zahnbögen aus. Bei der Untersuchung der Wangenschleimhaut suchen wir nach Zahnimpressionen und habituellen Verletzungen (Abbildung 8-10). Sie weisen auf ein funktionelles Übergewicht der Wangen-

Untersuchung der Wangen

Wangenschleimhaut Zahnimpressionen

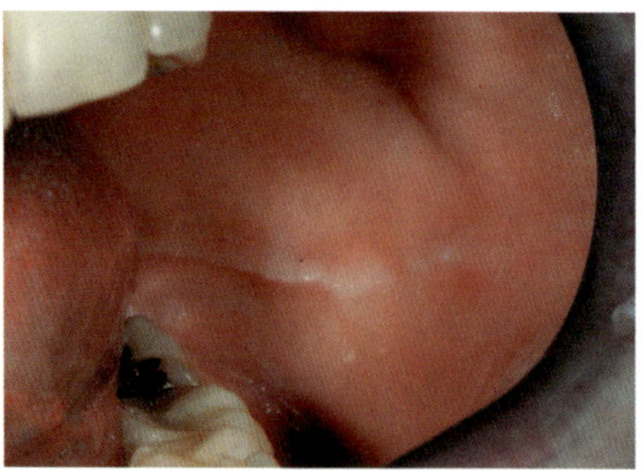

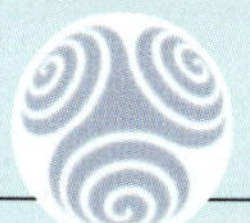

schleimhaut gegenüber der Zunge hin. Außerdem entstehen solche Impressionen und Verletzungen, wenn beim Bruxismus die Wangenschleimhaut zur Stabilisierung der Okklusion zwischen oder an die Zahnreihen gelegt wird oder wenn die Wangenschleimhaut durch mimische Angewohnheiten belastet wird. Solche Habits können Ausdruck einer psychischen Belastung sein. Das gleiche gilt für Lippenhabits (Abbildung 8-11).

Lippen- und Wangenhabits

Abb. 8-11: Lippen- und Wangenhabits

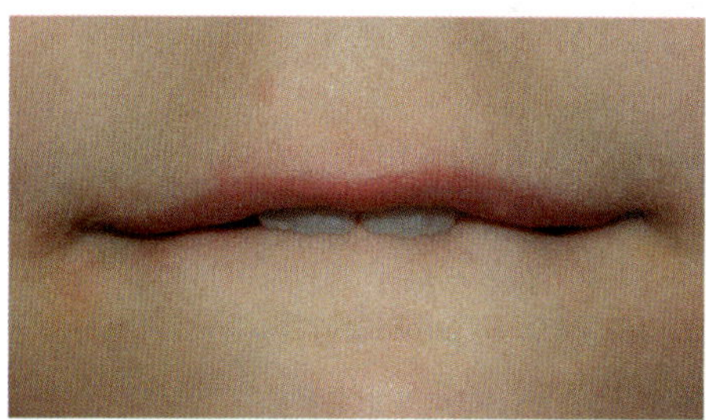

Das Schlucken ist eine komplexe Funktion des hyoidalen Muskelsystems, der maximalen Interkuspidation und der Pharynxmuskulatur. Die mimische Muskulatur ist beim normalen Schlucken nicht aktiv. Die besondere Bedeutung der Schluckfunktion ergibt sich aus der Tatsache, dass es beim Schlucken alle ein- bis zweimal zu okklusalem Kontakt in der habituellen Interkuspidation kommt. Wenn habituelle Interkuspidation und zentrische Unterkieferrelation nicht übereinstimmen, kommt es zu myofaszialen Verspannungen, strukturellen Belastungen der Kiefergelenke und zu störendem propriozeptiven Input.

Untersuchung der Zunge und der Schluckfunktion

Als Erstes prüfen wir die Position der Zunge in Ruhelage. Dazu inspizieren und palpieren wir die suprahyoidale Muskulatur. Verspannungen und Vorwölbungen in dieser Region weisen auf eine unphysiologische Kaudallage der Zunge hin. Dann überprüfen wir, ob beim Schlucken die Lippen geschlossen sind und die mimische Muskulatur entspannt ist. Dann lassen wir den Patienten bei offenen Lippen schlucken. Dazu halten wir die Lippen mit einem Lippenhalter ab. Wir beobachten, ob sich die Zunge beim Schlucken zwischen die Zahnreihen schiebt (Abbildung 8-12). Solche

Ruhelage der Zunge

Schlucken

Labialstand der Frontzähne

Abb. 8-12: Überprüfung der Schluckfunktion bei abgehaltenen Lippen. Hier: Eine Zungendyskinesie führt zu frontal offenem Biss

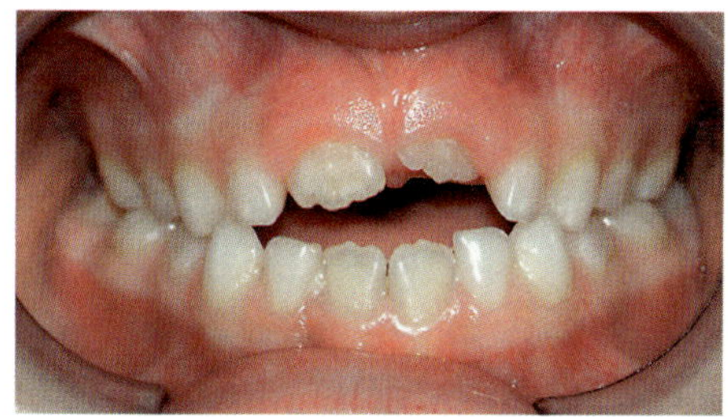 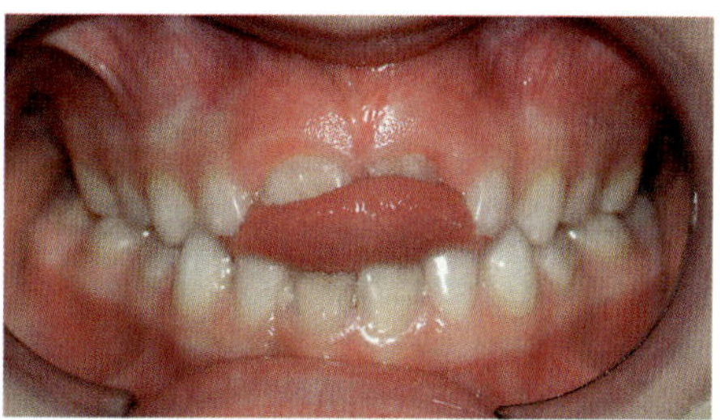

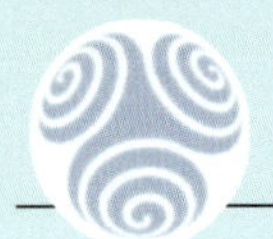

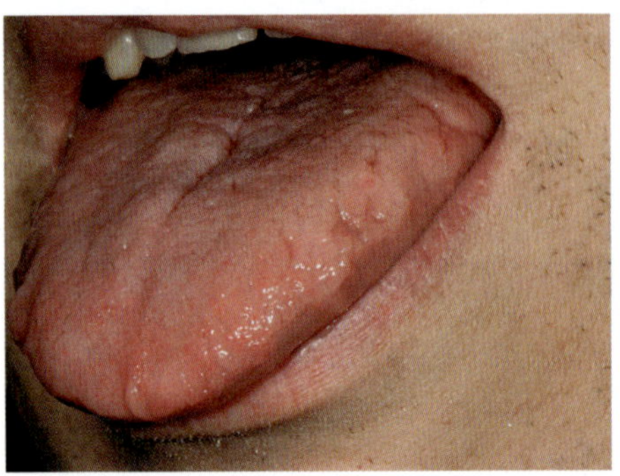

Schluckmuster können zu frontal oder seitlich offenen Bissen führen. Ebenso weisen Labialstände der Frontzähne auf eine Zungendyskinesie. Dann inspizieren wir die Zunge selbst: Zahnimpressionen an den Zungenrändern kommen durch unphysiologischen Zahnkontakt der Zunge beim Schlucken zustande (Abbildung 8-13). Oder die Zunge versucht bei Bruxismus, die Zahnreihen zu stabilisieren und schiebt sich sozusagen als Polster zwischen die Zahnreihen. Als nächstes beurteilen wir die Zungengröße. Die Zunge ist ein Muskel. Eine große starke Zunge lässt eine Zungendyskinesie und ein Ungleichgewicht zwischen intra- und perioraler Muskulatur zugunsten der Zunge vermuten. Schließlich inspizieren wir die Tonsillen. Vergrößerte Tonsillen führen zu einer unphysiologischen Kaudallage der Zunge (Abbildung 8-14).

Das Gleiche gilt für vergrößerte Rachenadenoide. Sie können auf einer Fernröntgenaufnahme meist gut erkannt werden. Bei Jugendlichen ist zu beachten: Ver

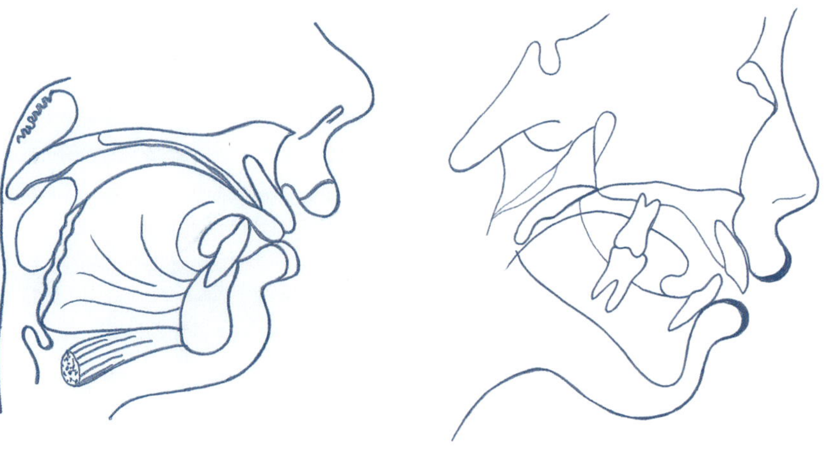

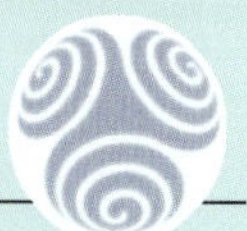

größere lymphatische Strukturen sind in der Pubertät physiologisch: Die lymphatischen Gewebe wachsen in dieser Periode auf bis zu 180% ihrer späteren Größe beim Erwachsenen. Die Indikation für die chirurgische Entfernung solcher Gewebe muss deshalb sehr zurückhaltend gestellt werden. Auch in Verbindung mit einer Mundatmung kommt es zu einer kaudalen Lageveränderung der Zunge (Abbildung 8-14).

Während unseres Gesprächs mit dem Patienten haben wir natürlich schon auf Sprechfehler geachtet. Nun können wir durch gezielte Sprechübungen den Patienten genauer testen. Wir lassen ihn schwierige Wörter mit S-, F- und K-Lauten sprechen: „Mississippi", „Frisby", „Fronleichnam", „Kuckuck", „Kirche" usw. Bei auffälligen Befunden veranlassen wir vertiefende Untersuchungen beim Logopäden in unserem Netzwerk.

Sprechfehler

Beim Knirschen und Pressen mit den Zähnen werden die stärksten Kräfte in das Fasziensystem eingeleitet. Bis zu 300 N pro Molarenpaar wurden gemessen [11]. Im Vergleich dazu sind die eingeleiteten Kräfte beim Kauen und Schlucken sehr niedrig und von wesentlich geringerer Dauer (Tabelle 8-1). Das Pressen findet zentriknah auf zentrischen Vor- und Abgleitkontakten statt. Wir bezeichnen es deshalb als zentrischen Bruxismus. Das Knirschen ist eine exzentrische Unterkieferbewegung und wird durch mediotrusive Gleithindernisse getriggert. Wir nennen es exzentrischen Bruxismus.

Bruxismus – parafunktionelles Knirschen und Pressen mit den Zähnen

zentrischer Bruxismus

exzentrischer Bruxismus

Tab. 8-1: Durchschnittlich okklusale Belastung beim Kauen, Schlucken, Knirschen und Pressen [nach 11]

Funktion	Kraft pro Molar [N]	Dauer pro Tag
Kauen	45–150	8 Min
Schlucken	5	15 Min
Bruxismus	70–300	bis 120 Min

[50] Praxis der Kieferorthopädie

Tagsüber knirschen und pressen wir in Stress-Situationen, in der Nacht vor allem, wenn wir im Schlaf ungefähr alle 90 Minuten für zirka 15 Minuten träumen. Die Schlafphasen werden auch als REM-Schlafphasen bezeichnet. REM bedeutet *rapid eye movement*. In diesen Schlafphasen bewegen sich die geschlossen Augen mit einer hohen Frequenz. Psychologen und Psychotherapeuten nehmen an, dass dadurch möglichst viele Gehirnregionen aktiviert werden. So können wir beim Träumen positiven ebenso wie negativen emotionalen Stress verarbeiten. Das Träumen hat somit eine wichtige psychohygienische Funktion. Insofern betrachten wir den Bruxismus als wichtige (wenn nicht die wichtigste) Funktion des Kraniomandibulären Systems. Ein Mensch muss Stress über sein Kraniomandibuläres System abreagieren können.

Nächtlicher Bruxismus dient der Verarbeitung von emotionalem Stress!

Das Kraniomandibuläre System ist vor allem ein Stress verarbeitendes System!

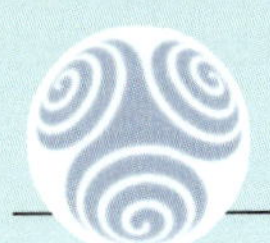

Pathogen im Sinne einer akuten oder chronischen Belastung wird Bruxismus unter zwei Bedingungen:

- Wenn durch übermäßigen emotionalen oder sozialen Stress besonders exzessiv geknirscht und gepresst wird: In diesem Fall muss der Psychologe in unserem Netzwerk dem Patienten einen angemessenen Umgang mit Stress beibringen (siehe Kapitel 16).

- Wenn okklusale Fehlkontakte besonders exzessives Knirschen und Pressen ermöglichen. Daraus ergibt sich die wichtigste Aufgabe des Zahnarztes bei Patienten mit Muskel- und Gelenkschmerzen: Er muss okklusale Bedingungen herstellen, die das Kraniomandibuläre System „knirsch- und pressfähig" machen.

Abb. 8-15: Schliff-Facetten an den Frontzähnen

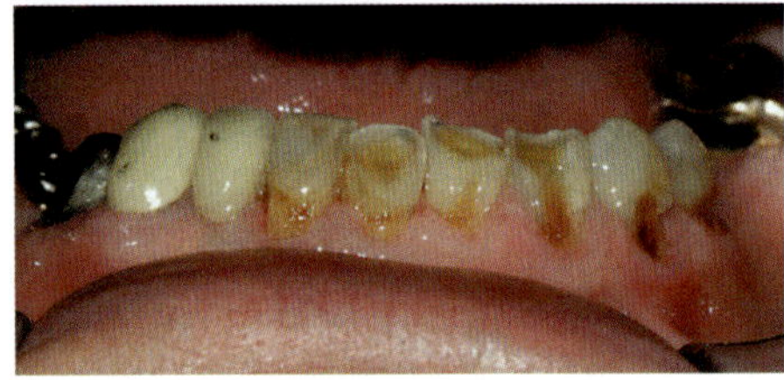

Hinweise auf Bruxismus

Zahnimpressionen

Schliff-Facetten

Beim Knirschen und Pressen legen sich meist die Zunge und die Wangen an und teilweise zwischen die Zahnreihen, um die entstehenden Kräfte zu „dämpfen". Dadurch entstehen Zahnimpressionen in der Wangenschleimhaut im Bereich der Seitenzähne und am Zungenrand (Abbildung 8-10 und 8-13). Die wichtigsten Zeichen von Knirschen sind Schliff-Facetten, vor allem an den Front- und Eckzähnen (Abbildung 8-15). Dabei sprechen wir von frontolateralen Schliff-Facetten. Sie werden von exzentrischem Knirschen auf seitlichen Mediotrusionskontakten erzeugt. Zentrisches Knirschen erfolgt auf retrusiven und protrusiven Kontakten der Seitenzähne. Die entsprechenden Schliff-Facetten liegen auf den medialen und distalen Höckerabhängen der Seitenzähne. Manche Patienten sind sich ihres Bruxismus nicht bewusst. Diese Patienten können wir ihre „Knirschpositionen" einnehmen lassen: Wir zeigen den Patienten im Spiegel, dass Oberkiefer- und Unterkieferfacetten in solchen Positionen wie ein Schlüssel in sein Schloss passen. Wichtig ist auch der Hinweis, dass solche Abriebe der Zahnhartsubstanz nicht durch Nahrungsmittel erfolgen können: Nur wenn Zahn auf Zahn reibt, kann eine Schliff-Facette entstehen.

Untersuchung der Zahnstellungen und der Zahnbogenbeziehung in habitueller Okklusion

Störungen der statischen und dynamischen Okklusion sind neben muskulären Veränderungen die grundlegenden und häufigsten kraniomandibulären Störfaktoren, die lokal adaptiert und systemisch kompensiert werden müssen.

Die große Bedeutung okklusaler Störfaktoren ist auf drei funktionelle Phänomene zurückzuführen:

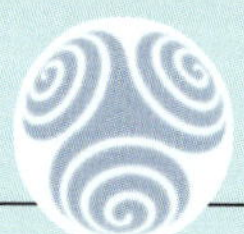

- Alle ein bis zwei Minuten stützt sich beim Schlucken der Unterkiefer in der maximalen Interkuspidationsposition am Oberkiefer ab. Durch okklusale Störungen muss sich die Muskulatur „verkrampfen" und den Unterkiefer verlagern, um eine maximale Interkuspidation einzunehmen.

- Exzentrische und zentrische okklusale Störungen „triggern" Bruxismus.

- Sowohl beim Kauen und Schlucken als auch beim Knirschen und Pressen führen okklusale Störungen dazu, dass die entstehenden Kräfte dysgnath in das Kranium und damit in das Fasziensystem eingeleitet werden.

Okklusionsstörungen entstehen durch

- dentoalveoläre (intramaxilläre) Zahnfehlstellungen,

- fehlerhafte intermaxilläre Zahnbogenbeziehungen,

- Kieferanomalien (skelettale Dysgnathien),

- dysfunktionelle räumliche Lagen des Unterkiefers zum Oberkiefer (Unterkieferrelationen) und

- insuffiziente Rekonstruktionen von Kauflächen (iatrogen).

Bei Verdacht auf skelettale Dysgnathien fertigen wir Fernröntgenaufnahmen und kephalometrische Analysen an (siehe Kapitel 10). Die räumliche Lage des Unterkiefers (Unterkieferrelation) ist wesentlich von den Spannungsverhältnissen im ganzen Fasziensystem abhängig (siehe Kapitel 1). Sie lässt sich deshalb nur nach systemischer Vorbehandlung sinnvoll registrieren und in einen Artikulator übertragen. Nur im Artikulator können wir die vorbehandelte Unterkieferrelation und entsprechende Okklusionsstörungen analysieren. Das ist Teil der Instrumentellen Form- und Funktionsanalyse (siehe Kapitel 9).

Iatrogen kommen Störungen der Okklusion durch fehlerhafte Gestaltung von Kauflächen bei restaurativen und prothetischen Rekonstruktionen zustande. Das passiert uns Zahnärzten selbst bei sorgfältigstem Vorgehen: Auch wenn wir eine Kaufläche in einem individuell justierten Artikulator rekonstruieren, können wir nie alle Funktionen und Strukturen des natürlichen Systems reproduzieren. Es bleibt also bei jeder Rekonstruktion einer Kaufläche eine gewisse Ungenauigkeit bestehen.

In der Klinischen Form- und Funktionsanalyse untersuchen wir nur die dentoalveoläre (intramaxilläre) Zahnstellung und die intermaxilläre Zahnbogenbeziehung in der habituellen Okklusion. Wir unterscheiden:

- Vertikale Probleme: tiefer oder offener Biss, fehlende Stützzone und Elongation, Intrusion

- Sagittale Probleme: steilstehende oder protrudiert stehende Frontzähne, seitlicher Engstand, Eckzahn-Hoch- und -Außenstand, Zahnlücken und Kippung, frontaler Kreuzbiss und Kopfbiss

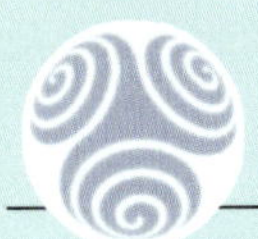

- Transversale Probleme: transversale Unterentwicklung der Zahnbögen, frontaler Engstand, Kippung, Rotation, dentoalveoläre oder skelettale Mittellinienverschiebungen, Non-Okklusion, seitlicher Kreuzbiss
- Okklusale Probleme: Schliff-Facetten an den Front- und Seitenzähnen, Distal- oder Mesialokklusion der Eckzähne und/oder Molaren, fehlende Front-Eckzahn-Führung, protrusive und/oder laterotrusive Zwangsbissführungen

vertikale Probleme
tiefer Biss

Beim tiefen Biss haben wir es mit einem ausgeprägten vertikalen Frontzahnüberbiss zu tun (Abbildung 8-16). Die oberen Frontzähne beißen weit über die unteren Frontzähne und behindern die anteriore Entwicklung des Unterkiefers. Dadurch stehen die Kondylen eher in einer nach dorsal verlagerten Position. Bereits geringe Kräfte in Richtung einer kranialen Kompression können die Diskus-Kondylus-Einheit auflösen und zu einer anterior-medialen Verlagerung des Diskus führen. Ob der tiefe Biss dentoalveolärer oder skelettaler Natur ist, müssen wir vertiefend mit kephalometrischen Methoden analysieren.

Abb. 8-16: Tiefer Biss

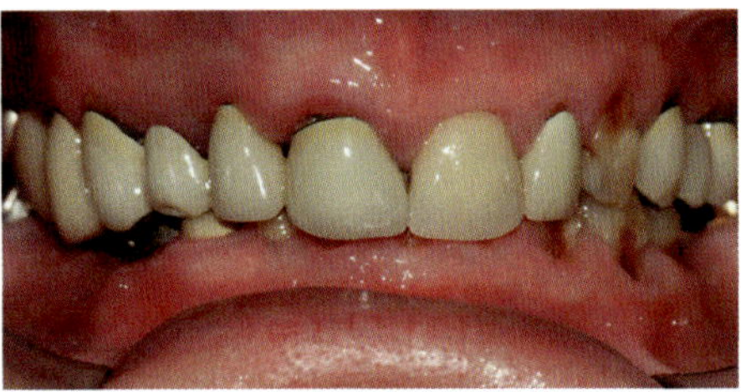

frontal offener
Biss

Ein offener Biss kann frontal oder seitlich vorliegen. Beim frontal offenen Biss haben die oberen und unteren Schneidezähne keinen Kontakt zueinander. Das kann myofunktionell oder skelettal bedingt sein. Beim funktionell offenen Biss liegt eine Dysfunktion der muskulären Weichteile zugrunde: Entweder eine Zungendyskinesie in Form eines viszeralen Schluckens oder eine Lippengewohnheit (Abbildung 8-17). Ein skelettal offener Biss ist die Folge eines vertikalen Wachstumsmusters

Abb. 8-17: Funktionell offener Biss durch Zungendyskinesie beim Schlucken

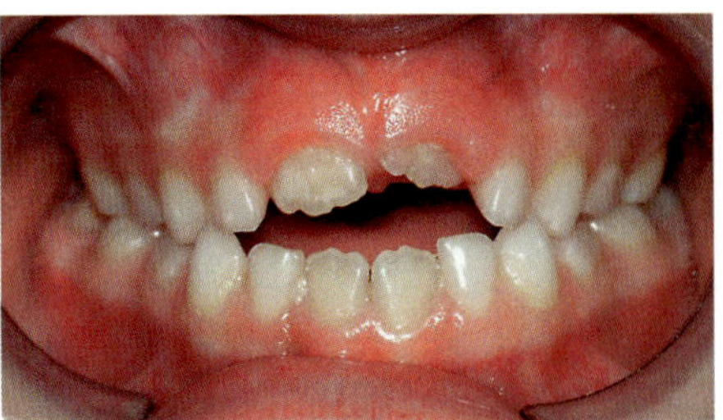
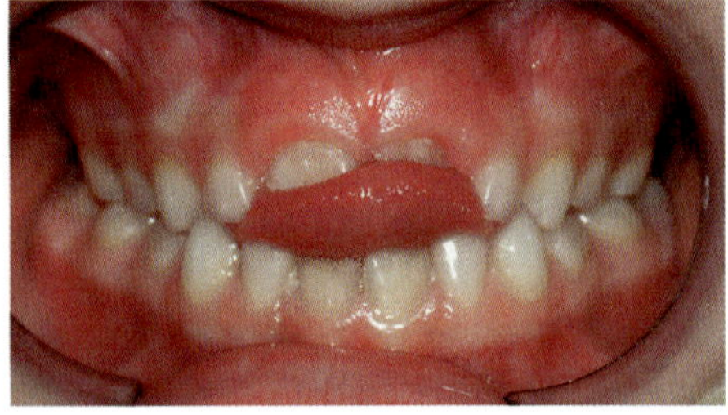

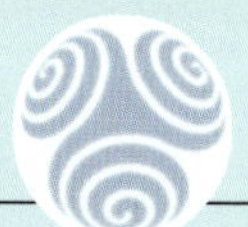

und wird kephalometrisch bestimmt. Die besondere Belastung beim frontal offenen Biss besteht in der fehlenden Front-Eckzahn-Führung, wodurch exzessiver Bruxismus auf mediotrusiven Seitenzahnkontakten möglich ist.

Abb. 8-18: Seitlich offener Biss

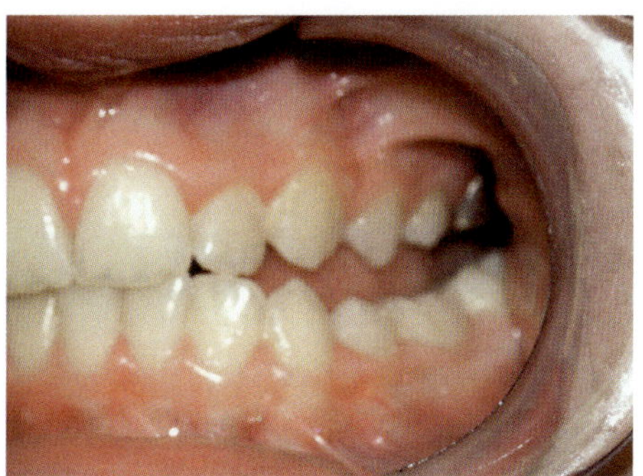

Bei einem seitlich offenen Biss liegt meist ebenfalls eine Zungendyskinesie vor (Abbildung 8-18). Die Zunge drängt sich habituell zwischen die Zahnreihen und verhindert dauerhaft den Kontakt von Stützzonen. Eine besondere Form des seitlich offenen Bisses ist die Intrusion von Zähnen (Abbildung 8-19). Dabei handelt es sich meist um eine ankylosierende Durchbruchsstörung von Milchzähnen oder bleibenden Zähnen. Meist ist ein Trauma der Grund für die Ankylosierung.

seitlich offener Biss

Intrusion

Abb. 8-19: Intrusion des Zahns 55

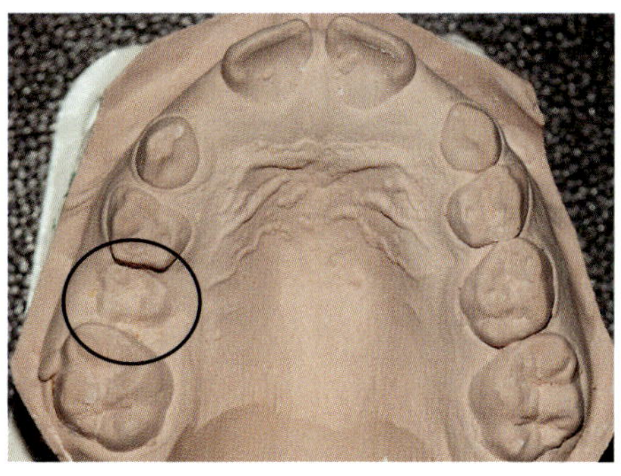

Ein weiteres vertikales Problem ist die Elongation von Zähnen aufgrund von fehlenden Antagonisten (Abbildung 8-20). Elongierte Zähne im Seitenzahnbereich sind immer mediotrusive Gleithindernisse bei exkursiven Unterkieferbewegungen und ermöglichen exzentrischen Bruxismus. Wir finden dann an den elongierten Zähnen und ihren Antagonisten ausgeprägte Schliff-Facetten. Besonders häufig tritt dieses Phänomen bei Weisheitszähnen auf, deren Antagonisten noch nicht durchgebrochen sind oder bereits extrahiert wurden.

Elongation

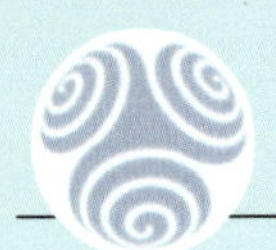

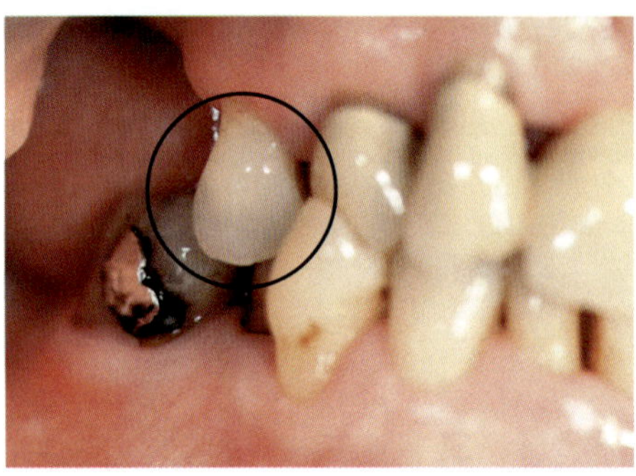

sagittale Probleme
sagittale Stellung
der Schneidezähne

Zur klinischen Beurteilung der sagittalen Stellung der Schneidezähne beurteilen wir den sagittalen Frontzahnüberbiss: Ober- und/oder Unterkieferfrontzähne können normal, steil oder protrudiert stehen (Abbildung 8-21). Steilstehende Frontzähne bezeichnen wir als palatinalen Kippstand, protrudiert stehende Frontzähne als labialen Kippstand. Eine genauere Beurteilung der sagittalen Position der Schneidezähne können wir durch eine kephalometrische Analyse gewinnen: Dabei können wir die sagittale Relation der Schneidezähne zueinander, zu ihrer jeweiligen Kieferbasis und zur Schädelbasis vermessen und mit Normwerten vergleichen.

palatinaler
Kippstand
labialer Kippstand

Abb. 8-21: Sagittale Fehlstellungen der Frontzähne.
Links: Labialstand. Rechts: Steilstand

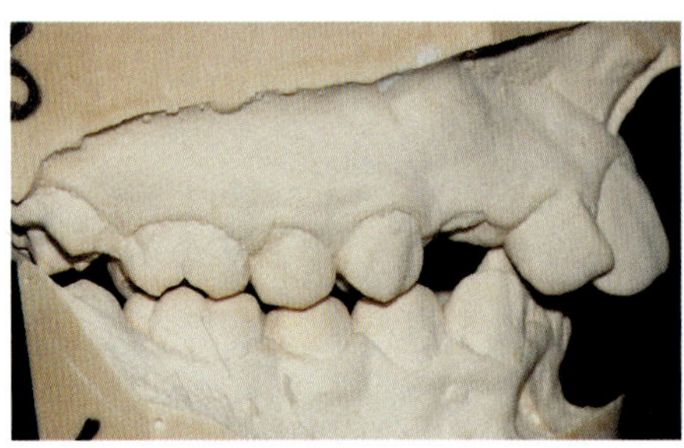
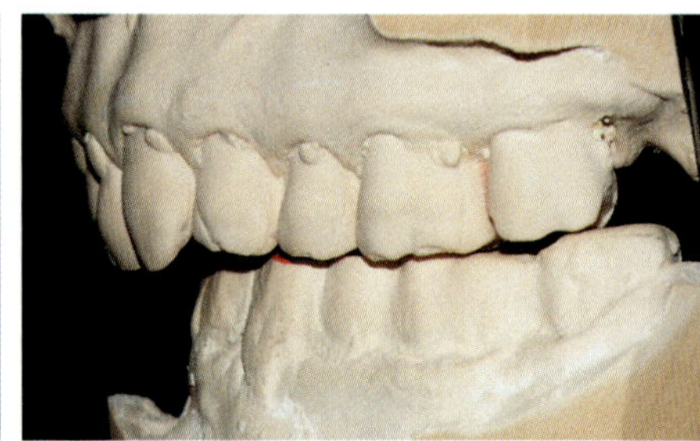

frontaler Kreuzbiss

Beim Kreuzbiss stehen ein oder mehrere Zähne in einem umgekehrten Überbiss (Abbildung 8-22). Für eine solche Zahnstellung gibt es mehrere Gründe. Häufig handelt es sich um einen Zwangsbiss, eine Progenie oder eine Pseudoprogenie. In jedem Fall besteht durch den Kreuzbiss ein exkursives Gleithindernis und die normale Front-Eckzahnführung ist behindert.

Kopfbiss

Eine „mildere" Form des Kreuzbisses ist der Kopfbiss. Dabei haben die Schneidezähne in der habituellen Interkuspidation mit ihren Schneidekanten Kontakt. Auch hier kann keine reguläre Frontzahnführung vorliegen.

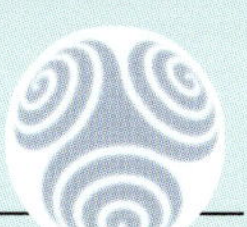

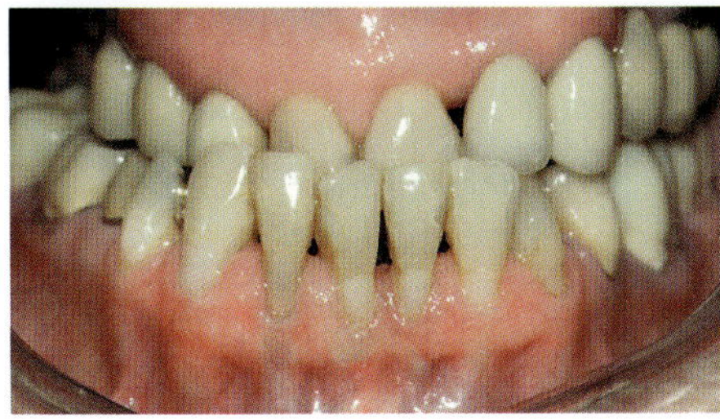
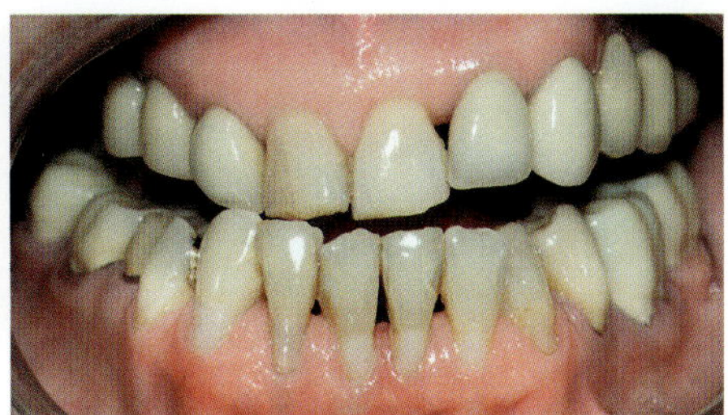

Abb. 8-22: Frontaler Kreuzbiss, Kopfbiss und seitlicher Kreuzbiss

Der seitliche Engstand (Abbildung 8-23) ist oft die Folge eines vorzeitigen Milchzahnverlustes ohne Sicherung der entsprechenden Lücke. Die Seitenzähne wandern nach mesial und engen die Lücke ein. Der nachkommende Ersatzzahn ist in seinem Durchbruch behindert, bleibt verlagert oder bricht außerhalb der Reihe durch. Eine häufige Form einer solchen Durchbruchsstörung ist der Eckzahn-Hoch- und -Außenstand.

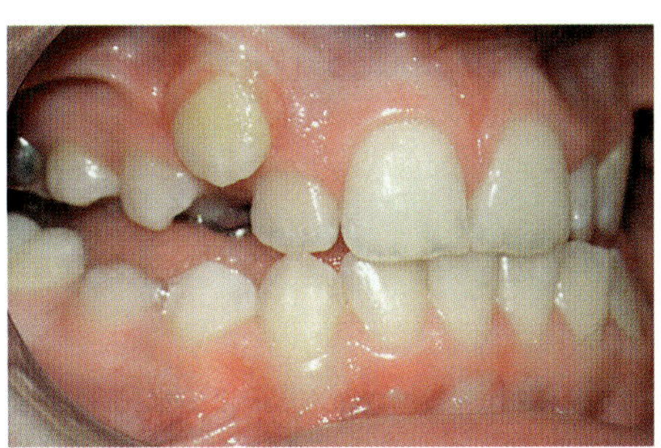

Abb. 8-23: Seitlicher Engstand und Eckzahn-Hoch- und -Außenstand

Jede Zahnlücke sollte möglichst schnell prothetisch oder implantologisch versorgt werden. Wenn nicht, kann die Stabilität des Zahnbogens und der Okklusion empfindlich gestört werden. Es kommt nicht nur zur oben beschriebenen Elongation des antagonistischen Zahns, sondern auch zur Kippung der Nachbarzähne in die Lücke hinein (Abbildung 8-24). Besonders häufig finden wir diese Situation bei nicht versorgten Extraktionslücken von Sechsjahrmolaren. Die zweiten Molaren kippen in diese Lücke und ihre distalen Höcker werden zu Gleithindernissen bei exkursiven Unterkieferbewegungen.

Die transversale Entwicklung der Zahnbögen im Ober- und im Unterkiefer können wir in ihrer Bedeutung für die muskuläre Balance im Kraniomandibulären System nicht hoch genug einschätzen. Ein schmaler Zahnbogen ist als „Arbeitsfläche" der Kaumuskulatur viel „wackeliger" als ein breiter, voll ausgeformter Zahnbogen

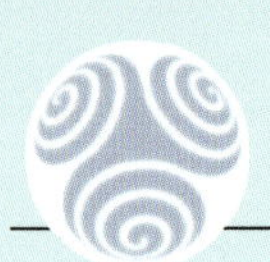

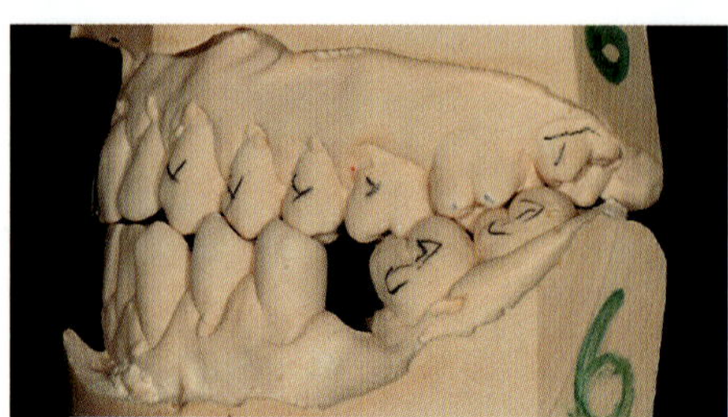

(Abbildung 8-25). Die Instabilität eines schmalen Zahnbogens belastet die Kiefergelenke im Sinne einer Torsion des Unterkiefers in der Frontalebene noch mehr als eine sagittale Verkürzung des Zahnbogens im Sinne einer Kompression der Kiefergelenke.

Der Grund für transversale Unterentwicklungen ist eine Dysbalance der Weichteile: Der Zahnbogen entwickelt sich im muskulären Gleichgewicht zwischen Zungenfunktion und Wangen- bzw. Lippenfunktion. Beim viszeralen Schlucken (siehe weiter unten) zum Beispiel bleibt die Zunge in einer kaudalen Lage und übt keinen formenden Druck auf den Gaumen und den oberen Zahnbogen aus. Es kommt zum sogenannten Schmalkiefer.

Wir sehen in der transversalen Unterentwicklung der Zahnbögen den wichtigsten strukturellen Befund bei Kraniomandibulären Dysfunktionen. Immer häufiger beginnen wir die zahnärztliche Behandlung mit der transversalen Entwicklung der Zahnbögen. Wir orientieren uns dabei an den von *Hockel* [12] angegebenen Richtwerten (siehe Kapitel 9).

Traditionellerweise wird in der Kieferorthopädie (vor allem in der angloamerikanischen Orthodontie) die transversale Entwicklung der Kiefer als sehr rezidivgefährdet und damit ablehnend beurteilt [13]. Moderne festsitzende Behandlungs-

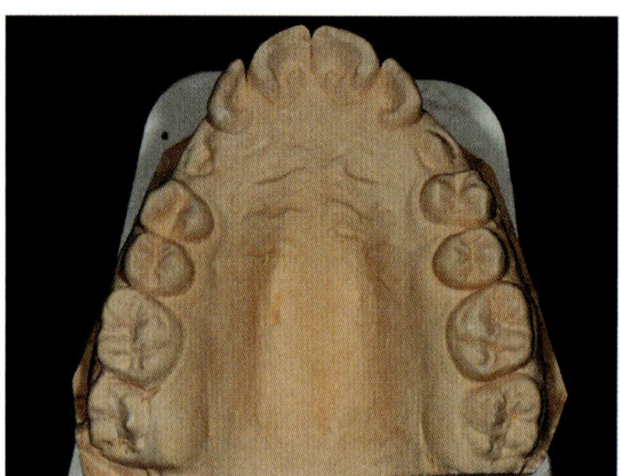

Muskuläre Dysbalance als Grund für die transversale Unterentwicklung der Zahnbögen!

Die transversale Nachentwicklung der Zahnbögen ist oft die wichtigste Behandlungsaufgabe!

Die stabile transversale Nachentwicklung der Zahnbögen ist möglich!

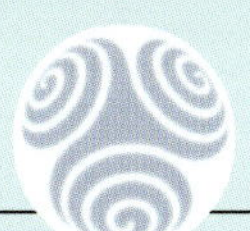

systeme sind jedoch selbstligierend und arbeiten mit geringer Friktion zwischen Bracket und Draht sowie mit niedrigen Kräften hochelastischer Drähte. Sie reaktivieren funktionelle Kräfte und führen zu einer stabilen transversalen und sagittalen Entwicklung der Zahnbögen (Abbildung 8-26).

Abb. 8-26: Transversale Entwicklung durch orthodontische Behandlung

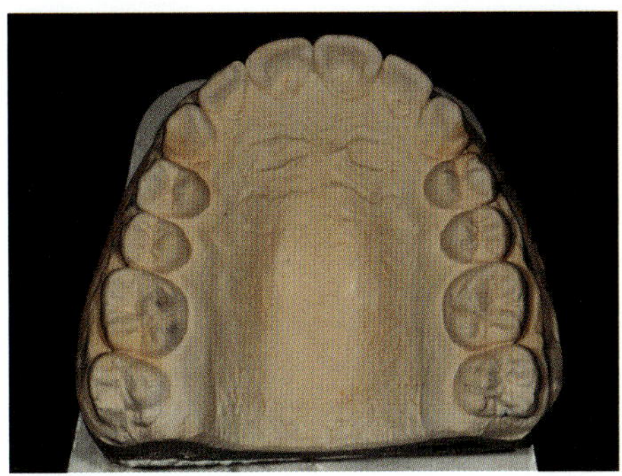

In der klinischen Befunderhebung suchen wir erste Hinweise auf eine transversale Unterentwicklung. Teil der Instrumentellen Funktions- und Strukturanalyse ist die Modellanalyse. Wir werden dabei auch die transversale Entwicklung der Zahnbögen genau vermessen (siehe Kapitel 9).

Eine Folge der transversalen Unterentwicklung der Zahnbögen ist häufig ein Engstand der Frontzähne (Abbildung 8-27). Dabei ist der Zahnbogen zwischen den ersten Prämolaren kleiner als die Summe der Zahnbreiten der beiden Eckzähne und der vier Schneidezähne. Zum frontalen Engstand kann es auch natürlicherweise kommen: Die Seitenzähne haben eine natürliche Vorwanderungstendenz und engen im Laufe eines Lebens den Platz für die Frontzähne ein. In der Unterkieferfront entsteht bei vielen Patienten der so genannte tertiäre Engstand: Im Laufe des Leben kommt es bei diesen Menschen durch knöcherne Umbauvorgänge im

Engstand der Frontzähne

Abb. 8-27: Frontaler Engstand

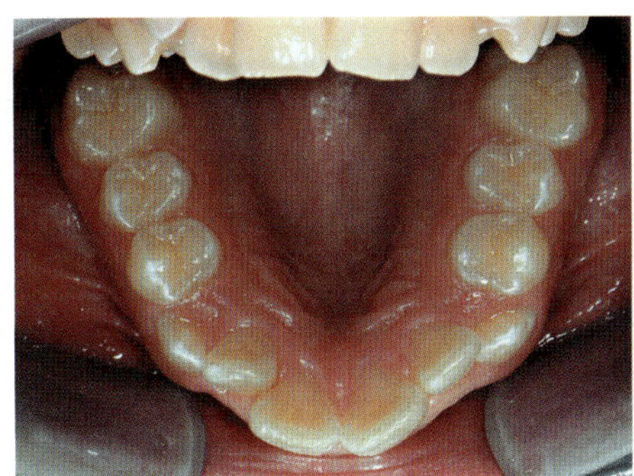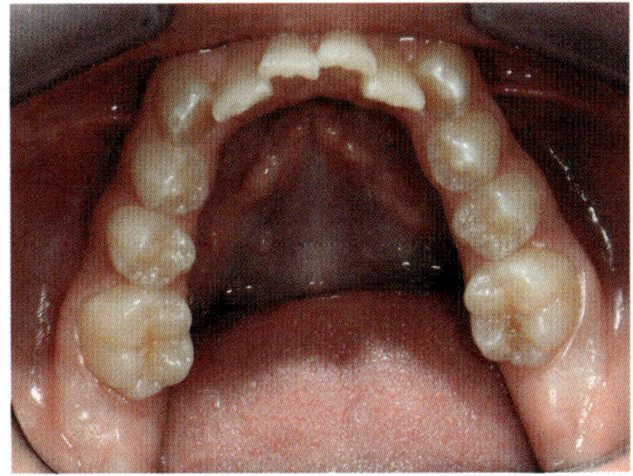

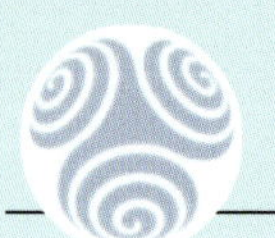

Bereich des Kinns dazu, dass sich die Funktion des M. mentalis auf die Stellung der Unterkieferfront verengend auswirkt. Einen „natürlichen" Engstand müssen wir vom „pathologischen" Engstand unterscheiden. Als pathologisch ist der Engstand zu bezeichnen, wenn die Front-Eckzahn-Führung gestört ist. Dies ist eine wichtige Kraniomandibuläre Dysfunktion.

Zahnrotation

Bei der Zahnrotation ist ein Zahn in seiner Längsachse rotiert (Abbildung 8-28). Dadurch entstehen störende okklusale Kontakte zu seinen Antagonisten. Außerdem ist die Stabilität der Zahnreihe gefährdet.

Abb. 8-28: Zahnrotation

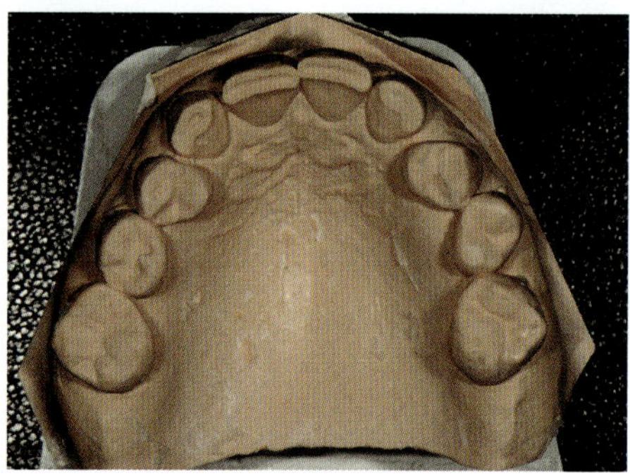

Mittellinienverschiebung

dentoalveoläre Mittellinienverschiebung

Bei einer Mittellinienverschiebung stimmt die Mitte des Oberkieferzahnbogens nicht mit der Mittellinie des Unterkieferzahnbogens überein (Abbildung 8-29). Bei der dentoalveolären Mittellinienverschiebung ist der Grund dafür eine Wanderung von Zähnen. Zum Beispiel, weil eine Zahnlücke nicht prothetisch versorgt wurde und die Nachbarzähne in diese Lücke gewandert sind. Die „Schuld" für eine dentoalveoläre Mittellinienverschiebung kann also im Oberkiefer oder im Unterkiefer liegen.

skelettale Mittellinienverschiebung

Wenn die Zahnbögen symmetrisch ausgeformt sind, handelt es sich um eine skelettale Mittellinienverschiebung. Bei der skelettalen Mittellinienverschiebung ist

Abb. 8-29: Mittellinienverschiebung

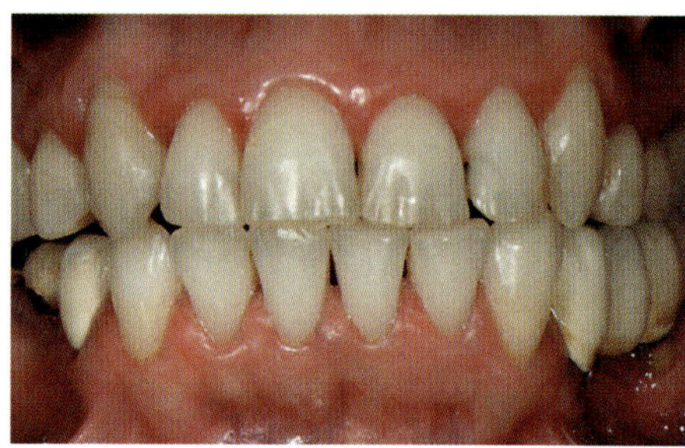

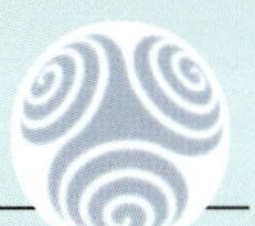

die transversale Beziehung der Kiefer zu den Gesichtsknochen und/oder zueinander verschoben. Sie kann durch die kephalometrische Auswertung einer frontalen Fernröntgenaufnahme vertiefend diagnostiziert werden (Abbildung 8-30).

Abb. 8-30: Skelettale Mittellinienverschiebung in der Durchzeichnung einer Fernröntgenfrontalaufnahme

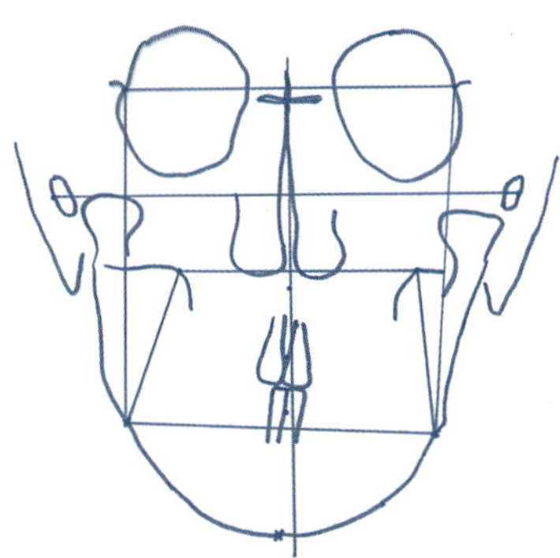

Die Non-Okklusion ist eine okklusale Störung der Seitenzähne: Ein oder mehrere Zähne stehen bukkal oder oral der eigenen Zahnreihe und haben keinen okklusalen Kontakt zu ihren Antagonisten in der habituellen Interkuspidation (Abbildung 8-31). In den exkursiven Bewegungen aber stellen sie meist sehr störende Gleithindernisse dar.

Non-Okklusion

Abb. 8-31: Non-Okklusion

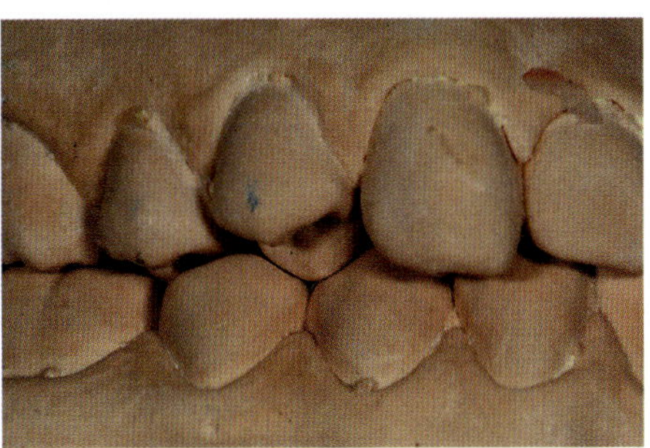

Normalerweise „beißen" die bukkalen Höcker der oberen Seitenzähne über die bukkalen Höcker der unteren Seitenzähne. Wenn dies umgekehrt ist, haben wir es mit einem seitlichen Kreuzbiss zu tun (Abbildung 8-32). Es können einzelne Zähne, aber auch eine ganze Seitenzahnreihe betroffen sein. Auch hier entstehen Gleithindernisse bei den exkursiven Bewegungen des Unterkiefers.

Seitlicher Kreuzbiss

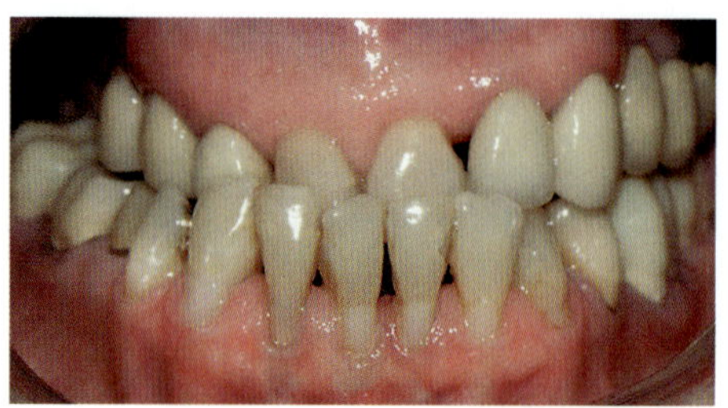

okklusale
Probleme

Zahnfehlstellungen und fehlerhafte Zahnbogenbeziehungen führen bei kranio-mandibulärer Funktion zu fehlerhaften statischen und dynamischen Zahnkontakten. In der Klinischen Form- und Funktionsanalyse können wir die Zahnbogenbeziehung nur in der habituellen Okklusion beurteilen. In der Instrumentellen Form- und Funktionsanalyse (siehe Kapitel 9) registrieren wir die räumliche Lage des Unterkiefers nach systemischer Vorbehandlung des Fasziensystems und bringen dementsprechend Gipsmodelle in einen Artikulator. Erst dann können wir die statische und dynamische Okklusion definitiv beurteilen.

fehlende Front-Eckzahn-Führung

Eine funktionierende Front-Eckzahn-Führung sorgt dafür, dass bei exkursiven Unterkieferbewegungen keine latero- oder mediotrusiven Fehlkontakte der Seitenzähne auftreten (Abbildung 8-33). Beide Formen von Fehlkontakten ermöglichen übermäßigen exzentrischen Bruxismus mit den bereits dargestellten Folgen.

intermaxilläre Beziehung der Eckzähne und der ersten Molaren

Distalokklusion
Mesialokklusion

Als nächstes prüfen wir die intermaxilläre Beziehung der Eckzähne und/oder Molaren zueinander. Bei der Neutralokklusion stehen die Unterkieferzähne in der sagittalen Ebene eine halbe Prämolarenbreite vor den Oberkieferzähnen. Bei der Distal- und Mesialokklusion dagegen sind sie nach distal bzw. mesial versetzt (Abbildung 8-34). Dabei können leicht störende exkursive Kontakte auftreten. Vertiefende kephalometrische Analysen sind notwendig, um zwischen dentoalveolärer und skelettaler Ursache für Distal- bzw. Mesialokklusion zu unterscheiden.

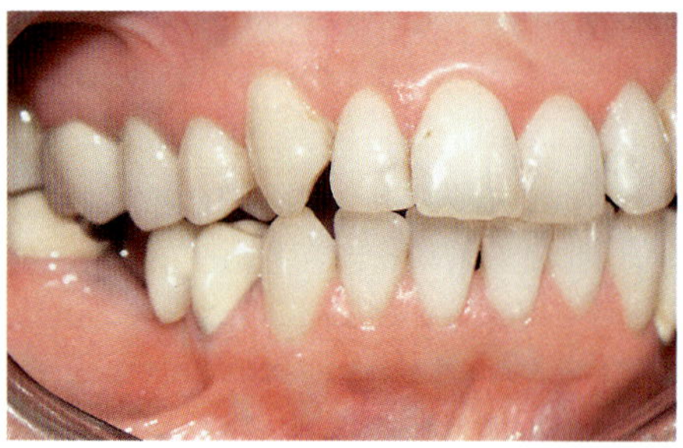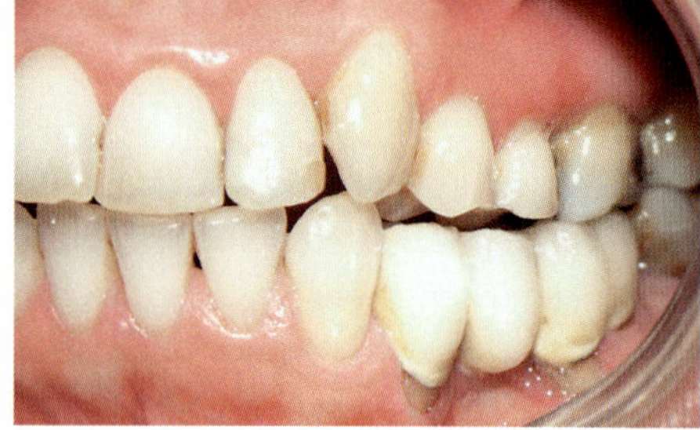

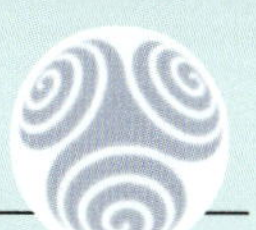

Abb. 8-34: Neutral-, Distal- und Mesialokklusion

Neutralokklusion

Mesialokklusion

Distalokklusion Klasse II/1

Distalokklusion Klasse II/2

Zentrische Vorkontakte entstehen, wenn die Unterkieferposition in der habituellen Interkuspidation nicht mit der zentrischen Unterkieferposition übereinstimmt. In der traditionellen Gnathologie wird die zentrische Unterkieferposition als eine stabile und reproduzierbare Position angesehen. Das ist sie keineswegs: Das Kraniomandibuläre System ist Teil des Fasziensystems. Die Position des Unterkiefers ist damit von der Spannung im Fasziensystem abhängig. Diese Spannung verändert sich ständig in Abhängigkeit von verschiedenen Körperstellungen und muskulären Aktivitäten. Die Muskulatur im Kraniomandibulären System kann sich normalerweise leicht an diese ständigen Veränderungen anpassen.

Wir suchen jedoch nach Positionen des Unterkiefers, die stark von der habituellen Interkuspidation bzw. Relation abweichen. Dies ist aus unserer Sicht nur nach systemischer Vorbehandlung des Fasziensystems und unmittelbarer instrumenteller Registrierung der Unterkieferposition möglich (siehe Kapitel 9). Nur ausgeprägte protrusive und/oder laterotrusive Zwangsbissführungen können wir klinisch auffinden (Abbildung 8-35).

Zentrische Vorkontakte

Zwangsbissführungen

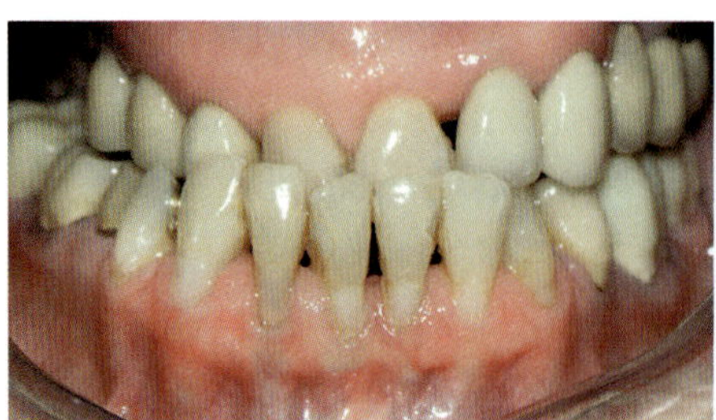 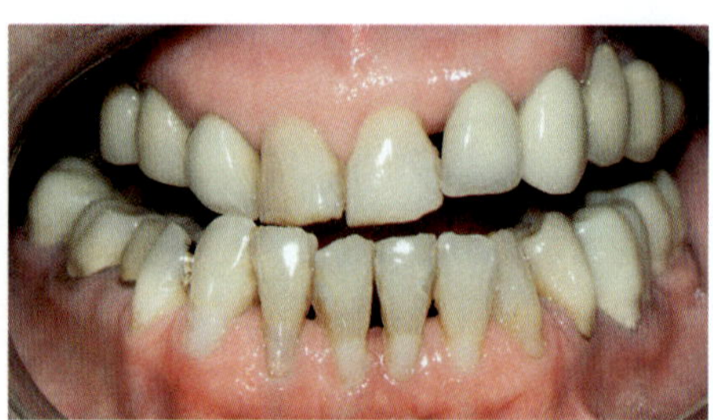

Zusammenfassung

In der Klinischen Form- und Funktionsanalyse erheben wir Form- und Funktionsstörungen des Kraniomandibulären Systems durch Inspektion, Auskultation und Palpation. Wir suchen nach

- Schädel- und Gesichtsasymmetrien
- Bewegungsstörungen und Gelenkgeräuschen der Kiefergelenke beim Öffnen und Schließen
- druckschmerzhaften Kontrakturen in M. masseter, temporalis, sternocleidomastoideus und trapezius beidseits
- dysgnather Krafteinleitung
- Formveränderungen und Dysfunktionen der Lippen und Störungen der Atemfunktion
- Formveränderungen und Dysfunktionen der Zunge
- Hinweisen auf Bruxismus, vor allem Schliff-Facetten und Zahneindrücken in Zunge und Wange
- vertikalen, sagittalen und transversalen Zahnfehlstellungen, Zahnzahl- und Zahnformanomalien
- Störungen der Zahnbogenform
- Störungen der intermaxillären Zahnbogenbeziehungen

Die erhobenen Befunde werden in die Problemliste übertragen. Eine Instrumentelle Form- und Funktionsanalyse wird ausgelöst

- bei Hinweisen auf eine dysgnathe Krafteinleitung,
- bei Hinweisen auf Okklusionsstörungen,
- bei Hinweisen auf eine Fehllage des Unterkiefers und
- wenn eine Aufbiss-Schienentherapie geplant ist.

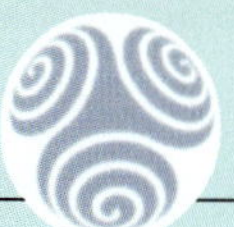

[1] Ahlers MO, Jakstat HA. Klinische Funktionsanalyse. Interdisziplinäres Vorgehen mit optimierten Befundbögen. 2. Auflage. Hamburg 2001

[2] Krogh-Poulsen W: Die Bewegungsanalyse. Deutsche Zahnärztliche Zeitschrift 1971;21:142

[3] Bumann A, Groot Landeweer GG: Die „Manuelle Funktionsanalyse". Erweiterte Untersuchung. Phillip J
1992; 5: 207-224

[4] Groot Landeweer GG, Bumann A: Die „Manuelle Funktionsanalyse". Basisuntersuchung. Phillip 1992; 4:
137-142

[5] Bumann A, Lotzmann U. Funktionsdiagnostik und Therapieprinzipien. Farbatlanten der Zahnmedizin
Band 12. Stuttgart 2000

[6] Zenz M, Jurna I. Lehrbuch der Schmerztherapie. Stuttgart 2001

[7] Schwarz AM: Lehrgang der Gebissregulierung. München 1961

[8] Türp J, Schindler HJ. Myoarthropathien des Kausystems: II – Welche Symptome sind behandlungsbedürftig? ZAHN PRAX 8, 3, 78-81 (2005)

[9] Travell JG, Simons DG. Muskel-Triggerpunkte und ihre Schmerzfelder 1/2. München 2000

[10] Kapandji IA. Funktionelle Anatomie der Gelenke. Schematisierte und kommentierte Zeichnungen zur
menschlichen Biomechanik. Band 3 Rumpf und Wirbelsäule. Stuttgart 1985

[11] Göz G. Zahnbewegung. In: Diedrich P (Hrsg). Kieferorthopädie II. Therapie. 4. Auflage, München 2000

[12] Hockel J (Hrsg.). Kieferorthopädie und Gnathologie. Berlin 1984

[13] Proffitt WR. Contemporary Orthodontics. 3rd Edition. St. Louis 2000

Literatur

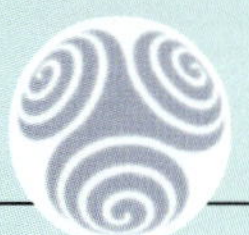

Instrumentelle Form- und Funktionsanalyse

Eine Instrumentelle Form- und Funktionsanalyse wird ausgelöst, wenn wir in der Klinischen Form- und Funktionsanalyse

* Hinweise auf eine dysgnathe Krafteinleitung,
* Hinweise auf Okklusionsstörungen und/oder
* Hinweise auf eine Fehllage des Unterkiefers finden und/oder
* wenn eine Aufbiss-Schienentherapie geplant ist.

Seit der Einführung der ersten gnathologischen Methoden vor ungefähr 100 Jahren ist eine Vielzahl instrumenteller Hilfsmittel und Prozesse zur Analyse der Kaufunktion entwickelt worden. Diese Entwicklungen setzen sich durch Einsatz von Computern und anderen modernen elektronischen Bauteilen bis in unsere Zeit fort. Man fokussiert dabei auf eine möglichst exakte Erfassung der Kiefergelenkfunktion und ihre Beziehung zur Okklusion. Auch die Kaumuskulatur kann heutzutage mit elektromyografischen Geräten und Methoden untersucht werden. Zu einer sicher erfolgreichen Vorgehensweise bei der Behandlung chronisch kranker Patienten mit Myofaszialen Schmerzen haben diese Entwicklungen allerdings nicht geführt. Denn die Komplexität eines nicht-linearen, sich selbst organisierenden Systems können wir nicht dadurch erfassen, dass wir immer mehr biomechanische Detailinformationen im betroffenen Teilsystem generieren. Trotzdem haben sich diese instrumentellen Methoden fest in der modernen Zahnmedizin etabliert. Wir stellen hier diejenigen Methoden vor, die sich in unserer Praxis bewährt haben. Sie führen zu Befunden und Ergebnissen, die für die Erstellung der Problemliste und damit für unsere Behandlungsplanung von Bedeutung sind. Mit der Instrumentellen Form- und Funktionsanalyse können wir die Ergebnisse der Klinischen Form- und Funktionsanalyse vertiefen. Darüber hinaus gewinnen wir zusätzliche Erkenntnisse.

<table>
<tr><td>Registrierungen</td><td>

Wir registrieren

- die räumliche Lage der Krafteinleitungsebene im Kranium mit einem Gesichtsbogen und
- die räumliche Lage des Unterkiefers in Relation zum Kranium mit einem zentrischen Registrat *nach systemischer Vorbehandlung*

und übertragen mit Hilfe dieser Registrierungen Gipsmodelle des Ober- und Unterkiefers in einen Artikulator.

</td></tr>
</table>

Im Artikulator beurteilen wir dann

- die Lage der Krafteinleitungsebene,
- intermaxillär die Zahnbogenbeziehung und
- intramaxillär die Zahnbogenform und die Zahnstellungen.

Voraussetzung für die Instrumentelle Form- und Funktionsanalyse sind exakte Abdrücke und die Herstellung von entsprechenden Superhartgipsmodellen.

Beim Anlegen eines Gesichtsbogens geht es um die Übertragung der räumlichen Lage des Oberkiefers auf einen Artikulator. Wir orientieren uns dabei an der Camper´schen Ebene. Zu dieser Ebene muss die Krafteinleitungsebene parallel sein (siehe Kapitel 1). Nur dann werden die Kräfte beim Kauen, Schlucken, Knirschen und Pressen orthognath in den Schädel eingeleitet und stören die kraniale Faszienbewegung nicht. Ein normaler arbiträrer Gesichtsbogen wird auf die Camper´sche Ebene eingestellt (Abbildung 9-1).

Abb. 9-1: Gesichtsbogen justiert auf die Camper´sche Ebene

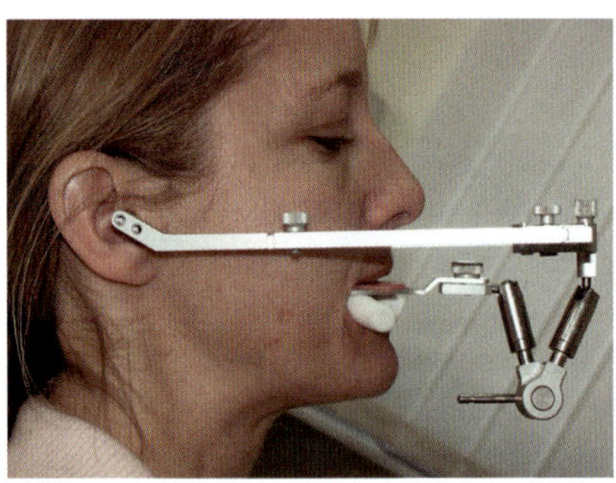

Bei der Auswahl des Artikulators ist Folgendes zu beachten: Der Abstand der Oberkieferzähne von der Camper´schen Ebene beträgt nur ungefähr zwei Zentimeter. Dies ist zu wenig für die Höhe eines normalen Gipsmodells. Deshalb brauchen wir einen Artikulator, bei dem das Oberteil erhöht ist und genügend Platz für das Oberkiefermodell und den Befestigungsgips bietet. Solche Artikulatormodelle gibt es in den meisten Artikulatorsystemen (Abbildung 9-2).

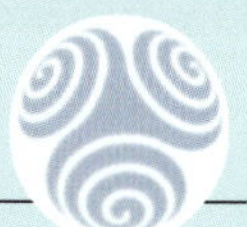

Abb. 9-2: Artikulatoren mit erhöhtem Oberteil im Vergleich zu Artikulatoren mit normaler Bauhöhe (hier: Artex-Artikulator-System und SAM-Artikulator-System)

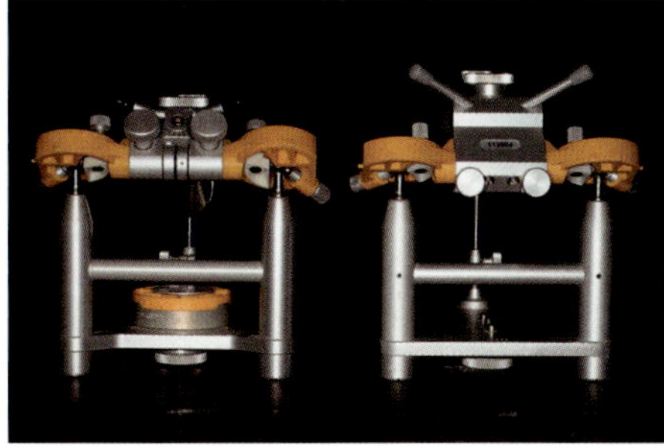

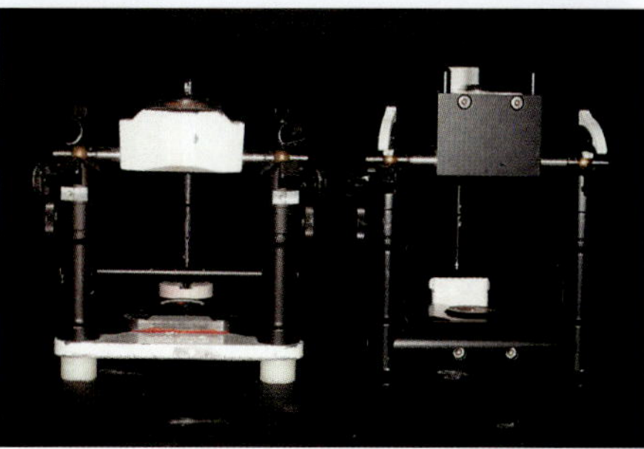

Nach der entsprechenden Übertragung auf den Artikulator ist das Oberteil des Artikulators parallel zur Camper'schen Ebene justiert und dient uns als Bezugsebene. Ein höhenverstellbarer Paralleltisch wird im Oberteil des Artikulators befestigt. Durch zwei rechte Winkel wird die Parallelität zum Oberteil des Artikulators und damit zur Camper'schen Ebene gewährleistet. Wir führen den Paralleltisch von kaudal bis zum ersten Kontakt mit einem Oberkieferzahn an das Modell heran. Nun können wir die Lage des Oberkieferzahnbogens in Bezug auf Parallelität zur Camper'schen Ebene beurteilen (Abbildung 9-3).

höhenverstellbarer Paralleltisch mit zwei rechten Winkeln

Abb. 9-3: Montiertes Oberkiefermodell und Paralleltisch im Artikulator. Durch zwei rechte Winkel ist der Paralleltisch parallel zum Oberteil des Artikulators und damit auch zur Camper'schen Ebene.

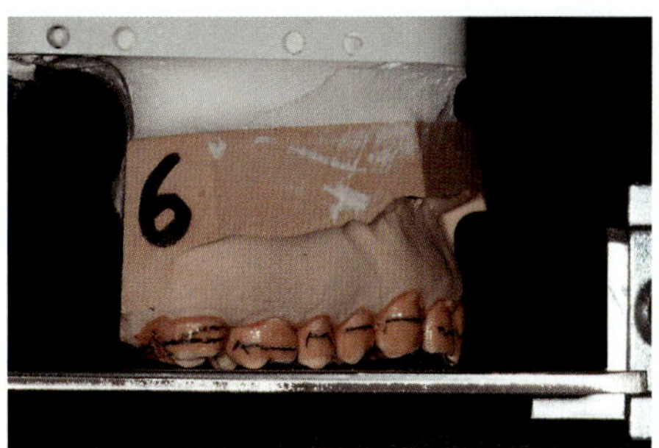

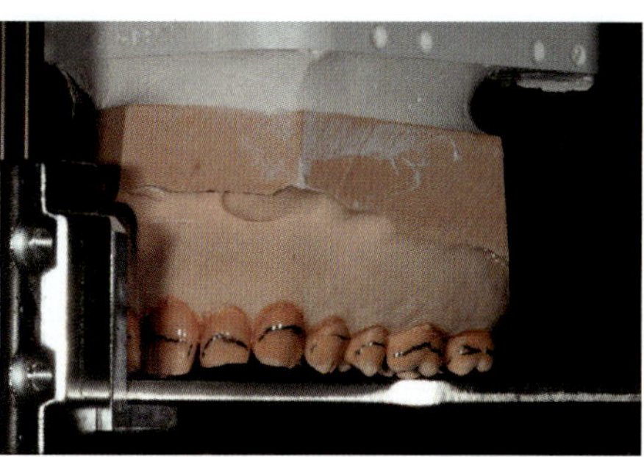

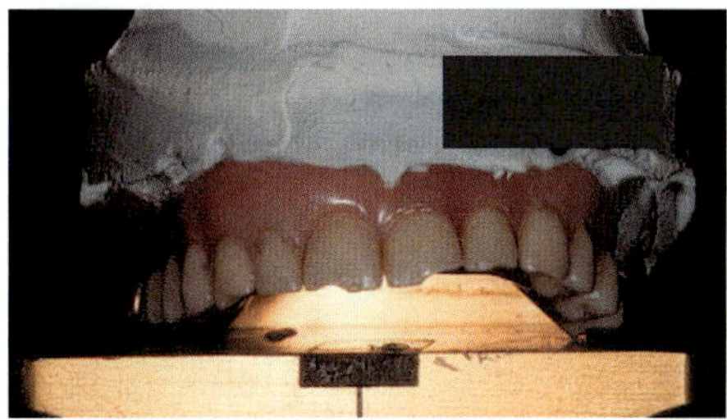

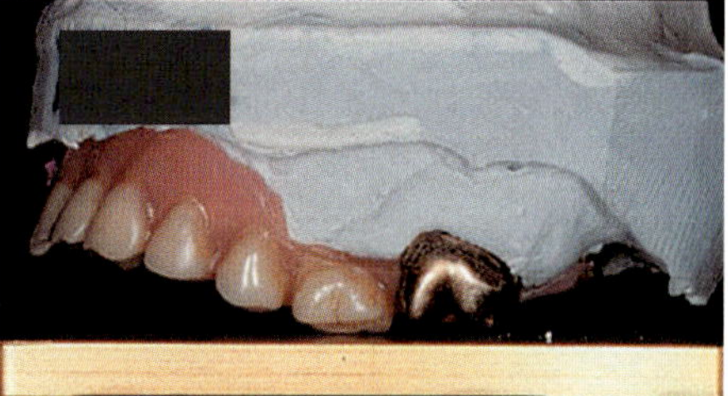

Abb. 9-4: Silikonregistrat der Diskrepanz zwischen Zahnreihe und Paralleltisch

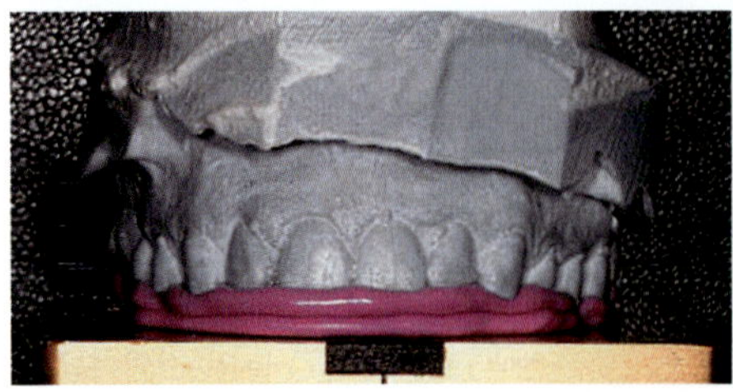
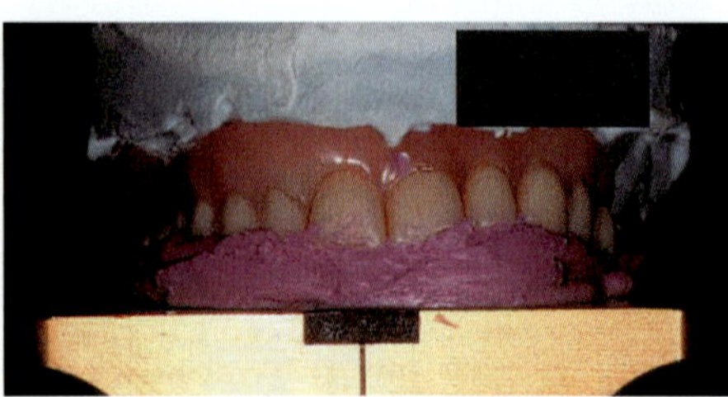

dysgnathe Krafteinleitungsebene

In dem abgebildeten Fall tritt der kaudalste Kontakt mit dem Paralleltisch im Molarenbereich auf. Die Krafteinleitungsebene ist in diesem Fall in Anteinklination. Das heißt: Sie „hängt" schräg nach vorne oben. Allerdings wissen wir noch nicht, ob der Grund dafür ein Kaudalstand der Molaren oder ein Kranialstand der Frontzähne ist. Dies müssen wir im nächsten Schritt abklären.

Herstellung eines Diskrepanzregistrats

ästhetische Überprüfung des Diskrepanzregistrats im Mund des Patienten

Dazu füllen wir den Raum zwischen der Zahnreihe und dem Paralleltisch mit Silikonmaterial auf (Abbildung 9-4). Mit diesem Diskrepanzregistrat gehen wir zurück in den Mund des Patienten. Dort prüfen wir die Lage der Registratebene im Abstand von der Camper'schen Ebene anhand eines ästhetischen Kriteriums: Der Abstand der Krafteinleitungsebene von der Camper'schen Ebene soll der Lippenlänge entsprechen. Aus ästhetischer Sicht sollen bei entspannter Lippe ein bis drei Millimeter der mittleren Frontzähne zu sehen sein. Gemäß dieser ästhetischen Regel prüfen wir das Diskrepanzregistrat (Abbildung 9-5). Im abgebildeten Fall ergibt die ästhetische Überprüfung, dass das Registrat genau den richtigen Abstand einer orthognathen Krafteinleitungsebene von der Camper'schen Ebene repräsentiert. Bei diesem Patienten stehen also die Molaren im richtigen Abstand von der Camper'schen Ebene und die Frontzähne zu weit kranial. Im umgekehrten Fall wäre das Registrat mehrere Millimeter zuviel sichtbar gewesen. Dann wäre ein Kaudalstand der Molaren für die Diskrepanz zwischen Krafteinleitungsebene und Camper'scher Ebene verantwortlich gewesen.

Abb. 9-5: Ästhetische Überprüfung des Registrats im Mund:
Die Lippenlänge bestimmt den Abstand der Krafteinleitungsebene
von der Camper'schen Ebene.

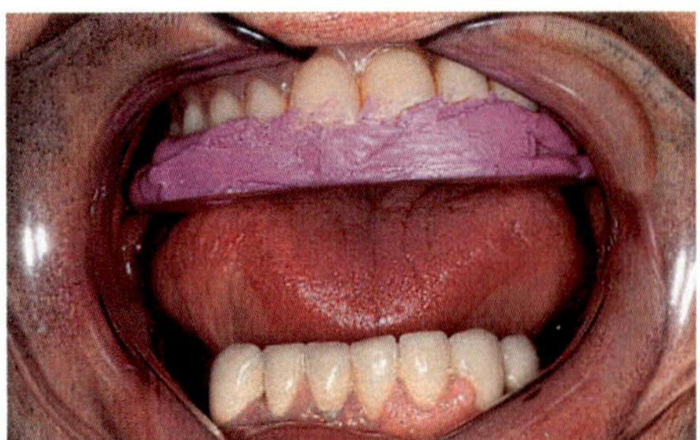
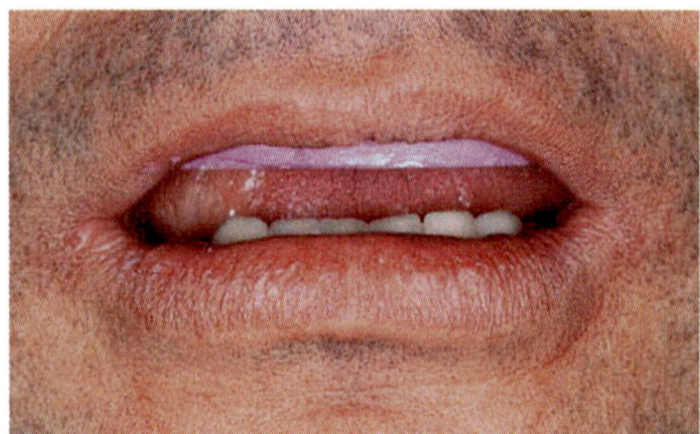

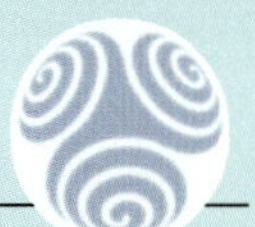

Im nächsten Schritt der instrumentellen Befunderhebung registrieren wir die räumliche Lage des Unterkiefers zum Oberkiefer. Aufgrund der intensiven neurophysiologischen Vernetzung des N. trigeminus und der komplexen anatomischen Einbindung des Kraniomandibulären Systems innerhalb des Fasziensystems ist die räumliche Lage des Unterkiefers sehr stark von Einflüssen von außerhalb des Kraniomandibulären Systems abhängig. Zur Bestimmung der orthognathen Unterkieferrelation müssen wir zuerst diese störenden Einflüsse auffinden und behandeln. Ohne systemische Vorbehandlung macht es keinen Sinn, die Unterkieferposition zu bestimmen. Geeignete Methoden zur systemischen Vorbehandlung sind die Mikroextensionstherapie (siehe Kapitel 17), Physiotherapie (siehe Kapitel 18), Osteopathie (siehe Kapitel 19) oder die Methoden der Traditionellen Chinesischen Medizin (siehe Kapitel 21).

Die räumliche Relation des Unterkiefers ist abhängig

- von der motorischen Steuerung des N. trigeminus und damit vom Tonus der Kaumuskulatur sowie

- von den mechanischen Spannungen im Fasziensystem.

Die orthognathe, systemisch vorbehandelte Unterkieferlage ist für die Kraniomandibuläre Funktion genauso wichtig wie die orthognathe Lage der Krafteinleitungsebene: Die Oberkieferzähne müssen in der orthognathen Krafteinleitungsebene stehen. Und: In der systemisch vorbehandelten Unterkieferposition müssen Ober- und Unterkieferzähne in der maximalen Interkuspidation bei regelgerechter Front-Eckzahnführung in allen drei Raumebenen zusammenpassen. Unter diesen Bedingungen können die okklusionsabhängigen Kraniomandibulären Funktionen störungsfrei ablaufen.

Eine praktische Voraussetzung muss dabei unbedingt gegeben sein: Die systemische Vorbehandlung und die Registrierung der Unterkieferposition müssen zeitlich nah beieinander liegen. Der Grund dafür: Der Patient schluckt alle ein bis zwei Minuten und nimmt dabei seine „alte" maximale Interkuspidation wieder ein. Dieser störende propriozeptive Input und die dabei auftretende Verspannung der Muskulatur können innerhalb kurzer Zeit die systemischen Therapieerfolge wieder zunichte machen. Zum Beispiel: Der Patient wird bei einem Osteopathen behandelt. Die Faszienspannung und Bewegungseinschränkungen sind behoben. Jetzt wirken keine Spannungen auf den Unterkiefer. Er nimmt automatisch eine optimale räumliche Lage zum Oberkiefer ein. Dann macht sich der Patient auf den Weg. Er setzt sich ins Auto und fährt ein halbe Stunde zu seinem Zahnarzt. Er schluckt alle ein bis zwei Minuten. Er presst die Zähne aufeinander, weil viel Verkehr herrscht und er sich konzentrieren muss oder in Stress gerät. Er findet nicht gleich einen Parkplatz. Wieder Stress. Er muss beim Zahnarzt warten. Wieder Stress. Der Patient hat in der Zwischenzeit so oft und intensiv seine „alte" maximale Interkuspidation eingenommen, dass die meisten positiven Wirkungen der osteopathischen

Vorbehandlung wieder zunichte gemacht worden sind. Also: Die systemische Vorbehandlung (vor allem die Behandlung des Fasziensystems) und die Registrierung der Unterkieferrelation müssen in zeitlich kurzem Abstand zueinander erfolgen. Ist dies aus bestimmten Gründen nicht möglich, so muss durch einen Aufbissbehelf verhindert werden, dass der Patient zwischen Vorbehandlung und Unterkieferregistrierung seine „alte" maximale Interkuspidationsposition wieder einnehmen kann.

Der vorbehandelte N. trigeminus ist die geeignete „Instanz" zur Bestimmung der orthognathen Unterkieferposition!

Die Registrierung der Unterkieferposition wird in der Praxis auch als Bissnahme bezeichnet. Im Laufe der letzten hundert Jahre wurden ungezählte Methoden dafür entwickelt bzw. angewendet. Bei vielen dieser Methoden führt der Zahnarzt den Unterkiefer des Patienten in die „richtige" Position. Diese „Fremdmanipulation" erfordert viel Erfahrung. Wir lehnen diese Methoden der Bissnahme ab. Denn aus unserer Sicht ist die kompetenteste „Institution" für die orthognathe Positionierung des Unterkiefers der N. trigeminus. Und zwar der systemisch vorbehandelte und entlastete N. trigeminus bei optimalen Spannungsverhältnissen im Fasziensystem. Ein solcher N. trigeminus steuert die Kaumuskulatur regulär und führt uns zur orthognathen Unterkieferposition. Somit wird die „Bissnahme" zur „Bissgabe":

„Bissgabe" statt „Bissnahme"!

Wir lassen uns die orthognathe Unterkieferposition von einem vorbehandelten, funktionierenden System zeigen. Wir müssen dann dafür sorgen, dass in dieser Unterkieferposition die Zähne regelgerecht okkludieren.

Das IPR-System

In unserer Praxis hat sich zur Registrierung der Unterkieferposition das IPR-System bewährt. Es wurde von *Vogel* [1] eingeführt und weiterentwickelt. IPR bedeutet: intraoral pressure-dependent registration. Es ist ein intraorales Stützstiftsystem. Der Stützstift ist an der Oberkieferschablone befestigt. In der Unterkieferschablone ist der Messtisch als elektronischer Kraftaufnehmer eingebaut. Über ein Kabel werden die Messdaten an einen Computer weitergeleitet und verarbeitet (Abbildung 9-6). Die relative Bewegung des Stützstifts auf dem Messtisch wird auf dem Computerbildschirm vergrößert aufgezeichnet. Dabei werden nur Messwerte dargestellt, bei denen die ausgeübte Adduktorenkraft zwischen 10 und 30 N liegt. Dieser Kraftbereich entspricht den Kräften, die beim Kauen auftreten. *Vogel* [1] geht davon aus, dass sich in diesem Kraftbereich die Kondylen optimal in der Fossa zentrieren.

Abb. 9-6: Stützstift und Messtisch des IPR-Systems

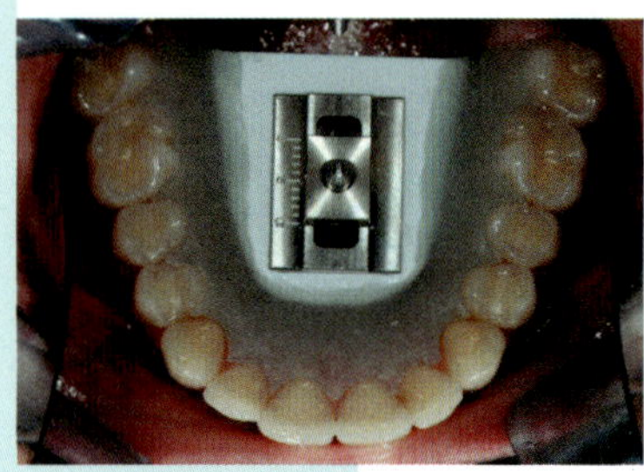
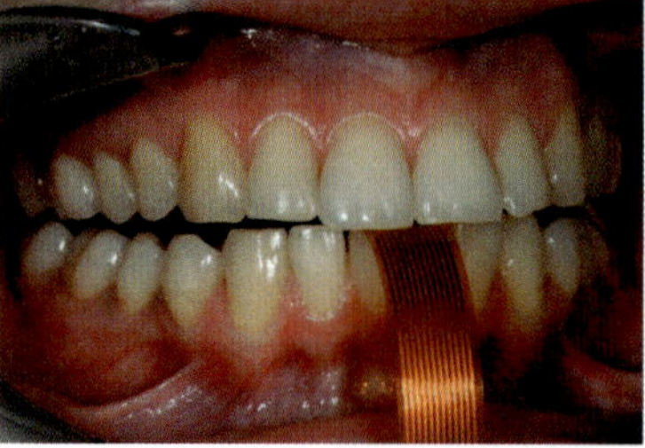
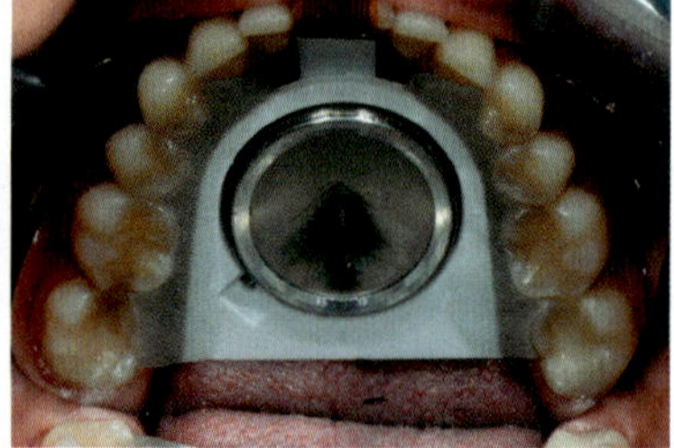

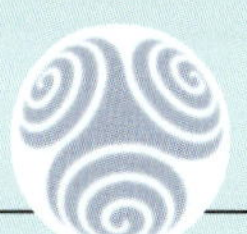

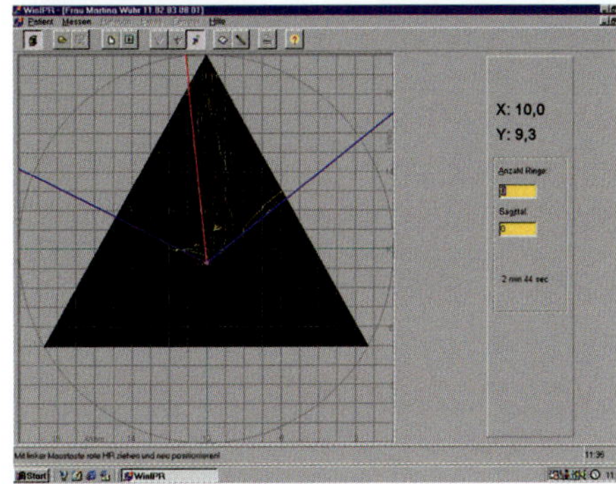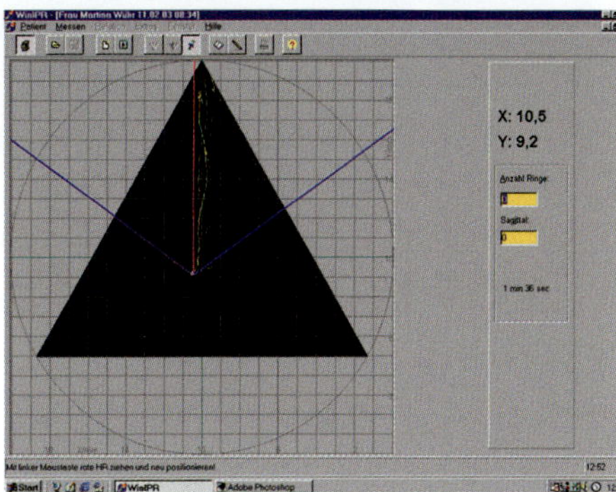

Abb. 9-7: Pfeilwinkelregistrate einer Patientin:
links vor und rechts nach der systemischen Behandlung

Die ausgeübte Kraft wird auf dem Bildschirm von einem „Balken" angezeigt. Daran kann sich der Patient bei der Registrierung orientieren.

Das Ergebnis der Registrierung ist ein Pfeilwinkel (Abbildung 9-7). Er gibt die muskulär geführten Grenzbewegungen des Unterkiefers wieder. Auf und innerhalb dieses Pfeilwinkels können wir jeden beliebigen Punkt markieren und damit die Unterkieferposition festlegen. Die Koordinaten dieses Punktes gibt uns der Computer auf dem Bildschirm aus. Im Mund verschlüsseln wir genau diese Unterkieferposition durch ein Silikonregistrat. Mit diesem Silikonschlüssel übertragen wir die registrierte Position auf die Modelle im Artikulator.

Die Bewegungsspuren der IPR-Registrierung repräsentieren die Unterkieferbewegungen. Wir können sie qualitativ bewerten: Die rechte Registrierung in Abbildung 9-7 zeigt eine leichte Abweichung nach links und einen breiten Bereich von Pro- und Retrusionsspuren. Unmittelbar nach systemischer Vorbehandlung ist der Pfeilwinkel gerade. Die Pro- und Retrusionsspuren überlappen sich nahezu. Die Pfeilwinkelspitze hat sich in ihrer Lage verändert (siehe Koordinaten).

Mittlerweile hat *Vogel* [2] ein weiteres System entwickelt und unter dem Namen DIR (**d**ynamics and **i**ntraoral **r**egistration, www.dir-system.de) auf den Markt gebracht. Aber auch andere Registrierverfahren sind zur Registrierung der Unterkieferposition geeignet. Wichtig ist die systemische Vorbehandlung. Alternativ zum IPR-System führen wir in unserer Praxis ein sogenanntes Jig-Registrat durch (Abbildung 9-8): Dabei wird mit einem thermoplastischen Material ein „Aufbisstisch" (englisch: Jig) an den Oberkieferfrontzähnen hergestellt. Er verhindert den Zahnkontakt um ungefähr 2-3 mm. Die Registierung wird im Stehen und natürlich nach systemischer Vorbehandlung durchgeführt. Die Patientin wird angewiesen, ihre Zähne auf den Backenzähnen zu schließen bis sie vorne am Jig Kontakt hat. Dann soll sie kleine Öffnungs- und Schließbewegungen („Zähneklappern") durchführen. Dabei können wir sehen und mit einem Finger am Kinn spüren, ob sich

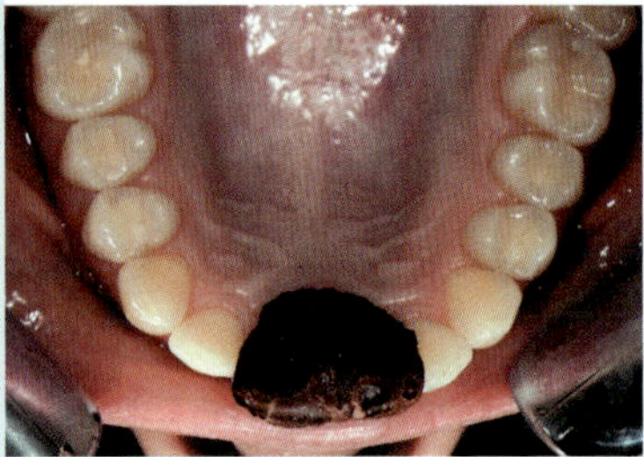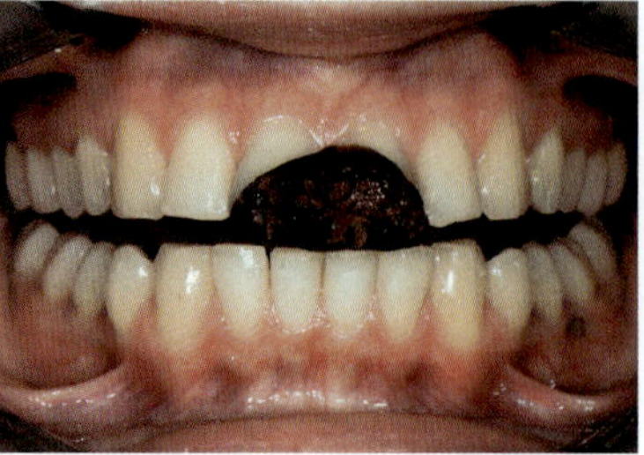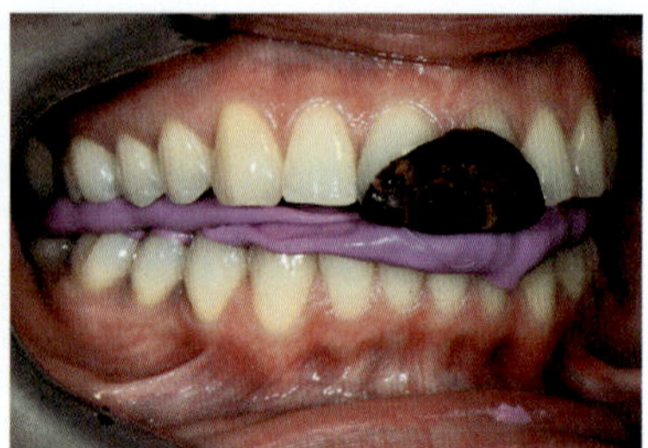

der Unterkiefer in einer eindeutigen und zentrierten Position befindet. Auch diese Unterkieferpostion verschlüsseln wir durch ein Silikonregistrat.

räumliche Lage des Unterkiefers nach systemischer Vorbehandlung

Das Ergebnis der Registrierung der Unterkieferposition nach systemischer Vorbehandlung ist immer eine Abweichung von der habituellen Okklusion (Abbildung 9-9). In der Regel beträgt diese Abweichung beim Vollbezahnten 2-4 mm. Im Einzelfall auch mehr. Das bedeutet: Durch die systemische Vorbehandlung ist die räumliche Lage des Unterkiefers entspannter als zuvor. Der Patient muss Muskeln und Faszien verspannen, um seine maximale Interkuspidationsposition wieder einzunehmen. Um die Entspannung aufrecht zu erhalten, müssen wir deshalb mit einer Aufbiss-Schiene die vorbehandelte Unterkieferposition stabilisieren. Wir führen damit keine Schienentherapie im herkömmlichen Sinn durch, sondern eine Stabilisierung der systemischen Vorbehandlung durch die Schiene. Wir nennen diese Schiene deshalb Stabilisierungsschiene. Der Patient muss sie permanent tragen – auch beim Essen (siehe Kapitel 13).

Stabilisierungsschiene

Kieferorthopädie

Wenn der Patient durch die Stabilisierungsschiene eine Linderung seiner Beschwerden erfährt, stehen wir vor der Aufgabe, die entspannte Unterkieferposition von einer habituellen Okklusion (ohne die Schiene) abstützen zu lassen. Bei großer Diskrepanz zwischen ursprünglicher und neuer (beschwerdefreier) habitueller Okklusion brauchen wir bei voll bezahnten Patienten eine kieferorthopädische Behandlung. Bei geringer Diskrepanz und Patienten mit Teil- oder Vollprothesen ist die Umstellung auch durch restaurative und prothetische Maßnahmen möglich (siehe Kapitel 13).

restaurative Maßnahmen Prothetik

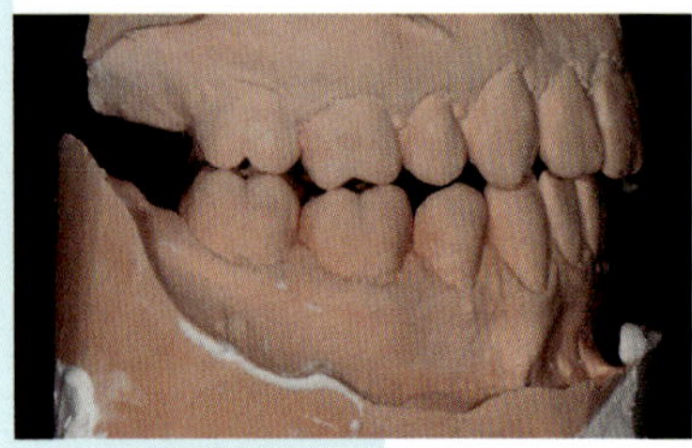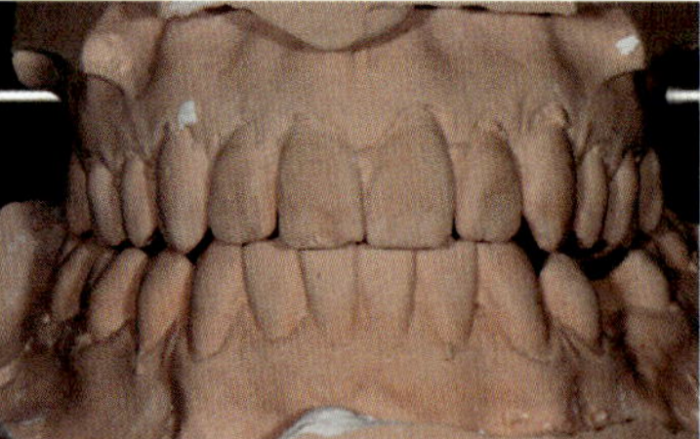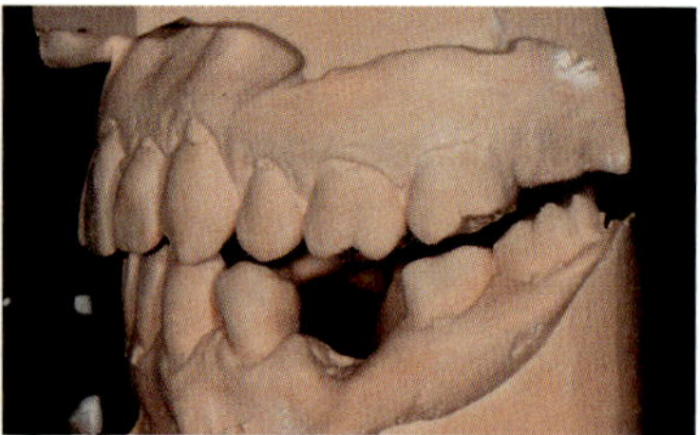

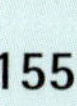
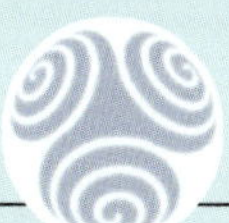

Abb. 9-10: Montierte Modelle zur Modellanalyse

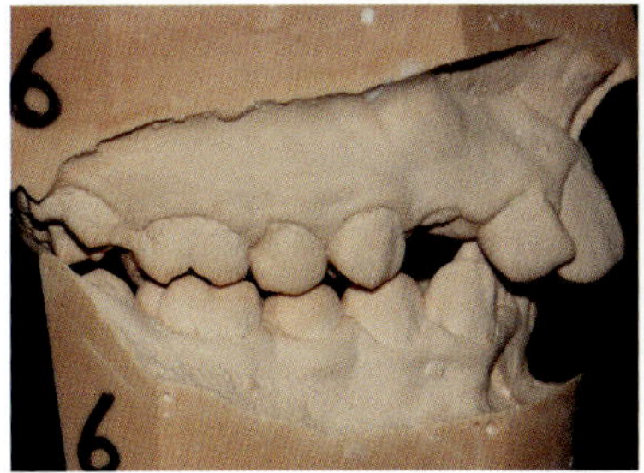
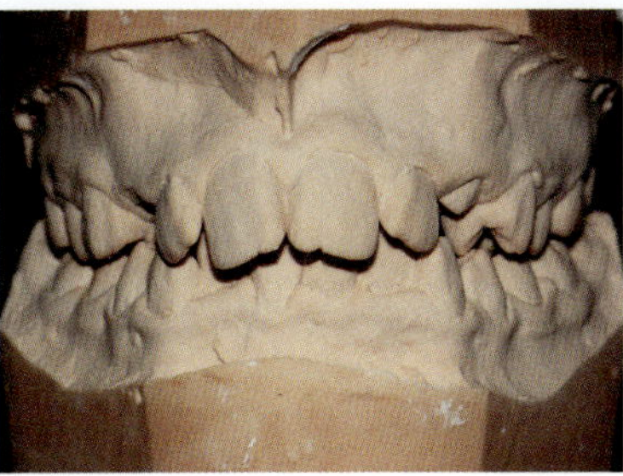
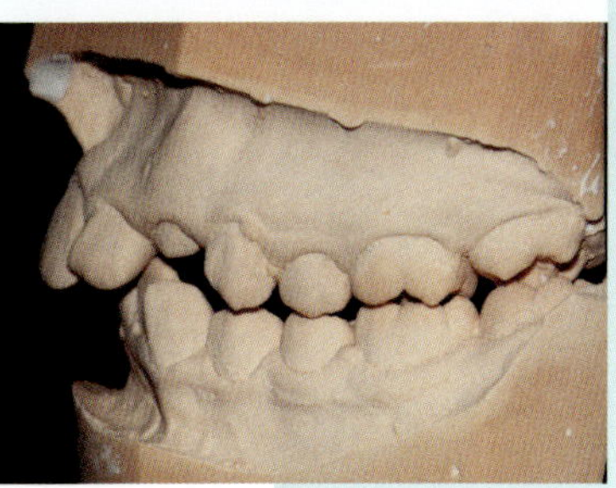
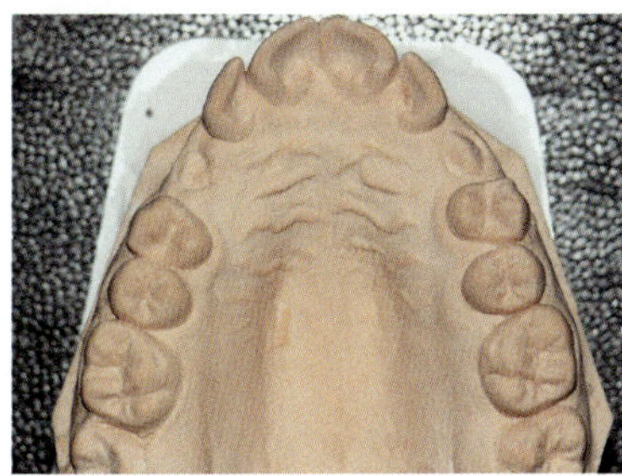
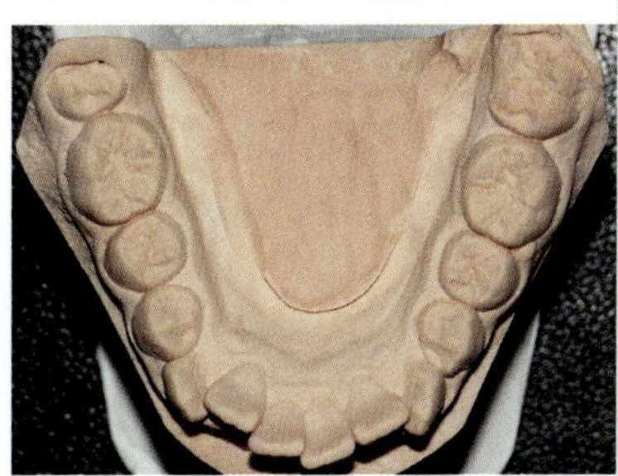

Im letzten Schritt der Instrumentellen Form- und Funktionsanalyse führen wir eine Modellanalyse durch (Abbildung 9-10): Anhand der montierten Modelle beurteilen wir in allen drei Raumrichtungen (sagittal, transversal, vertikal)

Modellanalyse

- die intramaxilläre und intramandibuläre Zahnstellung in Ergänzung und Vertiefung zu den Ergebnissen der Klinischen Form- und Funktionsanalyse sowie
- die intermaxilläre und okklusale Beziehung der Zahnbögen zueinander nach systemischer Vorbehandlung. Das ist nur im Artikulator möglich.

Die möglichen intra- und intermaxillären Befunde in allen drei Raumrichtungen sind in Tabelle 9-1 aufgelistet.

intra- und intermaxilläre Befunde

Die Beurteilung der transversalen Entwicklung der Zahnbögen erfolgt anhand des Gnathologischen Index nach *Hockel* [3]. Dazu werden zunächst die Breiten der oberen mittleren und seitlichen Schneidezähne gemessen und addiert. Die Summenbreite dieser vier Zähne ist der Bezugswert in der ersten Spalte der Tabelle 9-2. Daran orientieren sich die anderen Messwerte in der entsprechenden Zeile. Die angegebenen Normwerte dienen uns nur zur Feststellung von Abweichungen, nicht als Behandlungsziele.

transversale Zahnbogenbreite

Tab. 9-1: Beurteilung der Modelle in allen drei Raumrichtungen

	sagittal	transversal	vertikal
Oberkiefer	Platzmangel frontaler Steilstand frontaler Labialstand Mesialkippung Distalkippung Zahnlücken im Seitenzahnbereich	Diastema frontaler Engstand Bukkalkippung Palatinalkippung Drehstand	Tiefstand Hochstand Elongation Intrusion
Unterkiefer	Platzmangel frontaler Steilstand frontaler Labialstand Mesialkippung Distalkippung Zahnlücken im Seitenzahnbereich	frontale Lücken frontaler Engstand Bukkalkippung Palatinalkippung Drehstand	Tiefstand Hochstand Elongation Intrusion
Okklusion	Überbiss: mm Molarenokklusion - neutral, mesial, distal Eckzahnokklusion - neutral, mesial, distal Zwangsbiss frontaler Kopfbiss umgekehrter Überbiss	seitlicher Kreuzbiss seitlicher Kopfbiss Non-Okklusion Mittellinienverschiebung Fronteckzahnführung exzentrisches Gleithindernis Schliff-Facetten	Überbiss: mm offener Biss - frontal - seitlich tiefer Biss traumatischer Einbiss zentrischer Vorkontakt

Tab. 9-2: Gnathologischer Index nach Hockel [3]

Gnathologischer Index nach Hockel

	Zentrale Grübchen	buccale Höckerspitzen	Distale Grübchen	Distale Grübchen	Höckerspitzen	Höckerspitzen
OK Front	OK 1. Molar	UK 1. Molar	OK 1. Prämolar	UK 1. Prämolar	OK Eckzahn	UK Eckzahn
25	39	38	31	26	28	22,7
25,5	39,8	38,8	32	27	29	23,5
26	40,9	39,9	32,5	27,5	29,5	23,8
26,5	41,5	40,5	33	28	30	24,2
27	42,5	41,5	33,5	28,5	30,5	24,5
27,5	43	42	34	29	31	24,8
28	44	43	35	30	32	25,7
28,5	44,5	43,5	35,5	30,5	32,5	26
29	45,3	44,5	36	31	33	26,4
29,5	46	45	37	32	34	27,2
30	46,9	45,9	37,5	32,5	34,5	27,5
30,5	47,6	46,6	38	33	35	27,8
31	48,4	47,4	39	34	36	28,7
31,5	49,2	48,2	39,5	34,5	36,5	29
32	50	49	40	35	37	29,3
32,5	50,8	49,8	40,5	35,5	37,5	29,7
33	51,5	50,5	41	36	38	30
33,5	52,3	51,3	42	37	39	30,8
34	53	52	43	38	40	31,7

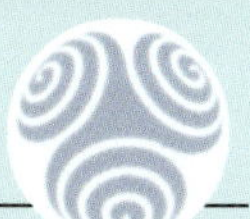

Die Kongruenz von Ober- und Unterkieferzahnbogen beurteilen wir in der Bolton-Analyse [4] (Abbildung 9-11): In der „overall ratio" addieren wir die Breiten aller Zähne vom ersten Molar links bis zum ersten Molar rechts und dividieren die Summe des Unterkiefers durch die Summe des Oberkiefers. Bei der „anterior ratio" verwenden wir nur die Zahnbreiten vom linken zum rechten Eckzahn für die Berechnung. Bei einer Diskrepanz von mehr als der dreifachen Standardabweichung müssen wir davon ausgehen, dass Ober- und Unterkieferzahnbogen nicht kongruent sind und nicht in einer neutralen okklusalen Beziehung zusammenpassen können. Wir müssen in diesem Fall die Zahnbreiten additiv oder subtraktiv anpassen.

Kongruenz der Zahnbögen

Abb. 9-11: Bolton-Analyse

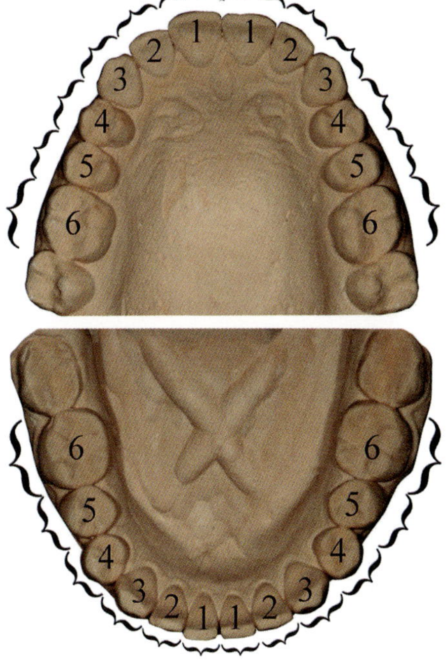

Zusammenfassung

Die Instrumentelle Form- und Funktionsanalyse dient der Vertiefung der Ergebnisse aus der Klinischen Form- und Funktionsanalyse. Dazu werden Superhartgipsmodelle in einen Artikulator montiert. Die Montage des Oberkiefermodells erfolgt anhand eines Gesichtsbogens, der an der Camper'schen Ebene ausgerichtet ist. Die Montage des Unterkiefermodells erfolgt anhand eines Unterkieferregistrats nach systemischer Vorbehandlung. Im Artikulator beurteilen wir dann

* die Lage der Krafteinleitungsebene,
* intermaxillär die Zahnbogenbeziehung (Okklusion) und
* intramaxillär die Zahnbogenform und die Zahnstellungen.

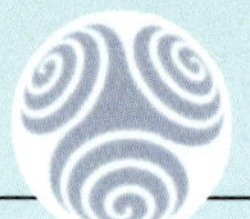

Literatur

[1] www.ipr-original.com

[2] www.dir-system.de

[3] Hockel J (Hrsg.). Kieferorthopädie und Gnathologie. Berlin 1984

[4] Bolton WA. Disharmony in tooth size and its relation to the analysis and treatment of malocclusion. Angle Orthodont. 28: 113, 1958

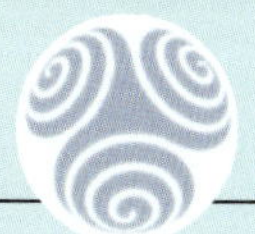

Bildgebende Formanalyse

Wie die Instrumentelle Form- und Funktionsanalyse dienen bildgebende Untersuchungsmethoden der Vertiefung der klinischen Untersuchung. Obligat bei Patienten mit Muskel- und Gelenkschmerzen ist das Orthopantomogramm. Darüber hinaus werden bei klinisch festgestelltem Verdacht auf Schädel- und Gesichtsasymmetrien und Kieferanomalien Enface- und Profil-Fotos sowie Fernröntgenseiten- und Fernröntgenfrontalaufnahmen hergestellt und ausgewertet. Bei Verdacht auf strukturelle Veränderungen in den Kiefergelenken können Magnetresonanztomografien veranlasst und ausgewertet werden. Spezielle bildgebende Verfahren sind bei entsprechender Indikation notwendig, zum Beispiel Computertomogramm bei Tumorverdacht.

Das Orthopantomogramm ist bei Patienten mit Muskel- und Gelenkschmerzen obligat. In der Auswertung des Orthopantomogramms beurteilen wir

Orthopantomogramm

- die Zahnhartsubstanz, Pulpa, Parodontium und Kieferknochen: Karies, Endodontie, Knochenabbau, Zysten usw.
- die Zahnzahl: Unterzahl, Nichtanlage, Überzahl
- den Stand der Dentition: Zahnentwicklung, Wurzelentwicklung, Fehlbildungen von Zähnen und Wurzeln
- bei Kindern und Jugendlichen den Zahndurchbruch: Retention, Durchbruchshindernisse, Verlagerung, Ankylose
- die Zahnstellungen: Engstände, Platzmangel
- die Zahnform und bei Kindern und Jugendlichen die Zahnentwicklung: Makrodontie, Mikrodontie, Invagination, Zahnkeimpaarung, Zwillingsbildung, Zahnverschmelzung
- die Form der Kondylen

Bei klinischen Hinweisen auf Asymmetrien der Schädel- und Gesichtsform sowie in jedem Fall vor kieferorthopädischer Behandlung führen wir die Auswertung von Enface- und Profilfotos durch. Ein vollständiger extraoraler Foto-Status (Abbildung 10-1) beinhaltet

extraoraler Foto-Status

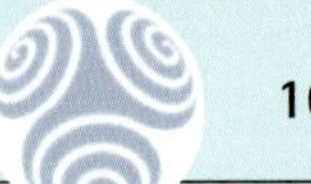

- Enface-Aufnahmen normal und lachend
- eine Profilaufnahme
- eine Halbprofilaufnahme lachend

Abb. 10-1: Extraoraler Foto-Status

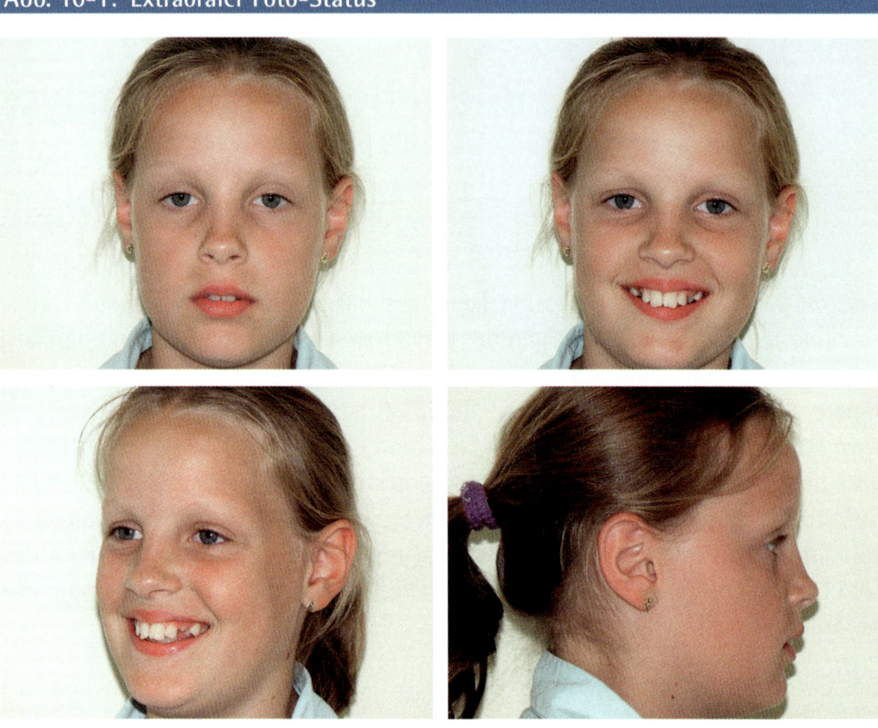

Auswertung der Enface-Fotos

Wir beurteilen zunächst die vertikalen Proportionen zwischen Stirn, Mittelgesicht und Untergesicht: Die Strecken von der Haaransatzlinie zur Glabella, von der Glabella zum Subnasale und vom Subnasale zum Kinn sind in einem ästhetisch gut proportionierten Gesicht gleich groß. Außerdem sollen die Strecke zwischen Spina nasalis und Lippenschlusslinie ein Drittel und die Strecke zwischen Lippenschlusslinie und Kinn zwei Drittel der Gesamthöhe des Untergesichts ausmachen. Als Bezugslinie zur Beurteilung der Gesichtssymmetrie nutzen wir die Mittelsenkrechte der Verbindungsstrecke zwischen den beiden Pupillen. Die linke und rechte Gesichtshälfte sollen annähernd symmetrisch sein. Die Nasenspitze soll ebenso auf dieser Senkrechten liegen wie die Kinnspitze. Die Lippenschlusslinie soll parallel zur Pupillenverbindungsstrecke liegen (Abbildung 10-2). Bei auffälligen Abweichungen ist eine vertiefende kephalometrische Auswertung von Fernröntgenfrontalaufnahmen angezeigt.

Enface-Foto lachend

Auf der Enface-Aufnahme lachend beurteilen wir die Übereinstimmung von Gesichtsmitte und Oberkiefermitte sowie die Ästhetik der Lachlinie. Eine Abweichung der Mittellinie kann skelettal oder dentoalveolär begründet sein. Die häufigste Unregelmäßigkeit der Lachästhetik ist das sogenannte „gummy smile". Dabei

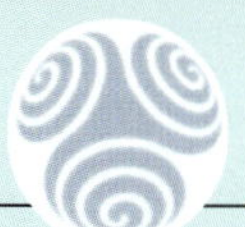

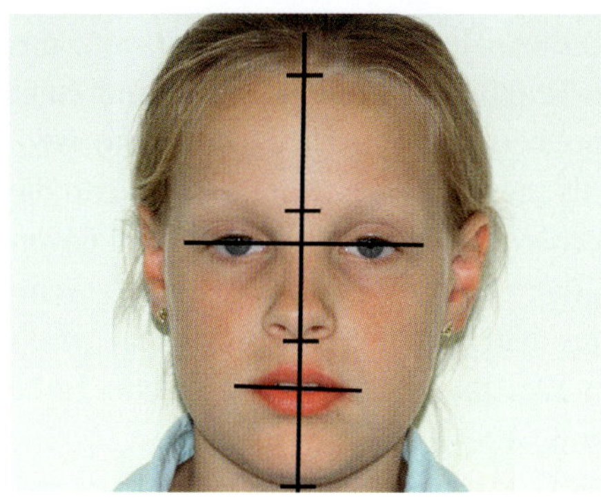
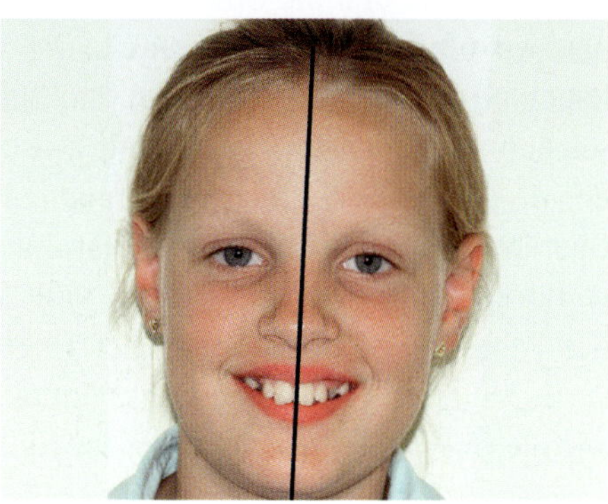

hebt sich die Oberlippe beim Lachen so stark, dass mehrere Millimeter der Ober-kiefergingiva zu sehen sind. Das weist uns auf eine vertikal dysgnathe Einlagerung der Maxilla hin. Sie wird sich in der kephalometrischen Auswertung von einer Fern-röntgenseitenaufnahme bestätigen.

Interessant ist bei Symmetrieabweichungen auch die Spiegelung der Gesichts-hälften. Dabei werden mit Hilfe einer geeigneten Computer-Software (z.B. Micro-soft PowerPoint) die Gesichtshälften gespiegelt. Es ist oft verblüffend – auch für den Patienten –, welche deutlichen Unterschiede der beiden Gesichtshälften dadurch erkennbar werden (Abbildung 10-3).

Spiegelung der Gesichtshälften

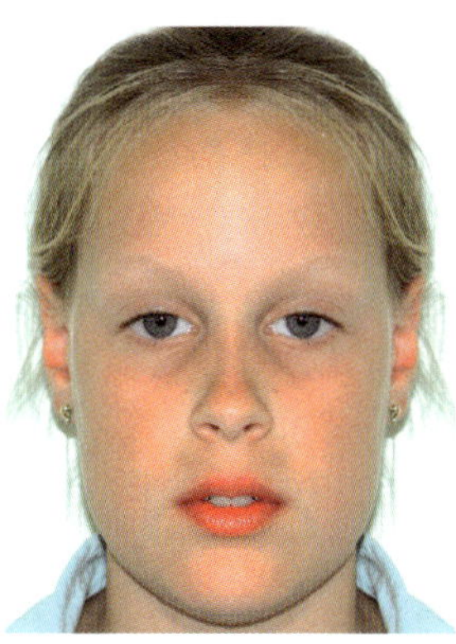
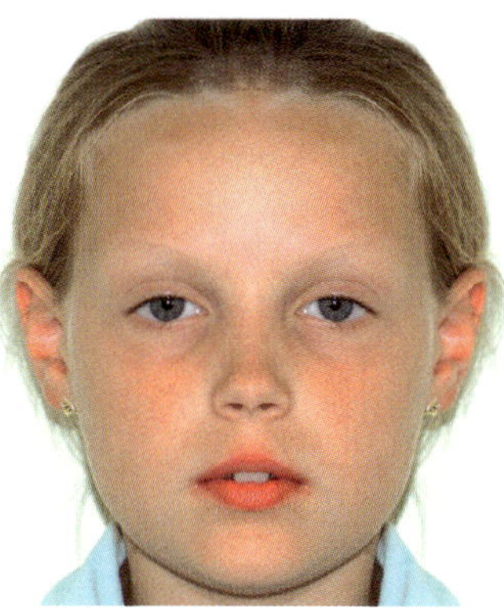

Von der Seite beurteilen wir die sogenannte Gesichtigkeit nach *Schwarz*. Als Bezugslinie dient uns die Frankfurter Horizontale als Verbindungslinie zwischen Oberrand des äußeres Gehörgangs und dem Unterrand der knöchernen Orbita (= Infraorbitalpunkt). In diesem Punkt ziehen wir eine Senkrechte zur Frankfurter Horizontale (= Orbitalsenkrechte). Die dritte Bezugslinie ist ebenfalls eine Senk-rechte zur Frankfurter Horizontalen: Sie verläuft durch den Hautpunkt über der

Auswertung des Profil-Fotos

Sutura nasofrontalis (= Nasalsenkrechte). Beim normalen Profilverlauf berühren das Subnasale und die Oberlippe die Nasalsenkrechte. Ein solches Gesicht bezeichnen wir als Durchschnittsgesicht. Die Unterlippe liegt etwas dorsal davon, das Pogonion in der Mitte zwischen den beiden Senkrechten. Alle Gesichter mit einer solchen sagittalen Lagebeziehung zwischen Oberlippe, Unterlippe und Kinn werden als „harmonisch" wahrgenommen und als „gerade" bezeichnet. Auch wenn die Oberlippe insgesamt ventral der Nasalsenkrechten (= Vorgesicht) oder dorsal davon (= Rückgesicht) liegt. Ein Gesicht wird als „nach hinten schief" bezeichnet, wenn das Pogonion deutlich dorsal der Oberlippe liegt. Umgekehrt: Bei einem „nach vorne schiefen" Gesicht liegt das Pogonion in sagittaler Richtung auf gleicher Höhe wie die Oberlippe oder sogar vor ihr (Abbildung 10-4).

Profilbeurteilung

Wir beurteilen also bei der Profilanalyse zweierlei:

- Erstens die Lage der Oberlippe in Bezug zur Nasalsenkrechten. Daraus ergeben sich drei mögliche Befunde: gerades Durchschnittsgesicht, Vorgesicht oder Rückgesicht.

- Zweitens die Lagebeziehung von Oberlippe, Unterlippe und Pogonion zueinander. Auch daraus ergeben sich drei Befunde: gerades Profil, nach hinten schiefes Profil oder nach vorne schiefes Profil.

Abb. 10-4: Auswertung des Profil-Fotos; bei dieser Patientin ein gerades Vorgesicht

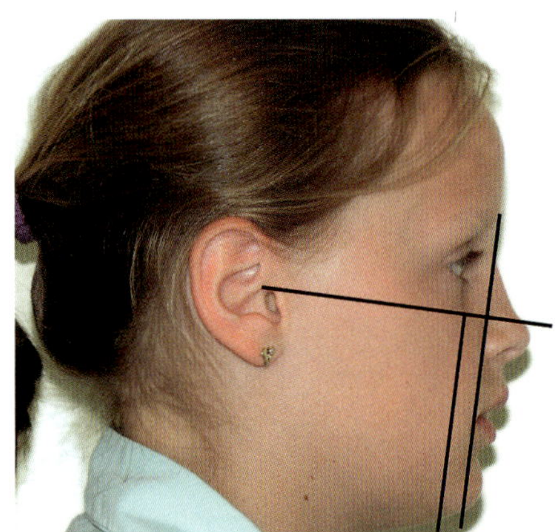

Die Befunde aus der Enface- und der Profilanalyse geben uns Hinweise auf Störungen der kranialen Beweglichkeit und auf skelettale Veränderungen im Sinne von Dysgnathien. Sie lösen vertiefende kraniosakralosteopathische Untersuchungen bzw. kephalometrische Analysen von Fernröntgenseiten- bzw. Fernröntgenfrontalaufnahmen aus. Bei kieferorthopädischen Patienten ist die Kephalometrie vor und nach der Behandlung obligat. In schwierigen Fällen ist sie auch während der Behandlung als Zwischenuntersuchung angezeigt.

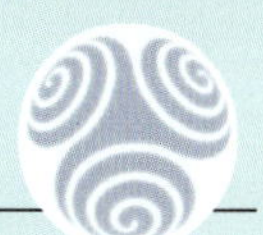

Für die kephalometrische Auswertung von Fernröntgenseiten- und Fernröntgen-frontalaufnahmen gibt es zahlreiche Methoden mit verschiedenen Winkel- und Streckenmessungen. Diese müssen so ausgewählt werden, dass Aussagen möglich sind über

1. die sagittale Lage der Kiefer zur Schädelbasis und zueinander: mandibuläre bzw. maxilläre Retrognathie, mandibuläre bzw. maxilläre Prognathie, Angle-Klasse I, II, III
2. die vertikale Lage der Kiefer zur Schädelbasis und zueinander: skelettaler bzw. dentoalveolärer Tiefbiss, skelettal bzw. dentoalveolär offener Biss
3. die Wachstumsrichtung und den Gesichtstyp: vertikale, normale oder horizontale Wachstumsrichtung, dolichofazialer, mesiofazialer oder brachyfazialer Gesichtstyp
4. die vertikale und sagittale Position der Schneidezähne: Hochstand, Tiefstand, Labialstand, Steilstand
5. die ästhetischen Proportionen: Konvexität, Asymmetrie, Weichteilbeziehungen

Die tatsächlichen Winkel- und Streckenmessungen des Patienten werden mit statistischen Normwerten verglichen. Die Abweichungen werden beurteilt. Die Ergebnisse der Kephalometrie gehen in die systemische Problemliste ein und werden im Gesamtzusammenhang bewertet. Die verschiedenen Methoden der kephalometrischen Auswertung von Fernröntgenseiten- und Fernröntgenfrontalaufnahmen werden in der einschlägigen Literatur ausführlich beschrieben [1, 2, 3].

Von manchen Autoren werden bei pathologischen Veränderungen der Kiefergelenke Magnetresonanztomogramme empfohlen. Der Nutzen solcher Aufnahmen ist umstritten. Nach unserer Meinung stehen Nutzen und Kosten selten in einer ausgewogenen Relation zueinander. Auf keinen Fall rechtfertigen Gelenkgeräusche die Anfertigung von solchen Aufnahmen. In der Literatur werden Gelenkgeräusche heutzutage nicht mehr als unbedingt behandlungswürdiges Symptom betrachtet [4]. Für die Leser, die sich ausführlicher mit Magnetresonanztomografie beschäftigen wollen, verweisen wir auf die einschlägige Literatur [5, 6].

Zusammenfassung

Zur Bildgebenden Formanalyse des Kraniomandibulären Systems stehen uns verschiedene Verfahren zur Verfügung. Das Orthopantomogramm ist bei Patienten mit Muskel- und Gelenkschmerzen obligat. Die einfache Art der Analyse von Schädel- und Gesichtsform bieten Enface- und Profil-Fotos. Bei entsprechenden Befunden kann vertiefend die kephalometrische Auswertung von Fernröntgenseiten- und Fernröntgenfrontalaufnahmen erfolgen. Für spezielle Fragestellungen werden in seltenen Fällen Magnetresonanztomografie und Computertomografie eingesetzt.

Kephalometrie

Magnetresonanz-tomographie der Kiefergelenke

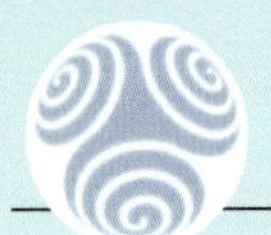

Literatur

[1] Rakosi T. Atlas und Anleitung zur praktischen Fernröntgenanalyse. München 1979

[2] Rakosi T, Jonas I. Kieferorthopädie Diagnostik. Farbatlanten der Zahnmedizin Bd. 8. Stuttgart 1989

[3] Nötzel F, Schultz C, Hartung M. Fernröntgenseitenbild-Analyse. Köln 2007

[4] Türp J, Schindler HJ. Myoarthropathien des Kausystems: II – Welche Symptome sind behandlungsbedürftig? ZAHN PRAX 8, 3, 78-81 (2005)

[5] Ahlers MO, Jakstat HA. Klinische Funktionsanalyse. Interdisziplinäres Vorgehen mit optimierten Befundbögen. 2. Auflage. Hamburg: dentaconcept 2001

[6] Bumann A, Lotzmann U. Funktionsdiagnostik und Therapieprinzipien. Farbatlanten der Zahnmedizin Band 12. Stuttgart: Thieme 2000

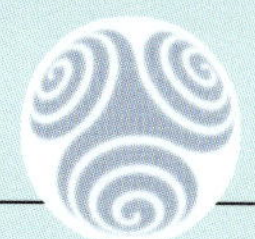

Systemisches Screening durch Posturalneurologische Grunduntersuchung

Die Aufgaben des Zahnarztes in seinem interdisziplinären Netzwerk sind zweierlei:

- Mit Hilfe von zahnärztlicher Anamnese, Klinischer und Instrumenteller Form- und Funktionsanalyse sowie bildgebender Formanalyse erhebt er detaillierte Befunde und Symptome im Kraniomandibulären System.

- Mit Hilfe systemischer Screenings sucht er nach auffälligen Symptomen und Befunden im ganzen System, um gezielte vertiefende Untersuchungen in seinem interdisziplinären Netzwerk auszulösen.

In Kapitel 7 haben wir unter anderem die Systemische Anamnese und die Störfaktoren-Anamnese als Methoden des systemischen Screenings beschrieben. In diesem Kapitel geht es um die Posturalneurologische Grunduntersuchung: Geübte führen diese Untersuchung innerhalb von fünf Minuten durch. So können wir uns als Zahnärzte einen schnellen Überblick über Form- und Funktionsstörungen außerhalb unseres Fachgebiets verschaffen und vertiefende Untersuchungen beim Orthopäden, Physiotherapeuten, Osteopathen, Optometriker oder Neurologen auslösen. Dabei suchen wir nur nach groben Anhaltspunkten und nicht nach exakten Befunden.

Zum einen verwendet dieser Untersuchungsgang einfache neurologische Tests. Zum anderen nutzt er die Tatsache, dass sich Mikrokontrakturen im Fasziensystem statisch als Körperfehlhaltungen (Formstörung) und dynamisch als Bewegungseinschränkungen (Funktionsstörung) der Gelenke äußern.

In Abbildung 11-1 haben wir eine solche Funktionsstörung eines Bewegungssystems am Beispiel einer Flexionsdysfunktion schematisch dargestellt [1]: Jedes Bewegungssystem funktioniert in mindestens zwei Bewegungsrichtungen. Das heißt: Ein Knochen kann in einem Gelenk von den entsprechenden Muskeln in

eine bestimmte Richtung und die Gegenrichtung bewegt werden. Zum Beispiel in Flexion (= Beugung) und Extension (= Streckung). In beiden Richtungen hat die Bewegung zwei natürliche Grenzen: Die **anatomische motorische Barriere** ist diejenige Bewegungsgrenze, die ohne Verletzung der anatomischen Strukturen (zum Beispiel Sehnen oder Gelenkkapseln) nicht überschritten werden kann. Die **physiologische motorische Barriere** ist diejenige Bewegungsgrenze, die durch die maximale physiologische Kontraktionsfähigkeit der beteiligten Muskeln bestimmt ist. Die neutrale Ruhelage des Bewegungssystems liegt genau zwischen den beiden physiologischen Barrieren. Bei einer Dysfunktion des Bewegungssystems ist die Beweglichkeit in einer Bewegungsrichtung durch irgendeinen Umstand begrenzt. Wir sprechen von einer **pathologischen motorischen Barriere**. Das Bewegungssystem nimmt dabei in Ruhelage eine Fehlhaltung (Schonhaltung) in Richtung der uneingeschränkt beweglichen Gegenrichtung ein.

Nach dieser Schonhaltung in Ruhe wird die Dysfunktion benannt. In unserem Beispiel: Die Extensionsbewegung ist behindert. Es besteht eine pathologische motorische Barriere in Richtung Extension. Die Ruhelage wird in Richtung Flexion eingenommen. Die Dysfunktion heißt Flexionsdysfunktion. Aufgrund dieses Schonhaltungsphänomens von Bewegungssystemen können wir bereits allein durch die Beobachtung der posturalen Statik Bewegungseinschränkungen identifizieren: Ist zum Beispiel der Kopf in Ruhelage nach rechts rotiert, so wissen wir, dass seine Linksrotation behindert sein muss.

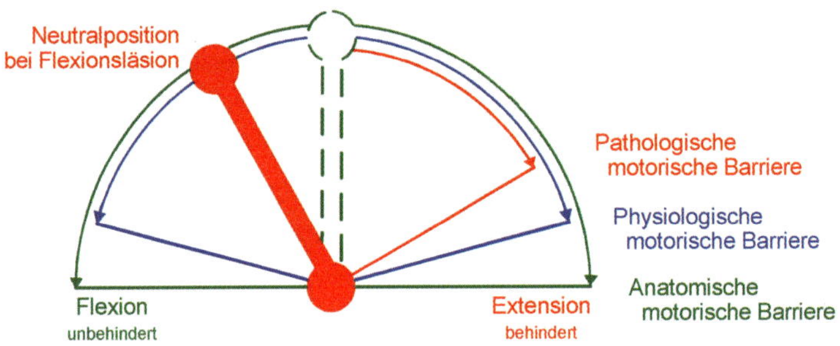

Abb. 11–1: Schematische Darstellung der Dysfunktion eines Bewegungssystems [aus 1]

Die Posturalneurologische Grunduntersuchung besteht aus fünf Teilschritten. Wir untersuchen der Reihe nach

1. die posturale Statik (Körperhaltung) im Stehen von vorne (Frontalebene), von der Seite (Sagittalebene) und von oben (Horizontalebene),
2. die Funktion der Okulomotoren,
3. die neurologische Steuerung der Körperhaltung,
4. die Beweglichkeit bestimmter Gelenke im Stehen,
5. die Beweglichkeit bestimmter Gelenke im Sitzen.

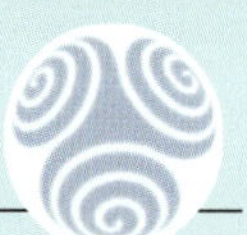

Wir fordern den Patienten auf, sich gerade vor den Untersucher hinzustellen: Arme locker hängen lassen, Beine schulterbreit auseinander, Blick in der eigenen Augenhöhe „durch den Untersucher hindurch" gerichtet.

posturale Statik im Stehen

Als erstes untersuchen wir die Kopfhaltung. Dazu legen wir die Fingerspitzen der Zeigefinger mit leichtem Druck in den Gehörgang des Patienten (Abbildung 11-2). Die Finger dienen uns als Bezugspunkte zur Beurteilung der Seitneigung des Kopfes: Wenn ein Finger höher steht als der andere, dann ist der Kopf zur Seite des niedriger stehenden Fingers geneigt. Gleichzeitig beobachten wir die Kopfrotation des Patienten: Steht das Kinn genau in der Körpermitte oder ist es zu einer Seite gedreht?

Kopfseitneigung

Kopfrotation

Abb. 11-2: Untersuchung der Kopfhaltung

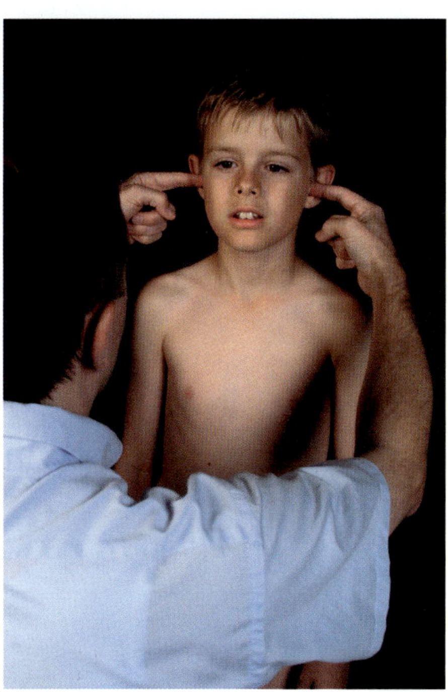

Als Nächstes prüfen wir die transversale Achse des Schultergürtels in der Frontalebene. Dazu legen wir die Zeigefinger auf das rechte und linke Akromion (Abbildung 11-3). Wir beobachten, welche Schulter mehr kranial (hoch) bzw. kaudal (tief) steht. Die Neigung der Schulterachse weist auf eine Dysfunktion im Bereich der Brustwirbelsäule und des Schultergürtels hin. Die Händigkeit des Patienten spielt dabei eine gewisse Rolle: Es ist zum Beispiel normal, wenn Rechtshänder rechts eine leicht tiefstehende Schulter haben.

Schultergürtel

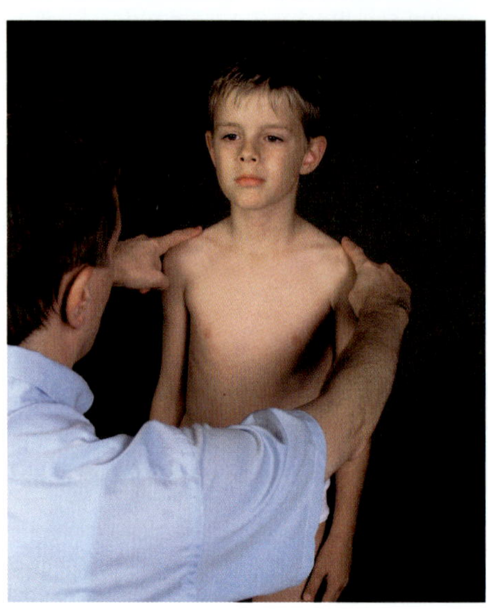

Becken

Ähnlich prüfen wir die transversale Beckenachse: Wir gehen in die Knie, um unsere Augen genau auf Beckenhöhe zu bringen. Zugleich legen wir die Zeigefinger mit ihrer Längsseite auf die rechte und linke Crista iliaca des Darmbeins (Abbildung 11-4). Bei korpulenten Menschen müssen wir von kaudal kommend etwaiges Fettgewebe nach kranial wegschieben, um Kontakt mit den Cristae iliacae zu bekommen. Wie bei der Schulterachse prüfen wir, welche Seite tiefer steht. Ein solcher Beckenschiefstand weist uns auf Dysfunktionen in der Lendenwirbelsäule, in den Kreuzdarmbeingelenken, in der Schambeinsymphyse und in den Hüftgelenken hin.

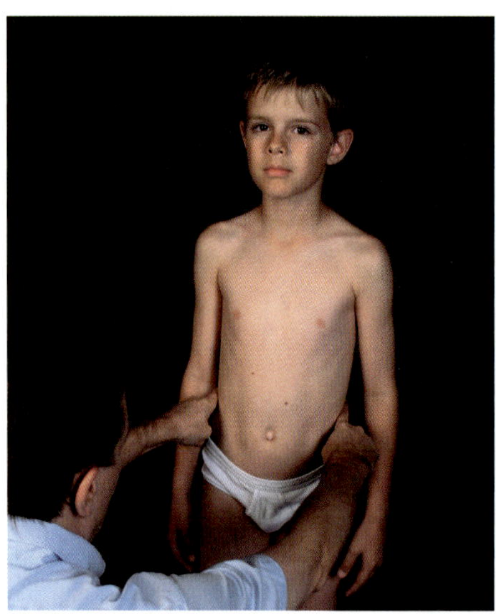

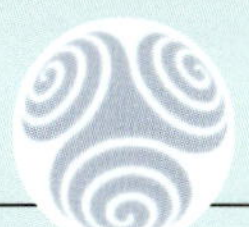

Die Rotation der Beine im Hüftgelenk beurteilen wir aufgrund der Fußstellung (Abbildung 11-5): Steht ein Fuß in Außenrotation, so ist auch das betreffende Bein außenrotiert. Und umgekehrt: Ein Fuß in Innenrotation weist uns auf eine Innenrotation des betreffenden Beins hin. Bei Außenrotation eines Beins liegt ein Hypertonus der Außenrotationsmuskulatur des Hüftgelenks vor – vor allem des M. piriformis. Er hat seinen Ursprung am Sakrum und kann auch an einer Blockierung des Kreuzdarmbeingelenks (Iliosakralgelenk) beteiligt sein. Bei Innenrotation sind die Innenrotatoren des Hüftgelenks hyperton – vor allem der M. psoas. Er hat seinen Ursprung an den Lendenwirbeln und kann auch an Dysfunktionen der Lendenwirbelsäule beteiligt sein.

Beinrotation im Hüftgelenk

Abb. 11-5: Beurteilung der Rotation der Beine: Außenrotation (links) und Innenrotation (rechts)

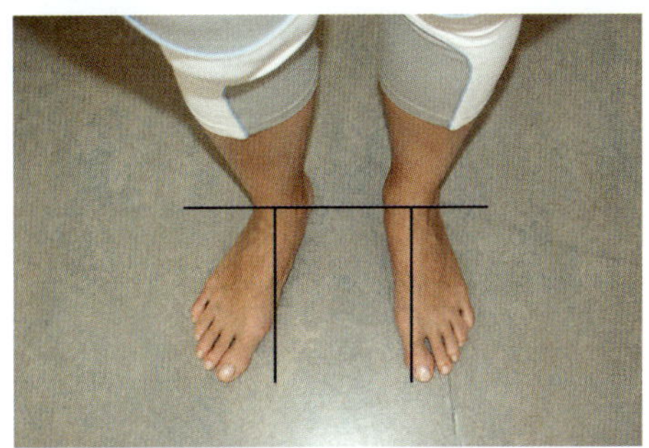
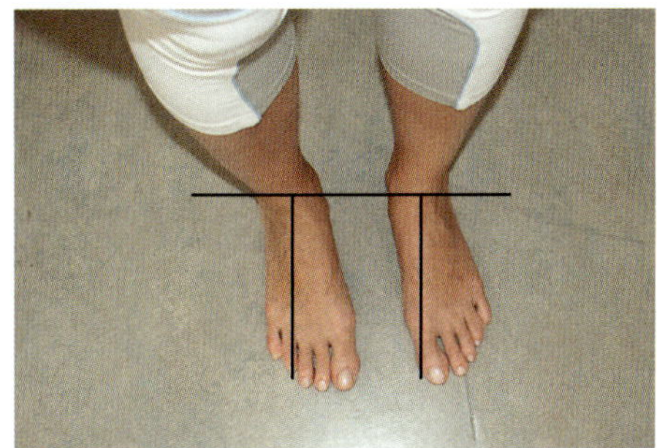

Zur Beurteilung der Statik des Kniegelenks in der Frontalebene lassen wir den Patienten die Füße zusammenstellen (Abbildung 11-6). Normalerweise berühren sich dabei die Fußknöchel und die Knie ganz leicht. Wenn sich die Knie bereits berühren, aber die Füße noch auseinander stehen, sprechen wir von X-Beinen oder Genu valgum. Wenn sich die Fußknöchel bereits berühren, aber die Knie noch auseinander stehen, sprechen wir von O-Beinen oder Genu varum. Beim Genu valgum sind die medialen Anteile des Kniegelenks besonders belastet. Beim Genu varum die lateralen Anteile.

Genu valgum (X-Beine)
Genu varum (O-Beine)

Abb. 11-6: Beurteilung des Kniegelenks: Genu valgum (= X-Beine) und Genu varum (= O-Beine)

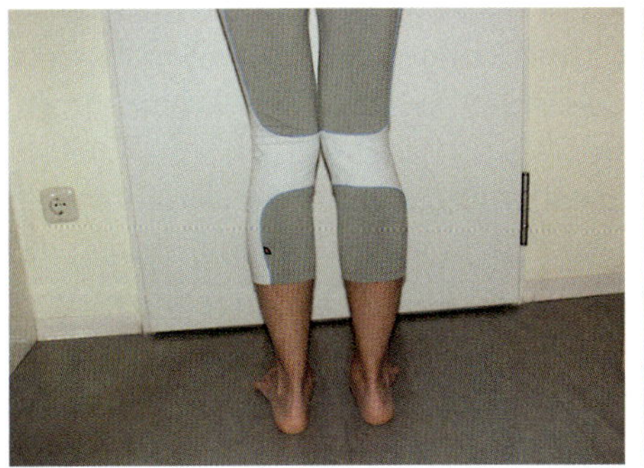
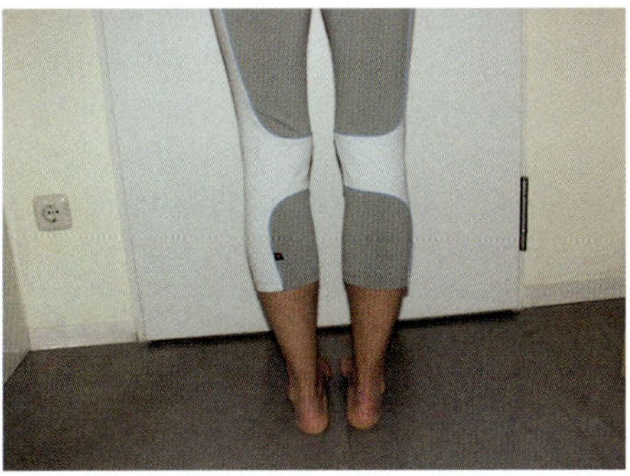

Ein Genu valgum ist oft mit einem Pes valgum (= Plattfuß) kombiniert. Ein Genu varum mit einem Pes varum (= Hohlfuß). Bei normal ausgebildetem Fußgewölbe steht die Achillessehne senkrecht zur Standfläche (Abbildung 11-7). Bei einem Plattfuß ist sie nach medial geneigt, bei einem Hohlfuß nach lateral. Die Propriozeption der Fußsohle liefert wichtigen Input für die Gleichgewichtsregulation im Kleinhirn. Bei beiden Pathologien ist sie gestört und ein wichtiger Belastungsfaktor für die Regulation im Fasziensystem (siehe Kapitel 4 und 20).

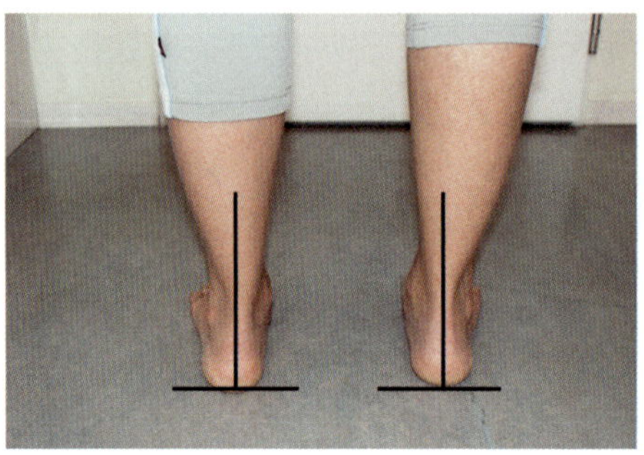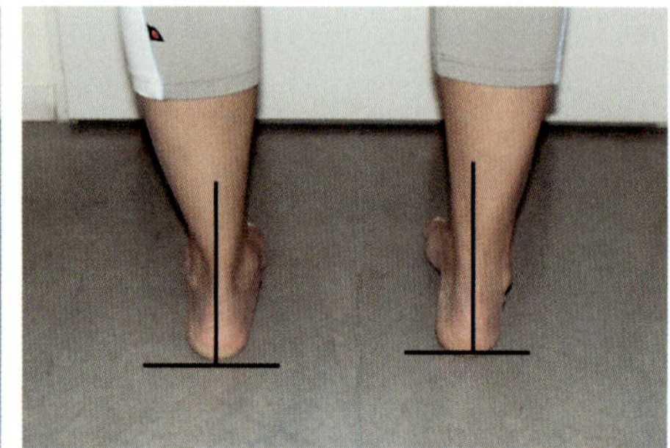

Abb. 11-7: Beurteilung des Fußgewölbes: Pes valgum (= Plattfuß) und Pes varum (= Hohlfuß)

Als nächstes betrachten wir den Patienten von der Seite. Zur Beurteilung von Fehlhaltungen dient uns die Tragusvertikale. Sie ist die Lotlinie durch den Tragus am Ohr (Abbildung 11-8). Normalerweise führt sie genau über den äußeren Pol der Schulter, den Trochanter major des Oberschenkels und die Mitte des Kniegelenks nach unten. Zwei bis drei Fingerbreiten vor dem äußeren Fußknöchel trifft sie auf die Standfläche. Abweichende Befunde müssen immer in Relation zueinander betrachtet werden: Zum Beispiel können Schulter, Hüfte und Knie dorsal der Tragusvertikale stehen, weil der Kopf zu weit ventral steht.

Die sagittalen Krümmungen der Wirbelsäule werden als Lordosen und Kyphosen bezeichnet. Lordosen sind nach dorsal konkav, Kyphosen nach dorsal konvex. Im Bereich der Hals- und Lendenwirbelsäule bestehen also Lordosen, im Bereich der Brustwirbelsäule und des Sakrums Kyphosen. Zur Beurteilung der Krümmungen denken wir uns eine vertikale Linie, die das Okziput, den dorsalsten Punkt der Brustwirbelsäule und das Sakrum von dorsal her berührt (Abbildung 11-9). Pathologische Befunde können verstärkt und vermindert ausgeprägte Lordosen oder Kyphosen sein.

Die horizontale Rotation von Becken und Schultergürtel beurteilen wir hinter dem Patienten stehend. Kleinere Untersucher müssen dazu auf einen Stuhl steigen. Als Bezugslinie dient uns die Fersenlinie (Abbildung 11-10). Die Beckenrotation beurteilen wir, indem wir die Lage des dorsalsten Punkts des rechten und linken Gesäßes zur Fersenlinie beobachten: Steht das rechte Gesäß vor der Fersenlinie, so ist das Becken nach links rotiert und umgekehrt. Nun untersuchen wir die Rotation

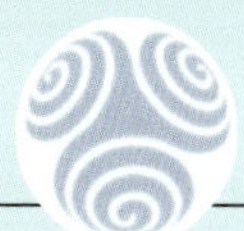

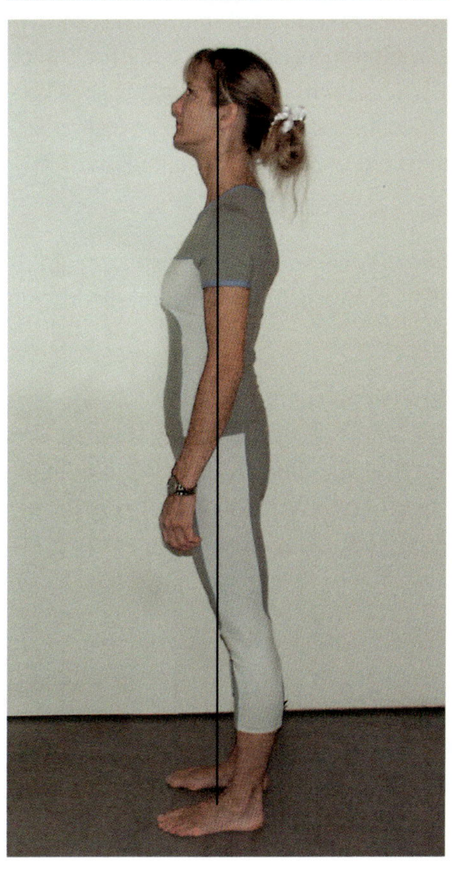

Abb. 11-8: Tragus-Vertikale

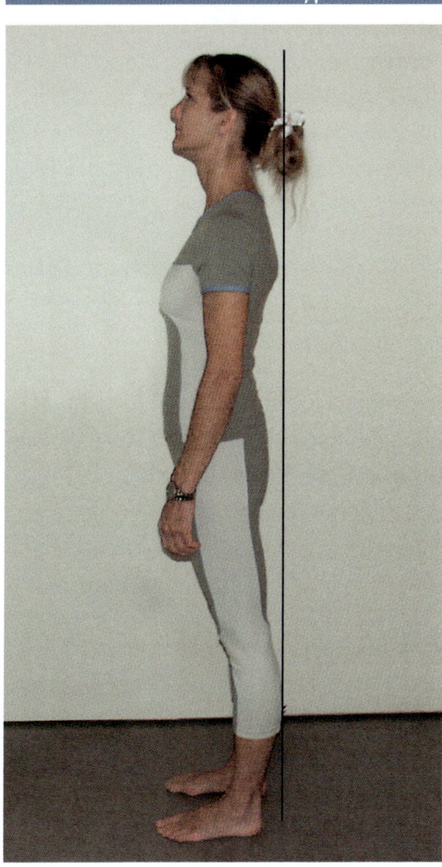

Abb. 11-9: Lordosen und Kyphosen

des Schultergürtels im Vergleich zum Becken. Dabei dient uns die dorsale Beckenlinie als Bezugslinie. Die Schulterlinie wird durch die beiden dorsalsten Punkte der Schulterblätter gebildet. Auffällige Befunde sind Schulter- oder Beckenrotationen nach links oder rechts. Meist sind Schulter- und Beckenrotation gegenläufig: Schulter nach rechts und Becken nach links rotiert oder umgekehrt.

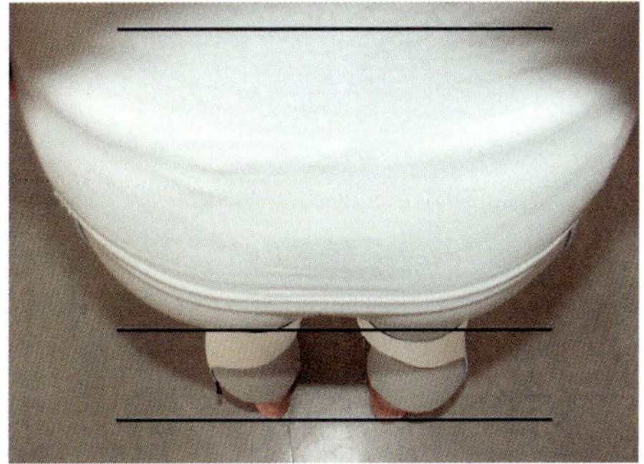

Abb. 11-10: Rotation des Beckens und des Schultergürtels

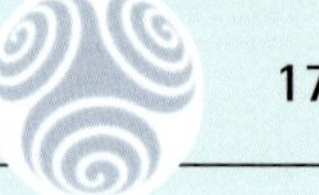

Funktion der Okulomotoren

Der Sehsinn liefert dem Kleinhirn die meisten Information für die posturale Regulation (siehe Kapitel 4). Deshalb ist die Funktion der Okulomotoren für das Gleichgewicht von großer Bedeutung. Die Okulomotoren werden von den Hirnnerven III, IV und VI gesteuert. Ihre motorischen Kerne stehen in enger synaptischer Verbindung zum N. trigeminus (Hirnnerv V). Deshalb bestehen intensive Wechselwirkungen zwischen der Funktion der Okulomotoren und Kraniomandibulären Funktionen.

Konvergenz und Divergenz der Okulomotoren

Zur Überprüfung der Okulomotorenfunktion führen wir in der Posturalneurologischen Grunduntersuchung drei Tests durch: Konvergenztest, Divergenztest und Koordinationstest.

Konvergenztest

Beim Konvergenztest (Abbildung 11-11) halten wir einen Kugelschreiber auf Augenhöhe des Patienten im Abstand von ungefähr 50 cm. Wir bitten den Patienten, den Blick auf die Spitze des Kugelschreibers zu fixieren. Dann führen wir die Spitze des Kugelschreibers zur Nasenspitze des Patienten. Dabei beobachten wir, wie die Augen des Patienten nach innen konvergieren. Falls ein Auge nicht in der Lage ist,

Hypokonvergenz

sich nach innen zu bewegen, sprechen wir von Hypokonvergenz.

Divergenztest

Zum Divergenztest führen wir zunächst wieder den Kugelschreiber zur Nasenspitze und bitten anschließend den Patienten, uns direkt in die Augen zu sehen. Dabei müssen die Augen aus der Konvergenz divergieren und gerade nach vorne blicken.

Hyperdivergenz

Von Hyperdivergenz eines Auges sprechen wir, wenn das Auge aus der Konvergenz kommend über die Mitte hinaus zur Seite divergiert und erst dann zur geraden Blickrichtung zurückkehrt.

Abb. 11-11: Okulomotoren-Funktion: Konvergenz- und Divergenz-Test

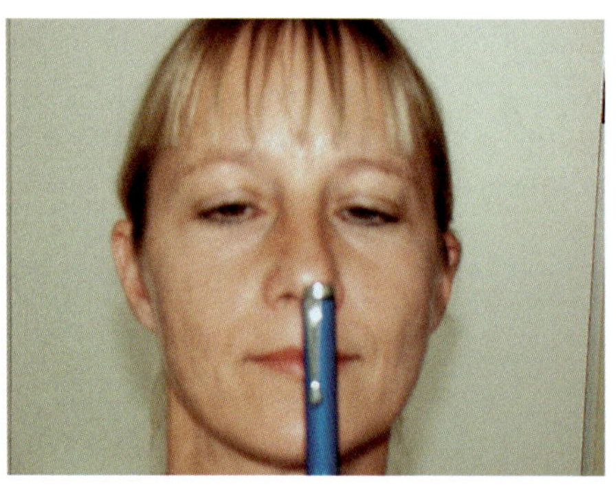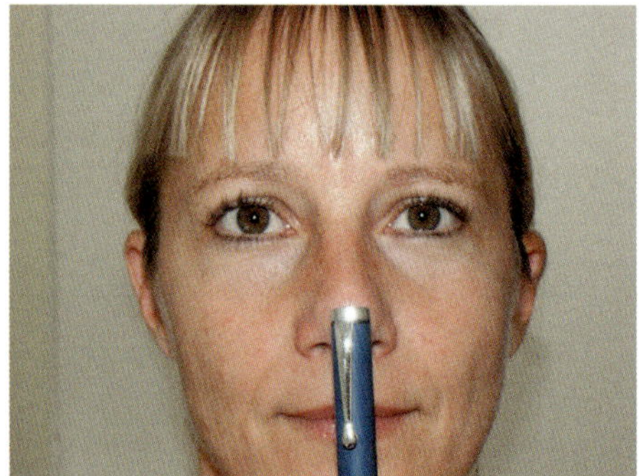

Koordinationstest

Beim Koordinationstest (Abbildung 11-12) wird ein Auge mit der Hand des Untersuchers oder mit einem Stück Papier abgedeckt. Dann wird wie beim Konvergenztest ein Kugelschreiber zur Nasenspitze geführt. Der Untersucher kann beobachten, wie das nicht abgedeckte Auge konvergiert. Wenn die Koordination zwischen den linken und rechten Okulomotoren funktioniert, muss jetzt das abgedeckte Auge

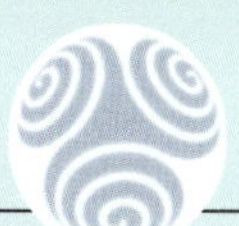

ebenfalls zur Nasenspitze konvergiert sein. Um dies zu überprüfen, wird die Abdeckung schnell weggezogen. Wenn der Untersucher beobachtet, dass nun das vorher abgedeckte Auge zur Nasenspitze hin nachgeführt wird, dann liegt eine Dyskoordination vor. Wie die Hypokonvergenz und die Hyperdivergenz ist diese Dyskoordination ein Hinweis auf eine Winkelfehlsichtigkeit. Eine vertiefende Untersuchung beim Optometriker wird ausgelöst.

Abb. 11–12: Koordinationstest der Okulomotoren

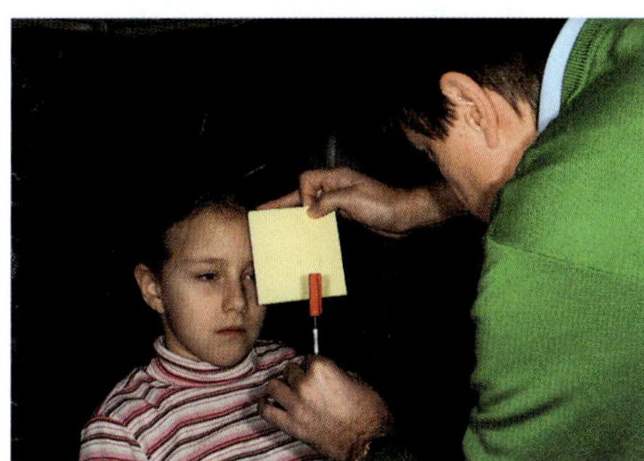
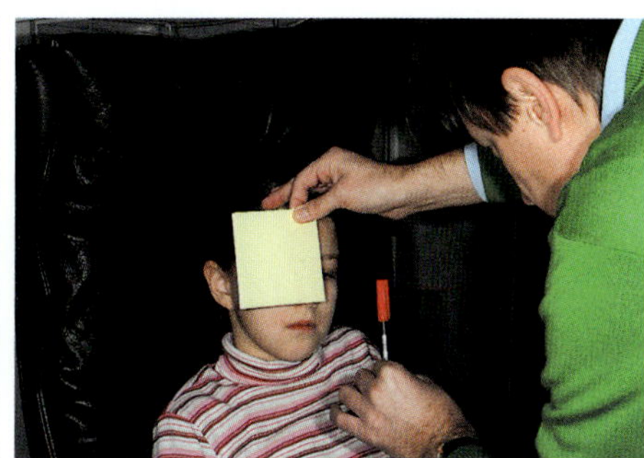

Romberg-Test und Unterberger-Tretversuch (Abbildung 11-13) sind neurologische Tests der Propriozeption (siehe Kapitel 4). Sie werden bei geschlossenen Augen durchgeführt. Dies bedeutet: Die posturale Regulation ist ausschließlich auf Informationen aus der Propriozeption der Faszien angewiesen. Bitte beachten: Umweltgeräusche verfälschen die Tests. Denn der Patient kann sich zusätzlich am auditiven Input orientieren. Das gleiche gilt für eine starke Lichtquelle, die trotz geschlossener Augen noch wahrgenommen werden kann.

neurologische Tests der Propriozeption

Beim Romberg-Test stellt der Patient seine Füße aneinander. Er hebt die Arme und zeigt mit seinen Zeigefingern auf die Augen des Untersuchers, der ihm gegenübersteht. Dann schließt der Patient die Augen. Der Untersucher beobachtet, wie es dem Patienten gelingt, aufrecht stehen zu bleiben und die Arme gerade gerichtet zu halten. Ein leichtes Vor- und Zurückbewegen ist normal. Nur ein Abweichen nach oben, unten oder zur Seite ist ein positiver Befund.

Romberg-Test

Der Unterberger-Tretversuch (Abbildung 11-13) wird in der gleichen Ausgangsposition durchgeführt. Der Patient wird aufgefordert, auf der Stelle zu treten. Dabei soll er die Knie deutlich anheben. Wieder gilt: Ein leichtes Vor- oder Zurückbewegen ist normal. Das Abweichen zu einer Seite ist pathologisch.

Unterberger-Tretversuch

Bei beiden Tests ist Folgendes zu beachten: Bei Patienten mit ausgeprägten Gleichgewichtsstörungen besteht die Gefahr des Umfallens. Deshalb sollten die Tests immer mit einer Assistenz durchgeführt werden. Sie steht direkt hinter dem Patienten und ist bereit, ihn zu stützen (Abbildung 11-13).

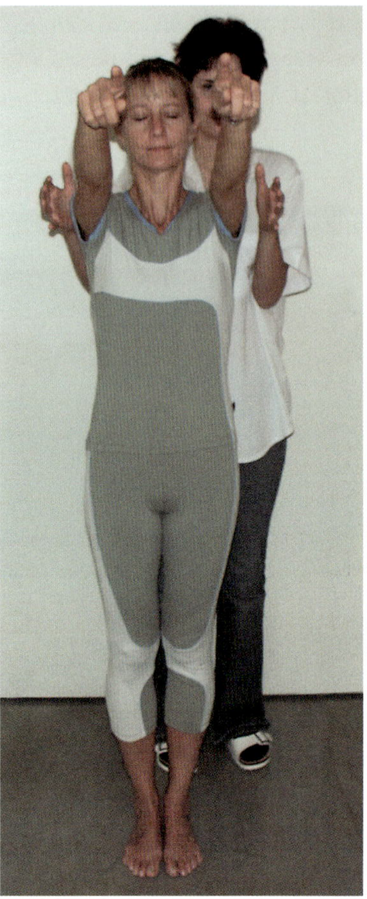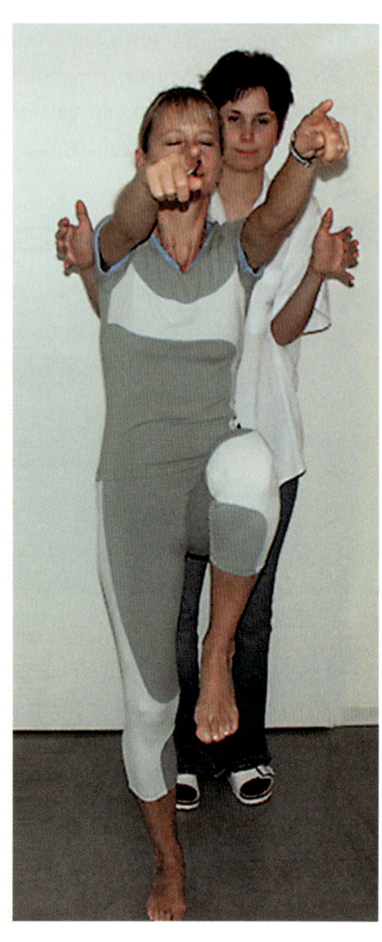

Bewegungstests
im Stehen und
im Sitzen

Nun kommen wir zu den Bewegungstests wichtiger Teilsysteme des myofaszialen Systems: Die jeweilige Beweglichkeit kann frei oder eingeschränkt sein. Bewegungseinschränkungen sind an den Bewegungsgrenzen meist schmerzhaft. Sie werden als Pathologien entsprechend dokumentiert.

Wir testen die Beweglichkeit zunächst im Stehen und danach im Sitzen: Beim Stehen bleiben der mechanische und propriozeptive Einfluss aus der unteren Extremität erhalten. Beim Sitzen sind diese Einflüsse weitgehend „ausgeschaltet". Etwaige Unterschiede der Beweglichkeitstests im Stehen und im Sitzen geben wichtige Hinweise, ob Pathologien der unteren Extremität grundlegende Bedeutung haben oder nicht: So kann zum Beispiel die Kopfrotation im Stehen eingeschränkt sein, aber im Sitzen nicht. Dies bedeutet: In der unteren Extremität bestehen irgendwelche grundlegenden Pathologien, die sich im Stehen bis in die Halswirbelsäule auswirken. Sie müssen durch vertiefende Untersuchungen aufgedeckt werden.

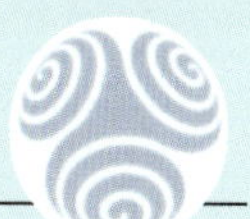

Wir beginnen mit der Kopfrotation (Abbildung 11-14). Dazu stehen wir hinter dem Patienten und legen unsere Hände auf seine Schulter. Wir bitten den Patienten, den Kopf erst zur einen, dann zur anderen Seite zu drehen. Dabei fixieren wir mit den Händen den Oberkörper des Patienten. Wir lassen den Patienten selbst beurteilen, zu welcher Seite er mehr drehen kann. Außerdem gibt der Patient an, wenn ihm eine Bewegung Schmerzen verursacht.

Kopfrotation

Abb. 11-14: Bewegungstest „Kopfrotation" im Stehen

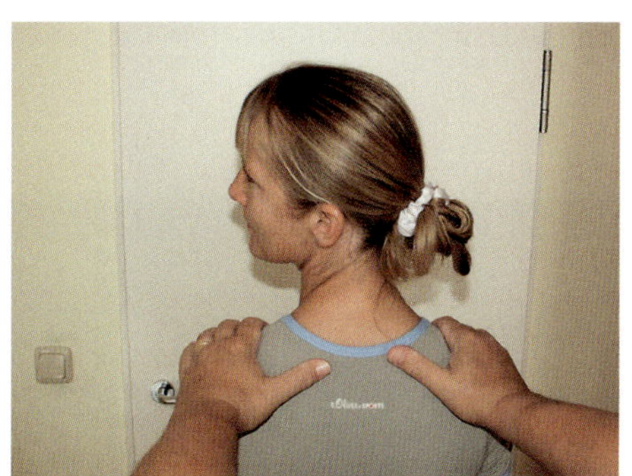
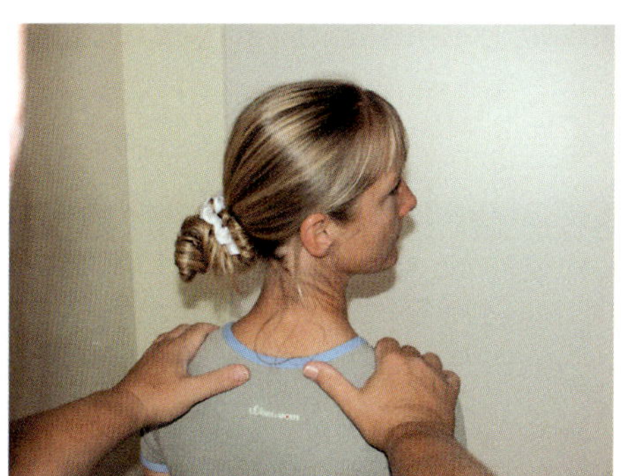

Die Beweglichkeit der Schultergelenke (Abbildung 11-15) wird in Abduktion und Außenrotation, Innenrotation sowie Adduktion getestet. Zur Abduktion und Außenrotation wird der Patient gebeten, seinen Arm seitlich hochzuheben und schließlich das gegenüberliegende Ohr zu berühren. Mit einem gesunden Schultergelenk muss dies schmerzfrei möglich sein. Bewegungseinschränkungen sind meist schmerzhaft. Zum Test der Innenrotation fordern wir den Patienten auf, seinen Arm nach hinten auf den Rücken zu drehen und mit den Fingerspitzen einen möglichst hohen Punkt zu erreichen. Zum Test der Adduktion im Schultergelenk soll der Patient seine gegenüberliegende Schulter fassen.

Beweglichkeit der Schultergelenke

Abduktion und Außenrotation

Innenrotation

Außenrotation

Abb. 11-15: Bewegungstest „Schultergelenk" im Stehen: Abduktion (links) und Außenrotation (Mitte), Innenrotation (rechts), Adduktion

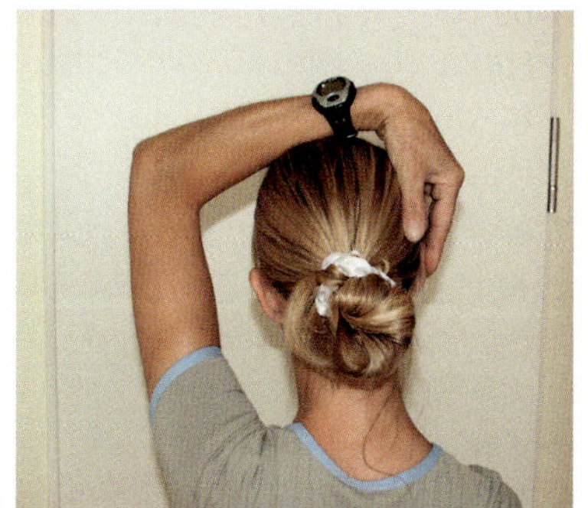
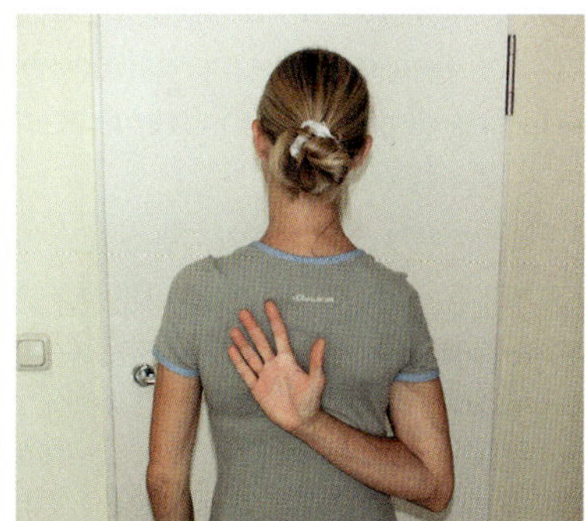
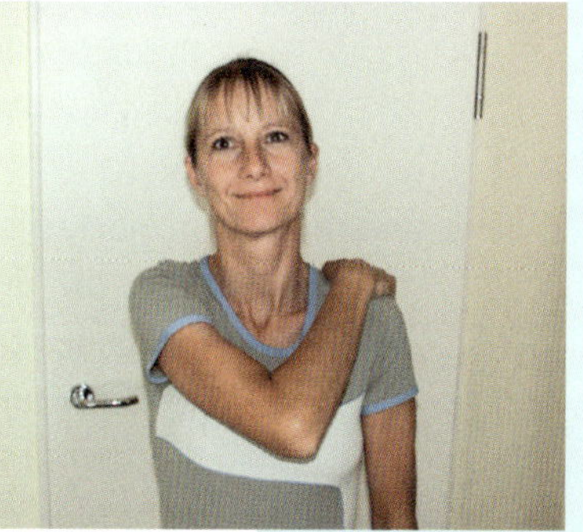

Bewegungstests der Brust- und Lendenwirbelsäule

Rumpfbeugen

Zur Testung der Beweglichkeit der dorsalen Muskel- und Faszienkette der Wirbelsäule und der Beine lassen wir den Patienten bei gestreckten Beinen nach vorne beugen (Abbildung 11-16). Wir beurteilen, wie weit er mit seinen Fingerspitzen nach unten reicht. Normalerweise sollte er mit den Fingerspitzen den Boden berühren können. Dies entspricht einer normalen Beweglichkeit. Hypermobile Patienten können sogar die Handfläche auf den Boden legen. Eine Bewegungseinschränkung zeigt sich durch einen mehr oder weniger großen Abstand der Fingerspitzen vom Boden. Bei ziehenden Schmerzen in der Lendenwirbelsäule besteht der Verdacht auf einen Bandscheidenvorfall. Vor allem, wenn der Schmerz in die Beine ausstrahlt. Diese Patienten müssen unbedingt einem Orthopäden in unserem Netzwerk vorgestellt werden.

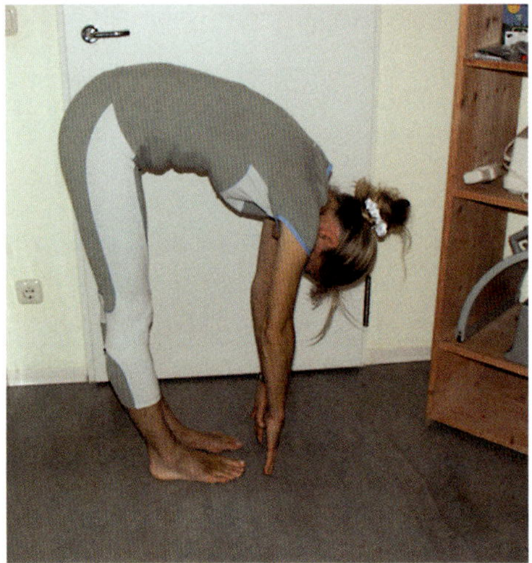

Abb. 11-16: Rumpfbeugen

Wiederholung der Bewegungstests im Sitzen

Schließlich wiederholen wir alle Bewegungstests außer dem Rumpfbeugen im Sitzen. Wie gesagt: Im Sitzen sind mechanische und propriozeptive Einflüsse aus der unteren Extremität weitgehend ausgeschlossen. Mit dem Vergleich zwischen den Befunden im Stehen und im Sitzen erhalten wir wichtige Hinweise auf die Bedeutung von Pathologien der unteren Extremität.

Bewegungstests im Liegen

Beinlängentest

In Rückenlage testen wir die Funktion der Kreuzdarmbeingelenke und der Hüfte über die Beinlänge beim Aufrichten aus der Rückenlage (Abbildung 11-17). Am Fußende stehend beurteilt der Untersucher die Länge der Beine, indem er seine Daumen auf die höchsten Punkte des inneren Knöchels legt. Der Patient richtet sich bei gestreckten Beinen auf. Veränderungen der Beinlänge gelten als positiver Befund.

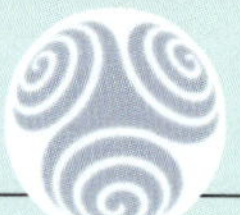

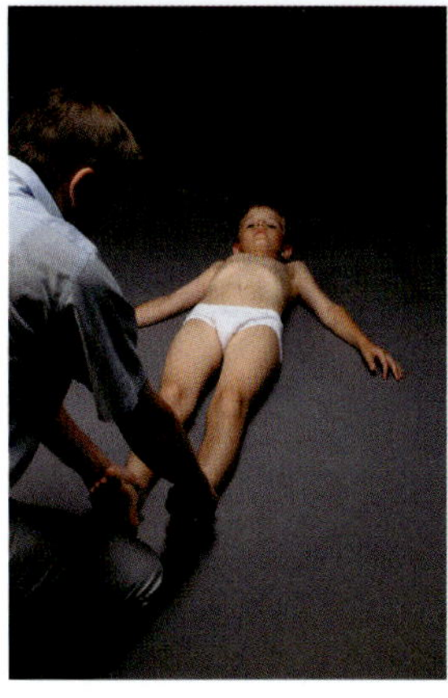
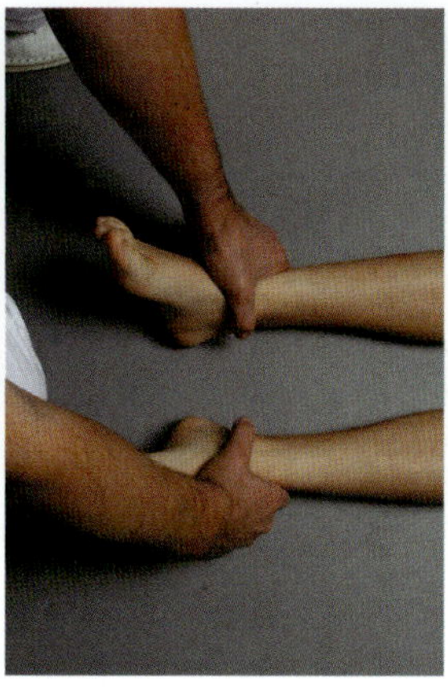
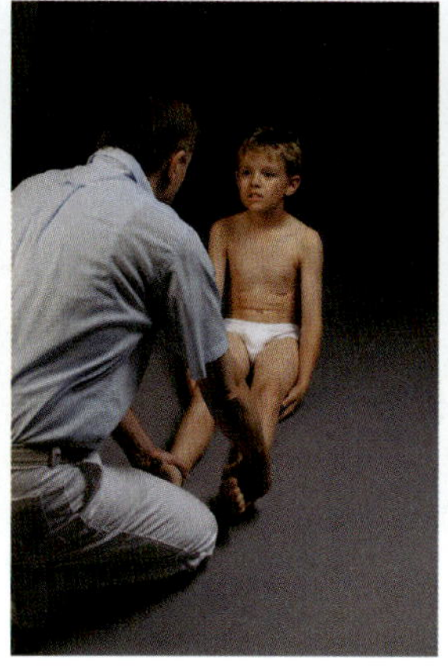
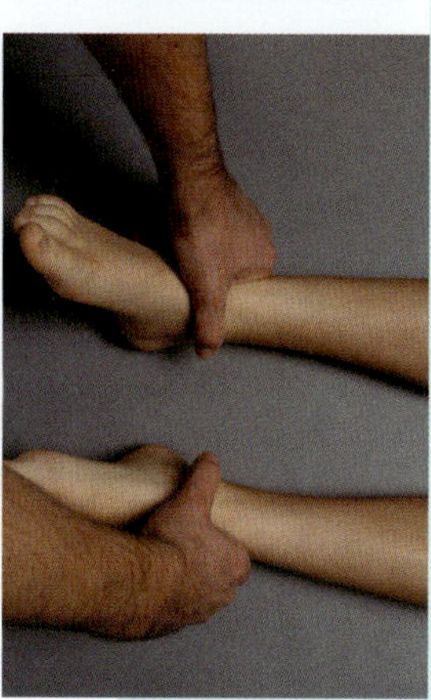

Die Beweglichkeit der Hüfte wird in Rückenlage getestet. Wir testen die Innenrotation und die Außenrotation. Zunächst werden die gestreckten Beine an den Füssen durch den Untersucher passiv und gleichzeitig in Innenrotation gedreht. Der Untersucher beurteilt, ob Beweglichkeitsunterschiede zwischen links und rechts bestehen (Abbildung 11-18). Zum Test der Außenrotation werden die Beine in der Hüfte angewinkelt und nach außen bewegt. Wieder beurteilt der Untersucher Unterschiede zwischen links und rechts (Abbildung 11-19).

Test der Innen- und Außenrotation der Hüfte

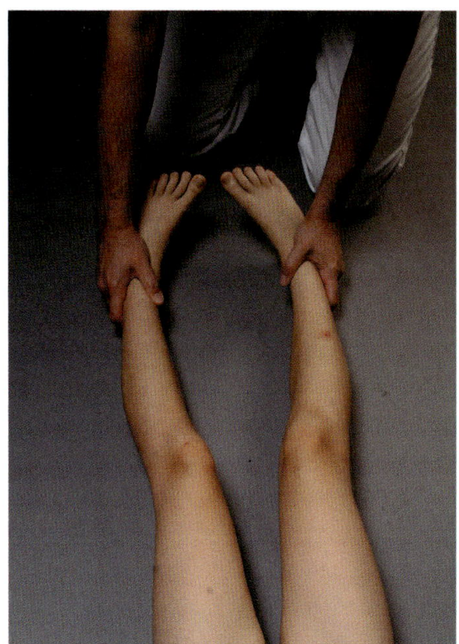
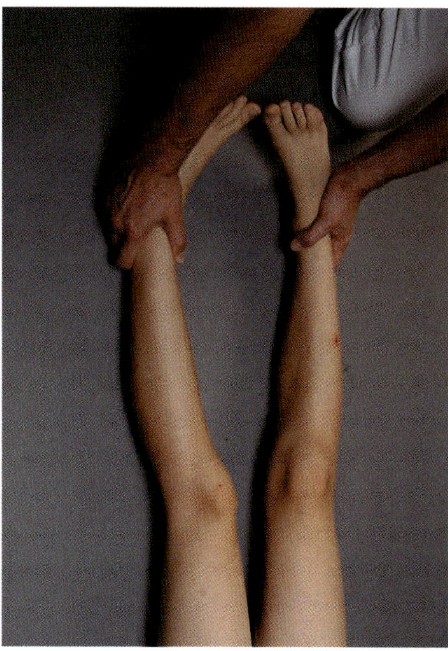

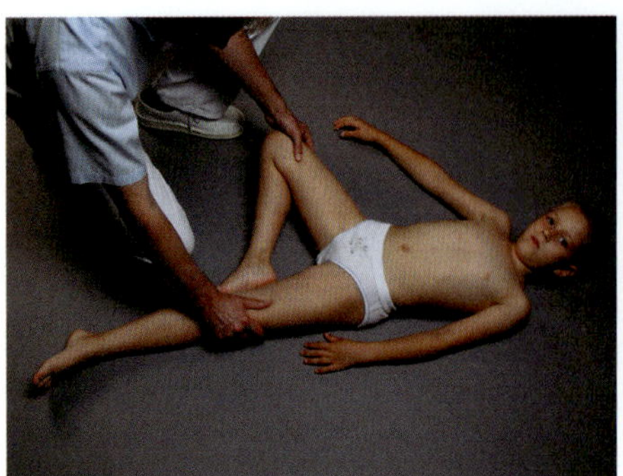 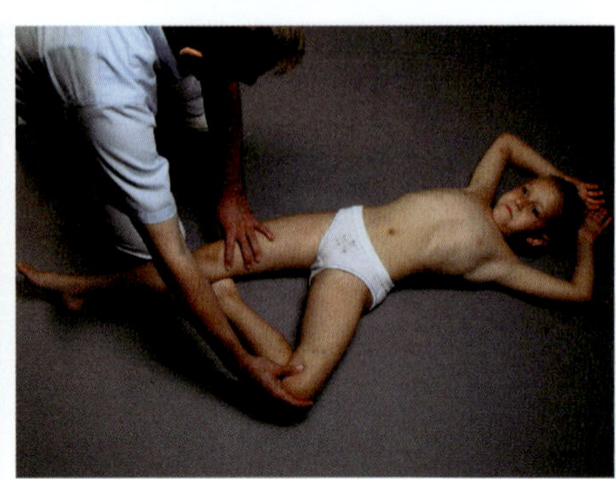

Bewertung der Befunde

vertiefende Untersuchungen im Netzwerk

Positive Befunde der Posturalneurologischen Grunduntersuchung bewerten wir zum Ersten als Hinweise auf grundlegende Belastungen und lösen vertiefende Untersuchungen in unserem interdisziplinären Netzwerk aus. Insofern ist die Untersuchung eine Ergänzung unserer Suche nach mechanischen und neurophysiologischen Störfaktoren durch die Störfaktorenanamnese.

Verlaufskontrolle für die Therapie

Zum Zweiten dienen die Befunde zur Verlaufskontrolle für die Therapie: Im Laufe einer wirkungsvollen Therapie verbessern sich die Befunde der Posturalneurologischen Grunduntersuchung.

Filtertests

Zum Dritten können wir mit Hilfe der Ergebnisse aus der Posturalneurologischen Grunduntersuchung und den sogenannten Filtertests Hinweise auf Belastungen aus dem Kraniomandibulären System bzw. von der Propriozeption der Muskulatur des Fußgewölbes finden.

Als Filtertest für das Kraniomandibuläre System nutzen wir

- den Watterollen- bzw. Holzspateltest
- den Provokationstest durch festes Zubeißen
- den Provokationstest durch weites Mundöffnen

Watterollen- bzw. Holzspateltest

Beim Watterollen- bzw. Holzspateltest (Abbildung 11-20) lassen wir den Patienten leicht auf eine oder zwei Watterollen bzw. einen Holzspatel beißen. Somit schalten wir seine habituelle Interkuspidation aus. Wir weisen den Patienten an, einige Male zu schlucken und ein paar Schritte auf und ab zu gehen. Dadurch erhält die neurophysiologische Regulation aus dem N. trigeminus einen neuen propriozeptiven Input. Jeglicher Befund der Posturalneurologischen Grunduntersuchung kann so getestet werden. Wenn sich der Befund verbessert, haben wir einen Hinweis: Die Ausschaltung der habituellen Interkuspidation hat eine positive Wirkung auf diesen Befund. Es muss eine okklusale Dysfunktion vorliegen, die hier als chronischer Störfaktor wirkt. Durch entsprechende Maßnahmen werden wir als Zahnärzte die Beschwerden des Patienten positiv beeinflussen können.

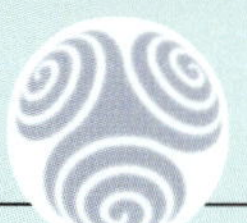

Abb. 11-20: Watterollen- (links) und Holzspatel-Test (rechts)

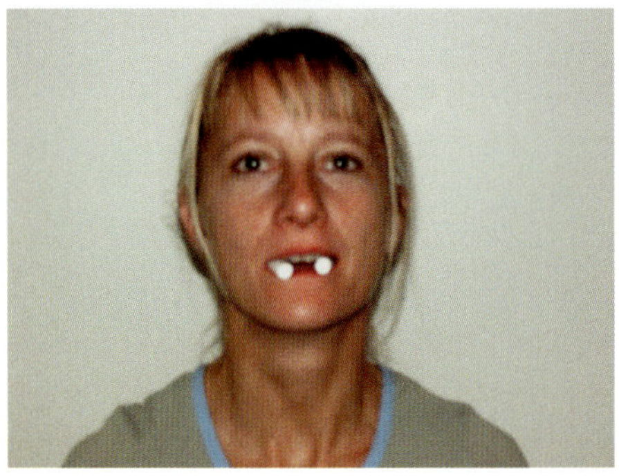

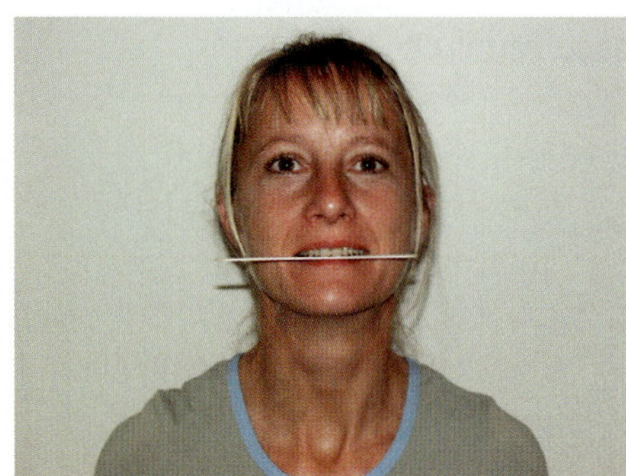

Auch für die Ärzte und Therapeuten in unserem interdisziplinären Netzwerk sind diese Tests sehr interessant: Sie können damit austesten, ob sie ein zahnärztliches Konsil auslösen müssen oder nicht.

Die Provokationstests haben die umgekehrte Wirkung: „Festes Zubeißen" und „weites Mundöffnen" wirken belastend. Sie verschlechtern oder erzeugen Befunde der Posturalneurologischen Grunduntersuchung. Auch das weist uns darauf hin, dass Belastungen vom Kraniomandibulären System ausgehen.

Auch für die Ärzte und Therapeuten in unserem interdisziplinären Netzwerk sind diese Tests sehr interessant: Sie können damit austesten, ob sie ein zahnärztliches Konsil auslösen müssen oder nicht.

Beim Filtertest „Kurzer Fuß nach *Janda*" zieht der Patient seine Zehen an, indem er die Fußgewölbsmuskulatur aktiviert (Abbildung 11-21). Mit diesem Test prüfen wir, ob von der Propriozeption der Fußgewölbsmuskulatur belastende Einflüsse ausgehen. Dies ist der Fall, wenn sich beim „Kurzer Fuß nach *Janda*" Befunde der Posturalneurologischen Grunduntersuchung verbessern. Wir haben dann den Ver-

Provokationstests durch festes Zubeißen und weites Mundöffnen

Filtertest für den Einfluss der Propriozeption der Fußgewölbsmuskulatur: „Kurzer Fuß nach *Janda*"

Abb. 11-21: Kurzer Fuß nach *Janda*

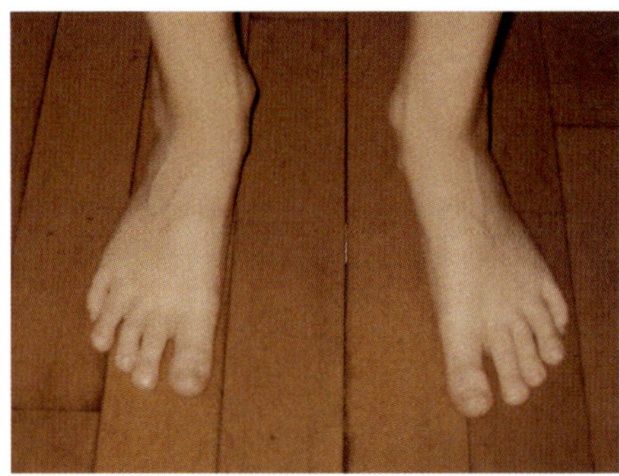

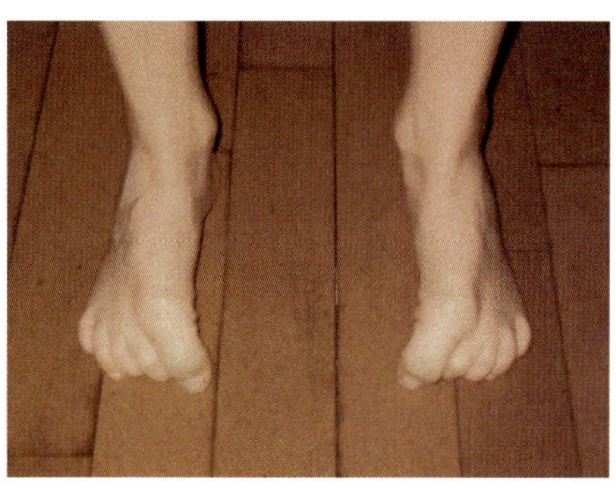

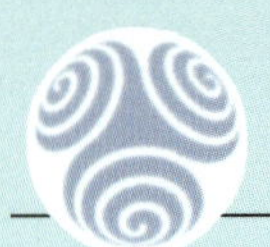

dacht, dass die Fußgewölbsmuskulatur zu wenig Tonus hat und trainiert werden muss. Vertiefende Untersuchungen vom Orthopäden in unserem Netzwerk sind angezeigt (siehe Kapitel 20).

Zusammenfassung

Das Systemische Screening umfasst drei Teile

- Systemische Anamnese (siehe Kapitel 7)
- Störfaktoren-Anamnese (siehe Kapitel 7)
- Posturalneurologische Grunduntersuchung

Es dient der Suche nach auffälligen Belastungen, Befunden und Symptomen außerhalb des Kraniomandibulären Systems. Liegen solche vor, lösen wir vertiefende Untersuchungen in unserem interdisziplinären Netzwerk aus.

In diesem Kapitel ist die Posturalneurologische Grunduntersuchung ausführlich beschrieben. Sie ist schnell durchzuführen und gibt Hinweise auf Bewegungseinschränkungen, Winkelfehlsichtigkeit und Störungen der Gleichgewichtsregulation. Darüber hinaus ermöglicht sie eine erste Einschätzung, welche Rolle Einflüsse aus dem Kraniomandibulären System und dem propriozeptiven System der Fußgewölbsmuskulatur spielen.

Literatur

[1]   Ligner B, van Assche R. Gelenke der unteren Extremität. Mobilisation und Korrektur. Bildatlas der Osteopathie. Bad Kötzting 1993

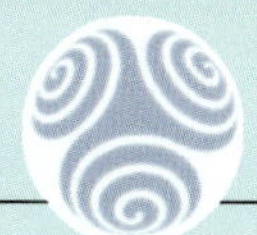

Behandlungsplanung und Beratung

Das Ergebnis der Anamnese, der zahnärztlichen Untersuchungen und der vertiefenden Untersuchungen in unserem interdisziplinären Netzwerk ist die Systemische Problemliste. Sie enthält Störfaktoren, Befunde (Form- und Funktionsstörungen) und Symptome aus dem ganzen biologischen System „Mensch". Es gilt nun, ausgehend von der Systemischen Problemliste einen interdisziplinären Behandlungsplan zu entwickeln und den Patienten entsprechend aufzuklären. Unser Formblatt der Systemischen Problemliste können Sie als pdf-Datei kostenlos von der Website www.kraniofaziale-orthopaedie.de herunterladen.

Systemische Problemliste

Kostenlos herunterladen von der Themenwebsite www.kraniofaziale-orthopaedie.de

12.1 Behandlungsplanung

Als Ergebnis der Behandlungsplanung soll ein plausibler interdisziplinärer Maßnahmen-, Zeit- und Kostenplan vorliegen. Ausgangspunkt ist die Systemische Problemliste. Es stehen uns zwei Vorgehensweisen zur Verfügung:

- Mustererkennung und
- Hierarchisierung von Problemen

Es ist ein Phänomen komplexer, sich selbst organisierender Systeme: Systemzustände äußern sich immer in Kombinationsmustern von bestimmten Zuständen der Variabeln des Systems. Beim biologischen System „Mensch" bedeutet dies: Störfaktoren, Befunde und Symptome kommen nie in zufälligen Kombinationen vor, sondern immer in bestimmten Kombinationen. Wir sprechen von Mustern bzw. Syndromen. Obwohl das biologische System „Mensch" sehr komplex ist, scheint es sich nur in einer begrenzten Zahl von Mustern organisieren zu können. In der Chinesischen Medizin wurde dieses Phänomen schon vor über zweitausend Jahren erkannt und genutzt [1]. An zwei Beispielen aus der täglichen Praxis sei das Vorgehen in der so genannten Chinesischen Syndromdiagnostik erklärt.

Mustererkennung

Chinesische Syndromdiagnostik

<table>
<tr><td>zwei Beispiele</td><td>

Zwei Patienten kommen mit Kopfschmerzen. Durch klinische und bildgebende Untersuchungen werden schwerwiegende morphologisch-degenerative Erkrankungen ausgeschlossen. Die Vorgehensweise der Chinesischen Syndromdiagnostik ist indiziert, wenn chronisch-funktionelle Kopfschmerzen vorliegen. Nur mit seinen fünf Sinnen „bewaffnet" erhebt der Arzt Störfaktoren, Befunde und Symptome und listet sie auf (Tabelle 12-1). Wir sehen danach, dass wir es in unserem Beispiel mit zwei ganz verschiedenen Patienten zu tun haben, obwohl sie an dem gleichen Leitsymptom leiden. Es scheint verschiedene Kopfschmerz-Muster zu geben. Insgesamt unterscheidet die Chinesische Syndromdiagnostik sieben verschiedene Kopfschmerz-Muster. Sie ermöglicht bei allen Leitsymptomen und Indikationen eine

</td></tr>
</table>

Entsprechend der Regeln der Chinesischen Syndromdiagnostik identifizieren wir in unseren Fallbeispielen das eine Syndrom als „Mager-Feuer" und das andere Syndrom als „Aufsteigendes Leber-Yang". Antagonistisch dazu formulieren wir die Therapieprinzipien: „Kühlen von Magen-Feuer" bzw. „Beruhigen des Leber-Yang". Für solche Therapieprinzipien beschreibt die Chinesische Syndromtherapie individuelle Behandlungsweisen in der Chinesischen Arzneimitteltherapie (vor allem Pflanzendrogen), in der Akupunktur und Moxibustion (das Erwärmen von Akupunkturpunkten mit entzündeter Moxawolle), in der Tuina-Therapie (manuelle Behandlungsmethoden), im Medizinischen Qigong (meditative Atem- und Bewegungsübungen) und in der Chinesischen Diätetik (Ernährung und Lebensführung).

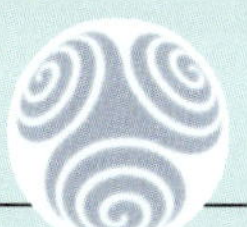

Muster identifizieren und systemisch behandeln. In Kapitel 21 wird dieses Vorgehen ausführlicher beschrieben.

Neben der Mustererkennung haben wir noch eine zweite Vorgehensweise bei der Aufstellung eines interdisziplinären Behandlungsplans: Entsprechend unserer Erfahrungen und der Erfahrungen unserer Partner im Netzwerk hierarchisieren wir die Probleme. Wir stellen uns die Fragen: Welcher Störfaktor ist für den Patienten am meisten belastend? Welcher Befund oder welches Symptom hat die oberste Priorität für die Behandlung? Welches Problem muss als erstes gelöst werden? Welches als zweites und so weiter? Dann suchen wir für jedes Problem eine angemessene Lösung (Tabelle 12-2).

Hierarchisierung von Problemen

Schließlich gilt es, die einzelnen Lösungen zeitlich zu koordinieren. Für den Patienten stehen sein Symptom und der damit verbundene Leidensdruck im Vordergrund. Deshalb zielen unsere ersten therapeutischen Bemühungen auf die Linderung des Leidensdrucks; wohl wissend, dass „das chronische Symptom lügt" (siehe Kapitel 2): Durch die ausschließliche Behandlung des Symptoms erhöhen wir lediglich die Kompensationskapazität des betroffenen Teilsystems. Eine nachhaltige Verbesserung der systemischen Situation erreichen wir dadurch nicht. Darauf müssen wir den Patienten hinweisen. Zur Linderung der Muskel- und Gelenkschmerzen innerhalb und außerhalb des Kraniomandibulären System stehen in unserem interdisziplinären Netzwerk die Matrix-Rhythmus-Therapie (siehe Kapitel 17), die Physiotherapie (siehe Kapitel 18), die Osteopathie (siehe Kapitel 19), die funktionelle Orthopädie (siehe Kapitel 20), die Traditionelle Chinesische Medizin (siehe Kapitel 21) und die Schmerztherapie (siehe Kapitel 22) zur Verfügung.

Linderung des Leidensdrucks

Zur grundlegenden und nachhaltig wirksamen Behandlung müssen wir
– in dieser Reihenfolge –

grundlegende und nachhaltige Behandlung

- die chronischen Störfaktoren eliminieren. Dabei fordern wir vor allem die Eigeninitiative des Patienten in Bezug auf eine krankheitsvermeidende Lebensführung (siehe Kapitel 15 und 16). Bei vielen Patienten mit chronischen Muskel- und Gelenkschmerzen sind die psychoemotionalen und psychosozialen Belastungen so ausgeprägt, dass psychologische Beratung und Psychotherapie zum Einsatz kommen müssen, bevor andere Maßnahmen ergriffen werden (siehe Kapitel 23).

- die Mikrokontrakturen im Bindegewebe extendieren. Dadurch werden die regulativen, adaptativen und kompensatorischen Kapazitäten des Bindegewebsorgans wieder hergestellt. Unser Therapieverfahren der Wahl ist dazu die Matrix-Rhythmus-Therapie (siehe Kapitel 17).

- die regulativen, adaptativen und kompensatorischen Kräfte stimulieren. Das macht erst nach der Extension von Mikrokontrakturen im Bindegewebe Sinn. Wir wenden in unserem interdisziplinären Netzwerk an die Physiotherapie (siehe

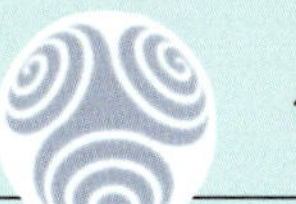

Kapitel 18), die Osteopathie (siehe Kapitel 19), die funktionelle Orthopädie (siehe Kapitel 20) und die Traditionelle Chinesische Medizin (siehe Kapitel 21). Das hat sich historisch in unserem Netzwerk so entwickelt. In anderen Netzwerken mögen andere, ebenso nützliche und wirksame Therapieverfahren zum Einsatz kommen.

- die Form und Funktion des Kraniomandibulären Systems wiederherstellen (siehe Kapitel 13).

Maßnahmen- und Zeitplan

In der zeitlichen und räumlichen Organisation dieser Maßnahmen erhalten wir einen Maßnahmen- und Zeitplan. Dafür erstellen wir schließlich einen Kostenplan und gehen an die Beratung des Patienten.

Exkurs

Patienten mit zwanghafter Fokussierung ihrer Aufmerksamkeit auf die Okklusion (zwanghafte okklusale Vigilanz)

Kopf- und Gesichtsschmerzen

Im Zusammenhang mit der Behandlungsplanung und Beratung müssen wir auf eine außergewöhnliche Patientensituation zu sprechen kommen, mit der wir von Zeit zu Zeit konfrontiert werden. Es geht um Patienten mit therapieresistenten Kopf- und Gesichtsschmerzen und einem besonderen Leidensweg: Solche Patienten sind seit Jahren von einem gnathologischen Spezialisten zum nächsten „gewandert" und präsentieren sich mit einer ganzen Reihe von Aufbiss-Schienen. Allein die Linderung ihrer Beschwerden ist bisher ausgeblieben. Die Patientinnen – es handelt sich fast ausschließlich um Frauen – erscheinen verzweifelt und berichten über einen enormen Leidensdruck. Den Beginn ihrer Beschwerden ordnen sie meist einer restaurativen oder prothetischen Zahnbehandlung mit einer entsprechenden Okklusionsveränderung zu. Sie sind verbittert und weisen dem dafür verantwortlichen Zahnarzt „die ganze Schuld" an ihren Beschwerden zu. Typischerweise breiten sich die Beschwerden im Laufe der Zeit von der Kopf-Gesichtsregion ausgehend in andere Körperregionen aus. Die Ganzkörperschmerzzeichnung dieser Patientinnen zeigt oft eine diffuse Schmerzverbreitung über fast den ganzen Körper.

mehrere Behandlungsversuche mit Aufbiss-Schienen

Verzweiflung und enormer Leidensdruck

Auslöser: Okklusionsveränderung

„Koryphäenkiller"

In Fachkreisen werden diese Patienten als „Koryphäenkiller" bezeichnet, weil schon mehrere Fachkoryphäen mit ihren Behandlungsversuchen (meist Aufbiss-Schienen) an den Beschwerden gescheitert sind. Die Diagnose *atypischer Gesichtsschmerz* (neuerdings zunehmend *Fibromyalgie*) begleitet diese Patienten. Besonders auffällig ist, dass sie fachlich hervorragend informiert sind. Sie kennen die biomechanischen Fachausdrücke von „Fronteckzahnführung" über „Mediotrusion" bis „Zentrik" und sehen sich selbst schon als Experten der Okklusion. Sie erwarten sich von uns die *„geniale" Aufbiss-Schiene*, die ihre Kopf- und Gesichtsschmerzen ein für alle Mal beseitigt. Die Gefahr ist groß, dass wir in diese Falle tappen und einen weiteren biomechanischen Behandlungsversuch mit einer Aufbiss-Schiene starten.

Atypischer Gesichtsschmerz

Fibromyalgie

fachlich informiert

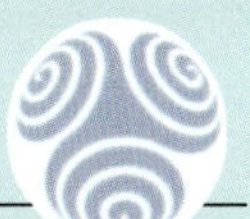

Ich erkläre mir die Krankengeschichte dieser Patientinnen wie in Abbildung 12-1 dargestellt. In der Gnathologie ist die ideale Verzahnung biomechanisch genau beschrieben: Als statische Okklusion mit einer definierten Anzahl von okklusalen Kontakten pro Kaufläche in der sogenannten zentrischen Okklusion, das heißt bei zentrischer Position der Kondylen in den Kiefergelenkgruben; als dynamische Okklusion mit Fronteckzahnführung bei laterotrusiver und protrusiver Unterkieferbewegung; als definierte Beziehung zwischen Gelenkbahnneigung, Frontzahntorque und Höckerneigung der Prämolaren und Molaren und so weiter und so weiter. Allerdings kommt diese biomechanisch ideale Verzahnung in der Natur nicht vor. Die Regulation, Adaptation und Kompensation vielfältiger mechanischer, (bio-)chemischer, psychischer und physikalisch/physiologischer Irritationen führt auch in Bezug auf Form und Funktion des Kraniomandibulären Systems zu einer Verzahnung, die mehr oder weniger stark von der biomechanischen Idealvorstellung abweicht. Dieser „Alltagsbiss" ist auch keine eindeutige räumliche Position: Abhängig von der Körperstellung, der Tagesform, der Tageszeit, dem aktuellen Tonus der Kaumuskulatur usw. nehmen wir immer leicht unterschiedliche Bisslagen und damit Okklusionspositionen ein. Mal kommt beim Schlussbiss der eine Zahn als erster in Kontakt, mal ein anderer. In der Regel nimmt ein Mensch diese Unterschiede ein Leben lang nicht wahr. Dieser vom Ideal abweichende Alltagsbiss ist gut adaptiert und kompensiert und damit beschwerdefrei.

die ideale
Verzahnung

der gut adaptierte
und kompensierte
„Alltagsbiss"

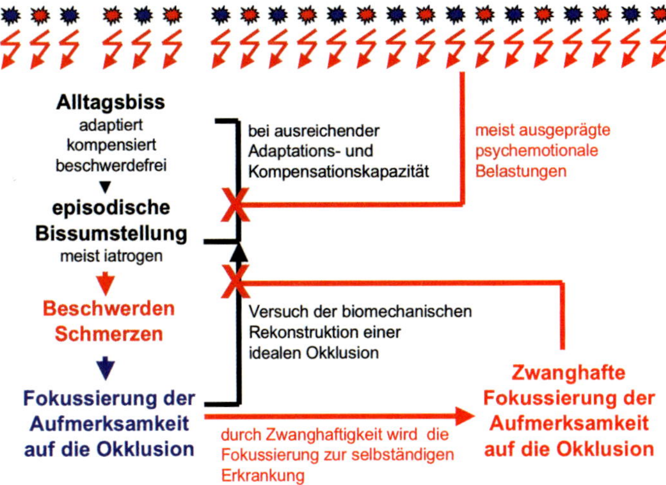

Auch episodische Bissumstellungen durch zahnärztliche Maßnahmen werden in der Regel schnell adaptiert und kompensiert, ohne dass irgendwelche Beschwerden auftreten. Nicht so bei Patienten, bei denen durch vielfältige Belastungen die adaptative und kompensatorische Kapazität nicht mehr ausreicht. Psychoemotionale und psychosoziale Belastungen scheinen dabei eine große Rolle zu spielen: Die Biss-

episodische
Bissumstellungen

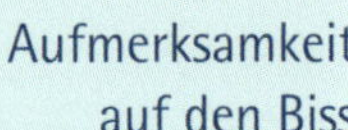

umstellung verursacht lokale Schmerzen in der Kaumuskulatur und im Bereich des Kiefergelenks. Dadurch wird die Aufmerksamkeit der Patientin auf den Biss gelenkt. Gelingt es dem Zahnarzt nicht, schnell und sicher wieder einen gut adaptierten und kompensierten Alltagsbiss herzustellen, bleiben die Beschwerden bestehen, und die Patientin fokussiert ihre Aufmerksamkeit weiter auf die Okklusion. Viele Betroffene informieren sich im Internet und werden zu biomechanischen „Spezialisten". Weitere Behandlungsversuche mit Aufbiss-Schienen folgen. Diese Schienen mögen biomechanisch durchaus korrekte okklusale Beziehungen rekonstruieren. Aber die Patientinnen nehmen die oben erwähnten durchaus normalen Okklusionsunterschiede weiterhin als störend wahr. Sie fokussieren ihre Aufmerksamkeit zwanghaft auf die Okklusion und die Beschwerden, die sie damit in Verbindung bringen. In der psychologischen Fachsprache spricht man von Vigilanz (erhöhte Aufmerksamkeit, Daueraufmerksamkeit). Diese zwanghafte Fokussierung der Aufmerksamkeit auf die Okklusion wird zur eigenständigen psychischen Störung, die jeden weiteren biomechanischen Behandlungsversuch zum Scheitern verurteilt. Trotzdem sucht die Patientin weiter nach dem zahnärztlichen Experten, der ihren Biss mit einer Schiene so rekonstruieren kann, dass ihre Beschwerden abklingen. Und jeder dieser zahnärztlichen Experten tappt in die Falle und glaubt, „den Fall biomechanisch lösen zu können".

Eine nachhaltige Linderung der Beschwerden kann nur gelingen, wenn vom Behandler wie von der Patientin erkannt und eingesehen wird, dass sich hier eine eigenständige psychische Störung entwickelt hat. Nur dann wird sich die Patientin auf die notwendige psychologische Beratung und Behandlung einlassen. Gelingt die Psychotherapie, so ist die nachfolgende zahnärztliche Rekonstruktion der Okklusion nach den entsprechenden biomechanischen Regeln einfach und wird von der Patientin gut akzeptiert.

Um nicht in die Falle zu tappen, müssen wir die betroffenen Patienten an den folgenden Hinweisen rechtzeitig erkennen:

- Die Patienten haben einen enormen Leidensdruck. Sie äußern eine hohe subjektiv wahrgenommene Schmerzintensität. Sie sind verzweifelt und sprechen manchmal sogar von Suizid.

- Sie berichten von einer langen Erkrankungsdauer mit vielfältigen Behandlungsversuchen, von mehreren erfolglosen biomechanischen Behandlungsversuchen mit Aufbiss-Schienen – auch durch Experten („Koryphäenkillerphänomen").

- Der Beginn der Beschwerden steht mit einer Zahnbehandlung und Bissumstellung im Zusammenhang. Die Patienten geben dem durchführenden Zahnarzt die Schuld an ihrer „Misere".

- Die Ganzkörperschmerzzeichnung ist ausführlich und zeigt komplexe Schmerzbilder – oft in nahezu allen Körperregionen.

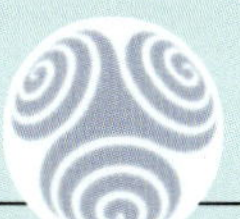

- Die Patienten benutzen stark emotional geprägte Schmerzadjektive. Zum Beispiel: mörderisch, quälend, grausam, marternd, unerträglich usw.
- Sie verwenden biomechanische Fachausdrücke, verwickeln sich aber in laienhafte Widersprüche und Missverständnisse.
- Die subjektive Wahrnehmung der Schmerzen und objektive Befunde passen nicht zusammen.
- Die Auswertung des Fragebogens „Graduierung chronischen Schmerzes" ergibt Grad III und IV (dysfunktionaler chronischer Schmerz).

Der Umgang mit diesen Patienten erfordert viel Einfühlungsvermögen, kommunikative Kompetenz und Zeit. Zunächst müssen wir das Anliegen des Patienten ernst nehmen. Auf keinen Fall dürfen wir die Beschwerden als eingebildet und „psychisch" abwerten. Wir müssen Verständnis zeigen und geduldig zuhören. Auch im eigenen Interesse: Wir ersparen uns viel Ärger und Frustration, wenn wir nicht in die „biomechanische" Falle tappen und den Patienten in die richtige Richtung lenken. Selbst wenn sich der Patient nicht einsichtig zeigt und sich enttäuscht von uns abwendet, ist dies für ihn und für uns besser als eine erneute Fehlbehandlung.

Wir erkennen die Bissumstellung als Auslöser der Beschwerden an und geben dem Patienten eine rationale Erklärung der Pathogenese (siehe oben). Wir erklären ihm, dass sich im Laufe der Zeit eine psychische Störung verselbständigt hat und zur eigenständigen Erkrankung geworden ist. Wir machen ihm nachdrücklich klar, dass die Linderung seiner Beschwerden nur passieren kann, wenn es ihm gelingt, seine Aufmerksamkeit aus dem Mund wegzulenken. Dazu empfehlen wir ihm professionelle Hilfe im Sinne einer psychologischen Beratung und Behandlung.

Als Schiene bieten wir ihm eine Modifizierte Shore-Schiene an (siehe Kapitel 13), um „den störenden Biss auszuschalten und dem Unterkiefer freie Beweglichkeit zu geben". Weitere Maßnahmen ohne vorhergehende psychologische Beratung und Psychotherapie verweigern wir dem Patienten.

Eine Linderung der Schmerzen von Patienten mit einer zwanghaften Fokussierung der Aufmerksamkeit auf die Okklusion ist nur möglich, wenn es dem Patienten gelingt, seine Aufmerksamkeit dauerhaft aus dem Mund wegzulenken. Dazu braucht er in der Regel kompetente psychologische Beratung und Behandlung. Die Bereitschaft zur Psychotherapie setzt von Seiten des Patienten rationales Verständnis seiner Situation und Krankheitseinsicht voraus. Meist können die betroffenen Patienten diese Bereitschaft nicht aufbringen und verlassen die Praxis wieder. Zur Vermeidung von Ärger und Frustration ist es für den Zahnarzt wichtig, der Versuchung einer erneuten biomechanischen Behandlung mit einer Aufbiss-Schiene zu widerstehen und diese dem Patienten zu verweigern.

12.2 Beratung

Ergebnisse
der Beratung

In der Beratung des Patienten streben wir folgende Ergebnisse an:

- Der Patient versteht die hierarchische Wertung der Störfaktoren, Befunde und Symptome durch den Zahnarzt. Wir erklären ihm die Systemische Problemliste.

- Der Patient versteht das ätiologische und pathogenetische Denkmodell des Zahnarztes.

- Der Patient versteht die therapeutischen Maßnahmen und ihre zeitliche Ordnung.

- Der Patient ist von der Therapie überzeugt, vor allem von der Notwendigkeit der interdisziplinären Therapie.

- Der Patient ist sich über die Notwendigkeit seiner Eigeninitiative im Klaren. Er ist bereit, Eigenverantwortung zu übernehmen.

- Der Patient ist sich über die Kosten der therapeutischen Maßnahmen im Klaren.

- Die Beziehung zwischen Zahnarzt und Patient ist weiter vertieft und tragfähig.

Notwendigkeit
systemischen Den-
kens und Handelns

Notwendigkeit der
Eigeninitiative des
Patienten

Klärung der
Patientenrolle

Vor allem muss dem chronisch kranken Patienten durch die Beratung zweierlei klar werden: Chronische Beschwerden können allein durch lokale zahnärztliche Therapie nicht erfolgreich behandelt werden. Systemisches Vorgehen ist notwendig. Und: Entscheidend für den Therapieerfolg wird seine Eigeninitiative sein. Er muss mitarbeiten. Er muss sich auf therapeutische Übungen einlassen und sogar seine Lebensführung ändern. All das muss er selbst tun. Der Zahnarzt kann ihn nur beraten, belehren und begleiten. Wir können die Notwendigkeit der Eigeninitiative nicht genug betonen. Diese Klärung der Rolle des Patienten legt die Basis für den Erfolg der gemeinsamen Arbeit.

"Go visual!"

Das didaktische Grundprinzip der Beratung ist die Visualisierung des Maßnahmen- und Zeitplans. Visualisierte Informationen kann der Patient viel besser verstehen und behalten. Dazu haben wir zwei Möglichkeiten:

- Wir entwickeln den Plan direkt im Gespräch mit dem Patienten als eine handschriftliche Visualisierung (Abbildung 12-2). Bei einfachen Fällen und erfahrenen Beratern ist dies die Methode der Wahl. Der Patient bekommt das Original des Plans mit nach Hause. Wir behalten eine Kopie davon zur Dokumentation.

- Wir erstellen eine ausführliche Präsentation (zum Beispiel mit der Computersoftware Microsoft Power Point) und gehen sie zusammen mit dem Patienten durch. Dies ist sehr aufwändig. Der Patient nimmt anschließend nur einen Ausdruck der Präsentation mit nach Hause.

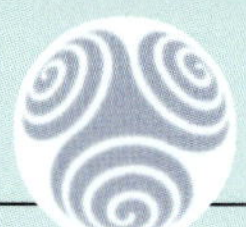

Abb. 12-2: Handschriftlicher Behandlungsplan direkt im Gespräch mit dem Patienten erstellt

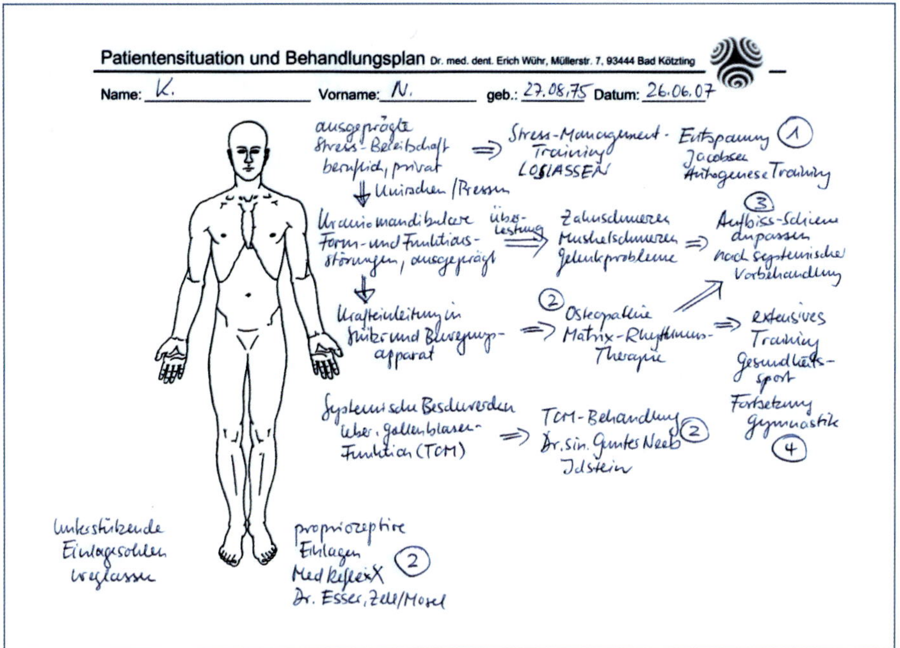

Die Beratung des Patienten erfordert von uns kommunikative (rhetorische und didaktische) Kompetenz. Wenn wir spätestens in der Beratung keine tragfähige Beziehung zum Patienten aufbauen können, ist es besser, eine weitere Behandlung abzulehnen.

Literatur

[1] Wühr E. Chinesische Syndromdiagnostik. Der schnelle und sichere Weg zur Formulierung einer Chinesischen Diagnose in sieben Entscheidungsschritten. 2. Auflage. Bad Kötzting 2002

[2] Wühr E. Chinesische Syndromtherapie. Der schnelle und sichere Weg zur Chinesischen Arzneimitteltherapie, Akupunktur, Moxibustion und Diätetik der 100 wichtigsten Chinesischen Syndrome. Bad Kötzting 2002

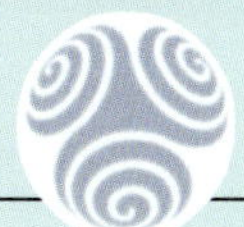

Teil 3

Lokale (zahnärztliche) Therapie und Prävention

Als Ergebnis der Anamnese sowie der Klinischen und Instrumentellen Form- und Funktionsanalyse stehen auf der Systemischen Problemliste auch Störfaktoren, Form- und Funktionsstörungen und Symptome im Kraniomandibulären System. Für diese Probleme brauchen wir Lösungen. Sie sind in Kapitel 13 beschrieben.

In Kapitel 14 geht es um die Prävention. Es ist auffällig, wie sehr in den letzten Jahren Körperfehlhaltungen und sogar Muskel- und Gelenkschmerzen bei Kindern und Jugendlichen zugenommen haben. Unsere Hypothese ist ja, dass Körperfehlhaltungen und Muskel- und Gelenkschmerzen mit Kieferanomalien zusammenhängen. Deshalb kommt für uns der frühzeitigen Identifizierung und Behandlung von Kieferanomalien und Körperfehlhaltungen bei Kindern in der Prävention von Muskel- und Gelenkschmerzen große Bedeutung zu. Der Zahnarzt steht dabei in einer besonderen Verantwortung: Er ist zusammen mit dem Kinderarzt der einzige Facharzt, der Kinder regelmäßig und routinemäßig sieht. Kapitel 14 handelt davon, wie unserer Meinung nach die zahnärztliche Prävention sowie die Frühbehandlung von Kieferanomalien und Zahnfehlstellungen durchgeführt werden sollten.

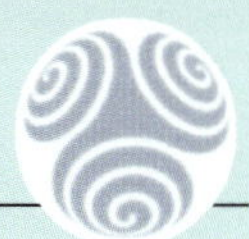

Lokale (zahnärztliche) Therapie

Die lokale, zahnärztliche Therapie von Patienten mit Muskel- und Gelenkschmerzen löst die kraniomandibulären Probleme der Systemischen Problemliste:

- Sie eliminiert chronische Störfaktoren im Kraniomandibulären System.
- Sie stellt Form und Funktion des Kraniomandibulären Systems wieder her.
- Sie lindert Symptome im Kraniomandibulären System.

kraniomandibuläre Probleme

13.1 Eliminierung chronischer Störfaktoren

Chronische Störfaktoren im Kraniomandibulären System sind

- Unverträglichkeit zahnärztlicher Werkstoffe,
- stumme chronische Entzündungen und
- Kraniomandibuläre Form- und Funktionsstörungen.

Sie belasten die Regulations-, Adaptations- und Kompensationsfähigkeit des Bindegewebsorgans als ätiologische Faktoren (siehe Kapitel 2).

Die Verträglichkeit bzw. Unverträglichkeit zahnärztlicher Werkstoffe ist in der Fachwelt sehr umstritten. Bei kaum einem anderen Streitpunkt prallen die Gegensätze so emotional aufeinander. Aus systemischer Sicht steht fest: Zahnärztliche Werkstoffe sind systemfremde Materialien, die mit dem System in Wechselwirkung treten, zum Beispiel Stoffabgabe durch elekrolytische Vorgänge oder durch mechanischen Abrieb. Umstritten ist, ob sich diese Wechselwirkungen pathogenetisch auswirken. Aus der Systemtheorie wissen wir, dass in sich selbst organisierenden Systemen kleinste lokale Veränderungen große systemische Wirkungen haben können. Deshalb sind aus unserer Sicht Wechselwirkungen mit zahnärztlichen Werkstoffen sehr ernst zu nehmen.

Unverträglichkeit zahnärztlicher Werkstoffe

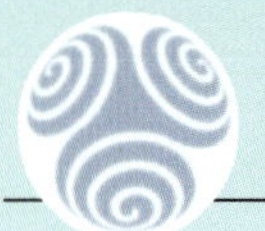

In unserer Praxis handeln wir deshalb und derzeit nach folgenden Regeln:

- Der Verdacht einer vorliegenden Belastung durch Wechselwirkung mit zahnärztlichen Werkstoffen ist gegeben, wenn metallische Werkstoffe als Füllungen oder als Bestandteile restaurativer und prothetischer Versorgungen vorliegen. Besonders kritisch sind unedle Metalle und schlecht verarbeitete (korrodierte) Metalllegierungen zu beurteilen. Das Gleiche gilt, wenn verschiedenartige Metalllegierungen und verschieden große Metallfüllungen im Mund sind. Bei einem solchen Verdacht wird in Kooperation mit einem Umweltmediziner eine sinnvolle diagnostische und therapeutische Vorgehensweise erarbeitet.

- Bei chronisch Kranken sollten verdächtige zahnärztliche Materialien auf jeden Fall entfernt werden. Jede Entlastung verbessert die Situation des Patienten, selbst wenn sich dies nicht in einer Linderung seiner Symptome bemerkbar macht.

- Zemente, keramische Materialien und labortechnisch perfekt verarbeitete Edelmetalllegierung sind bei restaurativen und prothetischen Versorgungen zu bevorzugen.

- Zahnärztliche Implantate aus Titan halten wir für unbedenklich: Titan bildet an der Luft spontan Titanoxid. Die Titanoxidschicht ist bioinert. Ansonsten würde das biologische System nicht mit einer Osteointegration des Implantats reagieren.

stumme, chronische Entzündungen

Was wir oben aus systemischer Sicht über die Wechselwirkungen zahnärztlicher Materialien gesagt haben, gilt auch für stumme, chronische Entzündungen im Kraniomandibulären System: Sie sind Belastungen der Regulation, Adaptation und Kompensation des Bindegewebsorgans und können als „kleine lokale Ursachen" große systemische Wirkungen entfalten.

Als „stumm" werden chronische Entzündungen bezeichnet, wenn sie ohne Symptome sind und damit subjektiv vom Patienten nicht wahrgenommen werden. Es sind chronische

- Pulpitiden
- Gingivitiden und Parodontitiden
- Stomatitiden
- Entzündungen bei Zahndurchbruchsstörungen, vor allem bei Weisheitszähnen
- apikale Parodontitis
- Kieferostitis, Kieferzysten und Kieferosteomyelitis

Die zahnärztliche Therapie von stummen chronischen Entzündungen ist chirurgisch. Sie kann durch medikamentöse Behandlungen unterstützt werden.

Kraniomandibuläre Form- und Funktionsstörungen

Die dritte Art von chronischen Störfaktoren aus dem Kraniomandibulären System sind Kraniomandibuläre Form- und Funktionsstörungen. Durch sie werden beim Kauen, Schlucken, Knirschen und Pressen ungünstige und übermäßige Kräfte in das

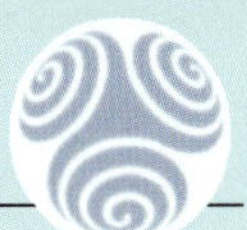

Fasziensystem eingeleitet. Diese müssen außerhalb des Kraniomandibulären Systems in anderen Teilen des Fasziensystems kompensiert werden und bewirken dort die Entstehung von Befunden und Symptomen. Besonders davon betroffen sind die unmittelbaren Nachbarsysteme: das durale Fasziensystem sowie der Hals-Nacken-bereich. Im Folgenden beschreiben wir, wie wir Form und Funktionsstörungen im Kraniomandibulären System behandeln.

13.2 Wiederherstellung von Form und Funktion

Die Krafteinleitung beim Kauen, Schlucken, Knirschen und Pressen ist abhängig von

- der Stellung der Zähne im Zahnbogen (auch Zahnzahl und Zahnform) und der Zahnbogenform,
- der Kongruenz von Ober- und Unterkieferzahnbogen,
- der räumlichen Lage der Krafteinleitungsebene im Schädel,
- der räumlichen Lage des Unterkiefers im Fasziensystem,
- den Weichteilfunktionen (Zunge, Lippen, Wange, Kaumuskulatur, Atmen).

Entsprechende Form- und Funktionsstörungen des Kraniomandibulären Systems haben wir mit Hilfe der Klinischen und Instrumentellen Form- und Funktionsanalyse sowie mit der Bildgebenden Formanalyse erhoben. Sie stehen als Probleme (Störfaktoren bzw. Befunde) auf unserer Systemischen Problemliste. Das Problem zu lösen, ist unsere Behandlungsaufgabe, für die wir die geeigneten Behandlungsmittel finden müssen.

Grundsätzlich wichtig für die Therapie ist folgender Zusammenhang: Form und Funktion in lebenden Systemen sind immer voneinander abhängig. Formstörungen gehen deshalb immer mit Funktionsstörungen einher und umgekehrt. So muss die lokale zahnärztliche Therapie zur Wiederherstellung von Form und Funktion immer beides sein: Form- und Funktionstherapie.

Als Behandlungsmittel im Kraniomandibulären System stehen uns zur Verfügung:
- Entspannungstraining
- Myofunktionelle Therapie
- Lokale Matrix-Rhythmus-Therapie (siehe Kapitel 16)
- Lokale Physiotherapie (siehe Kapitel 17)
- Lokale Osteopathie (siehe Kapitel 18)
- Aufbiss-Schienen-Therapie
- Kieferorthopädie
- Restaurative und prothetische Therapie

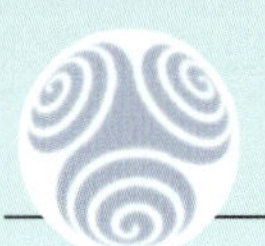

Entspannungs-training

Beim Bruxismus können für ungefähr 120 Minuten pro Tag Kräfte von bis zu 70 kp über das Kraniomandibuläre System in das Fasziensystem eingeleitet werden. Neben dem Körpergewicht sind dies die größten Kräfte, die vom Fasziensystem reguliert, adaptiert und kompensiert werden müssen. Knirschen und Pressen sind also die hauptsächlichen Belastungen im und aus dem Kraniomandibulären System. Dabei ist Bruxismus eine natürliche Form der Stressverarbeitung. Zum Problem wird er erst, wenn der Patient durch unangemessene Stressverarbeitung übermäßig bruxiert und/oder wenn Kraniomandibuläre Form- und Funktionsstörungen qualitativ eine Überlastung lokaler und systemischer Strukturen und Funktionen bewirken. In beiden Fällen ist Stress-Management die angemessene Behandlung. Hier ist die Eigeninitiative der Patienten gefordert.

siehe Kapitel 16
Stress-Management
Entspannungs-techniken

In Kapitel 16 haben wir unsere Methode des Stress-Trainings ausführlich beschrieben. Ein wesentlicher Bestandteil von persönlichem Stress-Management ist eine Entspannungstechnik. Es gibt viele davon, und wir überlassen es den Vorlieben des Patienten, welche für ihn am besten geeignet sind. Hier einige Beispiele:

- Autogenes Training
- Progressive Muskelrelaxation nach Jacobsen
- Qigong (siehe Kapitel 21)
- Körperscreening (siehe Kapitel 16)

Schmierer:
Locker lassen
lernen

In unserer Praxis besonders bewährt hat sich die CD von *Schmierer* [1]: Locker lassen lernen. Der Patient wird durch hypnotherapeutische Techniken in eine tiefe Entspannung geführt (Abbildung 13-1).

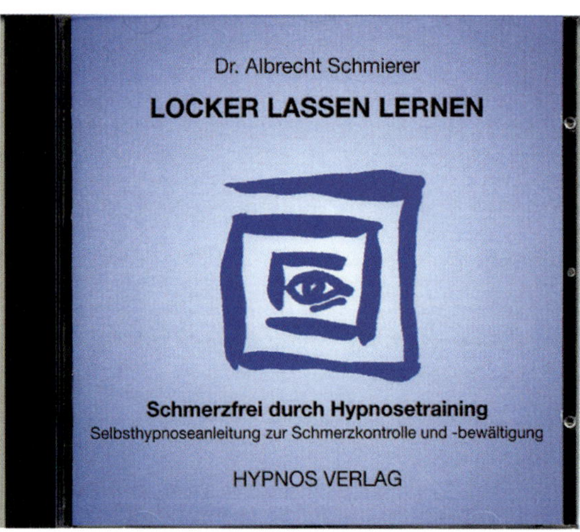
Abb. 13-1: CD von *Schmierer* [61]

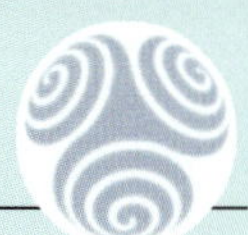

Ein solches Training wirkt entspannend auf das gesamte Fasziensystem. Im Kraniomandibulären System werden Zunge, Wange und Kaumuskulatur entlastet. Das Atemmuster wird im Sinne einer entspannten tiefen Bauchatmung umtrainiert. Durch die Entspannung des Fasziensystems innerhalb und außerhalb des Kraniomandibulären Systems verbessert sich die räumliche Lage des Unterkiefers im Fasziensystem.

Bei Störungen der Weichteilfunktionen im Kraniomandibulären System ist Myofunktionelle Therapie [2, 3, 4] angezeigt:

- Lagestörungen und Dyskinesien von Zunge, Lippen und Wangen, vor allem Schluckstörungen und Mundatmung

- störende Angewohnheiten (Habits) von Zunge, Lippen und Wangen, z. B. Lippenbeißen, Daumenlutschen

- Beweglichkeitseinschränkungen des Kiefergelenks, z. B. Kaufunktionsstörungen

- Sprechstörungen

Ein besonders wirksames System der Myofunktionellen Therapie ist die Neuromuskuläre Reorganisation nach *Padovan* [5]. *Padovan* geht davon aus, dass sich die gesamte neuromuskuläre Funktion des Körpers vom Kraniomandibulären System ausgehend (Saugen, Schlucken) in bestimmten Entwicklungsschritten organisiert. Diese neuromuskuläre Entwicklung führt schließlich zum Sprechen. Sprechstörungen sind nach *Padovan* Reifestörungen der vorherigen neuromuskulären Entwicklungsschritte. Mit bestimmten Übungen können sie selbst im Erwachsenenalter noch „nachgereift" werden.

Wenn Störungen der Weichteilfunktionen vorliegen, überweisen wir den Patienten zum Logopäden in unserem interdisziplinären Netzwerk. Als Ergebnis der Myofunktionellen Therapie normalisieren sich die Funktionen des Kraniomandibulären Systems: Schlucken, Kauen, Atmen, Sprechen. Normale Weichteilfunktionen sind grundlegend für eine normale Form. So kann eine Behandlung von Formstörungen des Kraniomandibulären Systems durch kieferorthopädische Maßnahmen nur dann stabil bleiben, wenn normale Weichteilfunktionen vorliegen. Ist dies nicht der Fall, kommt es unweigerlich zum Rezidiv.

Wie überall im Fasziensystem kommt es durch Regulation, Adaptation und Kompensation auch im Bindegewebe des Kraniomandibulären Systems zu Mikrokontrakturen (siehe Kapitel 2). Die klinischen Zeichen in der Kaumuskulatur sind Verquellungen und Verhärtungen in den Kaumuskeln und myofasziale Schmerzen. Im Kiefergelenk treten Beweglichkeitseinschränkungen, Entzündungen der Gelenkkapsel und Gelenkschmerzen auf. Die Mikrokontrakturen müssen extendiert werden, um die normale Bindegewebsfunktion wieder herzustellen. In unserer Praxis

Wirkungen

Myofunktionelle Therapie

Neuromuskuläre Reorganisation nach *Padovan*

Wirkungen

Mikroextensionstherapie

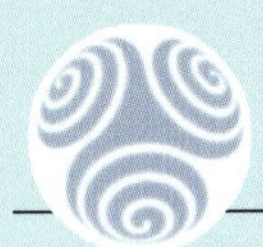

**Matrix-Rhythmus-
Therapie**
siehe Kapitel 17

ist dazu die Matrix-Rhythmus-Therapie nach *Randoll* [6] die Methode der Wahl (Abbildung 13-2). In Kapitel 17 wird diese Methode von *Ulrich Randoll* selbst ausführlich vorgestellt.

Abb. 13-2: Matrix-Rhythmus-Therapie (ausführlich beschrieben in Kapitel 17)

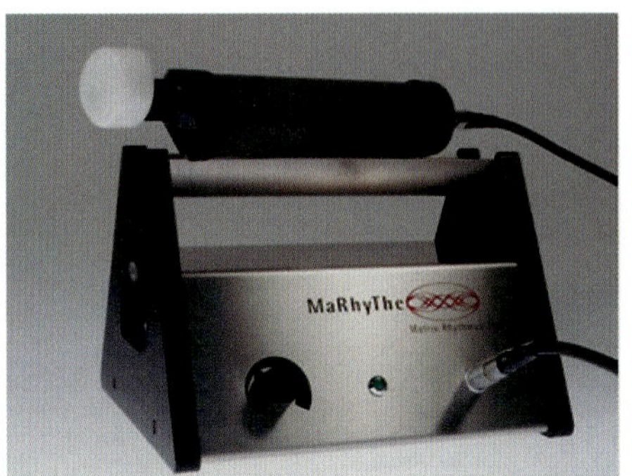
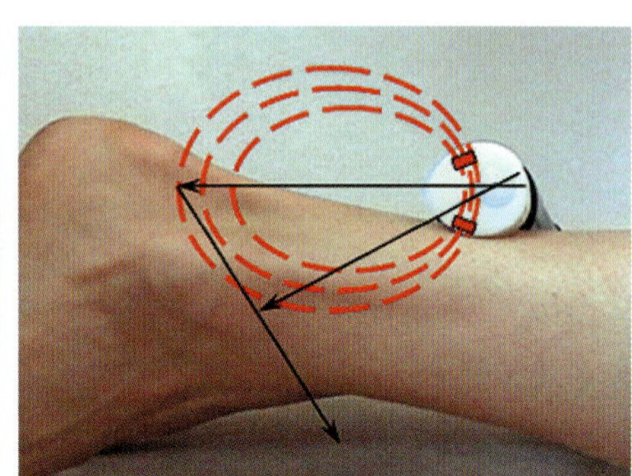

Wirkungen

Durch die Eliminierung von Mikrokontrakturen im Bindegewebe der Kaumuskulatur und des Kiefergelenks kommt es vor allem zu einer Verbesserung der räumlichen Lage des Unterkiefers im Fasziensystem. Zumal die Mikroextensionstherapie ja nicht nur im Kraniomandibulären System, sondern überall im Fasziensystem durchgeführt wird.

**lokale
Physiotherapie**

siehe Kapitel 18

Auch physiotherapeutische Techniken sind bei den eben genannten klinischen Zeichen von Mikrokontrakturen im Bindegewebe des Kraniomandibulären Systems wirksam. Wir überweisen den Patienten dazu zum Physiotherapeuten in unserem Netzwerk. In Kapitel 18 ist die Physiotherapie von *Holger Hüttermann* ausführlicher beschrieben. Die Wirkungen der Physiotherapie sind dieselben wie bei der Mikroextensionstherapie.

**lokale
Osteopathie**

siehe Kapitel 19

Die lokale Osteopathie betrifft vor allem kraniosakralosteopathische Techniken zur Verbesserung der Faszienbeweglichkeit (siehe Kapitel 1) von Maxilla und Mandibula. Dies ist nur im Rahmen einer umfassenden osteopathischen Behandlung des gesamten Fasziensystems sinnvoll. In Kapitel 19 wird die Osteopathie ausführlicher beschrieben.

Wirkungen

Die lokale osteopathische Therapie verbessert die räumliche Lage des Unterkiefers im Fasziensystem ebenso wie die Weichteilfunktionen.

**Aufbiss-Schienen-
Therapie**

Neben kieferorthopädischen Maßnahmen sind Aufbiss-Schienen die wichtigsten Behandlungsmittel des Zahnarztes bei Patienten mit Muskel- und Gelenkschmerzen innerhalb und außerhalb des Kraniomandibulären Systems. Sie sind angezeigt zur Korrektur

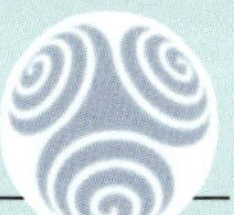

- einer dysgnathen räumlichen Lage der Krafteinleitungsebene im Schädel,

- einer dysgnathen räumlichen Lage des Unterkiefers im Fasziensystem und

- von Weichteildysfunktionen, vor allem Dyskinesien der Zunge, Lippen und Wangen sowie Mundatmung.

Entsprechend der verschiedenen Indikationen verwenden wir in unserer Praxis unterschiedliche Aufbiss-Schienen:

- Jig-Schiene
- TMJ-Positioner
- Michigan-Schiene
- Carlson-Schiene
- Biognathor nach von Treuenfels

Die einfachste Form der Aufbiss-Schiene ist die Jig-Schiene (Abbildung 13-3). Zu ihrer Herstellung wird eine 1 mm Erkodur-Folie über den Oberkiefer tiefgezogen und im Frontzahnbereich ein Aufbisstisch aus durchsichtigem Akrylatkunststoff anpolymerisiert. Nur die unteren Frontzähne haben im Schlussbiss und in exkursiver Bewegung Kontakt zum frontalen Aufbisstisch. Die Seitenzähne diskludieren um 1-3 mm.

Die Jig-Schiene wird nur nachts getragen und verhindert übermäßiges Knirschen und Pressen auf den Seitenzähnen. Dadurch wird die Kaumuskulatur entlastet. Sie ist besonders wirksam bei so genannten Spannungskopfschmerzen und Migräne [7, 8, 9]. Der Patient muss darüber aufgeklärt werden, dass morgens nach Herausnehmen der Schiene seine Zähne für ungefähr 15 Minuten nicht aufeinander passen werden. Dies passiert aufgrund der Entspannung der Kaumuskulatur und der damit verbundenen Veränderung der Unterkieferlage. Deshalb kann die Jig-Schiene auch als Entspannungsschiene zur Vorbereitung einer Registrierung der Unterkieferrelation für eine okklusal adjustierte Schiene dienen.

Und noch einen weiteren wichtigen Einsatzbereich hat die Jig-Schiene: Sie verhindert nach systemischer Behandlung (zum Beispiel durch einen Osteopathen), dass eine störende habituelle Okklusion wieder eingenommen wird. Der Patient kann sich in aller Ruhe zu seinem Zahnarzt zur Registrierung der vorbehandelten Unterkieferrelation begeben. Das osteopathische Behandlungsergebnis bleibt bis zur Registrierung erhalten. Ohne eine solche Schiene würde der Patient schon nach ein bis zwei Minuten wieder in seiner störenden habituellen Okklusion schlucken. Bei Stress, zum Beispiel bei der Autofahrt zum Zahnarzt, würde er sogar in seiner störenden habituellen Okklusion knirschen und pressen. Das osteopathische Behandlungsergebnis könnte zunichte gemacht werden.

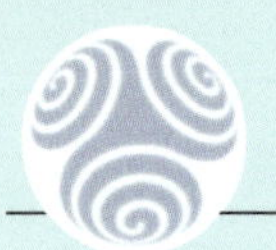

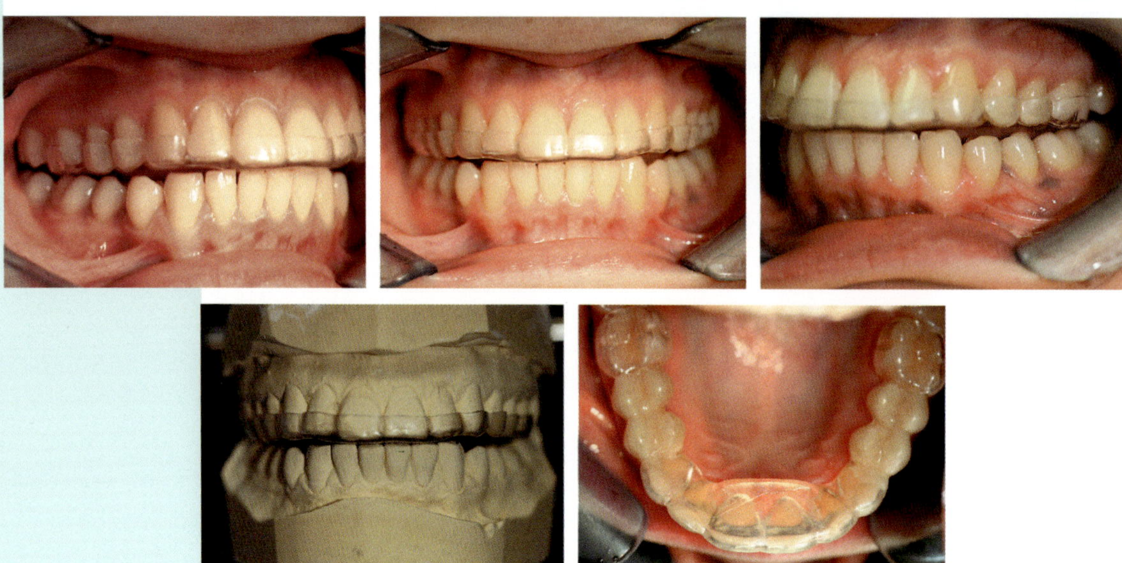

TMJ-Positioner   Der TMJ-Positioner [10] ist ein konfektioniertes Gerät (Abbildung 13-4). Er besteht aus weichem Silikonmaterial. Ein Lippen- und Wangenschild sowie ein Zungenschild schirmen die Weichteile ab. Dadurch eignet sich der TMJ-Positioner hervorragend, um übermäßige Belastungen beim nächtlichen Knirschen und Pressen zu dämpfen. Allerdings ist es wegen des ausgeprägten Fremdkörpergefühls für den Patienten schwierig, sich an das Gerät zu gewöhnen. Wer es aber schafft, profitiert in der Regel sehr davon: Der Schlaf wird erholsamer. Die Muskulatur in Mund, Gesicht und Nacken ist nicht mehr verspannt. Schmerzen lassen nach.

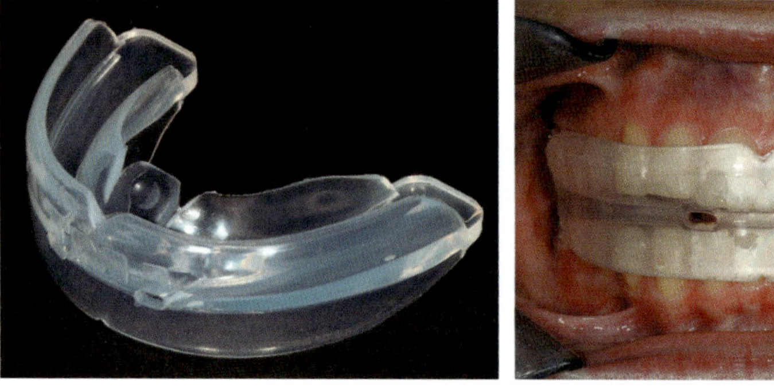

Probebehandlung mit dem TMJ-Positioner   Wir können mit diesem einfachen und billigen Gerät auch testen, ob sich die Beschwerden des Patienten durch Milderung der Kräfte beim Bruxismus überhaupt positiv beeinflussen lassen oder ob wir andere Maßnahmen ergreifen müssen.

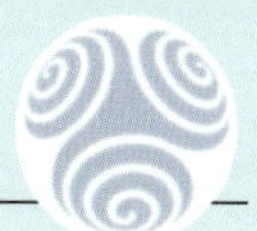

Nach systemischer Vorbehandlung zur Eliminierung von Mikrokontrakturen im Bindegewebsorgan und zur Wiederherstellung der Faszienbeweglichkeit können wir davon ausgehen, dass sich die räumliche Lage des Unterkiefers im Fasziensystem verbessert hat (Abbildung 13-5). Diese „entspanntere" Lage müssen wir möglichst unmittelbar registrieren und stabilisieren. Das Mittel der Wahl zur Stabilisierung der Unterkieferposition ist für uns die so genannte Michigan-Schiene.

Michigan-Schiene

Abb. 13-5: Unterkieferrelation nach systemischer Vorbehandung: Es besteht ein zentrischer Vorkontakt. Die restlichen Zähne diskludieren um 1-4 mm

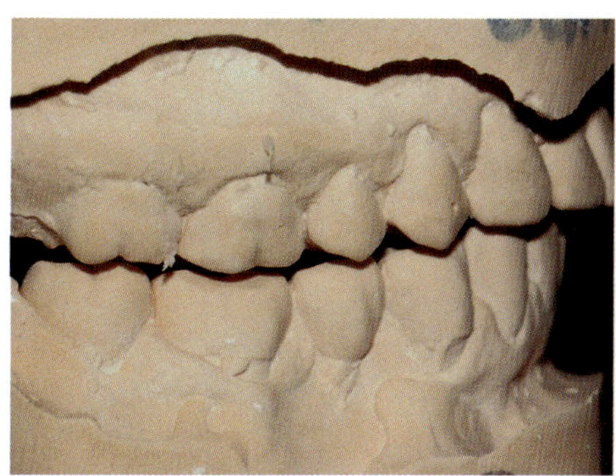
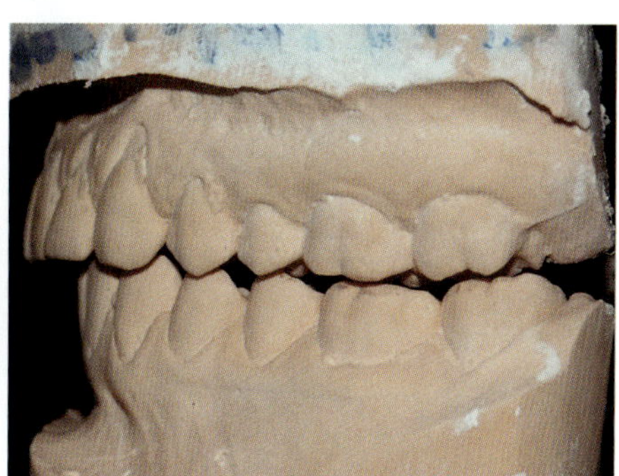

In der Front ist die Michigan-Schiene so gestaltet (Abbildung 13-6), dass sie eine reguläre Front-Eckzahn-Führung gestattet. Das heißt: Bei der Laterotrusion übernehmen die seitlichen Schneidezähne und vor allem die Eckzähne die Führung. Alle anderen Zähne diskludieren. Bei der Protrusion übernehmen die unteren ersten Prämolaren und die oberen Eckzähne die Führung. Alle anderen Zähne diskludieren.

Front-Eckzahn-Führung

Seitlich ist die Michigan-Schiene als ebener Tisch gestaltet. Die tragenden Höcker des Gegenkiefers haben nur punktförmigen Kontakt. Dies sind im Oberkiefer die palatinalen und im Unterkiefer die bukkalen Höcker.

punktförmiger Kontakt der tragenden Höcker

Die Lippenästhetik bestimmt, ob eine Ober- oder eine Unterkieferschiene angezeigt ist: Die Beziehung zwischen Oberkieferfrontzähnen und der Oberlippe sollte so sein, dass bei entspannter Lippe 1-4 mm der mittleren Schneidezähne zu sehen sind. Stehen die mittleren Schneidezähne zu weit kranial, sind sie bei entspannter Lippe nicht zu sehen. Die Michigan-Schiene wird dann im Oberkiefer angefertigt. Stehen die mittleren Schneidezähne normal oder zu weit kaudal, dann wird eine Unterkieferschiene hergestellt.

Lippenästhetik

Zur Bestimmung der vertikalen Bisssperrung durch die Schiene orientieren wir uns an der durchschnittlichen Länge der mittleren Ober- und Unterkieferschneidezähne und an einem inzisalen Überbiss von 2 mm. Die oberen mittleren Schneidezähne sind durchschnittlich 11 mm, die unteren mittleren Schneidezähne durch-

vertikale Bisssperrung

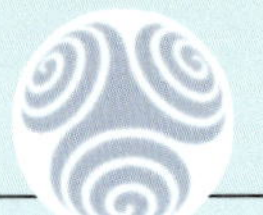

Abb. 13-6: Michigan-Schiene. Zahntechnik: Markus Lins von Occlu-Dent Zahntechnik GmbH, Hohenwarth

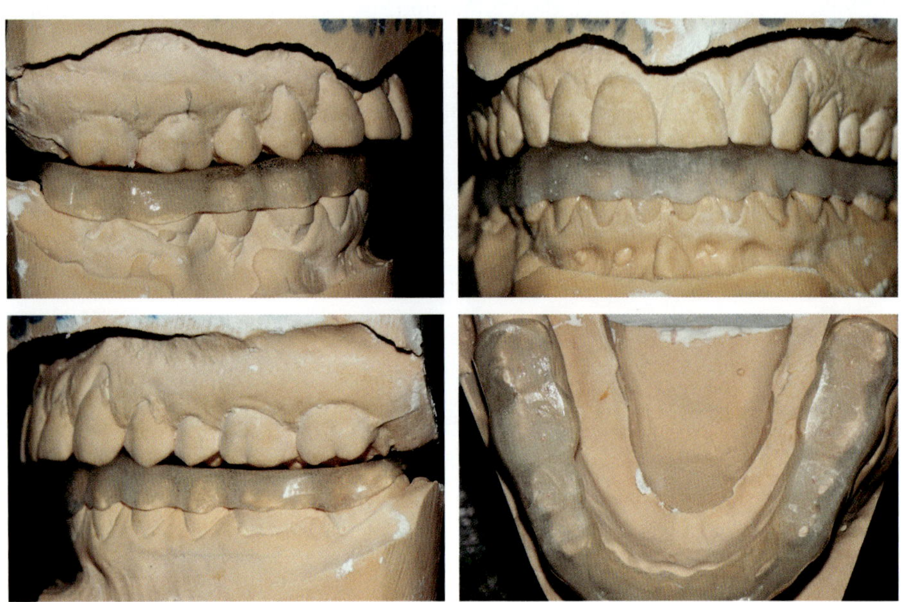

schnittlich 9 mm lang. Bei einem Überbiss von 2 mm ergibt sich ein Abstand des Gingivarandes des oberen vom Gingivarand des unteren mittleren Schneidezahnes von 18 mm (Abbildung 13-7). Diesen Wert nehmen wir als Richtwert und weichen im Einzelfall davon ab.

Abb. 13-7: Richtwert für die vertikale Dimension

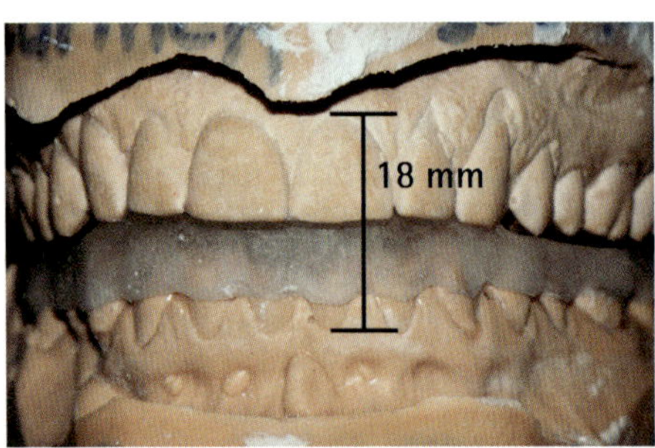

Tragedauer

Zur Stabilisierung der systemisch vorbehandelten Unterkieferposition muss unsere Michigan-Schiene dauernd getragen werden – auch beim Essen. Nur so wird vermieden, dass beim Kauen, Schlucken, Knirschen und Pressen der „alte", belastende Biss wieder eingenommen wird. Das dauernde Tragen der Michigan-Schiene erfordert vom Patienten einiges an Gewöhnung und Durchhaltevermögen. Darüber haben wir den Patienten schon in der Beratungssitzung aufgeklärt. Beim Eingliedern der Schiene weisen wir den Patienten auf einen Umstand besonders hin: Seine

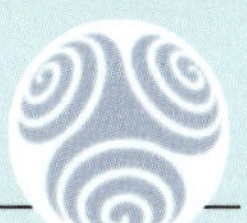

Zähne dürfen nur beim Schlucken kurzzeitig in Kontakt kommen. Ansonsten müssen die Kiefer in der so genannten Ruheschwebelage ganz entspannt mit einem Abstand der Zahnreihen von 2-4 mm gehalten werden. Sobald der Patient spürt, dass er Schiene und die Zähne des Gegenkiefers Kontakt haben, muss er willentlich die Kiefermuskulatur entspannen und den Kontakt auflösen. Den meisten Patienten gelingt es im Laufe der Tragezeit der Schiene, sich ihrer belastenden Parafunktionen bewusst zu werden und ihre Muskeln „loszulassen".

Die Michigan-Schiene stabilisiert eine entspannte räumliche Lage des Unterkiefers, die durch systemische Vorbehandlung des Fasziensystems im Sinne einer Eliminierung von Mikrokontrakturen und einer Verbesserung der Faszienbeweglichkeit erreicht wurde. Damit wirkt die Schiene nicht primär als therapeutisches Mittel, sondern als Mittel zur Stabilisierung einer entspannteren systemischen Fasziensituation. Bereits beim Eingliedern der Schiene sollte die Bisslage vom Patienten als angenehm beurteilt werden. Schon nach wenigen Tagen der Gewöhnung sollte der Patient eine Linderung seiner Beschwerden wahrnehmen. Die systemische Therapie wird fortgesetzt. Systemischer Therapeut und Patient berichten in der Regel übereinstimmend, dass die Wirkungen der systemischen Therapie durch die Schiene stabiler bleiben. Nach 3-6 Monaten kann eine weitgehende Beschwerdefreiheit erwartet werden. Falls notwendig kann dann oder in der Zwischenzeit eine Remontage und Neujustierung der Schiene nach erneuter Registrierung der Unterkieferposition (nur nach systemischer Vorbehandlung) vorgenommen werden.

Eine Alternative zur Michigan-Schiene sind geklebte Kauflächen aus Composite-Kunststoff (Abbildung 13-8): In der vorbehandelten und einartikulierten Unterkieferposition werden vom Zahntechniker im Artikulator Kauflächen aus Composite-Kunststoff hergestellt und mit Säure-Ätz-Technik im Mund eingeklebt. Die Vorteile gegenüber der Michigan-Schiene liegen auf der Hand:

- Der Patient hat kaum ein Fremdkörpergefühl und gewöhnt sich schneller an die neue Bisssituation.

- Der Patient kann die abstützenden Kauflächen nicht selbst entfernen. Die Tragezeit ist auf jeden Fall dauernd.

Carlson-Schienen [11] sind bei dysgnather räumlicher Lage der Krafteinleitungsebene angezeigt (Abbildung 13-8). In Kapitel 9 haben wir beschrieben, wie die räumliche Lage der Krafteinleitungsebene in der Instrumentellen Form- und Funktionsanalyse analysiert wird: Das Oberkiefermodell ist mit einem Gesichtsbogen parallel zur Camper'schen Ebene im Artikulatur justiert. Mit Hilfe des Paralleltisches können wir nun die räumliche Lage des Oberkieferkiefers in Relation zur Camper'schen Ebene beurteilen. Im Beispiel der Abbildung 13-8 hat der Zahn 17 Kontakt zum Paralleltisch, während alle anderen Zähne kranial davon stehen. Das kann zwei Gründe haben: Der Zahn 17 steht zu weit kaudal oder die anderen Zähne stehen zu weit kranial. Um abzuklären, was tatsächlich der Fall ist, erstellen wir ein Diskrepanz-

Abb. 13-8: Geklebte Composite-Kauflächen

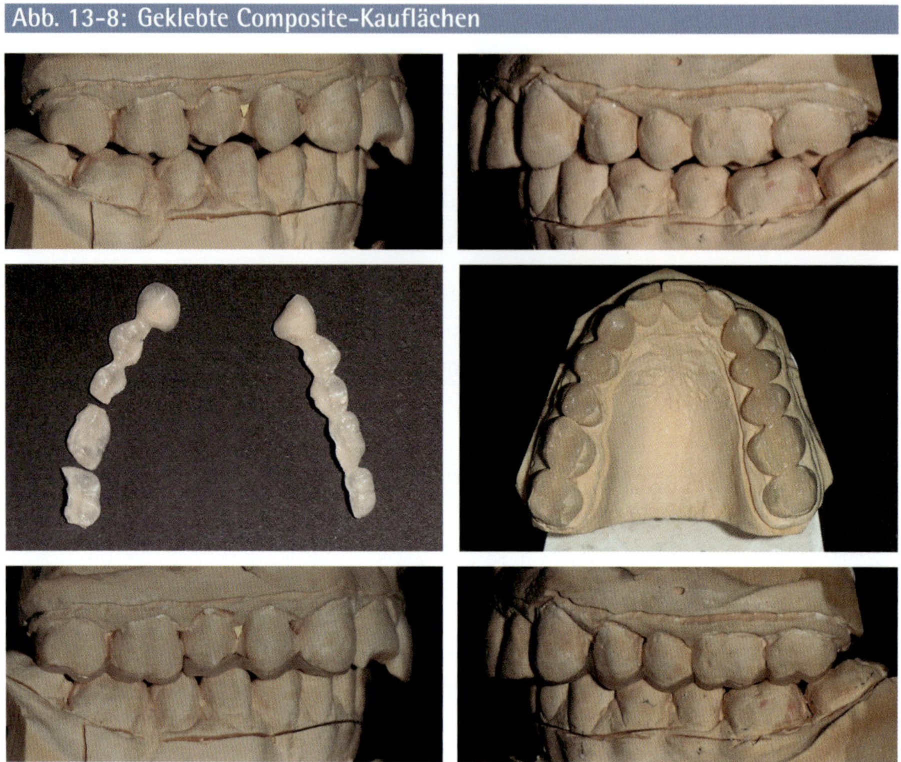

Abb. 13-8: Geklebte Composite-Kauflächen

Diskrepanzregistrat registrat: Der Abstand zwischen der Zahnreihe und dem Paralleltisch wird mit einem Silikonmaterial ausgefüllt (Abbildung 13-9). Mit diesem Diskrepanzregistrat gehen wir in den Mund des Patienten und überprüfen die Lippenästhetik (Abbildung 13-10).

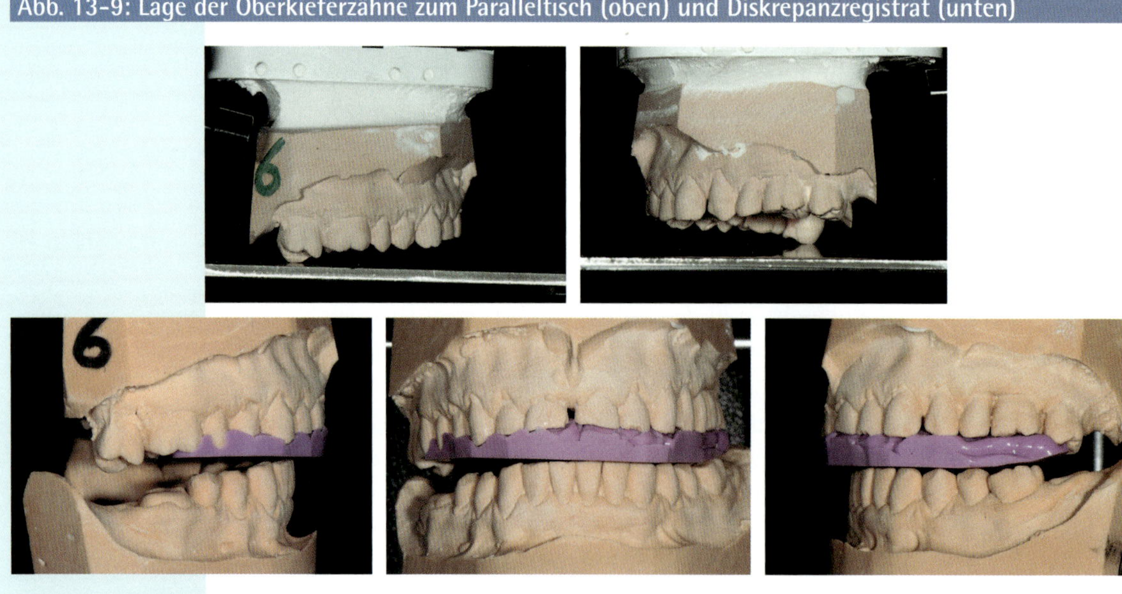

Abb. 13-9: Lage der Oberkieferzähne zum Paralleltisch (oben) und Diskrepanzregistrat (unten)

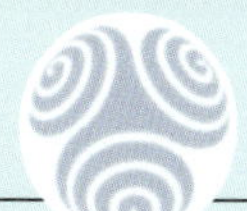

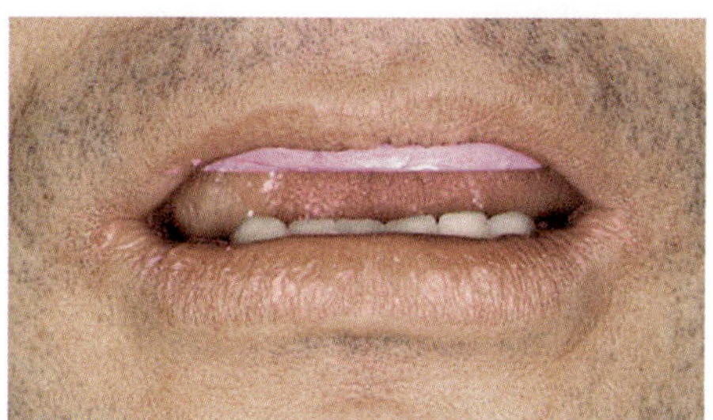

Abb. 13-10: Diskrepanzregistrat im Mund

In diesem Beispiel sehen wir, dass die kranio-kaudale Länge des Registrats genau zur Lippenlänge passt. Wir kommen zu dem Schluss, dass der Zahn 17 in der Krafteinleitungsebene steht und die restlichen Zähne kranial davon. Wir müssen in diesem Fall eine Oberkieferschiene herstellen, die dem Diskrepanzregistrat entspricht.

Die Oberkieferschiene wird analog zum Diskrepanzregistrat hergestellt (Abbildung 13-11). Dadurch wird die Krafteinleitungsebene parallel zur Camper'schen Ebene nivelliert. Die Schiene ist wie eine Michigan-Schiene gestaltet (Abbildung 13-12): Seitlich mit einem ebenen Ausbisstisch, frontal mit einer palatinalen Schräge von etwa 45° zur Krafteinleitungsebene für eine Front-Eckzahn-Führung. Ab dem ersten Molaren nach distal wird der seitliche Aufbisstisch mit einer leichten Spee'schen Kurve versehen. Nach der Nivellierung der Krafteinleitungsebene durch die Oberkieferschiene ist natürlich auch im Unterkiefer gegengleich eine Nivellierung erforderlich. Das Unterkiefermodell wird entsprechend einer Bestimmung der Unterkieferrelation nach systemischer Vorbehandlung einartikuliert. Die Unterkieferschiene ist ebenfalls wie eine Michigan-Schiene gestaltet: Ihr seitlicher gerader Aufbiss-

Gestaltung der Carlson-Schienen

Abb. 13-11: Carlson-Schiene analog zum Diskrepanzregistrat

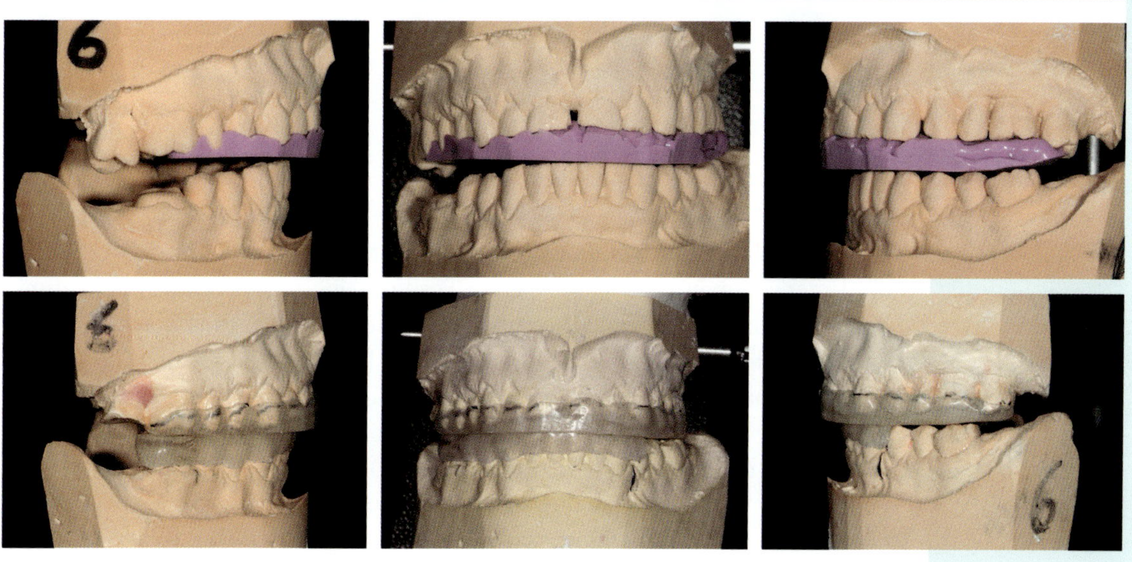

tisch okkludiert mit dem geraden Aufbisstisch des Oberkiefers. Frontal wird eine Front-Eckzahn-Führung eingestellt.

Wirkungen

Wie die Michigan-Schiene müssen auch die Carlson-Schienen dauernd getragen werden. Nur dann entfalten sie ihre volle Wirkung: Sie sorgen dafür, dass die Kräfte bei den kraniomandibulären Funktionen orthognath ins Fasziensystem eingeleitet werden. Außerdem stützen sie eine vorbehandelte, entspanntere räumliche Lage des Unterkiefers ab.

Abb. 13-12: Gestaltung der Carlson-Schienen

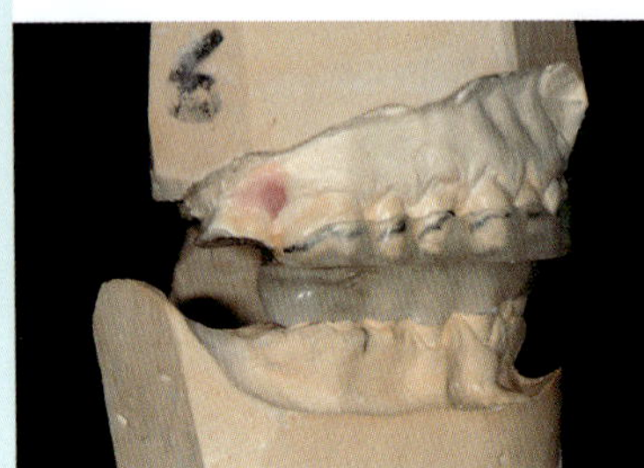
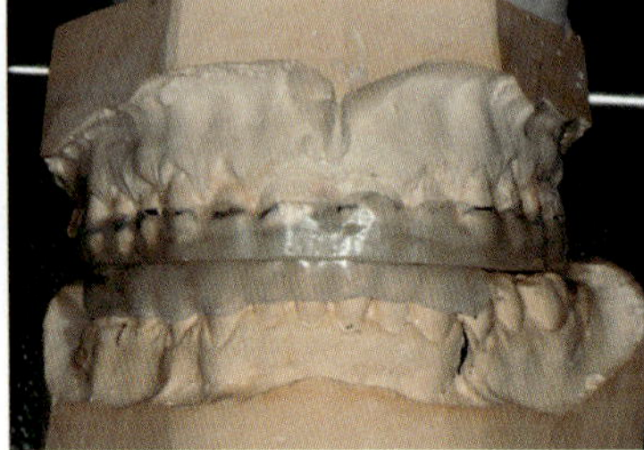
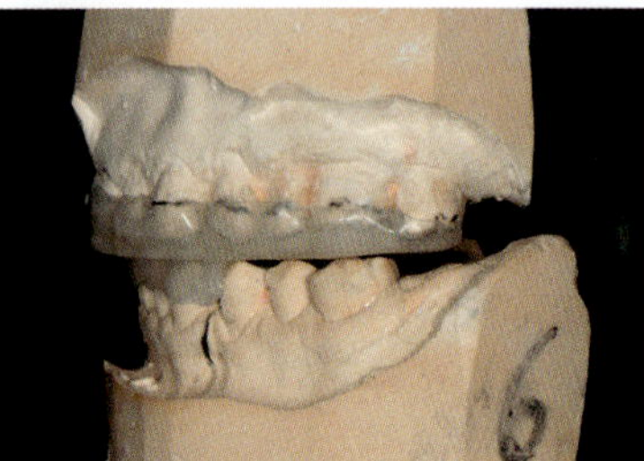
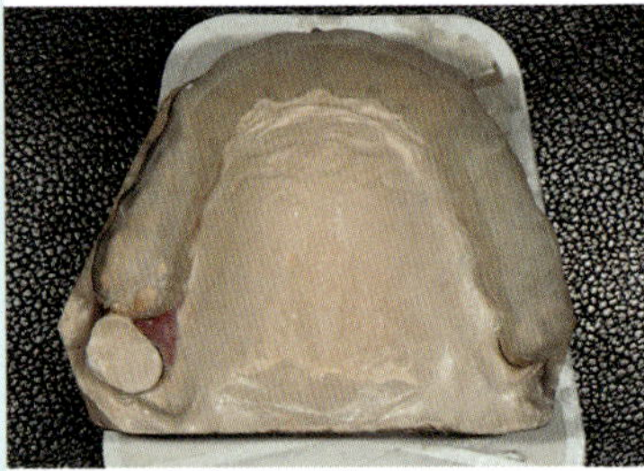
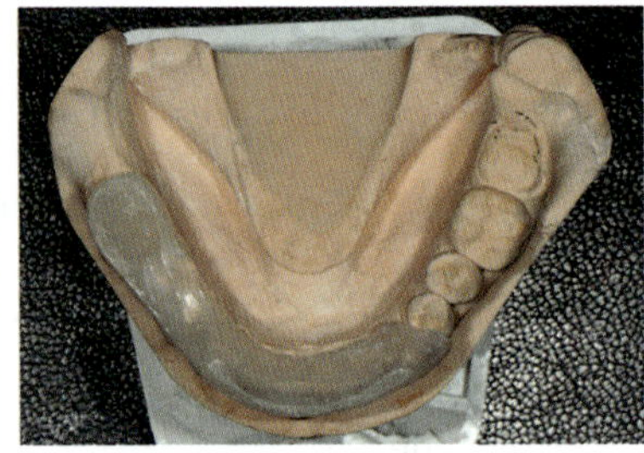
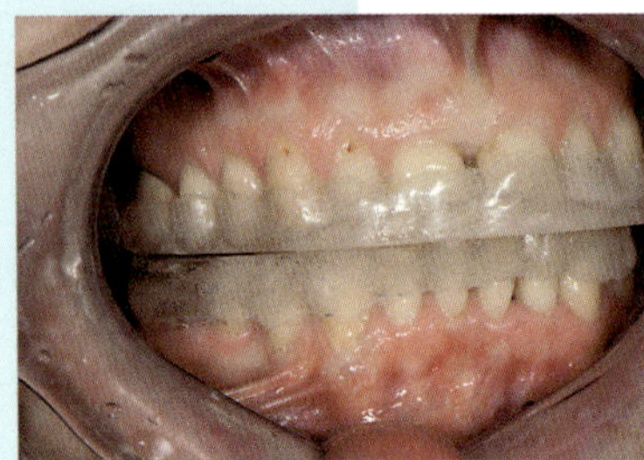
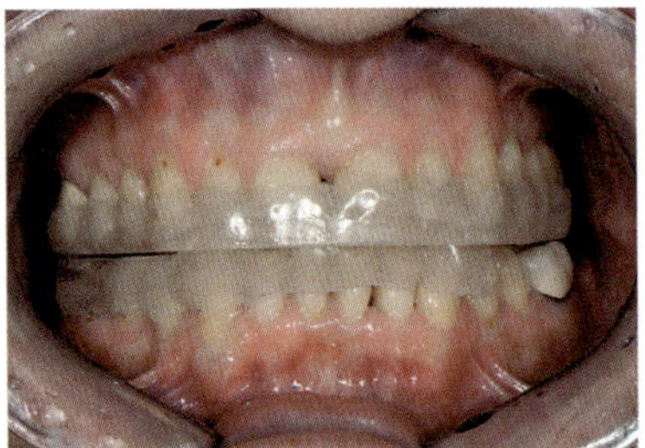
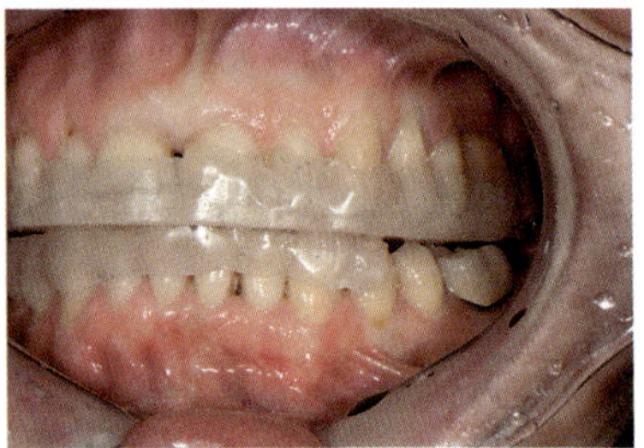

Biognathor nach *von Treuenfels*

Gestaltung des Biognathors

Der Biognathor nach *von Treuenfels* [12] ist indiziert, wenn die räumliche Lage des Unterkiefers in einer protrudierten Position eingestellt und die Zungenfunktion beeinflusst werden soll. Diesbezüglich entspricht der Biognathor dem funktionskieferorthopädischen Bionator nach *Balters* [13]. Im Unterschied zum Bionator ist der Biognathor (Abbildung 13-13) lingual durch einen Sublingualbügel graziler gestaltet. Der Palatinalbogen des Bionators wird weggelassen. Außerdem kann der Labialbogen des Biognathors entfernt werden. Ohne diesen Bogen und durch seine grazile orale Gestaltung kann der Biognathor auch tagsüber getragen werden. Für die Nacht wird der Labialbogen wieder in das Gerät eingesteckt. In unserer Praxis

Abb. 13-13: Biognathor nach *von Treuenfels*

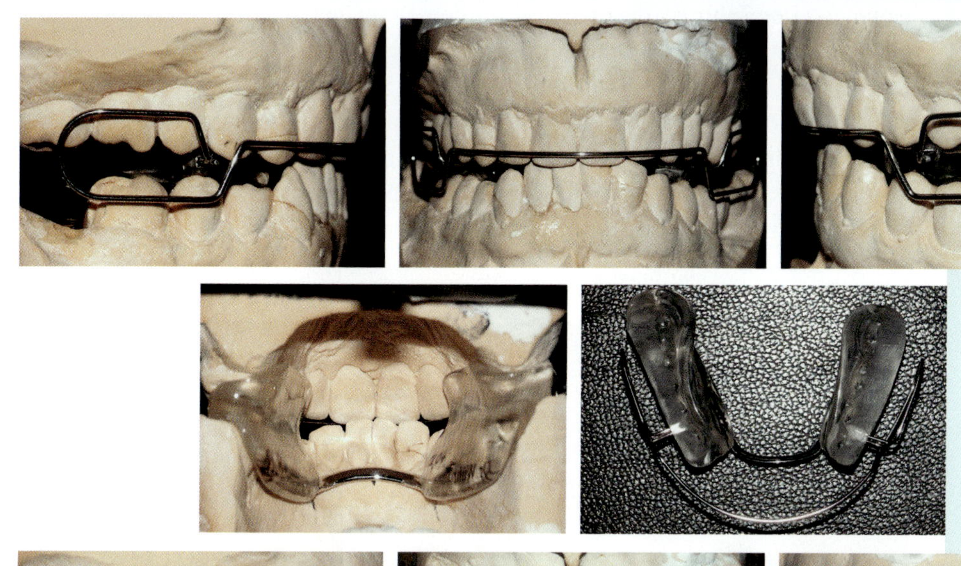

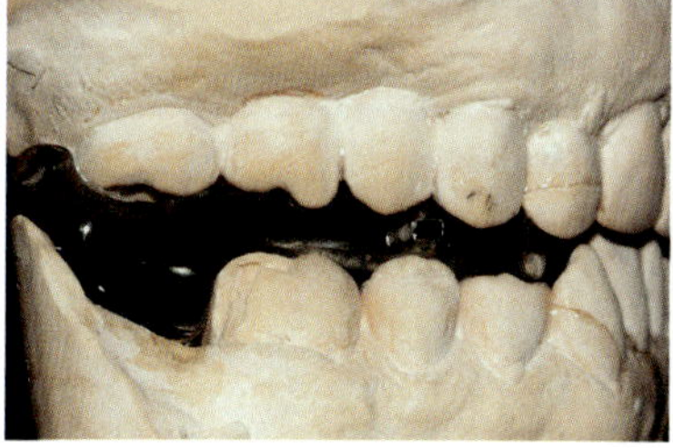
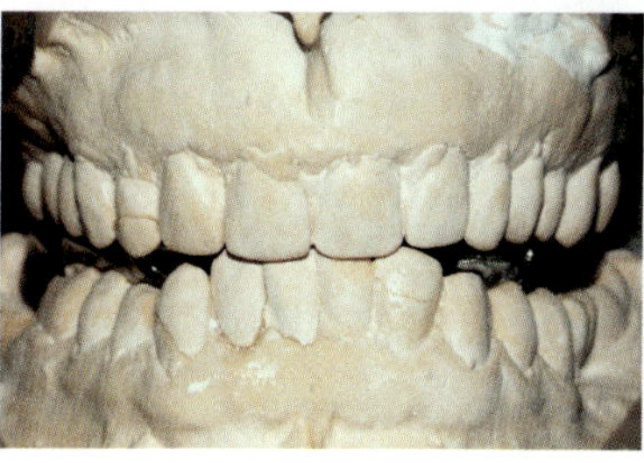
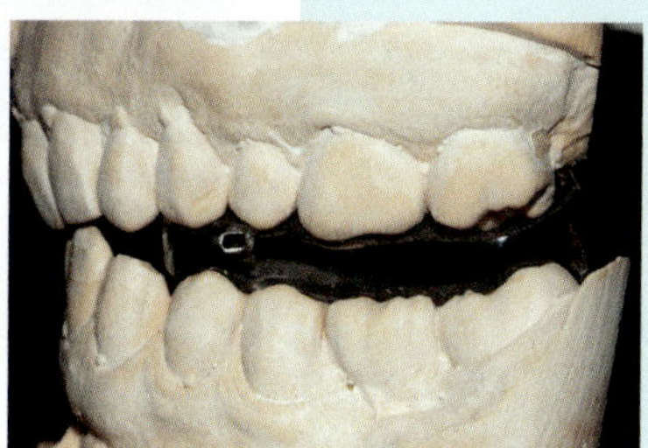

gestalten wir die Kontakte der Seitenzähne zum Biognathor wie bei einer Michigan-Schiene: Nur die tragenden Höcker haben punktförmigen Kontakt zum Gerät.

Der Biognathor unterstützt eine protrudierte Position des Unterkiefers und wirkt normalisierend auf die Lage und die Funktion der Zunge. Durch Freischleifen der Okklusion und dauerndes Tragen des Gerätes über eine längere Zeit, können auch Veränderungen von Zahnstellungen erreicht werden.

Wirkung

Die kieferorthopädische Therapie ist neben der Schienentherapie das wichtigste Instrument des Zahnarztes und Kieferorthopäden bei der Behandlung von Patienten mit Muskel- und Gelenkschmerzen. Sie ist von vornherein bei starken Form- und Funktionsstörungen im Kraniomandibulären System indiziert und im Nachhinein, wenn eine Schienentherapie zur Linderung der Beschwerden geführt hat. Wir stehen nämlich dann vor der Aufgabe, die Zähne und Kiefer in eine Position zu bewegen, in der sie ohne Schiene eine optimale Form und Funktion des Kraniomandibulären Systems gewährleisten.

Kieferorthopädie

Bei Erwachsenen ist dies unserer Meinung nach nur mit festsitzenden Behandlungsmitteln möglich, und zwar mit so genannten passiv selbstligierenden Bracket-Systemen. Unser Mittel der Wahl ist das *Damon*-System. Bei herkömmlichen

festsitzende Behandlung mit dem *Damon*-System

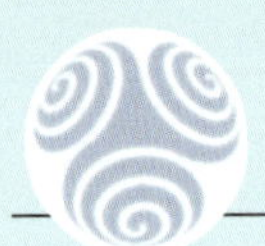

Bracket-Systemen wird der Draht mit Gummi- und Stahlligaturen in das Bracket einligiert. Der Zahn ist dadurch fest an den Draht gebunden. Er muss sich dorthin bewegen, wohin der Draht ihn „zwingt". Nicht so bei passiv selbstligierenden Brackets wie den *Damon*-Brackets: Durch einen Schiebeverschluss wird das Bracket zu einem Röhrchen. Der Draht wird eingelegt und der Verschluss zugemacht. Er ist sicher im Bracket fixiert (Abbildung 13-14). Aber der Zahn bleibt beim Kauen, Schlucken, Knirschen und Pressen frei beweglich gegenüber dem Draht. Zumal

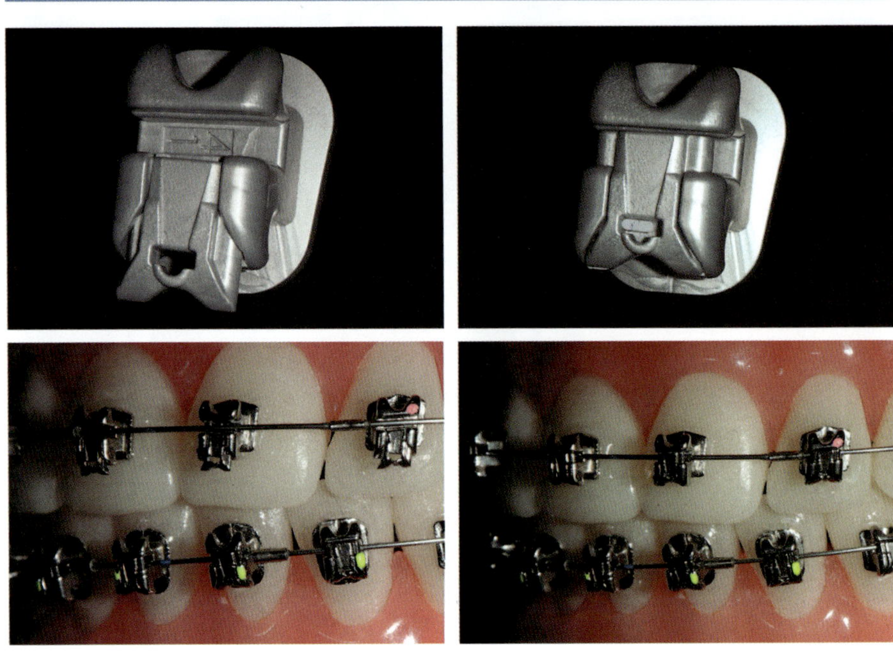

Abb. 13-14: *Damon*-Bracket offen und mit Draht geschlossen

gerade in den Anfangsphasen der Drahtdurchmesser gerade einmal die Hälfte des Bracket-Durchmessers erreicht. Selbst in der Endphase der Behandlung, wenn ein Draht verwendet wird, der das Bracket fast vollständig ausfüllt, bleibt eine gewisse funktionelle Zahnbeweglichkeit erhalten. Die Funktion kontrolliert ständig die Veränderung der Zahnstellung. Der Zahn wird nicht durch den Knochen bewegt, sondern er wird mit seinem Halteapparat durch den Knochen bewegt. Und zwar unter permanenter funktioneller Kontrolle bei Kauen, Schlucken, Knirschen und Pressen. Form und Funktion verändern sich gemeinsam. Und das ganz sanft: Es werden nämlich thermoelastische Hochtechnologie-Drähte verwendet, die bei Mundtemperatur konstant niedrige Kräfte entwickeln. Dadurch wird sichergestellt, dass die kapillare Blutversorgung des Desmodonts nicht unterbrochen wird. Damit wird eine schonende Zahnbewegung durch optimale Osteoklasten-Osteoblasten-Tätigkeit möglich. Wir beginnen mit niedrig dimensionierten Drähten und belassen die Drähte lange im Mund. Erst nach zwei bis drei Monaten ersetzen wir sie durch

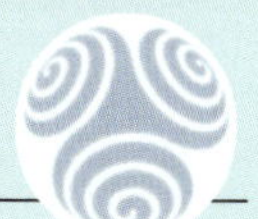

die nächst stärkeren Drähten. Durch diese langsame, physiologisch abgestimmte Steigerung der Kräfte wird die Zahnbewegung besonders effektiv und schnell. Im Vergleich zu herkömmlichen Bracket-Systemen ergibt sich eine um 20-40 % reduzierte Behandlungszeit.

Mit Hilfe der festsitzenden Behandlung mit dem *Damon*-System können wir in einem Ausmaß auf alle Parameter einer regulären Form und Funktion des Kraniomandibulären Systems einwirken wie sonst mit keinem anderen Behandlungsmittel, das uns zur Verfügung steht (Abbildung 13-15):

Wirkungen der festsitzenden Behandlung mit dem *Damon*-System

Abb. 13-15: Behandlung mit dem *Damon*-System: vorher und nachher

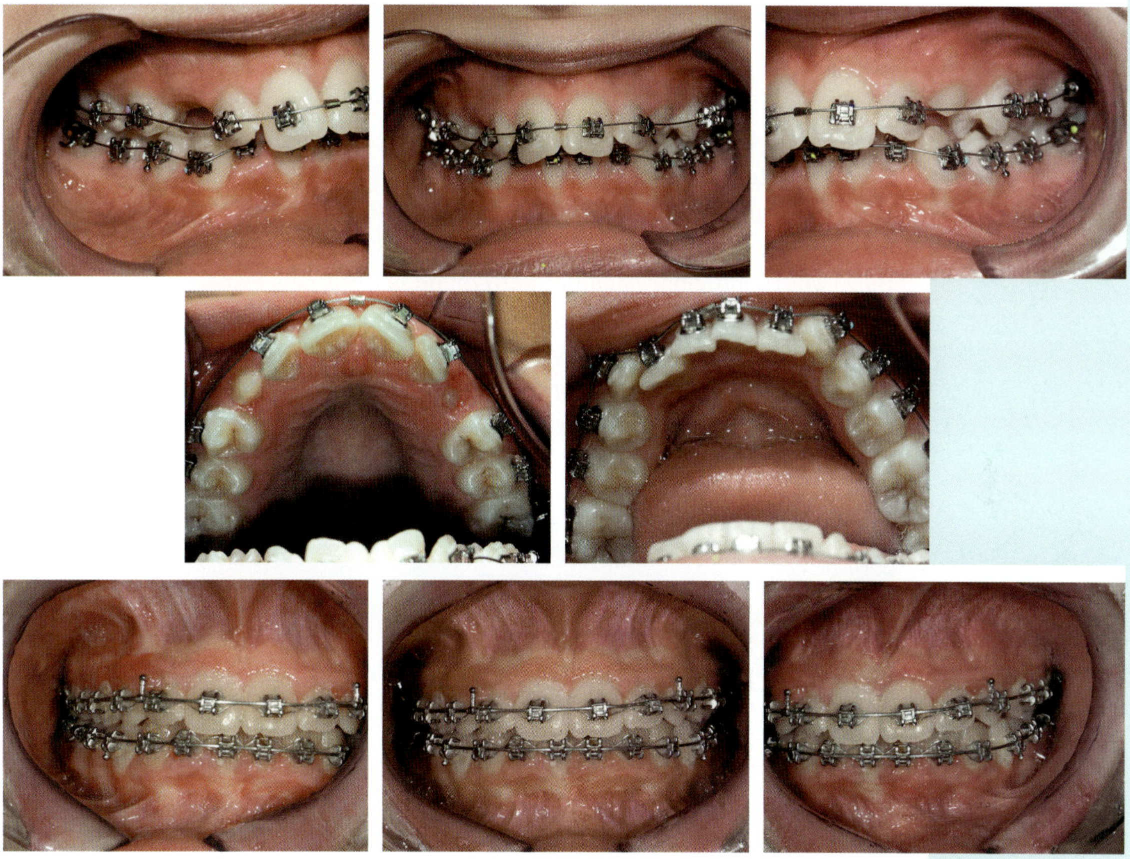

- Wir können die Stellung der Zähne im Zahnbogen in allen drei Raumrichtungen verändern. Zum Beispiel Engstände auslösen, Kreuzbisse und Non-Okklusionen, Kippungen und Rotationen normalisieren, Zähne elongieren und intrudieren.

- Besonders wichtig ist, dass wir mit dem *Damon*-System die Zahnbogenform transversal und sagittal entwickeln können. Dadurch erhalten wir eine breitere und stabilere Basis der Krafteinleitung.

- Die räumliche Lage der Krafteinleitungsebene im Schädel können wir mit Hilfe von so genannten Multiloop-Bögen und Reversed-Curve-Bögen verändern. Dies ist bei manchen Patienten eine wichtige Behandlungsaufgabe.
- Das gleiche gilt für die Veränderung der räumlichen Lage des Unterkieferzahnbogens im Fasziensystem. Als Hilfsmittel stehen uns im *Damon*-System Gummizüge und so genannte Protraktoren zur Verfügung.
- Synchron zur Formveränderung mit dem *Damon*-System verändern sich auch die Weichteilfunktionen: Zum Beispiel erhält die Zunge durch die transversale Entwicklung des Oberkieferzahnbogens die Möglichkeit, sich beim Schlucken optimal am Gaumen abzustützen.
- Die kieferorthopädische Behandlung mit dem *Damon*-System wird in unserer Praxis durch eine systemische Behandlung mit Matrix-Rhythmus-Therapie, Physiotherapie und Osteopathie begleitet. Dadurch verstärken und beschleunigen sich die positiven Wirkungen der kieferorthopädischen Behandlung.

Elastokieferorthopädie nach Hinz [14]

Nach der festsitzenden Behandlung mit dem *Damon*-System und der entsprechenden systemischen Begleitbehandlung stellt sich die Feineinstellung der Okklusion als abschließende Aufgabe der aktiven kieferorthopädischen Behandlung. Diese Aufgabe lösen wir in unserer Praxis mit Hilfe der Elastokieferorthopädie nach *Hinz* [14]: Unmittelbar nach der Entfernung der Brackets erstellen wir Superhartgipsmodelle und bringen sie mit Hilfe eines Gesichtsbogens und eines Registrats der Unterkieferrelation nach systemischer Vorbehandlung in einen Artikulator. In der Regel finden wir dabei noch eine geringe Diskrepanz zwischen vorbehandelter Interkuspidation und habitueller Interkuspidation (Abbildung 13-16). Diese Diskrepanz gilt es zu beseitigen.

Abb. 13-16: Geringe Abweichung der vorbehandelten Interkuspidation von der habituellen Interkuspidation

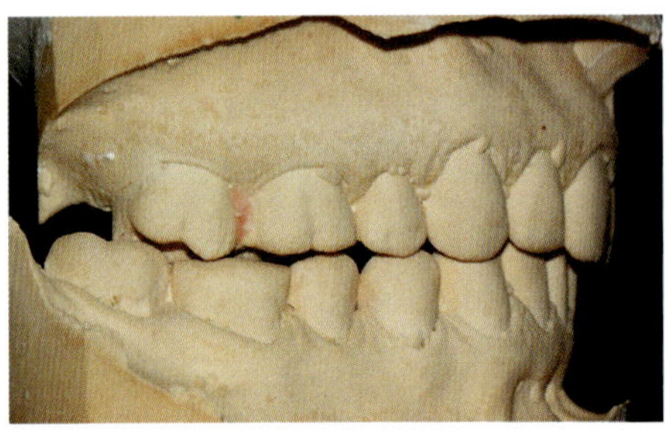
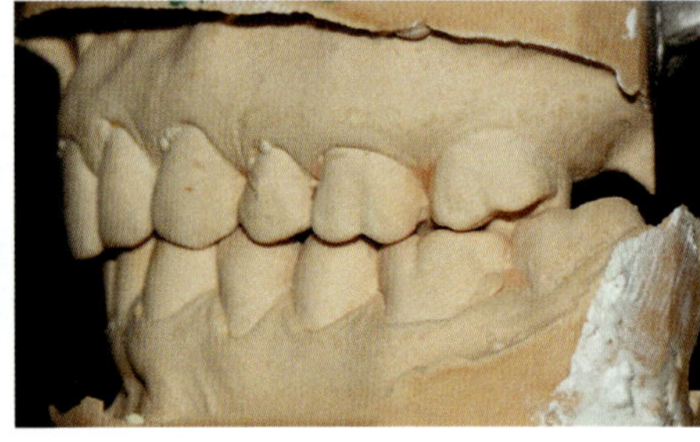

Zahnumstellung im Artikulator

Dazu führen wir im Artikulator eine Zahnumstellung durch: Die Gipszähne, die wir in ihrer Position verändern wollen, sägen wir aus dem Modell heraus und wachsen sie wieder fest (Abbildung 13-17). Nun können wir sie im Wachs in die maximale Interkuspidation umstellen (Abbildung 13-18). Auf diesen Modellen wird dann nach den Vorschriften von *Hinz* [14] ein elastisches Gerät aus Silikon hergestellt (Abbildung 13-19).

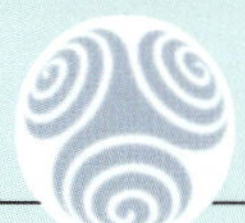

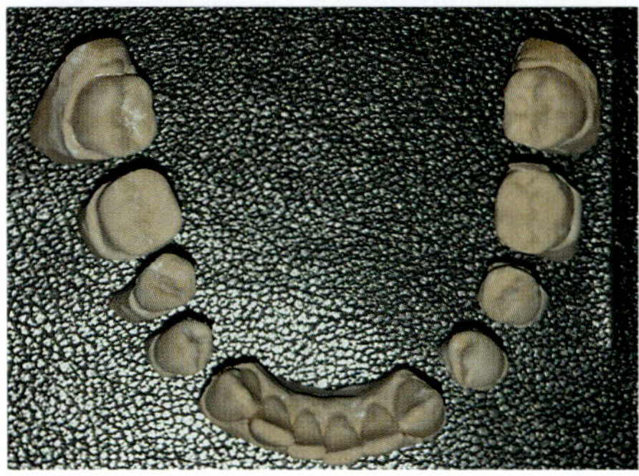
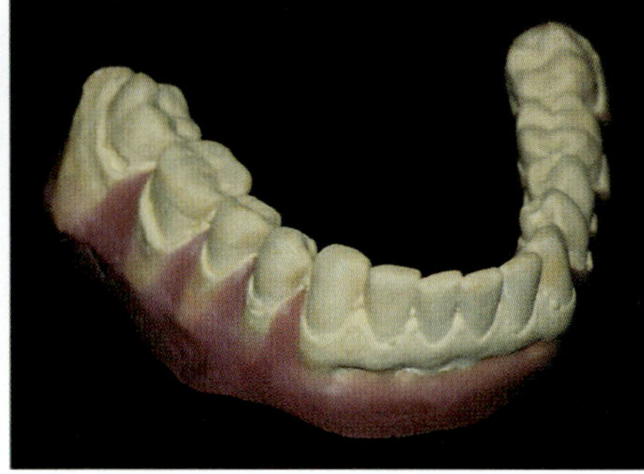

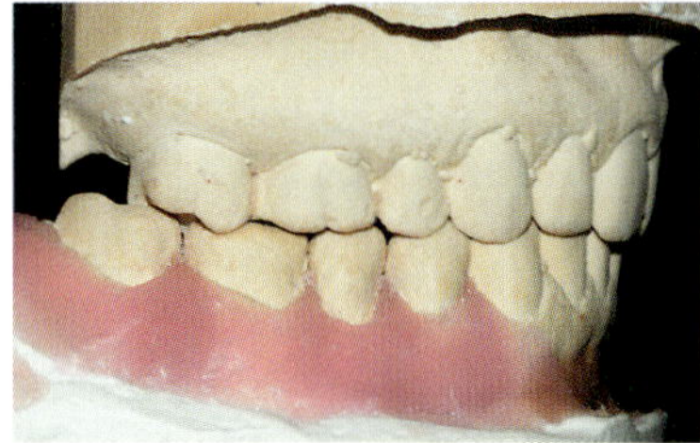
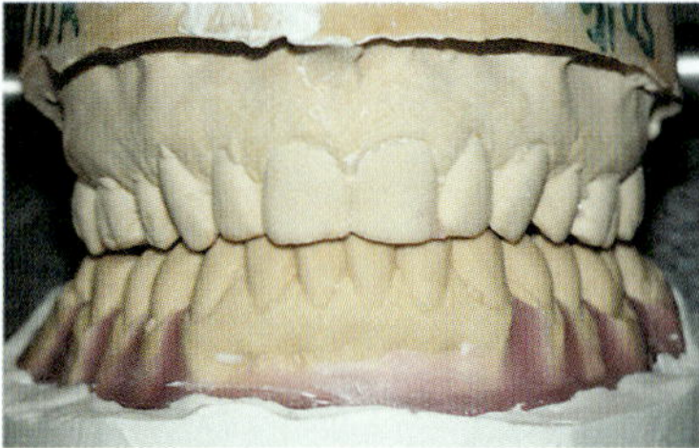
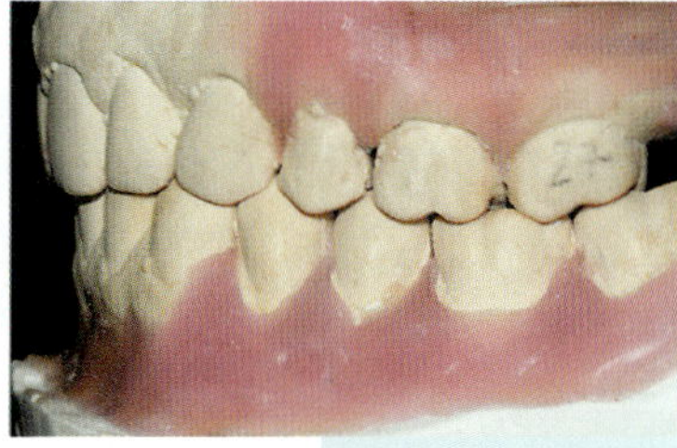

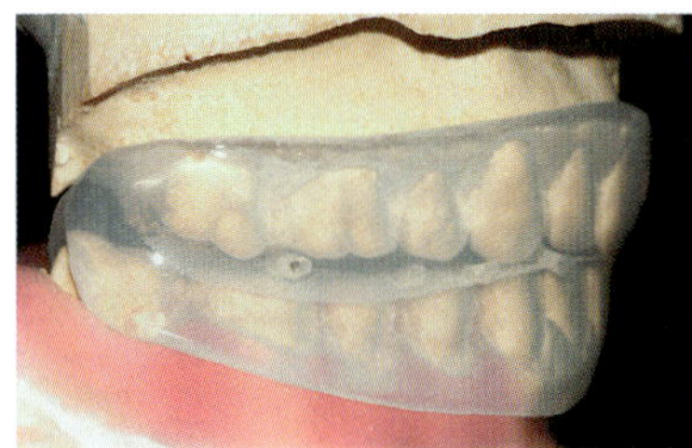
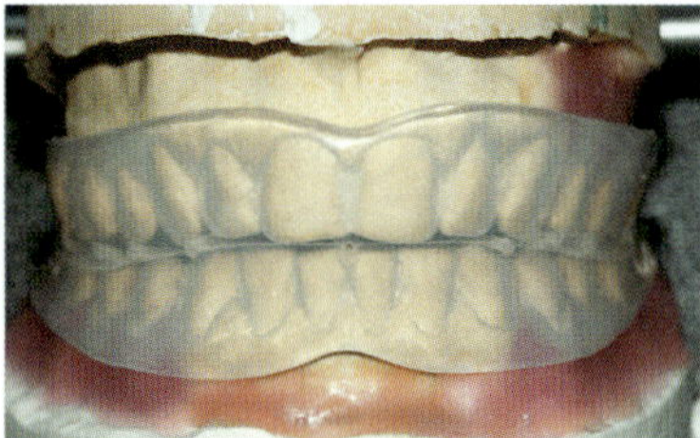
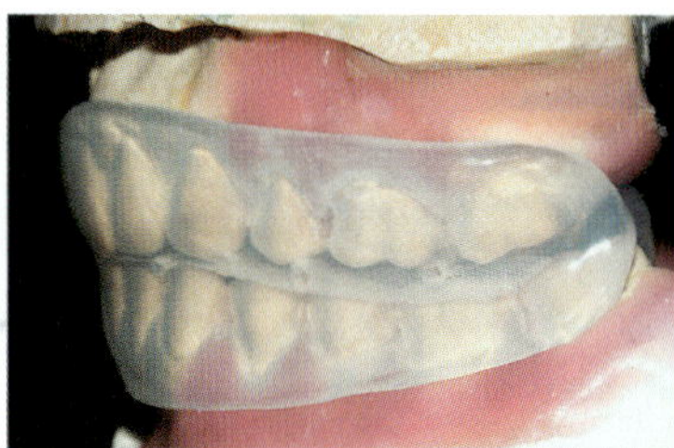

Das Elasto-Gerät muss der Patient für drei Monate jede Nacht und tagsüber eine Stunde tragen. Das Gerät bewegt die Zähne in die von uns auf den montierten Gipsmodellen vorherbestimmte Position (Abbildung 13-20).

Anwendung und Ergebnis

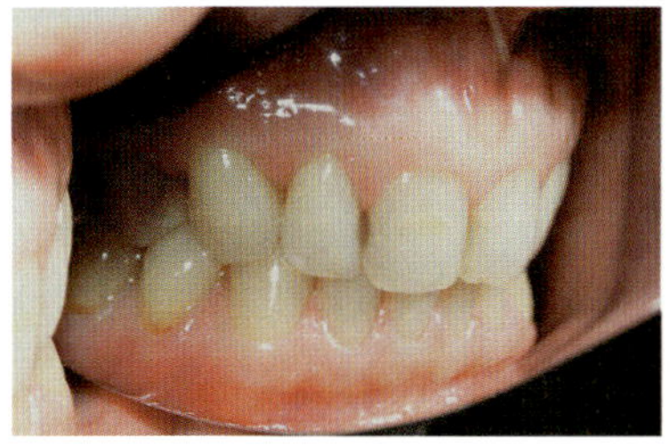
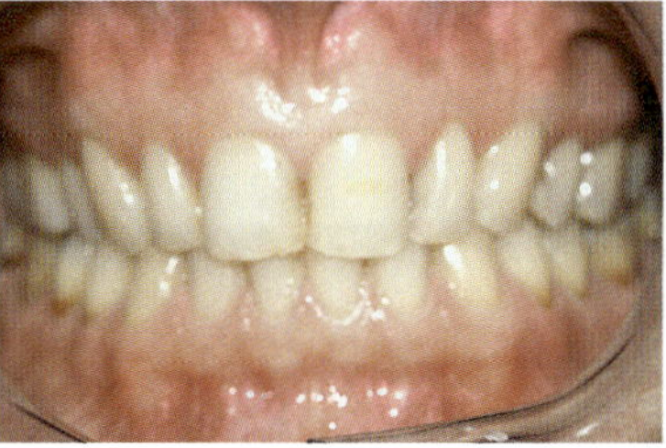
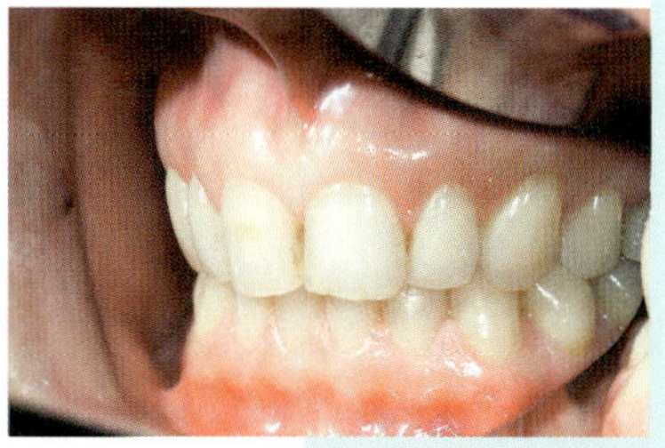

Nach der aktiven Behandlung mit dem *Damon*-System und dem Elasto-Gerät kommen wir zur passiven kieferorthopädischen Behandlungsphase – zur Retention der erreichten Behandlungsergebnisse mit Hawley-Retainern und funktionskieferorthopädischen Geräten. Dabei müssen wir beachten: Stabilität ist kein natürliches Phänomen in lebenden Systemen. Unabhängig davon, ob kieferorthopädisch behandelt wurde oder nicht: Form und Funktion des Kraniomandibulären Systems unterliegen lebenslangen Veränderungen. Trotzdem können wir mit Retentionsgeräten für eine weitgehende Stabilisierung sorgen. Allerdings nur durch lebenslanges Tragen dieser Geräte. Wir raten unseren Patienten, die Retentionsgeräte besonders beim Sport bzw. der Sporttherapie zu tragen: Die Geräte sorgen für eine orthognathe Krafteinleitung und bilden quasi einen sicheren mechanischen und neurophysiologischen „Input", um den herum sich das Fasziensystem organisieren und trainieren kann.

Hawley-Retainer

Beim *Hawley*-Retainer (Abbildung 13-21) handelt es sich um passive Platten im Ober- und im Unterkiefer. Sie liegen an den Oralflächen aller Zähne an und haben einen mit Kunststoff verstärkten Labialbogen. Vertikal bleiben die Kauflächen unbedeckt. *Hawley*-Retainer halten in der Regel sehr gut, indem sie sich in den oralen Interdentalräumen „einklemmen". Zusätzlich können C-Klammern an den Molaren den Halt des Retainers verbessern. Diese Halteelemente dürfen aber die Okklusion nicht stören. So kann sich in der ersten intensiven Tragezeit die Okklusion vertikal „setzen". Dies bedeutet: 6-12 Monate jede Nacht und tagsüber 1-2 Stunden Tragezeit. Nach dieser Zeit trägt der Patient den *Hawley*-Retainer nur noch nachts. Dann kann er sich langsam „ausschleichen": Er lässt ihn jede dritte Nacht heraus, dann

Abb. 13-21: *Hawley*-Retainer

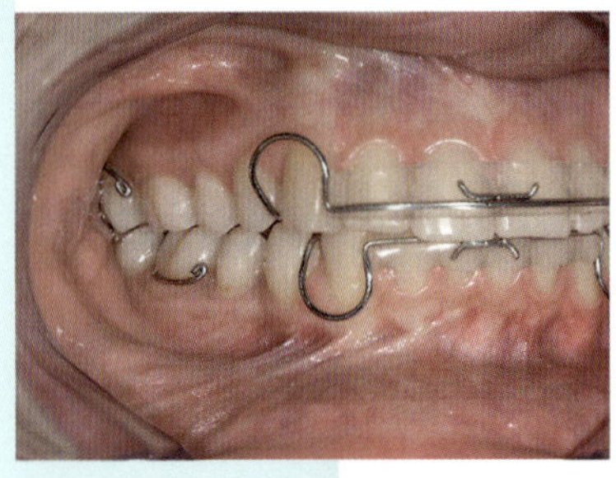
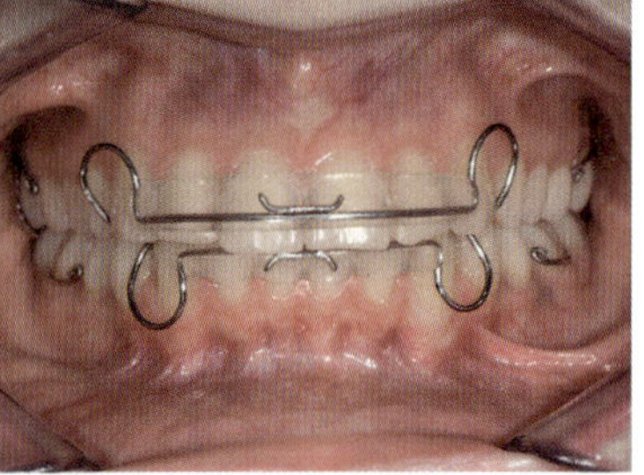
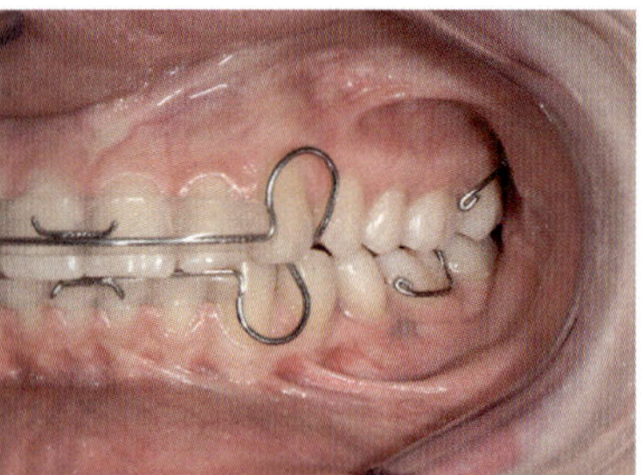
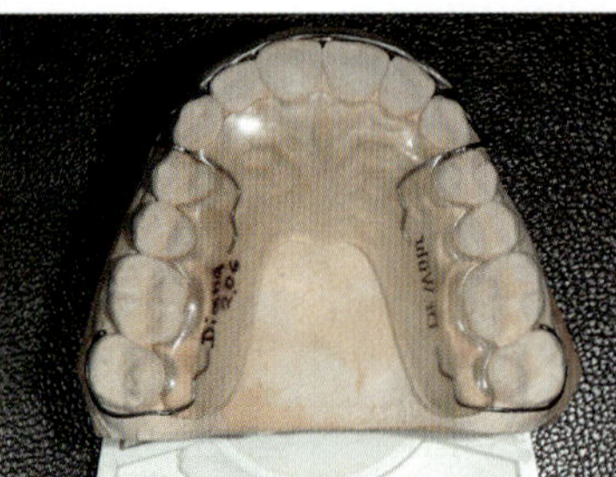
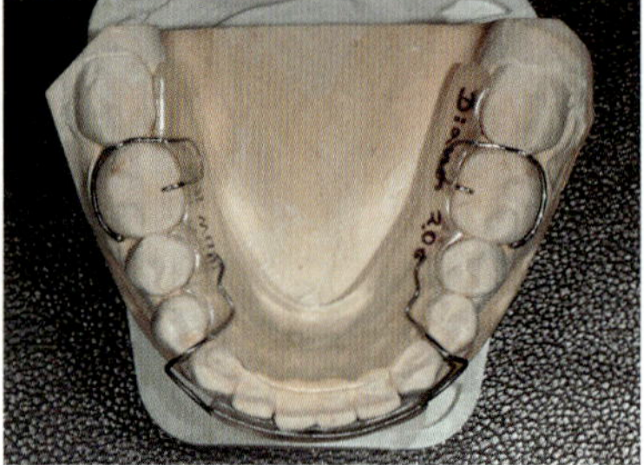

Abb. 13-22: Funktionskieferorthopädischer Retainer

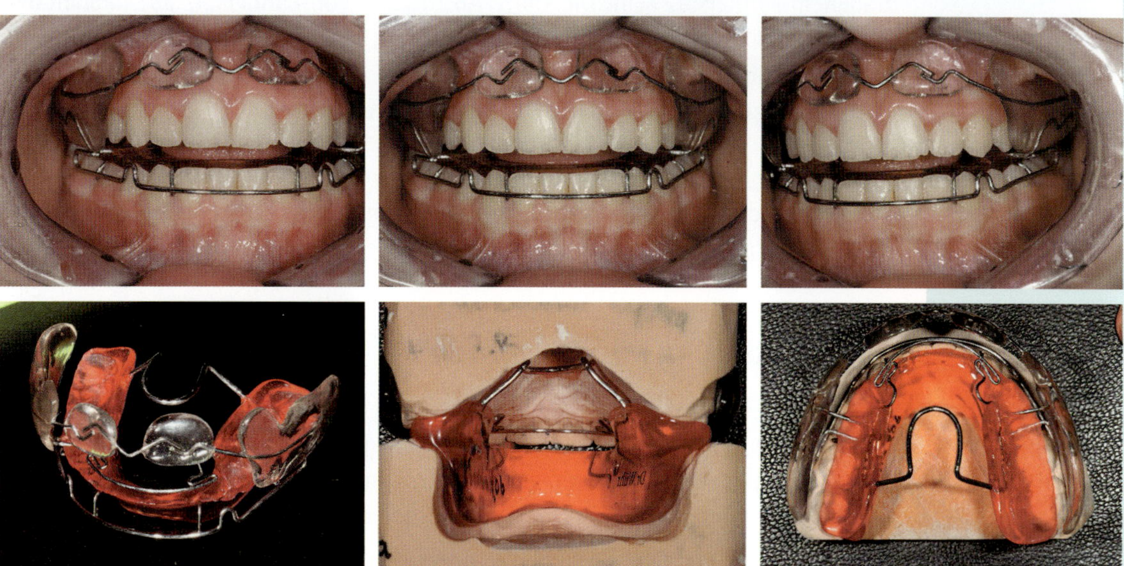

jede zweite, dann zwei Nächte herauslassen und eine Nacht tragen usw. Schließlich wird er den Retainer einmal pro Woche einprobieren: Lässt sich der *Hawley*-Retainer locker einsetzen, dann ist die Zahnstellung stabil geblieben. Lässt er sich nur streng in Position bringen, dann hat sich die Zahnstellung verschoben. Der *Hawley*-Retainer muss dann wieder jede Nacht eingesetzt werden.

Bei Patienten, die übermäßig knirschen, können wir den Hawley-Retainer in einem Kiefer zu einer Michigan-Schiene ausbauen. So mindern wir die Krafteinleitung bei der Stress-Verarbeitung und stabilisieren gleichzeitig die Zahnstellung.

Hawley-Retainer als Michigan-Schiene

Bei Patienten mit weiter bestehenden Dysfunktionen von Zunge, Lippen oder Wangen verwenden wir funktionskieferorthopädische Geräte zur Stabilisierung der erreichten Behandlungsergebnisse (Abbildung 13-22). Sie wirken durch individuell hergestellte Kunststoffschilde oral und vestibulär abschirmend. Zum Beispiel kann ein vestibulärer Kunststoffschild zur Abschirmung der Unterlippe und des M. mentalis ein Rezidiv eines Engstands der Unterkieferfrontzähne vermeiden [15]. Solche Kunststoffschilde können auch an Hawley-Retainern befestigt werden.

Funktionskiefer-orthopädische Retainer

Restaurative und prothetische Behandlungen sind angezeigt, wenn

- von vorneherein nur geringfügige Veränderungen der Okklusion notwendig sind oder
- eine Neugestaltung der Okklusalflächen von Zähnen erforderlich ist oder
- dies nach Schienen- und/oder kieferorthopädischer Behandlung abschließend notwendig ist.

Restaurative und prothetische Therapie

Implantatprothetik

Besonders nützlich können dabei die modernen Möglichkeiten von implantatgetragenem Zahnersatz sein: Die starre Abstützung von Zahnersatz auf Implantaten (vor allem im gelenknahen Bereich der Molaren) kann sich im Gegensatz zur nachgiebigeren Abstützung von parodontal-gingival gelagertem Zahnersatz entlastend und stabilisierend auf die Kiefergelenke auswirken.

Totalprothesen

Bei Patienten mit Totalprothesen kann auf Schienen vollständig verzichtet werden: Wir können die Prothesenzähne sehr einfach umstellen und so neue Bisslagen und Okklusionen direkt auf den Zahnersatz übertragen.

13.3 Linderung von Symptomen

Unser Dilemma!

Bei der symptomatischen Behandlung von Schmerzen in der Kaumuskulatur und den Kiefergelenken stehen wir vor einem Dilemma. Zum einen wissen wir: „Der chronische Schmerz lügt!" Dort wo es weh tut, ist nicht der Ort der zugrunde liegenden Belastungen. Am Schmerzort selbst können wir das Problem nicht dauerhaft lösen. Trotzdem: Der Patient erwartet von uns die Linderung seiner Beschwerden. Unsere Beziehung zu ihm wird wesentlich davon abhängen, wie und ob es uns gelingt, seine Schmerzen zu lindern. Wir müssen also lokale Schmerzen behandeln und den Patienten gleichzeitig so aufklären und führen, dass er die Hintergründe seiner Situation einsieht und sich grundlegend beraten und behandeln lässt. Vor allem, dass er sich durch die Linderung seiner Beschwerden nicht von einer präventiven und gesundheitsbildenden Lebensführung abhalten lässt.

Behandlungsmethoden zur Linderung von Schmerzen

Zur Linderung von Symptomen setzen wir dieselben Methoden ein, die wir weiter oben schon bei der Wiederherstellung von Form und Funktion des Kraniomandibulären Systems besprochen haben:

- Entspannungstraining
- Lokale Matrix-Rhythmus-Therapie (siehe Kapitel 17)
- Lokale Physiotherapie (siehe Kapitel 18)
- Lokale Osteopathie (siehe Kapitel 19)

Schmerztherapie (siehe Kapitel 22)

Dazu kommen die Möglichkeiten der Schmerztherapie. Sie werden von *Hardy Gaus* in Kapitel 22 ausführlich beschrieben.

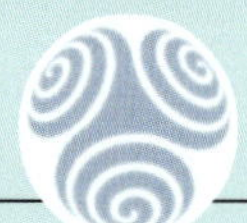

Zusammenfassung

Bei der Lokalen Therapie im Kraniomandibulären System stehen wir vor drei Aufgaben:

- Eliminierung chronischer Störfaktoren: Das sind vor allem Unverträglichkeit zahnärztlicher Werkstoffe und stumme chronische Entzündungen.
- Wiederherstellungen von Form und Funktion durch Entspannungstraining, Myofunktionelle Therapie, Matrix-Rhythmus-Therapie, Physiotherapie, Osteopathie, Aufbiss-Schienen-Therapie, Kieferorthopädie, restaurative und prothetische Therapie.
- Linderung der Symptome: Hier kommt zusätzlich die Schmerztherapie zum Einsatz.

Literatur

[1]   Schmierer A. Locker lassen lernen. Stuttgart 2000 (Audio-CD)

[2]   Thiele E, Clausnitzer R, Clausnitzer V. Myofunktionelle Therapie aus sprechwissenschaftlicher und kieferorthopädischer Sicht. Heidelberg 1992

[3]   Thiele E (Hrsg). Myofunktionelle Therapie in der Anwendung. Heidelberg 1992

[4]   Thiele E. Myofunktionelle Therapie. Katalog der Übungen zur neuromotorischen. Heidelberg 1992

[5]   von Treuenfels H. Training natürlicher Muskelfunktionen. Die Neurofunktionelle Reorganisation nach Padovan (NRP) bei Cranio-mandibulären Dysfunktionen (CMD). GZM Netzwerkjournal – Praxis und Wissenschaft 2003(2);8,12-16

[6]   Randoll UG, Hennig FF. Matrix-Rhythmus-Therapie für Zeitstrukturen und Prozesse. GZM Netzwerkjournal – Praxis und Wissenschaft 2005(1);10,20-25

[7]   Baad-Hansen L, Jadidi F, Castrillon E, Thomsen PB, Svensson P. Effect of a nociceptive trigeminal inhibitory splint on electromyographic activity in jaw closing muscles during sleep. 1: J Oral Rehabil 2007 Feb; 34(2): 105-111

[8]   Dahlstrom L, Haraldson T. Immediate electromyograpgic response in masseter and temporal muscles to bite plates and stabilization splints. Scand J Dent Res 1989; 97: 533-538

[9]   Shankland WE. Nociceptive trigeminal inhibition-tension suppression system: A method of preventing migraine and tension headaches. Compnedium of Continuing Education in Dentistry 2002; 23, 2:1-6

[10] Flutter J. Myofunctional influences on facial growth and the dentition. London 2001 (DVD)

[11] Carlson JE. The Accu-Liner Manual 1996

[12] von Treuenfels H. Die Biognathe Orthese – Biognathor. GZM Netzwerkjournal – Praxis und Wissenschaft 2003(1);8,20-23

[13] Hermann C (Hrsg). Balters W. Ausgewählte Schriften und Vorträge. Heidelberg 1973

[14] Hinz R. Kursskript Elastokieferorthopödie. Herne 2004

[15] Wolz S. Persönliche Mitteilung. Bad Kötzting 2006

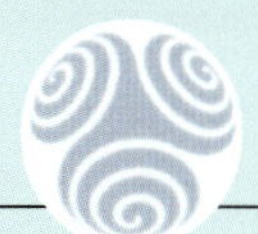

Prävention, Früherkennung und Frühbehandlung bei Kindern und Jugendlichen

In den theoretischen Kapiteln von Teil 1 haben wir die grundlegenden Fragen nach dem Zusammenhang von Kieferanomalien bzw. Zahnfehlstellungen und Körperhaltungen hypothetisch beantwortet:

Der Stütz- und Bewegungsapparat und das Kraniomandibuläre System sind Teile des Fasziensystems. Form und Funktion des Stütz- und Bewegungsapparats ebenso wie Form und Funktion des Kraniomandibulären Systems sind von Form und Funktion des ganzen Fasziensystems abhängig.

Welche strukturellen und funktionellen Zusammenhänge bestehen zwischen dem Kraniomandibulären System und dem Stütz- und Bewegungsapparat?

Form- und Funktionsstörungen des Kraniomandibulären System wirken sich beim Kauen, Schlucken, Knirschen, Pressen, Sprechen und Atmen durch Einleitung von Kräften in das Fasziensystem belastend aus: Die eingeleiteten Kräfte müssen außerhalb des Kraniomandibulären Systems von anderen Teilsystemen reguliert, adaptiert und kompensiert werden.

Wie beeinflusst das Kraniomandibuläre System die anderen Teile des Stütz- und Bewegungsapparats?

Und umgekehrt: Form- und Funktionsstörungen aus dem Fasziensystem können Kräfte in das Kraniomandibuläre System einleiten und Form und Funktion des Kraniomandibulären Systems stören.

Wie beeinflussen andere Teile des Stütz- und Bewegungsapparats das Kraniomandibuläre System?

Form- und Funktionsstörungen des Kraniomandibulären Systems entstehen

- lokal durch Regulationen und Adaptationen von mechanischen, (bio-)chemischen, psychischen oder physiologischen/physikalischen Belastungen.

- systemisch durch Kompensationen von Kräften, die durch Form- und Funktionsstörungen anderer Teile des Fasziensystems eingeleitet werden.

Die systemischen Einflüsse werden über die anatomisch-funktionelle Einbindung der einzelnen Bestandteile des Kraniomandibulären Systems in die drei Schichten des Fasziensystems vermittelt.

Mechanische, (bio-)chemische, psychische und physiologisch/physikalische Irritationen werden von Regulationssystemen reguliert, adaptiert und kompensiert. Diese Prozesse führen zu pathohistologischen Veränderungen im Bindegewebe (Mikrokontrakturen), die sich klinisch als Beweglichkeitseinschränkungen und Körperfehlhaltungen äußern.

Kieferanomalien und Zahnfehlstellungen sowie die entsprechenden Funktionsstörungen sind Körperfehlhaltungen und Beweglichkeitseinschränkungen im Kraniomandibulären System. Form- und Funktionsstörungen des Kraniomandibulären Systems müssen außerhalb des Kraniomandibulären Systems kompensiert werden und bewirken dort Form- und Funktionsstörungen anderer Teilsysteme des Fasziensystems. Und umgekehrt: Form- und Funktionsstörungen anderer Teilsysteme des Fasziensystems können im Kraniomandibulären System kompensiert werden und bewirken dort Form- und Funktionsstörungen.

Es ist ein typisches und offensichtliches Phänomen der modernen Zivilisationsgesellschaft, dass immer mehr Kinder und Jugendliche an Bewegungsmangel, Übergewicht, Körperfehlhaltung und sogar frühzeitigen degenerativen Veränderungen des Stütz- und Bewegungsapparats leiden. Wenn wir von der Plausibilität unserer Theorien und Denkmodelle ausgehen, dann stehen Zahnärzte

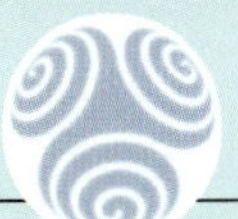

und Kieferorthopäden in einer besonderen Verantwortung*: Es besteht die Notwendigkeit frühzeitiger Diagnostik und Therapie von kraniomandibulären Dysfunktionen und Dysmorphien zur Prävention von späteren Muskel- und Gelenkschmerzen im gesamten Fasziensystem.

> Die frühzeitige Erkennung und Behandlung von Kieferanomalien und Körperfehlhaltungen ist von präventiver Bedeutung für Muskel- und Gelenkschmerzen im Erwachsenenalter.

In der Diagnostik geht es um Früherkennung, welche Kräfte in das Fasziensystem eingeleitet werden (Biomechanik) und wie diese Kräfte reguliert, adaptiert und kompensiert werden (Grundregulation im Bindegewebe, Neurophysiologie usw.).

In der Therapie geht es darum, Form und Funktion des Kraniomandibulären Systems so früh wie möglich herzustellen bzw. wieder herzustellen.

In der Praxis beginnen wir die Prävention von Zahnfehlstellungen und Körperfehlhaltungen schon in der Schwangerenberatung: Wir klären die werdende Mutter auf

- über die Bedeutung von Stillen und Ernährung des Neugeborenen und des Kleinkinds für die Mundraumentwicklung. Von der Verwendung eines „Schnullers" raten wir der Mutter ab.
- über die Möglichkeiten osteopathischer Behandlung Neugeborener und Kleinkinder. Es gibt heutzutage schon Kliniken, in denen die osteopathische Begleitung der Schwangerschaft und der Geburt angeboten wird.
- über die motorische Entwicklung des Kindes und ihre Bedeutung für die Sprachentwicklung.
- über Mundhygiene und den ersten Zahnarztbesuch.

Schon das einjährige Kleinkind soll die Mutter zu deren zahnärztlicher Kontrolluntersuchung begleiten. Bei dieser Gelegenheit können wir spielerisch eine Beziehung zum Kind aufbauen. Es fasst Vertrauen, und der Zahnarztbesuch wird für das Kind zur Normalität. In der Regel lässt schon das Einjährige bei seinem ersten Besuch eine kurze Inspektion der Mundhöhle zu. Außerdem können wir die Mutter über die emotionale und motorische Entwicklung des Kindes befragen. Im Umgang mit dem Kind bekommen wir automatisch mit, ob seine Sprachentwicklung seinem Alter angemessen ist oder ob Probleme auftreten.

---

* Überhaupt haben Zahnärzte eine allgemeinmedizinische Verantwortung: Denn, obwohl Fachärzte, sehen sie die meisten Patienten regelmäßig und könnten allgemeine gesundheitliche Probleme ihrer Patienten frühzeitig erkennen und entsprechenden Untersuchungen und Behandlungen zuführen ...

Verantwortung von Zahnärzten und Kieferorthopäden

Unsere Hypothese

Früherkennung

Frühbehandlung

Praxis der Prävention Beratung

Erster Besuch beim Zahnarzt

Kinder lassen sich ungefähr ab dem dritten Lebensjahr bereitwillig untersuchen und behandeln. Die zahnärztliche Untersuchung umfasst

- eine systemische Anamnese. Liegen systemische Erkrankungen vor, fragen wir nach dem Stand der entsprechenden Behandlung. Bestimmte Erkrankungen können für die Mundraumentwicklung relevant sein, zum Beispiel Erkrankungen des Respirationstrakts.

- eine Inspektion der Kopf- und Gesichtsform. Bei auffälligen Befunden wird eine vertiefende Untersuchung mit entsprechender Behandlung beim Osteopathen angeraten.

- eine Untersuchung der Weichteilfunktion: Lippen, Wangen, Zunge. Zum Beispiel können wir eine Lutschgewohnheit identifizieren, eine Zungendyskinesie (Abbildung 14-1) oder eine Mundatmung.

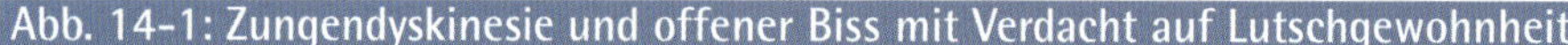

Abb. 14-1: Zungendyskinesie und offener Biss mit Verdacht auf Lutschgewohnheit

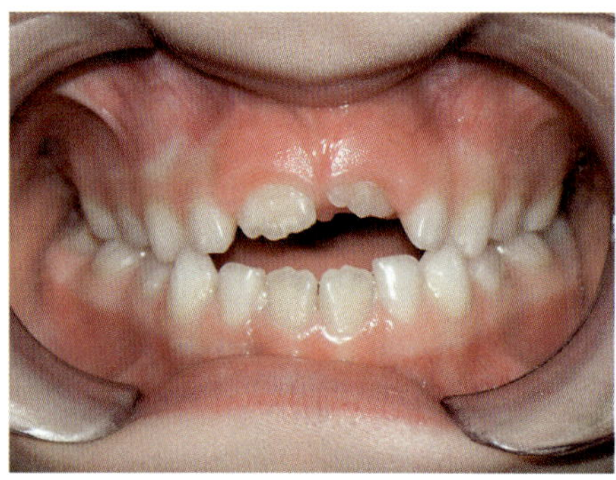 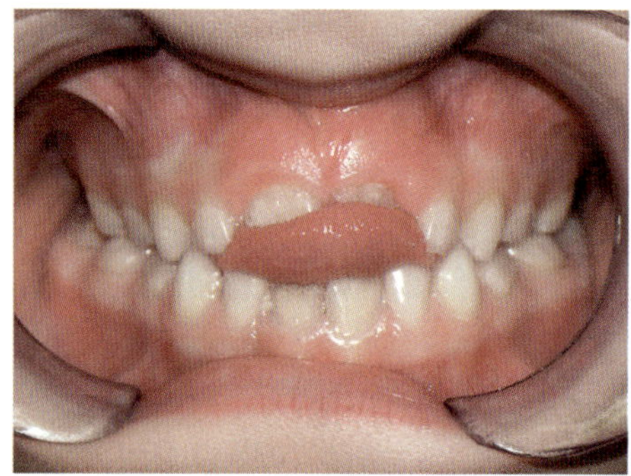

- eine Inspektion der Mundhöhle: Karies, Mundhygiene, Zahnfehlstellungen, Tonsillen. Zum Beispiel können wir einen lutschoffenen Biss finden oder einen Kreuzbiss. Ein kontinuierliches Mundhygienetraining vom Kleinkind- bis ins Jugendalter ist in unserer Praxis obligat.

- eine Untersuchung der räumlichen Lage des Oberkieferzahnbogens im Schädel mit Hilfe eines Holzspatels (Abbildung 14-2). Als Bezugsebene dient die Camper'sche Ebene. Bei auffälligen Abweichungen wird eine osteopathische Untersuchung und Behandlung angeraten.

- eine Inspektion der Körperhaltung mit Belastungstest (Abbildung 14-3): Zum Test steht das Kind mit geschlossenen Beinen aufrecht und bringt mit zur Faust geschlossenen Händen die Arme in gerade Vorhalte. Diese Position muss das Kind ohne Probleme für ungefähr eine Minute halten können. Kann das Kind das Gewicht der eigenen Arme und Hände nach kurzer Zeit nur durch Vorschieben des Beckens, Lordosierung der Lendenwirbelsäule und Hochhalten der Arme

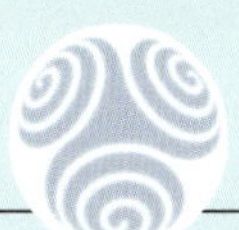

Abb. 14-2: Holzspateltest zur Beurteilung der räumlichen Lage des Oberkieferzahnbogens im Schädel

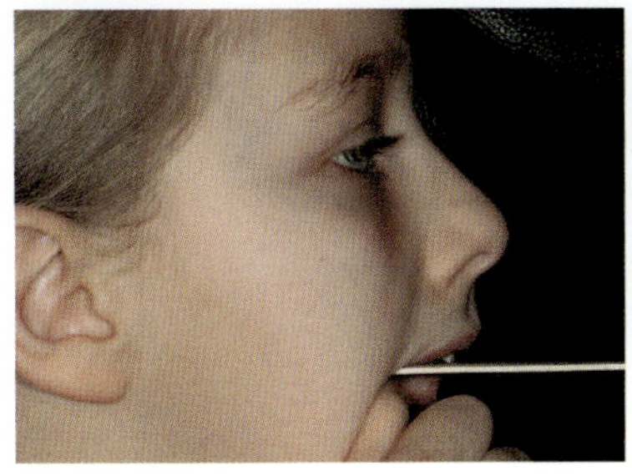
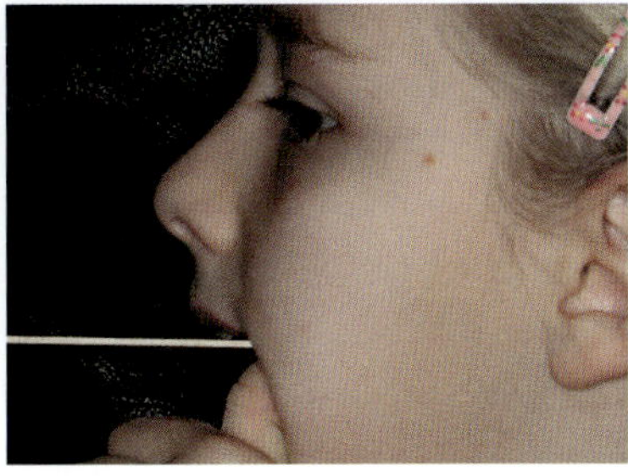
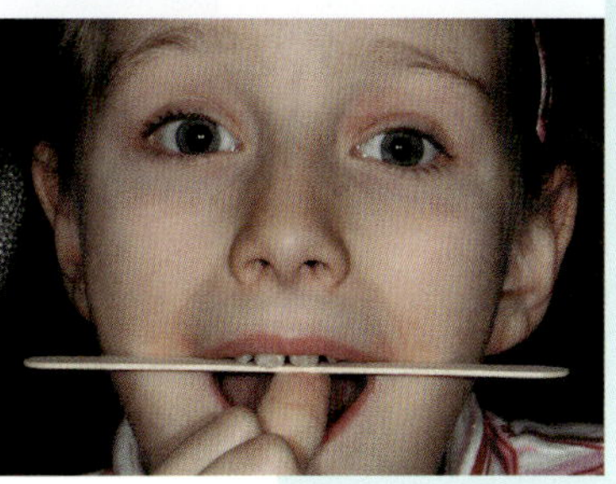

kompensieren, haben wir den Verdacht einer Körperfehlhaltung und raten eine Untersuchung bei Orthopäden und Physiotherapeuten an. Mit dem Test „Kurzer Fuß nach *Janda*" wird getestet, ob eine Verbesserung der propriozeptiven Funktion der Fußgewölbsmuskulatur notwendig ist (Abbildung 14-4) (siehe Kapitel 20).

Abb. 14-3: Belastungstest der Körperhaltung, rechts: Hinweis auf Körperfehlhaltung

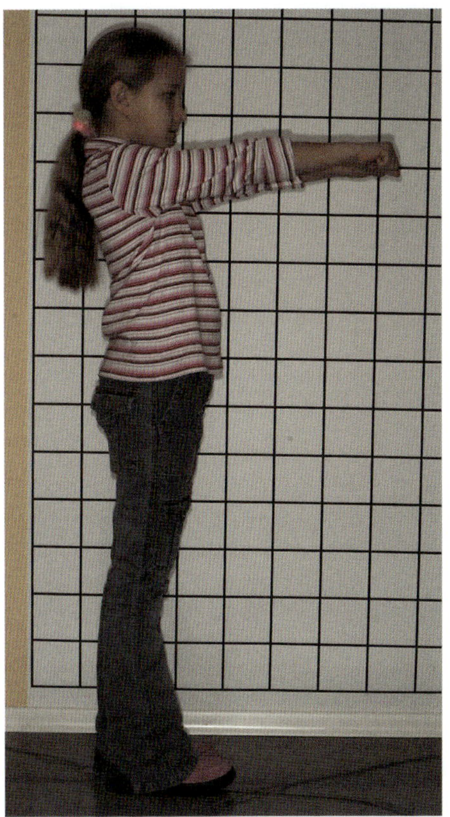
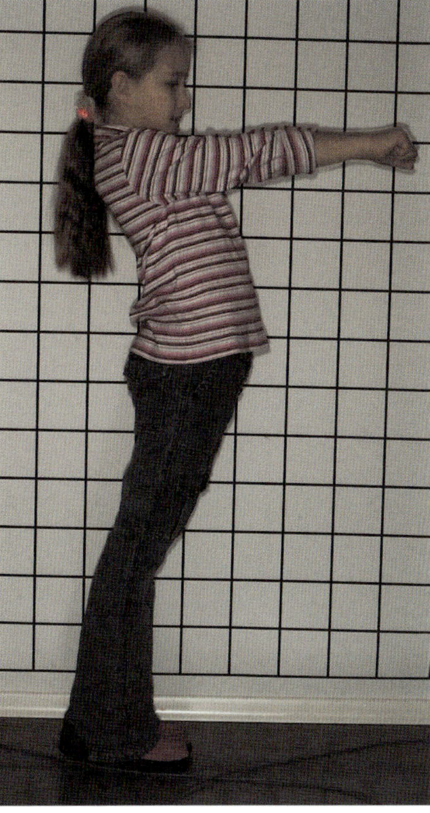

Abb. 14-4: Kurzer Fuß nach *Janda* (siehe Kapitel 11)

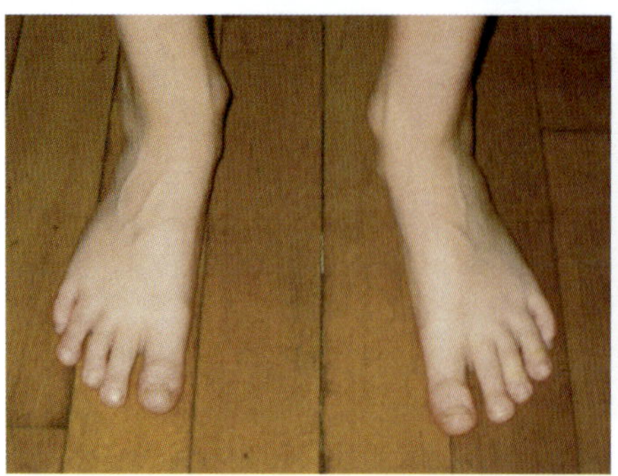 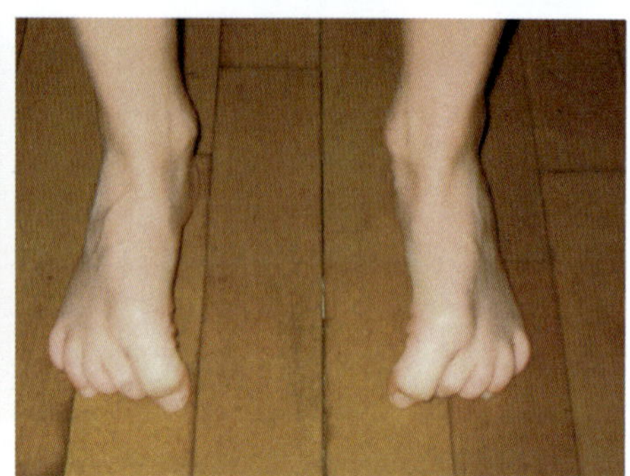

- eine Inspektion der Augenstellung. Bei Verdacht auf Schielen führen wir den Okulomotoren-Test durch (Abbildung 14-5). Bei positivem Befund raten wir zur vertiefenden Diagnostik und Therapie beim Augenarzt oder Optometriker.

Abb. 14-5: Okulomotoren-Test (siehe Kapitel 11)

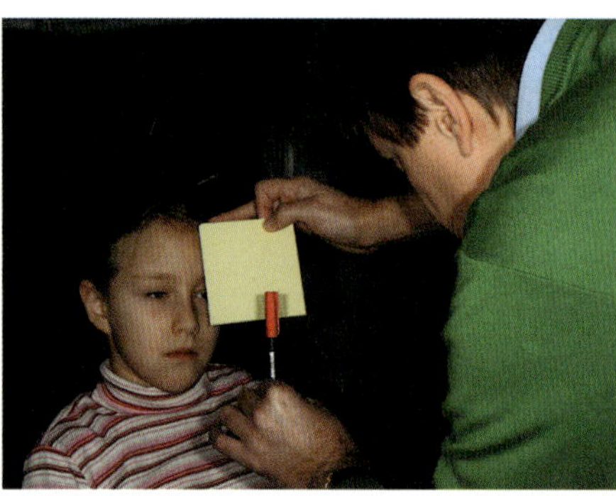 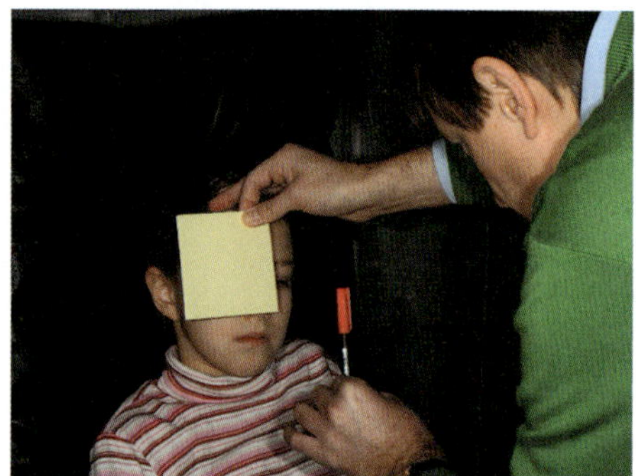

- eine Beurteilung des Körpergewichts des Kindes. Bei Übergewicht beraten wir die Mutter in Bezug auf die richtige Ernährung und die Bedeutung von Bewegung.
- eine Beurteilung des Sprechens. Bei auffälligen Sprechstörungen schalten wir unseren Logopäden ein.
- ein Orthopantomogramm nach dem Zahndurchbruch der ersten Molaren und dem Zahnwechsel in der Front. Darauf können wir die Zahnanlagen (vor allem die Prämolaren) und den Zahndurchbruch (vor allem die Eckzähne) beurteilen.

Maßnahmen der Frühbehandlung

Die Entwicklung von Form und Funktion des Kraniomandibulären Systems und die Entwicklung von Form und Funktion des Fasziensystems sind voneinander abhängig. Deshalb müssen wir bei Form- und Funktionsstörungen im Kraniomandibulären System zweierlei tun:

- Form- und Funktionsstörungen im Kraniomandibulären System behandeln, und zwar so früh wie möglich.

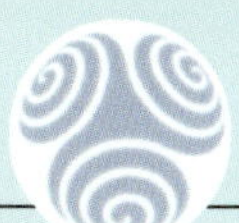

- Form- und Funktionsstörungen im Fasziensystem erkennen und in unserem interdisziplinären Netzwerk eingehend untersuchen und behandeln lassen.

Eine der häufigsten und schwerwiegendsten Formstörung bei Kindern ist der Kreuzbiss (Abbildung 14-6). Er tritt nach unserer Erfahrung in Verbindung mit anderen transversalen Formstörungen im Fasziensystem auf: Seitneigung im Ethmoid und in der Schädelbasis, Skoliosen in der Wirbelsäule, Seitneigung im Becken mit funktionellen Beinlängendifferenzen. Knöcherne Beinlängendifferenzen sind bei Kindern normal: Die Beine von Kindern wachsen links und rechts abwechselnd. Wächst zunächst das rechte Bein, wird das linke kürzer und mit mehr Gewicht belastet. Dadurch wird links ein Wachstumsschub induziert. Nun ist das linke das längere. Das Gewicht verlagert sich mehr nach rechts. Nun tritt rechts ein Wachstumsschub auf und so weiter. Das Kind „schaukelt" sich im Längenwachstum seiner Beine nach oben. Eine skoliotische, funktionelle Beinlängendifferenz stört diesen natürlichen Vorgang. Für uns das Argument, einen Kreuzbiss und alle gleichzeitig auftretenden transversalen Formstörungen im Fasziensystem so früh wie möglich zu behandeln.

Kreuzbiss

Abb. 14-6:   Kreuzbiss; mittleres Bild: Behandlung mit aktiver Platte mit Aufbiss und Federbolzen; rechtes Bild: nach der erfolgreicher Umstellung des Kreuzbisses

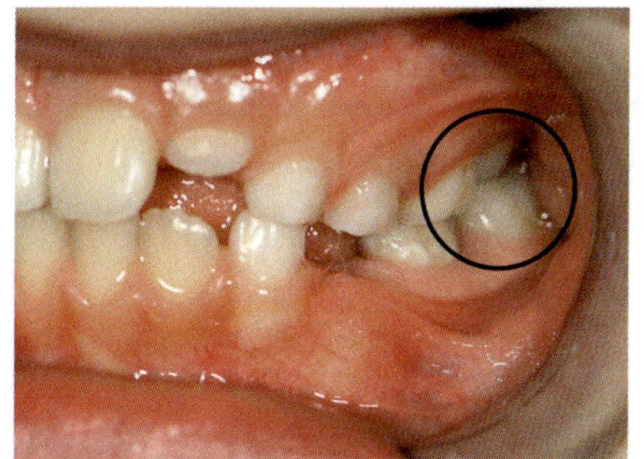 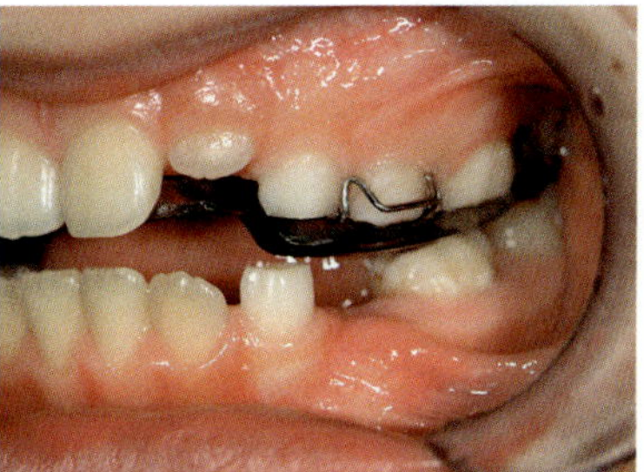 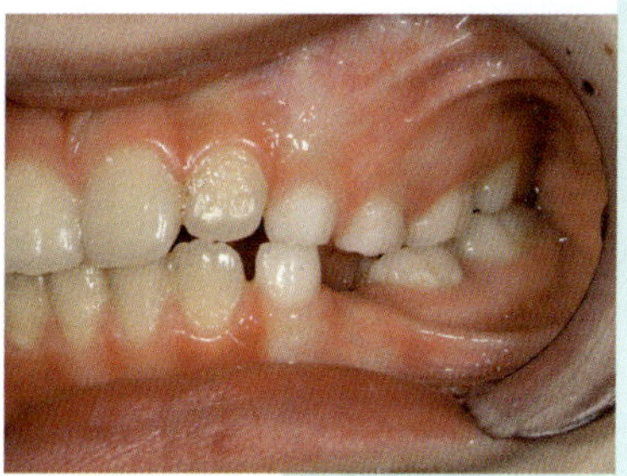

Die Behandlungsmethode bei Kreuzbiss ist einfach: Eine aktive Platte mit Aufbiss zur Bisssperrung und mit einem Federbolzen zur Bukkalisierung des betroffenen Zahnes kann einen Kreuzbiss innerhalb von drei bis sechs Monaten umstellen, wenn Eltern und Kind ausreichend mitarbeiten.

aktive Platte mit Aufbiss und Federbolzen

Die extremste Form eines Kreuzbisses ist der so genannte zirkuläre Kreuzbiss: Alle Zähne stehen im Kreuzbiss (Abbildung 14-7). Grund ist meist eine genetisch angelegte Unterentwicklung des Mittelgesichts und der Maxilla. Mit einer schnellen Gaumennahterweiterung wird die Maxilla transversal entwickelt. Dabei werden die Suturen des Gesichtsschädels und der Schädelbasis „gelockert". Mit einer so genannten Delaire-Maske wird die Maxilla protrudiert. Beide Maßnahmen führen zur Überstellung der Zähne in einen regulären Biss. Die Behandlung muss wegen der starken Kräfte, die in das Schädelgefüge eingeleitet werden, unbedingt osteopathisch begleitet werden. Wegen der genetischen Rahmenbedingungen muss das Behandlungsergebnis bis zum Abschluss des Wachstums retiniert werden.

zirkulärer Kreuzbiss

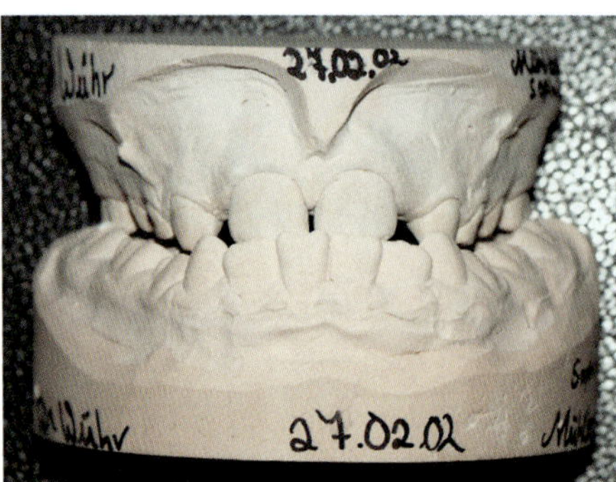
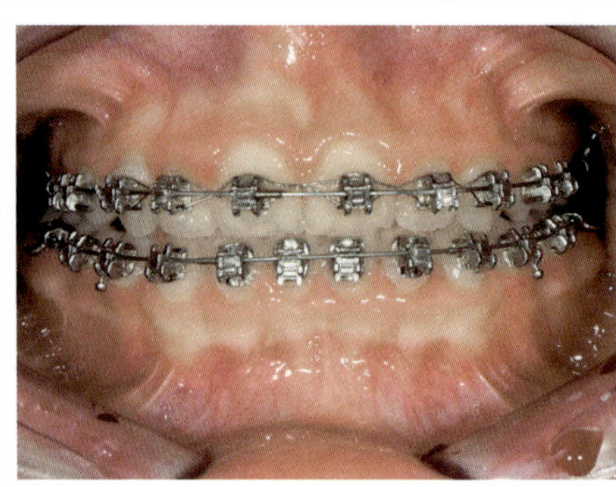

Weichteildysfunktionen

T4K-Trainer-for-Kids

Von ähnlicher Bedeutung für die Entwicklung des Kraniomandibulären Systems und des Fasziensystems sind Weichteildysfunktionen der Zunge, der Lippen und der Wange (Abbildung 14-8). Einfache funktionskieferorthopädische Geräte, wie in der Abbildung der T4K-Trainer-for-Kids*, können die Weichteilfunktionen regulieren und damit Formstörungen grundlegend beseitigen.

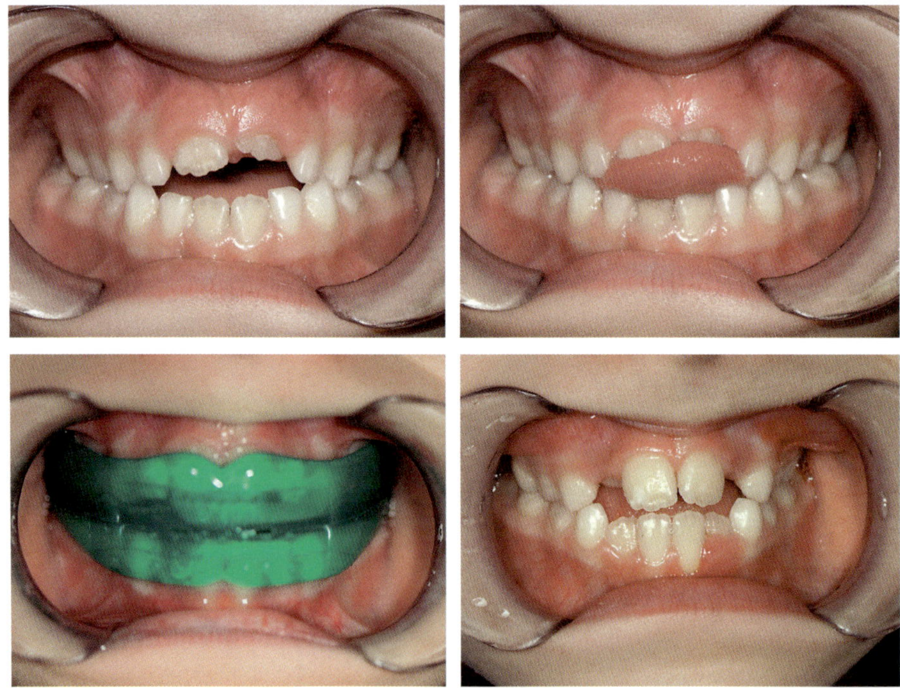

---

* Dieses Gerät entspricht dem in Kapitel 13 besprochenen TMJ-Positioner.

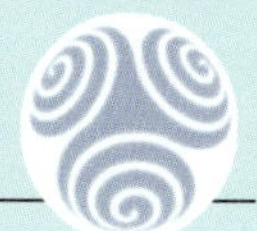

Auch Fehlstellungen einzelner Zähne müssen frühzeitig erkannt und behandelt werden. Zum Beispiel: Abbildung 14-9 zeigt einen Kreuzbiss des Zahnes 11 und der rechten Seitenzähne. Tatsächlich handelt es sich aber um einen funktionellen Zwangsbiss (Bild oben rechts). Es besteht ein zentrischer Vorkontakt zwischen 11 und 41, von dem aus der Unterkiefer in den Kreuzbiss „gezwungen" wird. Durch Überstellung von 11 mit einer aktiven Platte mit Protrusionsschraube (Bild unten links) wird der Zwangsbiss und damit der Kreuzbiss aufgehoben (Bild unten rechts).

Abb. 14-9: Zwangsbiss durch Zahnfehlstellung eines einzelnen Zahnes

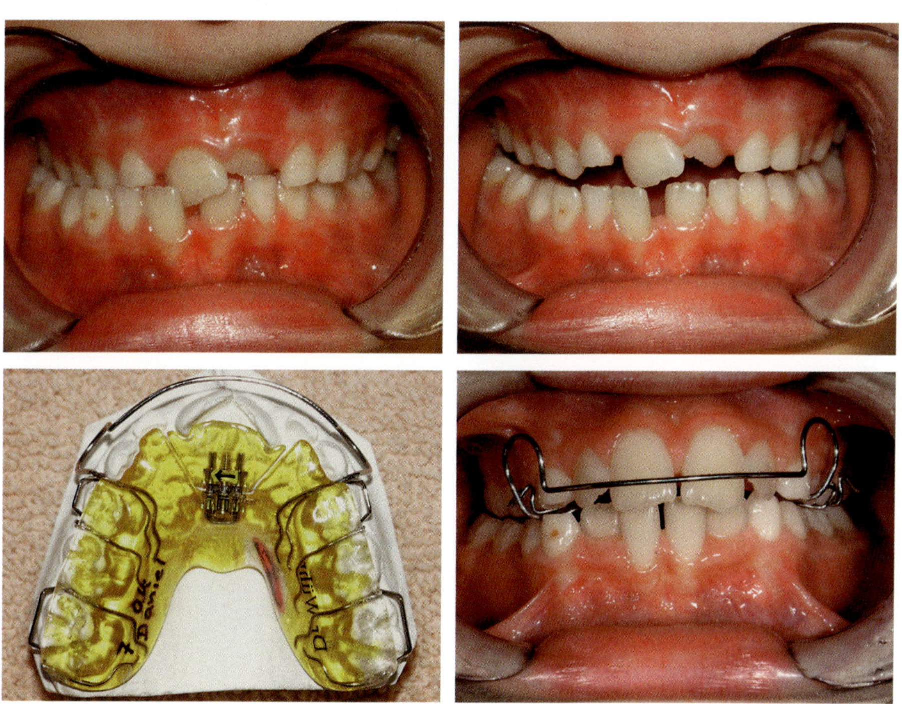

Wissenschaftliche Beweise für den Zusammenhang von Kieferanomalien bzw. Zahnfehlstellungen und Körperfehlhaltungen fehlen bisher ebenso wie für die Bedeutung der frühzeitigen kieferorthopädischen Behandlung für die körperliche Entwicklung des Kindes und die Vermeidung von späteren myofaszialen Schmerzen. Trotzdem sind unserer Meinung nach die hypothetisch formulierten Theorien und Denkmodelle hinreichend plausibel, um eine Prävention, Früherkennung und Frühbehandlung von Kieferanomalien und Zahnfehlstellungen dringend anzuraten. In diesem Kapitel haben wir die entsprechenden zahnärztlichen und kieferorthopädischen Möglichkeiten beschrieben.

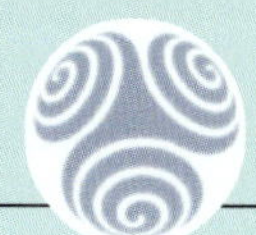

Teil 4

Systemische Therapie im Netzwerk und Stabilisierung der Therapieergebnisse

Aufgrund der komplexen systemischen Zusammenhänge bei Ätiologie und Pathogenese von chronischen Muskel- und Gelenkschmerzen muss auch die Therapie systemisch ansetzen und kann nur in einem interdisziplinären Netzwerk erfolgen: In unserer Praxis gehören dazu der Psychologe, die Ernährungsberaterin, die Sporttherapeutin, die Physiotherapeutin, der Osteopath, der Allgemeinmediziner, die Internistin, die TCM-Ärzte, der Zahnarzt/Kieferorthopäde.

Interdisziplinäres Netzwerk

Wichtig ist die zeitliche Koordination der interdisziplinären Behandlung (siehe Kapitel 12): Als erstes muss die Linderung des Leidensdrucks des Patienten erfolgen. Das ist sein Hauptanliegen und deshalb kommt er zu uns. Allerdings müssen wir ihm klar machen, dass sich die Behandlung eines chronischen Zustands nicht in einer Symptomlinderung erschöpfen darf. Wir müssen systemisch vorgehen, um eine nachhaltige Verbesserung seiner Lebensqualität zu erzielen. Dabei ist im zweiten Schritt die Eliminierung chronischer Störfaktoren (siehe Kapitel 15) obligat: Nur wenn wir die zugrunde liegenden Störfaktoren beseitigen, kann das ganze System dauerhaft entlastet werden. Bereits hier ist die Eigeninitiative des Patienten maßgeblich und entscheidend für einen nachhaltigen Erfolg. Nur nach der Eliminierung chronischer Störfaktoren können die Ergebnisse der nachfolgenden Behandlungen stabil bleiben.

zeitliche Koordination

Kapitel 15: Eliminierung chronischer Störfaktoren

Bei den meisten Patienten mit chronischen Muskel- und Gelenkschmerzen ist psychoemotionaler Stress die größte chronische Belastung. Eine dauerhafte Linderung der Schmerzen können wir deshalb nur dann erreichen, wenn der Patient lernt, mit seinem Stress angemessen umzugehen: Dies bringen wir ihm in unserem Stress-Management-Training bei. In Kapitel 16 beschreiben wir, wie wir dabei vorgehen.

Kapitel 16: Stress-Management-Training

Der dritte Schritt ist die Extension von Mikrokontrakturen im Bindegewebe. Auf zellbiologischer Ebene muss die Versorgung und Entsorgung funktioneller Zellen durch das umgebende Bindegewebe wieder hergestellt werden. Auch dies ist grundlegend, damit die nachfolgenden Therapien überhaupt Zugang zum Bindegewebe und zu den Funktionszellen haben. Nur dann können sie wirksam werden. Unsere Behandlungsmethode der Wahl für die Extension von Mikrokontrakturen ist die Matrix-Rhythmus-Therapie. Sie wird uns in Kapitel 17 vom Entwickler der Methode, *Ulrich Randoll,* vorgestellt.

Unter den vielen in Frage kommenden systemischen Therapieformen haben wir diejenigen ausgewählt, die in unserem eigenen interdisziplinären Netzwerk eingesetzt werden. Sie werden jeweils von Experten auf diesen Gebieten ausführlich erklärt und beschrieben:

- Kapitel 18: *Holger Hüttermann.* Physiotherapie
- Kapitel 19: *Erich Wühr.* Osteopathie
- Kapitel 20: *Gregor Pfaff.* Funktionelle Orthopädie durch propriozeptive Therapie
- Kapitel 21: *Erich Wühr.* Traditionelle Chinesische Medizin (TCM)
- Kapitel 22: *Hardy Gaus.* Schmerztherapie
- Kapitel 23: *Martin Simmel.* Psychologische Beratung und Psychotherapie

Diese Auswahl soll nicht bedeuten, andere Therapieformen seien nicht genauso wirksam und nützlich. Auch andere Therapieformen können in ein interdisziplinäres Netzwerk zur Behandlung von Muskel- und Gelenkschmerzen Eingang finden.

Schließlich beschreiben wir in Kapitel 24, wie die Therapieergebnisse stabilisiert werden können:

- durch propriozeptive Stabilisierung mit Aufbiss-Schienen, Prismenbrillen zur Korrektur von Winkelfehlsichtigkeit und propriozeptive Einlagesohlen,
- durch präventive Lebensführung und
- durch gesundheitsbildende Lebensführung.

Eliminierung chronischer Störfaktoren

Die Eliminierung chronischer Störfaktoren ist obligate Voraussetzung für jede weitere Therapie: Nur wenn wir die zugrunde liegenden Störfaktoren beseitigen, kann das ganze System dauerhaft entlastet werden. Ohne die Beseitigung der zugrunde liegenden systemischen Belastungen können die Therapieergebnisse nicht stabil bleiben und die Symptome werden rezidivieren oder therapieresistent bleiben. Bereits hier ist die Eigeninitiative des Patienten maßgeblich und entscheidend für einen nachhaltigen Erfolg. Bei bestimmten chronischen Belastungen reicht allerdings die Eigeninitiative des Patienten nicht aus.

Die Eliminierung von chronischen Störfaktoren muss in allen vier Kategorien und überall im System erfolgen. Wir nutzen deshalb die verschiedensten Medizinsysteme und Fachdisziplinen:

Mechanische Störfaktoren sind vor allem Dysfunktionen des Fasziensystems. Sie werden mit osteopathischen, manualtherapeutischen oder physiotherapeutischen Verfahren angegangen. Auch Übungs- und Trainingssysteme kommen zum Einsatz: Sporttherapie, Feldenkrais usw. Wir Zahnärzte sind im Netzwerk zuständig für die Eliminierung von Kraniomandibulären Dysfunktionen und Dysmorphien als chronische Störfaktoren. Dazu stehen uns funktionstherapeutische Maßnahmen wie Schienen- und Einschleiftherapie sowie myofunktionelle Übungstherapie ebenso zur Verfügung wie restaurative, prothetische und kieferorthopädische Maßnahmen (siehe Kapitel 13).

In der Kategorie (bio-)chemischer Störfaktoren bietet die Umweltmedizin Möglichkeiten zur Eliminierung chronischer Belastungen aufgrund von Insektiziden, Pestiziden, Herbiziden, Wohngiften, Schwermetallen usw. Daneben haben wir es in der täglichen Praxis häufig mit Dysbiosen des Darms und Ernährungsfehlern zu tun. Symbioselenkung zur Darmsanierung und Ernährungsberatung kommen hier zum

ohne die Eliminierung von chronischen Störfaktoren keine stabilen Therapieergebnisse

Eliminierung von chronischen Störfaktoren überall im System und in allen vier Kategorien

mechanische Störfaktoren

(bio-)chemische Störfaktoren

Einsatz. Aus zahnärztlicher Sicht fallen die Unverträglichkeit zahnärztlicher Werkstoffe als Umweltbelastungen und chronische Entzündungen im Kausystem als Immunbelastungen in die chemische Kategorie. Für die Eliminierung und Behandlung dieser Belastungen sind wieder wir Zahnärzte zuständig.

psychische Störfaktoren

Viele psychoemotionale und psychosoziale Belastungen (Stress) lassen sich durch psychologische Beratung und die entsprechende Änderung der Lebensführung eliminieren. Manchmal genügen schon ein einfaches Gespräch und ein gesunder Menschenverstand, dass der Patient „seine Angelegenheiten wieder auf die Reihe bringt" und sein Leben neu ordnet. Bei Patienten, die besonders stressanfällig sind, ist allerdings ein Stress-Management-Training notwendig (siehe Kapitel 16). Bei Neurosen oder sogar Psychosen ist jedoch fachärztliche Hilfe notwendig: Psychotherapie bzw. psychiatrische Therapie.

physiologische/ physikalische Störfaktoren

Neurologische Dysfunktionen können wir mit neurologischen Therapieverfahren oder mit komplementärmedizinischen Methoden angehen. In unserem Netzwerk sind Akupunktur und Neuraltherapie die Methoden der Wahl. Propriozeptive Belastungen der Gleichgewichtsregulation werden orthopädisch behandelt (siehe Kapitel 20). Physikalische Felder als chronische Störfaktoren können meist sehr einfach durch „Weglassen" beseitigt werden.

Psychoemotionaler Stress ist bei vielen Patienten mit chronischen Muskel- und Gelenkschmerzen die größte Belastung!

Unter allen möglichen Belastungen präsentiert sich psychoemotionaler Stress bei Patienten mit Muskel- und Gelenkschmerzen meist als die größte Belastung. Das ist besonders für das Kraniomandibuläre System relevant: Das Kraniomandibuläre System ist ein Stress-Verarbeitungssystem [1]. Durch Knirschen und Pressen wird Stress-Energie abgearbeitet. Die dabei ins Fasziensystem eingeleiteten Kräfte sind im Vergleich zu den Kräften der anderen Funktionen des Kraniomandibulären Systems enorm (siehe Tabelle 1-1). Der Zahnarzt/Kieferorthopäde hat die Aufgabe, das Kraniomandibuläre System „knirschfähig" zu machen: Er muss die Form des Kraniomandibulären Systems so gestalten, dass die dynamische Okklusion störungsfrei funktioniert und die beim Knirschen und Pressen entstehenden Kräfte orthognath in das Fasziensystem eingeleitet werden. Trotzdem kann der zugrunde liegende psychoemotionale Stress so stark sein, dass der Patient übermäßig knirscht und presst und auch die orthognath eingeleiteten Kräfte belastend für das Fasziensystem wirken. In diesen Fällen raten wir dem Patienten zu einem Stress-Management-Training. Bei den meisten unserer Patienten ist dieses Training der Schlüssel zum nachhaltigen Therapieerfolg. Nur wenn es gelingt, den psychoemotionalen Stress dauerhaft abzubauen, können bei diesen Patienten die Ergebnisse der nachfolgenden Behandlungen stabil bleiben. Im nächsten Kapitel beschreiben wir, wie wir diese Patienten trainieren, mit ihrem Stress angemessen umzugehen.

Stress-Management-Training: Der Schlüssel zum nachhaltigen Therapieerfolg

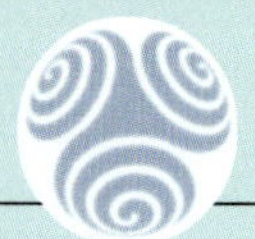

Stress-Management-Training

Wir kommen nun zum zentralen Punkt unseres interdisziplinären Konzepts: Unter den vielen möglichen chronischen Störfaktoren ist bei den meisten Patienten mit Muskel- und Gelenkschmerzen psychoemotionaler Stress die größte und schwerwiegendste Belastung. In der „Rucksack"-Metapher (siehe Kapitel 2) gesprochen: Psychoemotionaler Stress ist bei den meisten Patienten der „größte Brocken im Rucksack".

Stress – der „größte Brocken im Rucksack"!

> Diese Patienten können auf Dauer nur dann Linderung ihrer Schmerzen erwarten, wenn es ihnen gelingt, einen angemessenen Umgang mit psychoemotionalem Stress zu erlernen und in ihrer Lebensführung umzusetzen.

Wir werden sehen: Stress ist nicht das eigentliche Übel. Wie der Patient mit Stress umgeht, entscheidet darüber, ob Stress schädlich oder förderlich in ihm wirkt. Unser Ziel: Der Patient lernt, seinen Stress so zu handhaben (englisch: to manage), dass er keinen Schaden nimmt und sogar Nutzen daraus zieht. Diesen bewussten und förderlichen Umgang eines Menschen mit „seinem" Stress nennen wir „Stress-Management". In enger Beziehung mit dem förderlichen Umgang mit Stress steht die Erholung. Deshalb werden wir auch darüber sprechen, wie man sich richtig erholt. Um es vorweg zu nehmen: Der richtige Umgang mit Stress in Verbindung mit richtiger Erholung wirkt sogar gesundheitsbildend, nicht nur krankheitsvermeidend. Damit werden das Stress-Management und die Erholungsfähigkeit eines Menschen zu bestimmenden Faktoren für seine Lebensqualität!

Unser Ziel: Der bewusste und förderliche Umgang mit Stress

Der Begründer der modernen Stress-Forschung *Hans Selye* konnte von sich behaupten, zu jeder Sprache der zivilisierten Welt ein neues Wort beigesteuert zu haben. Das Wort „Stress" ist Teil unserer Alltagssprache geworden. Dabei ist Stress kein neues Phänomen in der Geschichte des Menschen. Nur ist er in unserer Zeit im Bewusstsein der meisten Menschen als belastender Lebensumstand gegenwärtig. Bei der Befragung unserer Patienten nach ihren Symptomen und Befindlichkeiten bewerten nahezu alle „beruflichen und privaten Stress" als eine starke, wenn nicht die stärkste Belastung in ihrem Leben.

Stress – ein alltägliches Phänomen!

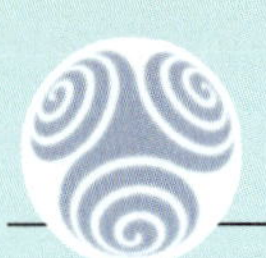

Burnout-Syndrom

Oft kokettieren Menschen sogar damit, „im Stress zu sein". Das signalisiert die Wichtigkeit der eigenen Person in der Berufswelt und soll die Aufmerksamkeit und Bewunderung des Gesprächspartners wecken. Letztendlich aber empfinden wir unangemessenen Stress als belastend und spüren seine schädlichen Auswirkungen auf unsere Lebensqualität. So führt gerade bei vielen engagierten Menschen der andauernde berufliche und/oder private Stress zum „Ausbrennen". Das so genannte Burnout-Syndrom prägt sich aus. In der Praxis sehen wir solche Patienten häufig.

Stress ist ein natürliches Verhalten: Stress bedeutet Aktivierung und Energie!

Dabei ist Stress ein wichtiges und natürliches Verhaltensmuster. Es ist uns angeboren und soll immer dann ablaufen, wenn wir in lebensbedrohliche Gefahrensituationen kommen und für unser Überleben kämpfen oder fliehen müssen. Stress aktiviert nämlich wichtige Körperfunktionen und stellt die Energie bereit, die wir für die Bewältigung solcher lebensgefährlicher Situationen brauchen. Wie können wir das erklären?

Stress-Reaktion

Unsere frühen Vorfahren lebten unter ganz anderen Umweltbedingungen als wir heutzutage: Sie waren in ihrem natürlichen Lebensraum durch vielfältige lebensgefährliche Situationen bedroht. Zum Beispiel durch Raubtiere. Klar, dass ein solcher Mensch bei der Begegnung mit einem Raubtier mit Stress reagiert hat: Kaum hatte er die Gefahr wahrgenommen, wurden in seinem Gehirn Hormone ins Blut ausgeschüttet. Diese Botenstoffe aktivierten ganz bestimmte Teile seines Körpers. Andere Körpersysteme wurden deaktiviert. Damit wurde die gesamte Körperenergie

Kampf oder Flucht

für zwei mögliche Verhaltensweisen bereitgestellt: Kampf oder Flucht. Nun konnte er sich zwischen diesen beiden Möglichkeiten entscheiden. In beiden Fällen wurde die bereitgestellte Energie auch „abgearbeitet": Ob er sich nun dem Kampf auf Leben und Tod stellte oder ob er sich zur Flucht wandte und um sein Leben rannte. In jedem Fall wurde die aktivierte Energie verbraucht.

Die Fähigkeit zur Stress-Reaktion wurde von Generation zu Generation bis zu uns weitervererbt!

In diesen frühen Zeiten haben nur solche Menschen überlebt, die in Gefahrensituationen mit genügend Stress reagiert haben. Die Stress-Reaktion hat den Körper aktiviert und genügend Energie für Kampf oder Flucht bereitgestellt. So konnten lebensgefährliche Situationen überlebt werden. Und nur wer überlebte, konnte sein Erbgut an seine Nachfahren weitergeben. So hat sich die Fähigkeit zur Stress-Reaktion als Selektionskriterium der Evolution bewährt und perfektioniert und ist als überlebenswichtiges Verhaltensmuster bis in unsere Zeit weitervererbt worden.

Heutzutage ist die Stress-Reaktion oft unangemessen.

Noch immer reagieren wir in bestimmten Situationen mit Stress. Allerdings haben sich unsere Lebensbedingungen geändert. Die Stress-Situationen heutzutage sind in der Regel nicht lebensbedrohlich. Trotzdem reagieren wir auf bestimmte Situationen mit Stress: Die Körperenergie wird für Kampf oder Flucht aktiviert. Aber sind Kampf oder Flucht die angemessenen Reaktionen, wenn wir zum Beispiel durch einen Telefonanruf bei einer wichtigen Arbeit unterbrochen werden? Natürlich nicht! Die Stress-Reaktion ist in dieser Situation übertrieben und unangemessen.

Eine weitere Tatsache unterscheidet unsere heutige Situation von der unserer Vorfahren: Wir arbeiten die Energie in den meisten Stress-Situationen nicht mehr ab. Wir

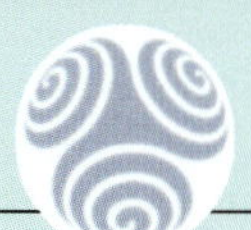

kämpfen und fliehen eben nicht! Die aktivierte Energie bleibt erhalten und wirkt auf Dauer schädigend auf unseren Körper und unsere Psyche: Ausschüttung von Zytokinen und Mikrokontrakturen im Bindegewebe, hoher Blutdruck, schneller Herzschlag, Nervosität, Reizbarkeit, Gedächtnis- und Konzentrationsschwäche, Appetitlosigkeit, seichter Schlaf trotz Müdigkeit und vieles mehr. Durch Stress-Management vermeiden wir diese Folgen und verbessern damit unsere Lebensqualität.

Was ist unser Ziel beim Stress-Management? Wir wollen mit Stress angemessen umgehen. Das bedeutet: Wir wollen nicht nur körperlichen und psychischen Schaden durch Stress vermeiden. Wir wollen darüber hinaus sogar Nutzen aus Stress ziehen. Stress fördert unter bestimmten Bedingungen unsere Gesundheit und unsere Lebensqualität. Solchen Stress nennen wir angemessenen, förderlichen Stress. Krankheitsverursachenden Stress dagegen nennen wir schädlichen, unangemessenen Stress.

Wann ist Stress angemessen und förderlich? Und wann ist Stress unangemessen und schädlich? Nach dem Werteschöpfungsprinzip (siehe Kapitel 5) ist jegliches menschliche Verhalten durch das Bedürfnis nach Werteschöpfung motiviert. Egal, ob wir uns dessen bewusst sind oder nicht. Wir wollen immer nur das Eine: Das zu erleben (zu schöpfen), was uns persönlich wichtig und wertvoll ist. Und zwar so viel wie möglich davon und so gut wie möglich. Solche Werte sind zum Beispiel Freundschaft, Liebe, Anerkennung, finanzielle Sicherheit, Luxus, Vergnügen, Karriere, Geld usw.

Werteschöpfung ist ein aktiver Vorgang: Wir brauchen Energie für unsere körperlichen und geistigen Anstrengungen zur Schöpfung der Werte. Die Stress-Reaktion stellt diese Energie bereit. Im Idealfall aber nur gerade so viel, wie wir für unsere Werteschöpfung an körperlicher und geistiger Aktivierung brauchen. Dann ist die Stress-Reaktion genau angemessen (siehe Abbildung 16-1). Dies gilt vor allem für die Schöpfung gesundheitsbildender Werte (siehe Kapitel 5). Dann ist die Stress-Reaktion besonders nützlich und förderlich für unsere Gesundheit und unsere Lebensqualität.

Unangemessen ist die Stress-Reaktion, wenn Energie aktiviert wird, die wir gar nicht brauchen: Entweder weil die betreffende Situation nicht zur Werteschöpfung taugt oder weil zu viel Energie aktiviert wird. Das heißt: Es kommt zu keiner Abarbeitung der aktivierten Energie wegen zu geringer oder ganz fehlender Werteschöpfung. In beiden Fällen kann der Überschuss an Energie den Körper schädigen (siehe Abbildung 16-1). Vor allem, wenn der Stress zum Dauerzustand wird und wenn wir die überschüssige Energie nicht verarbeiten und uns entsprechend erholen. Das Abarbeiten der überschüssigen Energie kann zum Beispiel durch sportliche Aktivitäten erfolgen. Oder die aktivierte Energie wird durch Entspannung deaktiviert. In beiden Fällen bleibt keine Energie zurück, die den Körper auf Dauer schädigen könnte. Die Erholungsphase ist auch bei angemessenem Stress von großer Bedeutung: Die aktivierte Energie wird ja bei der Werteschöpfung verbraucht und muss in der Erholungsphase wieder aufgebaut werden. Ansonsten erschöpft sich früher oder später die Energie. Auch das führt zu Erkrankungen.

Marginalien:

Das Ziel von Stress-Management

Die Werteschöpfung entscheidet darüber, ob Stress angemessen oder unangemessen ist!

die angemessene Stress-Reaktion

die unangemessene Stress-Reaktion

Unangemessener Stress ohne Abarbeitung oder Deaktivierung (Entspannung) der überschüssigen Energie und ohne Erholung macht auf Dauer krank! Angemessener Stress ohne Erholung macht krank!

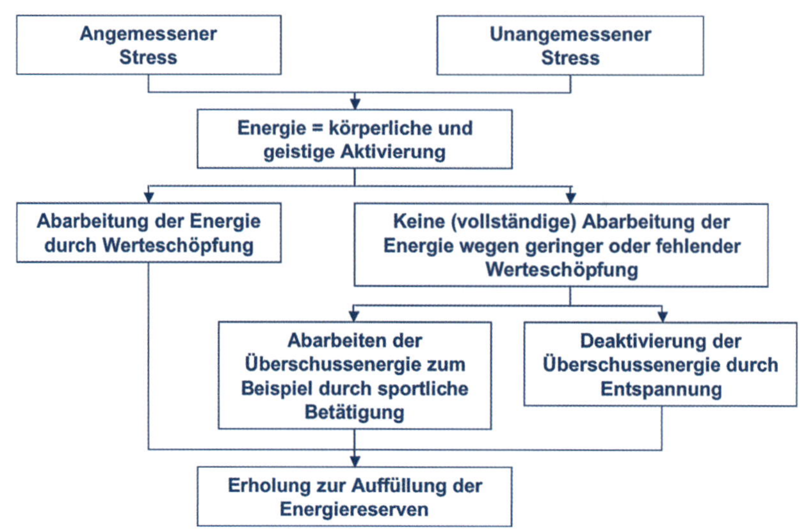

Definition „angemessener und unangemessener Stress"

Wir definieren also:

Angemessen und förderlich ist Stress immer dann, wenn er genau die Energie bereitstellt, die wir gerade für unsere Werteschöpfung brauchen – vor allem für die Schöpfung gesundheitsbildender Werte. Die bereitgestellte Energie wird in der Werteschöpfung abgebaut.

Unangemessen und schädlich ist Stress immer dann, wenn in einer Situation nur geringe oder gar keine Werteschöpfung möglich ist, aber die Stress-Reaktion dennoch Energie bereitstellt. Die überschüssige Energie muss entweder abgearbeitet werden (zum Beispiel durch sportliche Betätigung) oder sie muss durch Entspannung deaktiviert werden.

Selbstwahrnehmung

Zum richtigen Umgang mit Stress muss der Patient zunächst seine Stress-Reaktion genau wahrnehmen können. Er muss seine individuellen Stress-Auslöser genau bestimmen. Er muss genau erkennen, wie er körperlich und emotional auf diese Stress-Auslöser reagiert. Das heißt: Er muss Stress bewusst wahrnehmen und bewusst in sich selbst fühlen können. Er muss dann willentlich und bewusst entscheiden, ob es sich um schädlichen, unangemessenen Stress handelt oder um förderlichen, angemessenen Stress. Nur wenn er bewusst erkennt, dass er im schädlichen Stress ist, kann er auch etwas dagegen unternehmen. Das ist es, was im Zusammenhang mit Stress der Begriff „Selbstwahrnehmung" bedeutet.

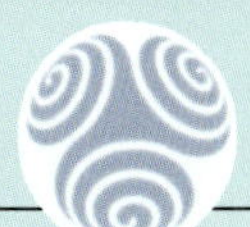

Schließlich muss der Patient sich selbst regulieren und bewusst steuern, wie er auf den Stress-Auslöser reagiert: Schädlicher Stress soll erst gar nicht aufkommen. Und wenn doch, soll er ihn möglichst unmittelbar auflösen oder abarbeiten können. Förderlichen Stress dagegen soll er bewusst zulassen. Aber wir können es nicht oft genug wiederholen: Sowohl bei schädlichem als auch bei förderlichem Stress muss er sich anschließend ausreichend erholen. Diese Fähigkeiten fassen wir im Zusammenhang mit Stress unter dem Begriff „Selbstregulierung" zusammen.

Selbstregulierung

Das Modell menschlichen Verhaltens (Abbildung 16-2) beschreibt, wie unser Erleben der Umwelt unser Verhalten steuert und wie wir durch bewusste und willentliche Steuerung unseres Erlebens unser Verhalten regulieren können! Das gilt auch für Stress-Verhalten. Wir können mit diesem Modell alltägliche persönliche und zwischenmenschliche Stress-Situationen klären und erklären. Es hilft uns und dem Patienten, unser Verhalten in Stress-Situationen zu verstehen.

Modell menschlichen Verhaltens

Abb. 16-2: Das Modell menschlichen Verhaltens

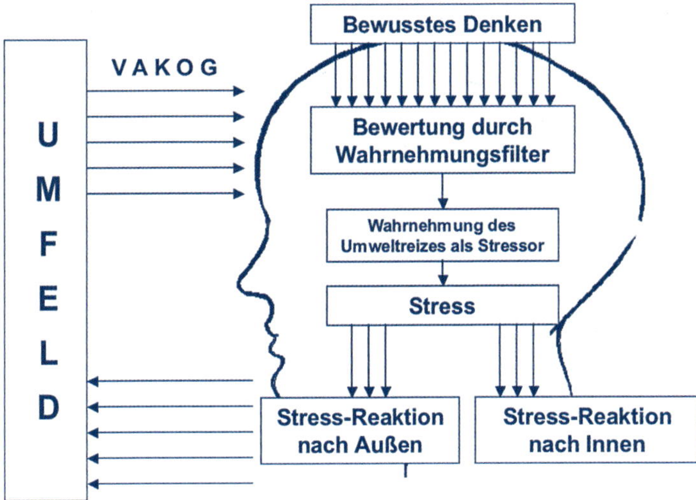

Unser Umfeld sendet permanent physikalische und chemische Reize aus. Manche davon sind Stress-Auslöser. Wir nennen sie Stressoren. Eigentlich sind auch Stressoren ganz normale Umfeldreize. Erst wenn wir auf diese Reize mit Stress reagieren, werden sie zu Stressoren. Es liegt also an uns, ob ein Umweltreiz Stressor ist oder nicht.

Stressoren sind ganz normale Umfeldreize. Erst wenn wir auf diese Reize mit Stress reagieren, werden sie zu Stressoren!

Mit unseren fünf Sinnesorganen empfangen wir diese Informationen:

- V = visuell, mit unseren Augen
- A = auditiv, mit unseren Ohren
- K = kinästhetisch, mit unserem Tastsinn bzw. unserem Körperempfinden
- O = olfaktorisch, mit unserem Geruchssinn
- G = gustatorisch, mit unserem Geschmackssinn

unsere Sinnesorgane

Unsere Sinnesorgane wandeln die Umfeldreize in Nervenimpulse um. Diese Impulse werden an das Gehirn weitergeleitet.

Bewertung der Sinnesreize ...

Dort passieren die entscheidenden Vorgänge: Zunächst bewertet unser Gehirn jeden Sinnesreiz. Und zwar auf der Basis unserer unbewussten Triebe, unserer angeborenen und erworbenen Wertvorstellungen, unseres Wissens, unserer Erfahrungen, unserer Überzeugungen, Meinungen, Weltanschauungen usw. Wir sagen auch: Wir bewerten die Sinnesreize auf der Basis der individuellen Persönlichkeit, die wir sind. Ob wir uns dessen bewusst sind oder nicht, spielt dabei keine Rolle. Unser Gehirn bewertet permanent und immer! Damit geben wir dem eigentlichen Sinnesreiz eine individuelle, subjektive „Färbung". Wir können unser Umfeld gar nicht so erfahren, wie es tatsächlich ist. Wir bilden uns eine individuelle „Wahr-nehmung": Wir „nehmen" unsere individuelle und rein subjektive Bewertung des Sinnesreizes als „wahr". Mit diesem Für-Wahr-Halten bilden wir uns sozusagen ein Modell der Wirklichkeit. Dieses Modell ist aber nicht die tatsächliche Wirklichkeit, sondern unser subjektives Abbild der Wirklichkeit. Dieses individuelle Abbild entspricht der Wirklichkeit so, wie eine Landkarte der tatsächlichen Landschaft entspricht.

... durch unseren Wahrnehmungs-filter

Unsere Persönlichkeit mit allen unseren Trieben, Werten, Erfahrungen, Überzeugungen, Meinungen, Weltanschauungen usw. wirkt sozusagen wie ein Filter. Diesen Filter müssen alle Sinnesreize passieren. Dabei werden sie individuell bewertet. Mit diesem Filter „erfinden" wir unsere individuelle und höchst subjektive Wahrnehmung der Welt „da draußen". Wir nennen ihn deshalb den Wahrnehmungsfilter. Unser Wahrnehmungsfilter bestimmt auch, ob wir einen Umweltreiz als Stressor bewerten oder nicht. Das heißt: Unsere Persönlichkeit bestimmt, ob wir einen Umweltreiz als Stressor wahrnehmen oder nicht.

Unsere Persönlichkeit bestimmt unsere Wahrnehmung – unser Für-Wahr-Halten!

Ganz wichtig: Jeder von uns besitzt einen anderen Wahrnehmungsfilter. Jeder von uns bewertet die Wirklichkeit anders. Jeder von uns bildet sich auf der Basis seiner Persönlichkeit seine eigenen Modelle und Abbilder der Wirklichkeit. Das heißt auch: Der eine Mensch bewertet einen Umweltreiz als Stressor, der andere nicht. Der Eine hat Stress dabei, der Andere nicht.

Stress-Reaktion

Die Bewertung bzw. Wahrnehmung eines Umweltreizes als Stressor löst nun die Stress-Reaktion aus. Dies geschieht in dem Teil unseres Gehirns, der Limbisches System genannt wird. Zunächst ist das Limbische System dafür verantwortlich, dass mit der Stress-Bewertung die entsprechenden Gefühle hoch kommen. Dies sind ent-

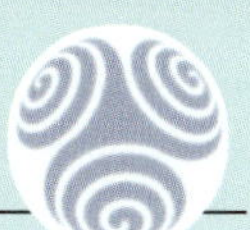

weder Gefühle, die uns eher in Richtung Kampf aktivieren, zum Beispiel Wut, Zorn, Ärger, Ehrgeiz, Aggression, Reizbarkeit, Nervosität usw. Oder es sind Gefühle, die uns mehr in Richtung Flucht aktivieren, zum Beispiel Angst, Furcht, Sorge, Depression, Frustration, Traurigkeit, Melancholie usw. Das Limbische System aktiviert außerdem eine andere Gehirnstruktur, den Hypothalamus. Dieser bewirkt die Freisetzung von Stresshormonen in der Hirnanhangsdrüse (Hypophyse), im Hirnstamm und in der Nebenniere. Diese Botenstoffe stellen den Körper auf Stress: Bestimmte Körperfunktionen werden aktiviert, andere deaktiviert. Wir nennen diese Abläufe die Stress-Reaktion.

Bis hierher besteht zwischen der Funktionsweise höherer Tiere und der Funktionsweise von uns Menschen kein Unterschied. Bei uns Menschen kommt nun aber ein besonderes Phänomen hinzu. Dieses Phänomen ist in der Evolution – so weit wir wissen – bisher einmalig und einzigartig: Ein biologisches Gewebe, nämlich die Großhirnrinde wird hinreichend komplex und kann sich selbst so organisieren und ordnen, dass es sich selbst bewusst wird. Wir Menschen haben ein Bewusstsein – als emergente Funktion der Selbstorganisation unserer Großhirnrinde! Wir können uns über uns selbst bewusst werden: Über unsere Wahrnehmung, über unseren Wahrnehmungsfilter, über unsere Vergangenheit, unser Dasein, über unsere Zukunft usw. Damit können wir uns auch bewusst entscheiden und bewusst handeln. Diese Fähigkeiten verhelfen uns unter anderem zum bewussten Umgang mit Stress.

Wir können uns damit unsere subjektive Wahrnehmung bewusst machen und sie als subjektives Abbild der Wirklichkeit „entlarven". Ebenso können wir uns die damit verknüpfte Gefühlslage bewusst machen. Das heißt: Wir können uns unserer Stress-Reaktion bewusst werden. Das meinen wir mit *Selbstwahrnehmung*.

Wir können außerdem unsere Wahrnehmungsfilter mit bewussten Gedanken, inneren Bildern, Erfahrungen, Erinnerungen usw. „füttern". Genau so als würden die Reize von außen kommen. Somit können wir durch bewusstes Denken unsere Wahrnehmung und die damit verknüpften Gefühle bewusst erkennen und steuern. Wir können also in unsere Stress-Reaktion eingreifen. Das heißt: Wir können die unangemessene Stress-Reaktion bewusst abbrechen oder von vorneherein verhindern. Und wir können angemessene Stress-Reaktionen bewusst herbeiführen und fördern. Das meinen wir mit *Selbstregulierung*. Die neurophysiologische Instanz der Selbstregulierung ist der Frontallappen der Großhirnrinde. Dort sitzt unsere Fähigkeit zu bewusstem Denken, Entscheiden und Handeln: Über nur eine synaptische Verbindung kann der Frontallappen steuernd auf die Vorgänge im Limbischen System zugreifen. Diese Steuerung können wir trainieren.

Stress-Management ist der angemessene Umgang mit Stress durch *Selbstwahrnehmung* und *Selbstregulierung*. Diese Fähigkeiten zu trainieren ist für die Lebensqualität eines jeden Menschen förderlich. Deshalb werde ich im Folgenden dazu

Wir Menschen haben ein Bewusstsein!

Durch Selbstwahrnehmung und Selbstregulierung können wir unser Verhalten bewusst steuern – natürlich auch unser Stressverhalten! Dies nennen wir Stress-Management!

Stress-Management-Training

übergehen, Sie als Leser direkt anzusprechen. Ich lade Sie ein, die Übungen selbst durchzuführen. Im Stress-Management-Training werden Sie dreierlei lernen:

- Angemessenen förderlichen von unangemessenem schädlichen Stress zu unterscheiden (= Selbstwahrnehmung)!
- Unangemessenen Stress zu vermeiden oder aufzulösen, wenn er bereits aufgetreten ist (= Selbstregulierung)!
- Sich richtig zu erholen! Egal, ob nach angemessenem oder nach unangemessenem Stress (= Selbstregulierung)!

Wichtige Übungsprinzipien!

Mit den folgenden drei Übungen üben Sie zunächst Ihre Selbstwahrnehmung im Zusammenhang mit Stress. Bitte nehmen Sie sich genügend Zeit und gehen Sie die Übungen nacheinander durch! Überspringen Sie keine der Übungen! Gehen Sie erst zur nächsten Übung über, wenn Sie eine Übung wirklich vollständig bearbeitet haben! Es wird einige Zeit dauern, bis Sie den angemessenen Umgang mit Stress beherrschen. Lassen Sie sich von Rückschlägen nicht entmutigen! Es wird immer wieder „Ausrutscher" geben. Dies ist ganz normal und passiert sogar den Könnern hin und wieder. Hundertprozentiges Stress-Management ist nahezu unmöglich. Und muss auch nicht sein! Seien Sie konsequent in Ihren Bemühungen, aber bei Fehlern nicht zu streng mit sich selbst! Ihre Fehler sind dazu da, dass Sie daraus lernen.

Übung 1: Stressoren wahrnehmen

Mit dieser Übung trainieren Sie Ihre Selbstwahrnehmung. Sie werden sich über Ihre persönlichen Stressoren klar: Welche Situationen, Umstände, Personen usw. lösen bei Ihnen Stress aus? Denken Sie ausgiebig darüber nach und machen Sie eine Stressoren-Liste! Führen Sie diese Liste einige Zeit lang fort: Immer wenn Sie spüren, dass Sie im Stress sind, fragen Sie sich: „Wer oder was war der Auslöser dafür? Wer oder was stresst mich?" Die Klarheit darüber ist sehr wichtig. Nur wenn Sie genau wissen, wer oder was Sie stresst, können Sie Stress rechtzeitig vermeiden. Überlegen Sie auch, welche Erinnerungen und welche Zukunftsvorstellungen Stress bei Ihnen auslösen. Diese vergangenen und zukünftigen Stressoren sind genauso wichtig wie die gegenwärtigen. Denn sie können genauso intensive Stress-Reaktionen auslösen.

Stressorenliste erstellen

Stressoren analysieren

Als nächstes analysieren Sie die Stressoren auf Ihrer Liste:

- Welche Stressoren beziehen sich auf Ihr eigenes Verhalten? Zum Beispiel, wenn Sie sich über Ihr eigenes Verhalten ärgern.
- Welche Stressoren beziehen sich auf Ihren Umgang mit anderen Menschen? Zum Beispiel, wenn Sie das Verhalten eines bestimmten Menschen immer wieder „auf die Palme bringt".
- Welche Stressoren entstehen durch Ihre beruflichen und/oder privaten Lebensbedingungen? Welche dieser Lebensbedingungen sind von Ihnen veränderbar? Welche stehen nicht unter Ihrem Einfluss und sind unveränderlich?

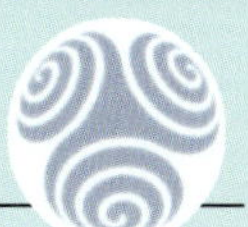

Teilen Sie die Stressoren auf Ihrer Liste in entsprechende Kategorien ein:

- Selbstbezogene Stressoren
- Sozialbezogene Stressoren
- Veränderliche berufliche und private Lebensbedingungen
- Unveränderliche berufliche und private Lebensbedingungen

Bewerten Sie nun die einzelnen Kategorien und schließlich die einzelnen Stressoren nach ihrer Intensität der Stress-Auslösung. Welche Kategorien und Stressoren in den einzelnen Kategorien stressen Sie besonders? Das Stress-Management dieser Kategorien und Stressoren sollten Sie als Erstes angehen. Darin liegt der größte Hebel für die Verbesserung Ihrer Lebensqualität durch Stress-Management.

Folgende Bewertungskriterien bieten sich an:

- A = sehr starker Stressor
- B = starker Stressor
- C = weniger starker Stressor

Mit dieser zweiten Übung vertiefen Sie nun Ihre Fähigkeit der Selbstwahrnehmung. Nehmen Sie wahr, welche Gefühle die verschiedenen Stressoren in Ihnen auslösen! Sind es Wut, Zorn, Ärger, Aggressivität? Oder Sorge, Furcht, Angst? Sind es Nervosität, Übererregtheit und Reizbarkeit? Machen Sie eine Bestandsaufnahme Ihrer Stress-Gefühle!

Ordnen Sie jedem Stressor in der Liste aus Übung 1 das Gefühl zu, das er auslöst. Sind es immer die gleichen Gefühle, mit denen Sie auf Stressoren reagieren? Wenn ja: Konzentrieren Sie sich im weiteren Verlauf besonders auf diese Gefühle!

Nehmen Sie sich nun jedes Stress-Gefühl einzeln vor! Versetzen Sie sich in diese Situation! Was geht in Ihrem Körper vor? Wo in Ihrem Körper spüren Sie welche Körperreaktion? Wie fühlt sich Ihr Gesicht an? Wie Ihr Nacken, Ihr Rücken? Wie atmen Sie? Lernen Sie so Ihre Stress-Gefühle körperlich genau kennen! Nur so können Sie bewusst erkennen, dass Sie sich im Stress befinden. Das ist die Voraussetzung für Stress-Management, wenn die Stress-Reaktion bereits eingetreten ist.

Überlegen Sie auch, mit welchem Verhalten Sie im Stress üblicherweise nach außen reagieren: Reagieren Sie eher mit kampfartigem oder mit fluchtartigem Verhalten? Auch daran können Sie erkennen, dass Sie im Stress sind.

Nun kommt die entscheidende Frage nach der Werteschöpfung. Sie haben das Werteschöpfungsprinzip schon gelernt (siehe Kapitel 5): Das Motiv jeglichen menschlichen Verhaltens ist das Bedürfnis nach Werteschöpfung. Das gilt auch für das Stress-Verhalten. Wir reagieren mit Stress, weil wir damit bestimmte Werte schöpfen wollen. Dieser Werte müssen Sie sich bewusst werden: Welche Werte wollen Sie durch die Stress-Reaktion schöpfen?

Nun können Sie bewusst entscheiden, ob eine Stress-Reaktion angemessen oder unangemessen ist. Eine Stress-Reaktion ist angemessen, wenn dadurch genau so viel Energie aktiviert wird, dass Sie Ihre Werte schöpfen können. Eine Stress-Reaktion ist unangemessen, wenn in der betreffenden Situation keine oder nur geringe Werteschöpfung möglich ist und durch die Stress-Reaktion ein Überschuss an Energie aktiviert wird. Eigentlich ist eine Stress-Reaktion auch dann unangemessen, wenn Sie dadurch nur qualitativ unwichtige Werte schöpfen können. Sie sollten Ihre Zeit zur Schöpfung der Werte mit hohem Flow-Potenzial und hohem gesundheitsbildendem Potenzial nutzen. Gehen Sie nach und nach daran, Ihre veränderlichen Lebensbedingungen so zu gestalten, dass Sie angemessenen Stress haben und unangemessenen Stress vermeiden können! Lernen Sie Gelassenheit Ihren unveränderlichen Lebensbedingungen gegenüber!

Nach diesen drei Übungen zur Selbstwahrnehmung bzw. Stress-Wahrnehmung kommen wir nun zur Fähigkeit der Selbstregulierung. Sie lernen, wie Sie sich in Stress-Situationen selbst regulieren und steuern können.

In den vorangegangenen Übungen haben Sie die Unterscheidung zwischen angemessenem und unangemessenem Stress trainiert. Unangemessener Stress bedeutet einen Überschuss an aktivierter Energie. Diese unnötig aktivierte Energie müssen Sie in diesen Situationen möglichst schnell und unmittelbar wieder abbauen bzw. deaktivieren. Sonst wirkt sie auf Dauer schädlich auf Ihre körperlichen und geistigen Funktionen. Die unmittelbare Deaktivierung von überschüssiger Stress-Energie geschieht am schnellsten und am wirksamsten durch richtiges Atmen.

In Stress-Situationen haben wir ein ganz bestimmtes Atemmuster: Wir atmen flach und oberflächlich mit Hilfe der Muskulatur unseres Brustkorbs. In Ruhe und Entspannung dagegen atmen wir tief und langsam mit Hilfe des Zwerchfells. Dies nennen wir Bauchatmung.

Diese Zusammenhänge können wir uns bei der unmittelbaren Bewältigung von unangemessenem Stress zunutze machen. Wir können nämlich unsere Atmung willkürlich steuern und verändern: Wenn Sie unangemessenen Stress erkannt haben, schalten Sie willentlich um auf tiefe und langsame Bauchatmung. Sie atmen einfach „tief durch"! Und bleiben bei der tiefen Atmung. Die tiefe Bauchatmung und die Stress-Reaktion schließen sich gegenseitig aus. Die tiefe Bauchatmung „schaltet" den ganzen Körper auf Ruhe und Entspannung.

Natürlich werden Sie eine Zeit lang trainieren müssen, bis Sie das Umschalten von Stress-Atmung auf Bauchatmung schnell und sicher beherrschen. Aber schließlich wird es so einfach sein, als würden Sie einen Schalter umlegen und von Stress auf Entspannung „umschalten". Und jetzt zum Training:

Setzen Sie sich aufrecht auf einen Stuhl! Und zwar so, dass Sie eher vorne auf der Stuhlkante sitzen und Ihren Rücken frei und gerade halten! Spüren Sie, wie Ihr

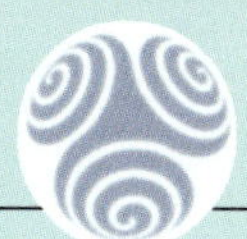

Gewicht auf den beiden Knochen unter Ihrem Gesäß lastet: Das sind Ihre Sitzbeine. Es ist sehr wichtig, dass Sie sich Ihrer Sitzbeine ganz bewusst sind. Durch Vor- und Zurückrollen auf den Sitzbeinen steuern Sie nämlich Ihre Bauchatmung:

Zunächst die Einatmung: Rollen Sie auf Ihren Sitzbeinen ganz leicht, fast unmerklich ihr Becken nach vorne. Dadurch kommen Sie im unteren Rücken in ein leichtes Hohlkreuz. Ihr Bauch wölbt sich leicht vor. Gleichzeitig atmen Sie ein. Sie lösen sozusagen Ihre Einatmung durch das Vorwärtsrollen der Sitzbeine aus. Nach der Einatmung halten Sie die Luft an und machen eine kleine Pause von etwa einer Sekunde.

Dann die Ausatmung: Auch die Ausatmung lösen Sie durch das Rollen Ihrer Sitzbeine aus. Diesmal rollen Sie Ihr Becken auf Ihren Sitzbeinen leicht nach hinten und kommen dadurch in einen leichten Rundrücken. Gleichzeitig zieht sich Ihre Bauchdecke ein und Sie atmen aus. Wieder halten Sie die Luft an und machen eine kleine Pause von etwa einer Sekunde. Dann atmen Sie wieder ein.

Wichtig ist: Das Rollen des Beckens auf den Sitzbeinen initiiert und steuert die Ein- und Ausatmung. Im Stehen bedeutet dies ein leichtes, unmerkliches Vor- und Zurückrollen des ganzen Beckens. Ebenso wichtig sind die kleinen Pausen von jeweils einer Sekunde zwischen Ein- und Ausatmung bzw. zwischen Aus- und Einatmung.

Üben Sie die Bauchatmung bei jeder Gelegenheit! Nach einiger Zeit haben Sie dieses Atemmuster automatisiert und können es willentlich und unmittelbar in jeder beliebigen Situation auslösen. Vor allem wenn Sie spüren, dass Sie im Stress sind. Schließlich werden Sie in kürzester Zeit von Stress-Atmung auf Bauchatmung umschalten können.

Egal, ob angemessen oder unangemessen: Stress bedeutet immer körperliche und geistige Aktivität und damit Energieverbrauch. Dieser erfordert unbedingt eine sich anschließende Erholungsphase. Die verbrauchten Energiereserven müssen in der Erholungsphase wieder aufgefüllt werden. Ansonsten macht auch angemessener Stress krank! Die Erholung muss unmittelbar erfolgen. Noch am selben Tag! Sie schaden Ihrem Körper, wenn Sie Ihre Erholungsphasen erst für das Wochenende oder gar für den Urlaub einplanen.

Übung 5: Richtige Erholung durch Entspannung

In dieser Übung lernen Sie die Entspannungstechnik „Reise durch den Körper". Erlernen Sie diese Technik und führen Sie sie mehrmals täglich durch! Besonders wirksam ist sie kurz vor dem Einschlafen. Sie fördert das Einschlafen ebenso wie einen erholsamen Schlaf. Machen Sie sich diese Entspannungstechnik zur täglichen Gewohnheit! Schon nach wenigen Wochen werden Sie die positiven Wirkungen auf Ihr Wohlbefinden und Ihre Leistungsfähigkeit spüren.

„Reise durch den Körper"

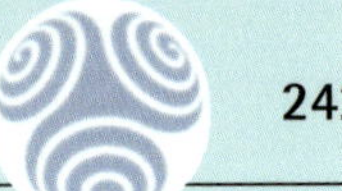
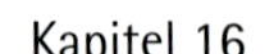

Sie können die Technik im Stehen, im Sitzen oder im Liegen durchführen. Ganz wie es Ihnen beliebt. Sorgen Sie in jedem Fall dafür, dass Sie für die Übungsdauer nicht gestört werden! Weder von Telefonanrufen, noch von Familienmitgliedern, noch von Haustieren. Üben Sie am Anfang nur fünf bis zehn Minuten! Und steigern Sie die Übungszeit langsam bis auf 30 Minuten! Am Anfang sind mehrere kurze Übungen besser als eine lange. Lernen Sie den folgenden Text auswendig oder nehmen Sie ihn auf! Aber lassen Sie dabei genügend Pausen zwischen den einzelnen Übungsschritten! Sie sind mit „...." voneinander getrennt. Wenn Sie wollen, können Sie Ihre Entspannung mit meditativer Hintergrundmusik unterstützen.

Entspannungs-
technik
„Reise durch den
Körper"

„Schließen Sie Ihre Augen und beginnen Sie sich zu entspannen, indem Sie Ihre Atmung beobachten! ... Beobachten Sie nur! Werten Sie nicht! Verändern Sie Ihre Atmung nicht! ... Spüren Sie nur, wie die Luft in Ihren Körper einströmt und wieder ausströmt! ... Lenken Sie nun Ihre Aufmerksamkeit auf Ihr Gesicht! ... Und wenn Sie dort eine Verspannung spüren, lassen Sie diese Verspannung los beim Ausatmen! ... Loslassen! ... Loslassen! ... Setzen Sie ein sanftes Lächeln in Ihr Gesicht! ... Lenken Sie nun Ihre Aufmerksamkeit auf Ihren Hals, Ihren Nacken, Ihren Schultergürtel, Ihren oberen Rücken! ... Und wenn Sie dort irgendwo eine Verspannung spüren, lassen Sie diese Verspannung los beim Ausatmen! ... Loslassen! ... Loslassen! ... Lenken Sie nun Ihre Aufmerksamkeit auf Ihren unteren Rücken, Ihr Gesäß, Ihre Beine! ... Und wenn Sie dort irgendwo eine Verspannung spüren, lassen Sie diese Verspannung los beim Ausatmen! ... Loslassen! ... Loslassen! ... Beobachten Sie, wie Sie jetzt atmen! ... Spüren Sie die innere Ruhe und den tiefen inneren Frieden! ... Lassen Sie nach und nach diese innere Ruhe Ihren ganzen Körper durchströmen! ... Jede Faser Ihres Körpers ... Jede Zelle Ihres Körpers ... Ihr Körper ist vollständig erfüllt von dem Gefühl der inneren Ruhe und des tiefen inneren Friedens! ... In diesem Zustand sind Ihr Körper und Ihr Geist ganz auf Erholung eingestellt! ... Ihre Energiereserven werden wieder aufgefüllt! ... Auch mit jedem Atemzug gewinnen Sie neue Energie und füllen Ihre Energiereserven wieder auf! ... Beim Einatmen! ... Beim Einatmen! ... Lenken Sie Ihre Aufmerksamkeit jetzt wieder zurück in diesen Raum! ... Spüren Sie, wie Sie hier Sitzen (oder Stehen oder Liegen) ... Und öffnen Sie langsam wieder Ihre Augen! Räkeln Sie sich und strecken Sie Ihren Körper!"

Wenn Sie diese Übung unmittelbar vor dem Einschlafen durchführen, lassen Sie den letzten Teil der Übung einfach weg. Schlafen Sie irgendwann beim Üben ein! Lassen Sie es einfach geschehen! Sie werden einen erholsamen und tiefen Schlaf haben.

Nun haben wir alle fünf Übungen unseres Stress-Management-Trainings durchgenommen. Führen Sie die Übungen konsequent durch und optimieren Sie damit Ihr persönliches Stress-Management! Abbildung 16-3 fasst die Übungen zusammen:

Praktische
Umsetzung

Die praktische Umsetzung von Stress-Management-Training in der Zahnarztpraxis ist nicht effizient: Die ganze Infrastruktur der Zahnarztarztpraxis ist auf die zahnärztliche Behandlung ausgerichtet. Es ist unwirtschaftlich, in dieser Infrastruktur

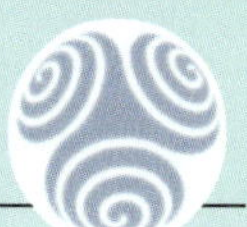

Abb. 16-3: Zusammenfassung der Übungen

Übung 1: Stressoren wahrnehmen	**Stressorenliste erstellen** **Stressoren analysieren** **Stressoren bewerten**
Übung 2: Stress-Gefühle wahrnehmen	**Stress-Gefühle den Stressoren zuordnen** **Stress-Gefühle körperlich wahrnehmen** **Stress-Verhalten wahrnehmen**
Übung 3: Werteschöpfung wahrnehmen und bewusst entscheiden	**Ihre bewusste Entscheidung:** **Ist die Stress-Reaktion in der betreffenden** **Situation angemessen oder unangemessen?**
Übung 4: Unangemessenen Stress unmittelbar auflösen	**Selbstregulierung:** **Unmittelbare Entspannung durch richtiges** **Atmen!**
Übung 5: Richtige Erholung durch Entspannung	**Selbstregulierung:** **Entspannungstechnik „Reise durch den** **Körper"**

fachfremde Behandlungen durchzuführen. Trotzdem ist es die Aufgabe des Zahnarztes/Kieferorthopäden, dem Patienten die grundlegende Bedeutung von Stress-Management für die Linderung seiner Schmerzen deutlich zu machen: Wenn bei einem Patienten mit Muskel- und Gelenkschmerzen psychoemotionaler Stress „der größte Brocken im Rucksack" ist, kann ohne Stress-Management diese Belastung nicht beseitigt werden und keine nachhaltige Linderung der Schmerzen erfolgen. Selbst wenn Form und Funktion des Kraniomandibulären Systems stimmen, kann durch übermäßigen Stress übermäßiger Bruxismus ausgelöst werden, dessen Krafteinleitung im Fasziensystem reguliert, adaptiert und kompensiert werden muss und zu entsprechenden Beschwerden führt.

Die Verantwortung der Umsetzung von Stress-Management liegt ausschließlich beim Patienten. Mit dieser Verantwortung müssen wir den Patienten ausdrücklich konfrontieren – immer wieder. Als Minimum von Stress-Management können wir dem Patienten die Entspannungs-CD anbieten, die wir in Kapitel 13 besprochen haben. Für das weitergehende Stress-Management-Training brauchen wir Ko-Therapeuten in unserem Netzwerk – am besten einen erfahrenen Psychologen. Er wird in Einzel- und Gruppensitzungen seinen Klienten auf die oben beschriebene oder eine ähnliche Weise den angemessenen Umgang mit Stress beibringen.

Fassen wir die wichtigsten Aussagen dieses Kapitels zusammen:

- Stress-Management und Erholungsfähigkeit sind bestimmende Faktoren der Lebensqualität!
- Stress ist ein natürliches Verhalten: Stress bedeutet Aktivierung und Energie!
- Die Werteschöpfung entscheidet darüber, ob Stress angemessen oder unangemessen ist!
- Unangemessener Stress ohne Abarbeitung oder Deaktivierung (Entspannung) der überschüssigen Energie und ohne Erholung macht auf Dauer krank! Angemessener Stress ohne Erholung macht krank!
- Stressoren sind ganz normale Umfeldreize. Erst wenn wir auf diese Reize mit Stress reagieren, werden sie zu Stressoren!
- Durch Selbstwahrnehmung und Selbstregulierung können wir unser Verhalten bewusst steuern – natürlich auch unser Stressverhalten! Dies nennen wir Stress-Management!
- Stress-Management kann trainiert werden. Denn: Wir sind Herr über unser bewusstes Denken! Deshalb können wir durch bewusste Beeinflussung unserer Wahrnehmungsfilter unser Erleben und unser Verhalten frei steuern. Wir haben also die Freiheit zu denken, was wir wollen, zu erleben, was wir wollen, und zu handeln, wie wir wollen. Wir haben deshalb auch die Verantwortung für unser Denken, unser Erleben und unser Handeln. Unsere einzigen Grenzen sind unveränderliche Lebensbedingungen.

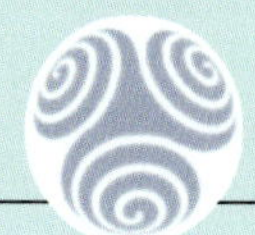

Mikroextension
mit Matrix-Rhythmus-Therapie

von Ulrich G. Randoll*

Chronische Belastungen werden im Bindegewebe reguliert, adaptiert und kompensiert. Pathohistologischer bzw. pathophysiologischer Ausdruck dieser Vorgänge im Bindegewebe sind Mikrokontrakturen (siehe Kapitel 2). Nach der Eliminierung chronischer Belastungen ist die Extension von Mikrokontrakturen im Bindegewebe logischerweise der nächste therapeutische Schritt. Auf zellbiologischer Regelungsebene muss die Versorgung und Entsorgung (Zelllogistik) durch das umgebende Bindegewebe (extrazelluläre Matrix) wieder hergestellt werden. Dies ist grundlegend, damit die nachfolgenden Therapien überhaupt Zugang über das Bindegewebe zu den Parenchymzellen (Funktionszellen) haben. Nur dann können sie wirksam werden. Unsere Behandlungsmethode der Wahl ist für die Extension von Mikrokontrakturen die Matrix-Rhythmus-Therapie. In diesem Kapitel beschreiben wir die theoretischen Grundlagen und die praktische Anwendung dieser Therapiemethode.

Die Zahnmedizin hat sich in den letzten Jahren über die Problematik der Kraniomandibulären Dysfunktionen netzwerkartig weiter in das Verständnis anderer Fachdisziplinen hinein entwickelt. Während sich bis in die fünfziger Jahre des 20. Jahrhunderts ganzheitsmedizinische, internistische Zusammenhänge aus dem Gebiet der Fokalinfektionslehre und Parodontologie zur Rheumatologie und Osteologie ergaben, standen lange Zeit aus Sicht der funktionellen Endstrecke des Kauorgans, d. h. der Okklusion und der Kiefergelenke, die psychosomatischen und somatopsychischen Zusammenhänge im Vordergrund [1, 2]. Heute rückt insbesondere aus Sicht der Kraniofazialen Orthopädie das Skelettmuskel-, Faszien- und Nervensystem in den diagnostischen und therapeutischen Mittelpunkt.

Inhalt des Kapitels

Interdisziplinäre
Zahnmedizin

* Matrix-Center-München · Dr. med. Ulrich G. Randoll · Lortzingstraße 26, D-81241 München
Telefon: +49 89 767 536 85 · Fax: +49 8142 504 636
eMail: info@matrix-center.com · internet: www.matrix-center.com

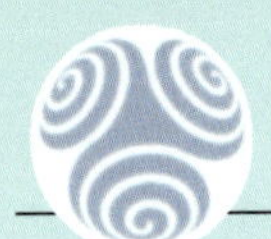

<table>
<tr><td>

Kraniomandibuläre
Dysfunktionen
im Wandel der
Wissenschaft

</td><td>

Als generelles System für Bewegung und Antrieb bei verschiedensten artikulär und okklusal geführten Bewegungsmustern verbindet das Skelettmuskel-, Faszien- und Nervensystem die stationären und dynamischen Verhältnisse, in welche auch die Gravitationsfeldwirkungen einfließen [3]. Es ist eine Plattform geworden für alle Fachdisziplinen, die Prozess- und Bewegungsdynamik im Rahmen einer regenerativen Medizin wissenschaftlich untersuchen. Symptomursachen, wie beispielsweise schmerzhaft veränderte Elastizität des Brust- und Halswirbelsäulensystems, entstehen häufig aufgrund eines beeinträchtigten Kraft- bzw. Energieflusses vom Kopf in den Rumpf (und/oder umgekehrt), wirken sich störend im Kiefergesichtsbereich aus und werden heutzutage im Rahmen einer *craniomandibular disorder* (CMD) von Zahnärzten, Orthopäden, Osteopathen, Manualtherapeuten und Physiotherapeuten gleichermaßen diskutiert.

</td></tr>
<tr><td>

Myologie

</td><td>

Als Wissenschaft vereint die „Myologie" heute fachdisziplinübergreifend neben den strukturellen Aspekten auch jene der Bewegung und zwar auf allen hierarchischen Skalen des Raumes sowie der Zeit. Ohne Verständnis der Muskulatur mit ihrem Faszien- und Gefäßsystem bleiben Bewegungsstörungen, oft begleitet von Schmerzen, unverstanden. Neu ist die Beachtung der Muskelrhythmik, die sich als Zeitstruktur aus der Prozessdynamik des muskulären Mikrobereichs, d. h. „intakter" zellbiologischer Regelungsebene, darstellt. Solche biologische Zeitstrukturen sind bereits seit Jahren Bestandteil physikalisch-mathematischer Vorstellungen, die uns neue Fragen erlauben, um weitere Plausibilität für Symptombildungen zu finden [4].

</td></tr>
<tr><td>

neue Sichtweise
der Muskelfunktion
vor dem Hintergrund der Nichtgleichgewichtsthermodynamik

</td><td>

Derzeit wird selbst in Fachkreisen die Muskelkontraktion noch als der überwiegend energieverbrauchende Prozess angesehen. Die Relaxation der Muskulatur wird dagegen als passiver Vorgang betrachtet. Diese allgemein verbreitete Schulmeinung der energetischen Funktionsabläufe des Muskels wurde von *Paerisch* [5] revidiert, indem er die Erkenntnisse aus der Nichtgleichgewichtsthermodynamik auf den Vorgang der Muskelfunktionen anwendet: Um sich kontrahieren zu können, muss eine Zelle ein Bereitschaftspotenzial (Membranspannung) aufgebaut haben. Bricht dieses durch Nervensignale gesteuert zusammen, kommt es zur gezielten Kontraktion und gewünschten Arbeitsentfaltung. Vom Standpunkt der Muskelzelle ist diese Kontraktion (Depolarisation) der passive Vorgang. Eine schnellstmögliche anschließende Wiederherstellung in den entspannten Bereitschaftszustand, die Repolarisation und damit die Entspannung der Muskelzelle, ist der eigentlich energieverbrauchende und vom Standpunkt der Zelle aktive Prozess. Dieser Wiederherstellungsprozess in den thermodynamischen Nichtgleichgewichtszustand ist von der physiko-chemischen Qualität und Quantität des Milieus (extrazelluläre Matrix) der Zelle abhängig [6].

</td></tr>
</table>

Unter anderem wird Sauerstoff benötigt, um die Ladungsverhältnisse wieder so zu reorganisieren, dass eine Membranspannung als Bereitschaftspotenzial aufgebaut werden kann. Der eigentliche Energieverbrauch im Prozess der Muskelfaser-

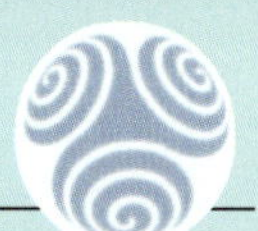

kontraktion erfolgt in der Ablösung des Myosins von den Aktinfilamenten und durch die Repolarisation der Muskelzelle. ATP (Adenosintriphosphat) ist somit in erster Linie notwendig zur Herstellung des entspannten Bereitschaftszustandes. Deshalb gilt ATP als „Weichmacher".

An der Universität Erlangen wurden aus diesem neuen Verständnis der Mikroebenen heraus Therapiestrategien abgeleitet, die zeitbasiert sind. Taktgebermechanismen, welche als kohärente Felder die Lebensrhythmen aufbauen und unterhalten, wurden dort in den 90er Jahren erforscht, um sie klinisch zu nutzen. Heute werden sie fachdisziplinübergreifend therapeutisch angewendet, da über den „Effekt des Mitschleppens" (Entraînement) körpereigene Prozesse über extern zugeführte Rhythmen in definierten Frequenzfenstern readaptiert werden [7, 8, 9, 10, 11].

Ableitung von Therapiestrategien

In Abhängigkeit von extrazellulären Ausgangszustandes haben wir im Rahmen unserer Forschungsarbeiten zwei Wege gefunden, in welche eine Muskelkontraktion mündet und nennen es analog der Modelle in der Mathematik „Bifurkationsverhalten" (Abbildung 17-1):

Muskelzittern, Bifurkationsverhalten und Entraînement

1. Sind die Kontraktionsbedingungen normal, so geht eine Muskelkontraktion ausgehend vom physiologischen Tremor durch Synchronisation der Entladungssignale in Muskelzittern über (Schüttelfrost, Kältezittern, Zittern im Orthostasekollaps). Wie die Beobachtung zeigt, ist es dem Muskel im Zittermodus nicht möglich, auch bei noch so starkem Willen, weiter Arbeit zu verrichten. Gewichtheber verlieren beispielsweise jedes Gewicht, wenn ein Muskel zu zittern beginnt. Das „Frequenzfenster", in welchem die Muskulatur synchronisiert, gilt für alle Menschen und liegt im Bereich des Alpha-Rhythmus der Gehirnwellen (8-12 Hz). Wir bezeichnen es als „Überlebensmode". An diesen Zitterrhythmus ist konstruktionsbedingt und untrennbar eine maximale lymphatisch-venöse Perfusion der extrazellulären Räume gekoppelt, woraus sich die antiödematösen Wirkungen ableiten lassen. Offensichtlich versucht der Körper mit dem letzten Programm, welches unwillkürlich abläuft, sich vor Verletzung und Absterben zu schützen, in dem er alles auf Perfusion (Umspülung der Zellen) setzt. Gleichzeitig zentralisiert er Flüssigkeiten, um die lebensnotwendigen Organe zu versorgen (z. B. Zittern im Orthostasekollaps).

2. Leben die Muskelzellen jedoch bereits in einer Energiekrise auf zellulärer Ebene, führt dies über die Gewebsazidose zu sichtbaren Kontraktionsrückständen, die von Schmerzen begleitet werden. Hier kommt es über die Depolarisation zu einer Kontraktion, die mangels ATP-Nachbildung nicht mehr aufgelöst werden kann (z. B. Muskelverkrampfung). Kann aufgrund dessen, dass physiologische Prozesse 100%ig zum Stillstand gekommen sind, gar kein ATP mehr gebildet werden, führt dies im Extremfall zum Absterben und löst die Totenstarre aus. Eine Azidose sensibilisiert die Schmerzwahrnehmung und die Kontraktionsbereitschaft der Muskulatur. Hier kann es zum Auftreten spontaner Krämpfe kommen, auch ohne aktives Nervensignal [12].

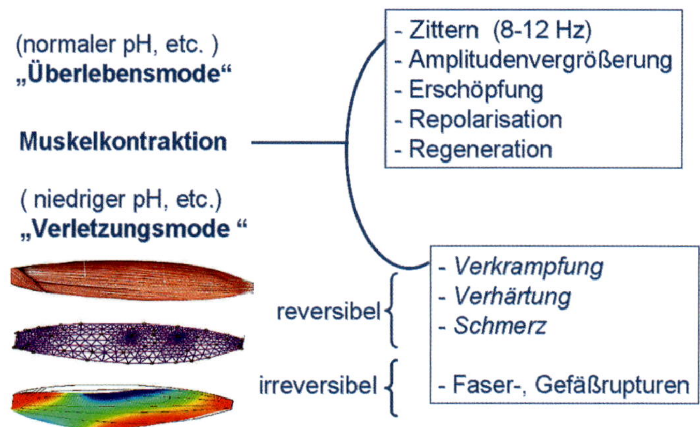

CMD durch lokalisierte bzw. generalisierte Kontraktionsrückstände

Das Modell der zellulären Energiekrise ist zurzeit das plausibelste pathophysiologische Modell zur Erklärung der myofaszialen, myoazidotischen und myotendinischen Schmerzsyndrome, wie wir sie auch oft im Rahmen der Kiefer-Gesichtsschmerzen vorfinden. Die Kompression der Venolen und Arteriolen führt zu einer mangelnden Sauerstoffversorgung mit verminderter ATP-Bildung. Bleiben Muskelfasern als Resultat der Hypoxie bzw. aus dem Energiedefizit auf zellulärer Ebene kontrahiert, so spricht *Paerisch* von so genannten Kontraktionsrückständen, die durchaus auch innerhalb feinster Muskelfasern auftreten können. Diese können schmerzauslösende Auswirkungen haben. Weiterhin entstehen aus diesen Prozessstörungen heraus Verkürzungen des Fasziensystems mit resultierenden Gleitbehinderungen der fasziendurchdringenden Gefäße und Nerven sowie in der Folge Strukturanomalien. Muskeln können bewusst angespannt und entspannt werden. Kontraktionsrückstände können jedoch nicht willentlich gelöst werden. Solche kontrahierten Muskelfasern oder kontrahierte Teile von Muskelfasern werden klinisch als Triggerpunkte bezeichnet. Einhergehende viskoelastische Veränderungen im Muskelmikrobereich führen ebenfalls zu schmerzhaften intramuskulären Dysbalancen. Außerdem stehen kontrakte Muskelfasern der Bewegung nicht mehr zur Verfügung. Die Variabilität der Bewegungsmuster wird eingeschränkt, und es entstehen sichtbare Ausweichbewegungen mit Schonhaltungen und auch Wachstumsstörungen.

Fazit und praktische Konsequenzen

Der defizitäre Energiestoffwechsel auf zellulärer Ebene muss mit Hilfe von therapeutischen Ansätzen wieder umfassend normalisiert werden. Primär muss der Zellstoffwechsel „saniert" werden, bevor sekundär durch makroskopische Übungen bewegt und trainiert wird. Die Heilung des Schmerzes muss durch die Readaptation von verschobenen Fließgleichgewichten auf zellbiologischer Ebene diskutiert und von da aus induziert werden. Nur so lässt sich dauerhaft schmerzfreie Bewegungsvariabilität wiederherstellen [11, 13, 14, 17].

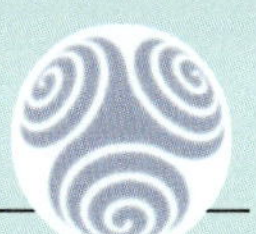

Wird ein Muskel, dessen Muskelzellen sich „in Not" befinden, unter diesen patho-physiologischen Bedingungen einem starken Training bzw. kontraktierenden Thera-pieverfahren unterzogen, so werden die Zellen weiter in das Energiedefizit getrie-ben. Die Einstellung vieler Rückenschultherapeuten die Muskulatur auch unter solchen Bedingungen zu kräftigen, muss unter diesen Gesichtspunkten dringend revidiert werden. Selbst eine kräftig ausgebildete Muskulatur, wie sie Bodybuil-der aufweisen, ist keineswegs gesund. Eine gesunde Muskulatur ist eine elastische, reagible, geschmeidige und seitens des Stoffwechsels energetisch aufgeladene Muskulatur im thermodynamischen Nichtgleichgewicht.

Dies wird erreicht durch

1. eine sanfte Extension der Muskulatur mit der Aufdehnung der Faszie, die zur Entlastung der Durchtrittsstellen für die Nerven führt, um gleichzeitig Kontrak-tionsrückstände aufzulösen und die Muskelfasern in einen entspannten Bereit-schaftszustand zu überführen.

2. eine Detonisierung der Muskulatur zur raschen Verbesserung der Perfusions-verhältnisse und damit der Sauerstoffversorgung der Muskel- und Bindegewebs-zellen.

3. eine „Säuberung" des Gewebes von Stoffwechselrückständen und Säurebelas-tungen durch Zuführung der Abfallprodukte aus der extrazellulären Matrix zur venösen und lymphatischen Ableitung durch Saugvorgänge.

4. insgesamt die Wiederherstellung der physiko-chemischen Abläufe, die sich geordnet (rhythmisch) äußern [1b].

Es wurden an der Universität Erlangen zunächst Labormustergeräte entwickelt, die heute als Matrix-Rhythmus-Therapie-Geräte (Matrixmobil®) bereits in der vierten Generation als „aktive Medizinprodukte" auf dem Markt sind. Therapeutisch akti-viert werden die natürlichen Schwingungen des Gewebes unter modulierender Mikroextension mit der Wirkung, dass sich der Körper selbst heilt. Ausgenutzt wird dabei der „Effekt des Mitschleppens" (Entraînement), wobei körpereigene Prozesse über Rhythmen in definierten Frequenzfenstern readaptiert werden. Viele Beispiele von mikroskopischen und makroskopischen „Fenstereffekten" (*window effect*) sind in der wissenschaftlichen Literatur beschrieben. Ein Beispiel: Ein Kind wird nicht in den Schlaf „gerüttelt", sondern in den Schlaf „gewogen"; d.h. obwohl physikalisch gesehen beides Frequenzen und Amplituden sind, erkennt der lebendige Körper des Kindes den Unterschied und reagiert einmal mit Schreien und andernfalls mit dem gewünschten Einschlafen [17].

Bei der Matrix-Rhythmus-Therapie (Abbildung 17-2) wird der Schwingkopf des Gerätes auf die zu behandelnden Stellen aufgebracht, und durch phasensynchrone, magneto-mechanische Schwingungen im frei einstellbaren Bereich von ca. 8-12 Hz werden die physiologischen Prozesse normalisiert. Durch die besondere Form des Schwingkopfes (logarithmische Spirale) kann der Anwender die Amplitude sowie

praktische
Konsequenzen

neuer Therapie-
ansatz auf ordnen-
der Zeitbasis

Matrix-Rhythmus-
Therapie

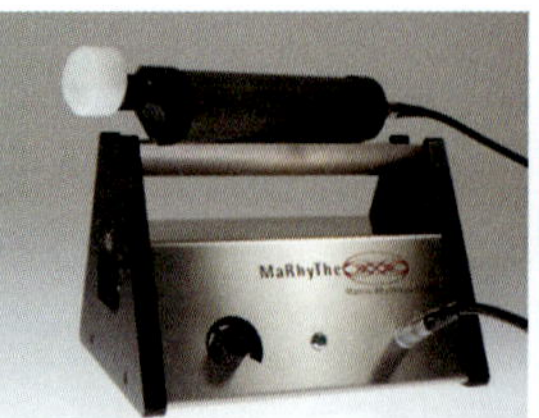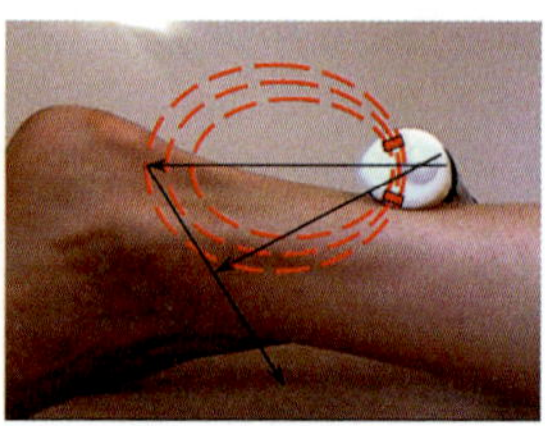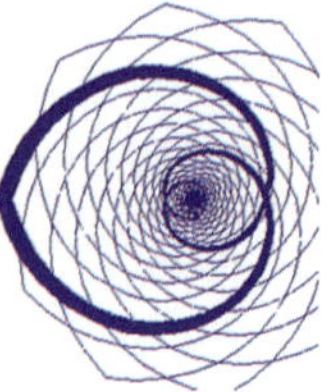

Abb. 17-2: links: Matrixmobil®; Mitte: Magnetisches Feld;
rechts: Spezifische harmonische Wellenform des Resonators,
die mechanisch in das Gewebe eingebracht wird und sich dort als
rhythmisches, logarithmisches Zeitmuster aufbaut.

die Frequenz modulieren. Dies geschieht durch die Änderung der Positionierung des Schwingkopfes bzw. durch unterschiedlich starken Druck während der Behandlung (Abbildung 17-3). Durch das Resonanzverhalten des Gewebes readaptiert es sich an seine Grundrhythmik, entsprechend dem Alpha-Rhythmus des Gehirns. Dadurch wird der Zellmetabolismus des Gewebes reaktiviert und die kontrakten Stellen der Muskulatur entspannen sich induktiv.

Abb. 17-3: Der Schwingkopf des Matrixmobil® in Form einer logarithmischen Spirale.

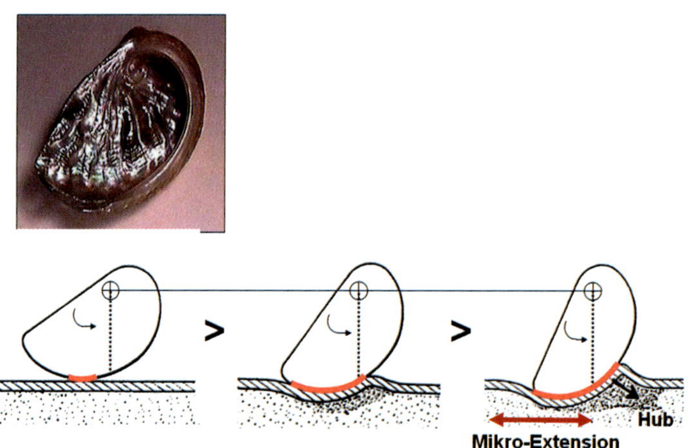

Der Schwingkopf in Form einer logarithmischen Spirale erzeugt bei gleicher Winkelgeschwindigkeit unterschiedliche Bahngeschwindigkeiten. Je größer der an der Hautoberfläche anliegende Radius, umso größer der „Hub" und umso größer die Mikroextension: Daraus resultierende ziehende („stretchende") Momente dehnen wohldosiert darunterliegende Gewebe, z. B. Faszien, auf ihre Ursprungslänge und stimulieren gleichzeitig die dehnungsempfindlichen Fühlorgane (Spindelrezeptoren),

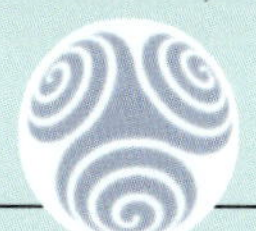

die abhängig sind von dL/dT sowie den absolutem Längenzuwachs (PD-Fühler). Durch Stimulation der spannungsempfindlichen Fühler (PD-Fühler) der Golgisehnenapparate werden die α-Motoneuronen der betroffenen Muskeln gehemmt, wodurch der Spannungsentwicklung im Muskel entgegengewirkt wird (autogene Hemmung).

Da die Skelettmuskulatur mit 45 % der Körpermasse als größtes Organ und größter Taktgeber des Organismus fungiert, ist sie von fachdisziplinübergreifender Bedeutung im Sinne der wissenschaftlichen Ganzheitsmedizin zu sehen und gleichzeitig als Ansatzpunkt für solch eine Therapie gut zugänglich, bei welcher die veränderten Zeitmuster im Mittelpunkt stehen.

Eine auf diese Weise sanierte Muskulatur sollte dann durchaus, auch zur Nachhaltigkeit des Behandlungsergebnisses, einem fachdisziplinspezifischen myofunktionellen Übungs- bzw. Trainingsprogramm unterzogen werden, um neue Bewegungsmuster zu erlernen, wobei hier die Übungs- bzw. Trainingsausrichtung genau, schnell und zuverlässig hinsichtlich der „Paerisch-Trias" – sich für uns in der Praxis als am sinnvollsten erwiesen hat.

[1]   MacNevin MG et al. Mouth infections and their relation of systemic diseases. J Purcell research memorial. New York 1930

[2]   Randoll UG Von der Gnathologie und Artikulationslehre zur ganzheitlichen Zahnmedizin; die Entwicklung der Zahnmedizin im 20. Jahrhundert am Beispiel Konrad Thielemanns. Heidelberg 1992

[3]   Randoll UG, Paerisch M. Die Regelung von kontraktilen Muskelfaserschwingungen unter dem Einfluss des Gravitationsfeldes der Erde. Vortrag auf der 8. AK-Tagung der Dtsch Ges für Osteologie. Erlangen 1997

[4]   Randoll U.G.: Okklusale Dynamik und Selbstorganisation. Phillip Journal 1994; 425-431

[5]   Paerisch M. Ecce Caro musculorum. Die Steuerung und Regelung des Betriebs der Skelettmuskulatur. Schkeuditzer Buchverlag 2003

[6]   Randoll UG, Hennig FF. Morphological Adaptation of Vital Human Cells to Different pH-Values. Endocytobiosis and Cell Research. Endocytobiology VII. Freiburg 1998

[7]   Rohracher H. Ständige Muskelaktivität („Mikrovibration"), Tonus und Konstanz der Körpertemperatur. Schriftenr Univ Wien 1959

[8]   Petenyi A. Oszillation der Quergestreiften Skelettmuskulatur während isometrischer Kontraktion. Abhängigkeit der Oszillationsqualität von der Größe der Kraftentwicklung, Alter, Krankheit, Trainingszustand und weiteren Individualfaktoren. Inaugural-Dissertation. Erlangen-Nürnberg 1998

[9]   Randoll UG, Hennig FF. Muskeloszillation, -kraft und Osteoporose. Osteologie Supplement 7. Jena 1998; 24, 133

[10] Randoll UG, Hennig FF. Kohärente Rhythmen und ihre Anwendung bei Sportverletzungen. CoMed 2004(1)

[11] Randoll UG, Funk RHW. Rückenschmerz aus dem Blickwinkel neuer Physik und Zellbiologie sowie Behandlung mit der Matrix-Rhythmus-Therapie. (MaRhyThe). Die Säule - Gesunder Rücken - besser leben 2004; 14, 62-67

[12] Randoll UG, Simeon B. Theory and Clinical Approaches to Chronic Back Pain by Synchronism and Entrainement. The 42 th Winter Seminar January, 13th to 27th 2007. Klosters Switzerland Biophysical Chemistry. Molecular Biology and Cybernetics of Cell Functions

Literatur

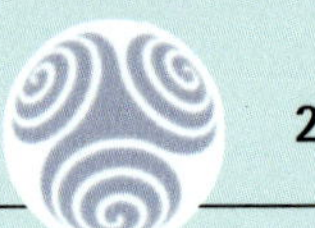

[13] Dickreiter B. Rückenschmerzen – eine bedeutsame Volkskrankheit. Neue Sichtweisen in der Prävention und der Therapie von muskulo-skelettalen Beschwerden. Erfahrungsheilkunde 2004(11)

[14] Jäger A. Der Effekt der tiefenwirksamen, rhythmischen Mikro-Extensionstechnik (Matrix-Rhythmus-Therapie) in der Bewegungstherapie. Inaugural-Dissertation Hannover 2005

[15] Albert L. Wirksamkeitsnachweis und Kosten-Relation des Einsatzes der Matrix-Rhythmus-Therapie in der Automobilindustrie am Beispiel der DaimlerChrysler AG am Standort Sindelfingen. Diplomarbeit Fachhochschule Plauen 2006

[16] Randoll UG, McCutcheon R, Hennig FF. Matrix-Rhythmus-Therapie und der osteopathische Ansatz. Osteopathische Medizin 2006;7,28-34

[17] Randoll UG, Hennig FF. Matrix-Rhythmus-Therapie für Zeitstrukturen und Prozesse GZM Netzwerkjournal – Praxis und Wissenschaft 2005(1);10,20-25

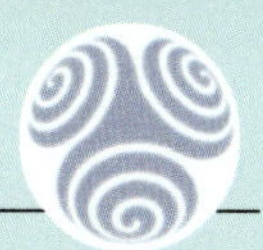

Physiotherapie im Zusammenhang mit Kraniomandibulären Form- und Funktionsstörungen

von Holger Hüttermann*

Zahnarzt und Physiotherapeut sind bei der Behandlung von Patienten mit Muskel- und Gelenkschmerzen natürliche Netzwerkpartner: Der Zahnarzt braucht den Physiotherapeuten für die Behandlung des Fasziensystems vor der Registrierung der Unterkieferposition (siehe Kapitel 9) ebenso für die physiotherapeutische Behandlung des Kraniomandibulären Systems. Der Physiotherapeut braucht den Zahnarzt, damit diese durch Normalisierung der Krafteinleitung aus dem Kraniomandibulären System in das Fasziensystem (siehe Kapitel 13) zur Stabilisierung physiotherapeutischer Behandlungsergebnisse beiträgt.

Zahnarzt und Physiotherapeut als Netzwerkpartner

Die Aufgabe des Physiotherapeuten ist es, Mikrokontrakturen im Fasziensystem als mechanische Störfaktoren zu beseitigen und die normale Form und Funktion des Fasziensystems wieder herzustellen. Außerdem leitet er den Patienten zu Übungen und Trainingsmaßnahmen an. Dadurch vermeidet der Patient im Sinne der Eigenverantwortung weitere Belastungen und trägt selbst zur Stabilisierung der physiotherapeutischen Behandlungsergebnisse bei.

Aufgaben des Physiotherapeuten

In diesem Kapitel wird beschrieben,

Inhalte des Kapitels

- wie der Physiotherapeut bei seinen Patienten abklärt, ob er ein zahnärztliches Konsil auslösen soll.
- wie der Physiotherapeut seine Behandlung organisiert.
- wie er die kraniomandibuläre, kraniofaziale und kraniozervikale Region sowie das kraniale Nervensystem untersucht und behandelt.

---

* Holger Hüttermann ist niedergelassener Physiotherapeut, Autor und Referent. Er ist spezialisiert auf die physiotherapeutische Behandlung des Kraniomandibulären, Kraniofazialen und Kraniozervikalen Systems.
Seine Adressdaten sind:
Notkerweg 2, D-70327 Stuttgart · Mobiltelefon: + 49 (0)15114169458 · Email: holger.huettermann@freenet.de

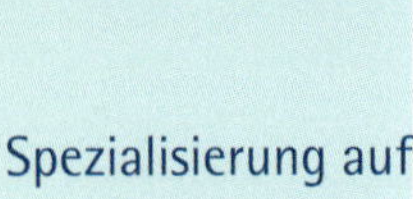

Spezialisierung auf die Kopfregion

Wie in der gesamten Medizin findet auch in der Physiotherapie eine zunehmende Spezialisierung statt. Ende der 90er Jahre entstand um den holländischen Physiotherapeuten *Harry von Piekartz* die Kranio-Faziale-Therapie-Akademie (CRAFTA). *Von Piekartz* zählt seit Jahren zu den erfahrensten Ausbildern des manualtherapeutischen Konzeptes nach *Maitland* und entwickelte auf dieser Basis einen Ausbildungsgang für Physiotherapeuten, Ärzte und Zahnärzte zur physiotherapeutischen Behandlung des Schädel-Gesichtsbereichs. Die Absolventen dieses Ausbildungsgangs können nicht nur die kraniomandibuläre Region untersuchen, sondern auch die kraniofaziale und kraniozervikale Region. Darüber hinaus entwickelte die CRAFTA durch Einbeziehung des neurodynamischen Behandlungskonzepts nach *Butler* Untersuchungs- und Behandlungsmöglichkeiten der kranialen Nervenstrukturen. Somit kann der CRAFTA-Therapeut alle physiotherapeutisch relevanten Kopfregionen untersuchen und behandeln.

Auslösen eines zahnärztlichen Konsils durch den Physiotherapeuten

Bei allen seinen Patienten überprüft der Physiotherapeut, ob ein zahnärztliches Konsil notwendig ist. Jeder seiner Patienten füllt dazu den Fragebogen nach *Conti* aus. Dieser beinhaltet elf allgemeine Frage zu Beschwerden rund um die Kopf- und Nackenregion. Die Aussagekraft dieses Fragebogens ist sehr hoch und wissenschaftlich anerkannt. Die einzelnen Fragen sind:

anamnestische Fragen

1. Ist Ihre Unterkieferbeweglichkeit eingeschränkt (z. B. nur geringe Mundöffnung)?
2. Leiden Sie unter Schmerzen in der Ohr- und Kiefergelenkregion?
3. Beobachten Sie Knack- oder Reibegeräusche beim Öffnen oder Schließen des Mundes?
4. Leiden Sie unter Ohrgeräuschen oder Tinnitus?
5. Haben Sie das Gefühl, dass Ihr Biß nicht stimmt?
6. Knirschen oder pressen Sie mit den Zähnen?
7. Hatten Sie jemals einen Unfall mit Schädigungen im Hals-Kopfbereich?
8. Leiden Sie unter Kopfschmerzen oder Migräne?
9. Haben Sie Verspannungen der Nacken- und/oder Schultermuskulatur?
10. Haben Sie Gleichgewichtsstörungen oder Schwindelgefühl?
11. Leiden Sie unter Schlafstörungen (Schnarchen, Atemaussetzer) mit Tagesmüdigkeit?

Untersuchung des Kauorgans

Sollten sich hier Auffälligkeiten zeigen, schließt sich eine Untersuchung des Kauorgans entsprechend der *research diagnostic criteria in temporo-mandibular disorders (RDC/TMD)* nach *Dworkin* an:

1. Bestimmung des vertikalen Überbisses
2. Messung der maximalen Mundöffnung trotz Schmerzen
3. Palpation des M. temporalis, posterior, medial, anterior auf Schmerz
4. Palpation des M. masseter, Ursprung, Bauch, Ansatz auf Schmerz
5. Palpation des lateralen Kiefergelenkes bei geschlossenem Mund auf Schmerz
6. Beurteilung von Kiefergelenkgeräuschen (Knacken und Reiben) bei Mundöffnung und Mundschließung

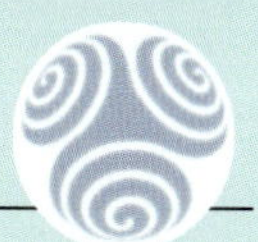

Zeigen sich hier Auffälligkeiten, wird die vertiefende Untersuchung durch den Zahnarzt ausgelöst. Dieser führt die zahnmedizinische Anamnese sowie die weitergehenden klinischen, instrumentellen und bildgebenden Form- und Funktionsanalysen durch (siehe Kapitel 7-10). Ähnliche Entscheidungskriterien hat der Physiotherapeut, um bei entsprechenden Befunden vertiefende Konsilien beim Orthopäden, HNO-Arzt, Neurologen, Schlafmediziner, Schmerzmediziner, Logopäden oder Optometriker zu initialisieren.

Der Zahnarzt braucht den Physiotherapeuten in folgenden Praxissituationen:

- Systemische Vorbehandlung des Fasziensystems vor Registrierung der Unterkieferposition (siehe Kapitel 9)
- Physiotherapeutische Behandlung der Kopf-Hals-Nacken-Region bei Muskel- und Gelenkschmerzen in dieser Region

Der Physiotherapeut organisiert die Betreuung des Patienten in verschiedenen Phasen:

- Anamnese und klinische Untersuchung
- Bestimmung einer „Verdachtsregion" und Probebehandlung
- Therapieplanung (mit dem Netzwerk koordiniert) und Beratung des Patienten
- Therapie und Einüben von Patientenübungen
- Eigenverantwortliches Üben des Patienten und Überprüfen der Übungen durch den Physiotherapeuten
- Nachbetreuung

Während dieser Zeit nutzt der Physiotherapeut das so genannte Clinical Reasoning [1, 2]: Ein klinisches Denk- und Entscheidungsmodell, das die Grundlage des klinischen Handelns bildet [3]. Oftmals sind Ärzten und Therapeuten die eigenen Denk- und Entscheidungsprozesse nicht bewusst und sie handeln aufgrund unbewusster Erfahrungen (Vorwissen) und Bewertungen (Vorurteile). Im Clinical Reasoning machen wir uns jedoch die Denk- und Entscheidungsprozesse bewusst, die unser Handeln bestimmen: Während der gesamten Zeit der Patientenbetreuung – von der Untersuchung über die Therapie zur Nachbetreuung – sammeln wir Informationen und denken bewusst darüber nach, welche Hypothesen wir daraus ableiten, wie wir im Laufe der Zeit diese Hypothesen verändern, verwerfen oder erweitern und wie wir aus den Hypothesen unser klinisches Handeln ableiten.

Sehr nützlich in diesem Clinical Reasoning Prozess sind uns die folgenden Kategorien, nach denen wir unsere Hypothesen einteilen können [4, 5]:

- Pathobiologische Prozesse
- Quellen der Bewegungsdysfunktionen
- Beitragende Faktoren
- Kontraindikationen

- Individuelles Krankheitserlebnis und Krankheitsverhalten
- Management
- Prognose

Gifford [6] prägte Ende der 90er Jahre den Begriff des *mature organism model*. Es basiert auf den Erkenntnissen der Stressbiologie und soll Patienten und Therapeuten ein besseres Verständnis von Schmerzen ermöglichen: Der Organismus zieht unentwegt Proben aus seiner Umwelt, seinen Körpergeweben und seinen Erinnerungen. Diese werden verrechnet und führen zu einer Verhaltensänderung und zur Veränderung der körperlichen Physiologie. Beteiligt sind das somatomotorische, das vegetative, das neuroendokrine und das immunologische System. Das Zentralnervensystem kontrolliert und koordiniert die verschiedenen Systeme. Das Ziel dieses permanenten Probenziehens und Analysierens ist die Sicherung des Überlebens und der Fortpflanzung des Organismus. Dieses Ziel kann der Organismus erst dann selbständig erreichen, wenn er gereift ist. Vorher benötigt er Hilfe und Unterstützung von außen.

Schmerzen einer Verletzung werden nur dann vom Organismus wahrgenommen, wenn sie das Gehirn zulässt. In akuten lebensbedrohlichen Situationen wird kein Schmerz wahrgenommen. Treten Schmerzen auf, wirken sie als Motor des Heilungsverhaltens des Organismus. Der Mensch schont sich und bringt andere dazu, ihm zu helfen. Schmerz ist ein dreidimensionales Geschehen. Es hat eine sensible, eine kognitive und eine affektive Dimension. Diese drei Dimensionen sind ausschlaggebend für die Bewertung und Erinnerung der Situation. Die Erinnerung der Situation und das Verhalten darauf können adaptiv oder maladaptiv auf Grund von Fehlbewertung des Zentralnervensystems sein. Schmerzerinnerungen können aufrechterhalten werden, die dem Organismus schaden. In jeder Phase einer Wundheilung müssen daher alle drei Dimensionen beachtet werden, und es muss mit ihnen gearbeitet werden.

Zum Verstehen von Schmerzen müssen die Schmerzmechanismen mit einbezogen werden. Die anatomischen Veränderungen im betroffenen Gewebe stehen nicht zwingend mit dem Schmerz in Beziehung. Dies würde einer linearen Vorstellung entsprechen, bei der Schmerzmechanismen und Schmerzphysiologie mit definierten Start- und Zielpunkten ablaufen (Anfang im Gewebe und Ende im Gehirn). Schmerz wäre dann ausschließlich ein Ergebnis von Gewebemechanismen und Nozizeption. Die Therapie konzentrierte sich in diesem Fall ausschließlich auf das Gewebe und die Begrenzung der Impulse der Nozizeptoren. Letztendlich muss aber das zentrale Nervensystem und nicht die anatomischen Veränderungen im betroffenen Gewebe im Vordergrund stehen. Dies entspricht der zirkulären Vorstellung des *mature organism model*. Jeder Reiz schließt eine Verarbeitungsleistung und eine Efferenz des Gehirns mit ein. Daraus ergeben sich zwei therapeutische Ansatzpunkte:

- das Gewebe, in dem es schmerzt und
- das Gehirn, in dem die integrativen Informationsverarbeitungsprozesse ablaufen.

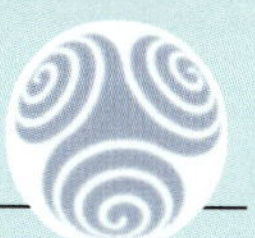

Tab. 18-1: Übersicht „Schmerzmechanismen"	
Gewebemechanismus	Entzündung, Reparatur, Heilung
Afferente Mechanismen	Nozizeption, periphere neurogene Mechanismen
Zentralnervensystem	zentrale Schmerzmechanismen, affektive und kognitive Einflüsse
Automatische efferente Mechanismen	motorische Mechanismen, neuroendokrine Mechanismen, immunologische Mechanismen

Einer dieser Schmerzmechanismen steht meist im Mittelpunkt. Alle anderen sind in jedem Fall beteiligt und müssen bei der Therapie berücksichtigt werden. Nach *Gifford* beeinflussen sich alle Mechanismen gegenseitig: Jeder dieser Mechanismen kann die Schmerzwahrnehmung verstärken und hemmen. Im Clinical Reasoning müssen wir uns darüber bewusst werden, welche Hypothesen wir uns in Bezug auf die verschiedenen Schmerzmechanismen bilden.

Die nächste Kategorie der Hypothesenbildung im Clinical Reasoning betrifft die Beurteilung der Quellen der individuell vorliegenden Bewegungsdysfunktionen. Hier ist der Physiotherapeut in seinem Element. Ist er doch der Bewegungsspezialist! Da er die Quelle in der direkten Umgebung vermuten wird, muss er in der Lage sein, die kraniomandibuläre, die kraniofaziale und die kraniozervikale Region und das kraniale Nervensystem zu untersuchen. Anatomisch bedingt überlappen sich die einzelnen Regionen und beeinflussen sich gegenseitig. Es ist wichtig, diese Wechselwirkungen zu erkennen. Er legt fest, ob der Schmerz seine Hauptursache in den Muskeln, Gelenken, Weichteilen, viszeralen Strukturen, Nerven oder Blutgefäßen hat.

In dieser Kategorie der Hypothesenbildung muss sich der Physiotherapeut überlegen, welche Faktoren den Zustand des Patienten prädisponieren und aufrechterhalten. Es können biomechanische, biochemische, psychologische und physiologische Faktoren sein. Im Folgenden sind die wichtigsten beitragenden Faktoren aufgeführt:

- Traumen in der Kiefer-Gesichtsregion
- Halsschleudertrauma
- Bauchschläfer
- faziale Asymmetrien und Dysgnathien
- Stress und Bruxismus
- Parafunktionen
- juvenile rheumatoide Arthritis
- langanhaltende Mundöffnung bei zahnärztlicher Behandlung
- körperlicher und sexueller Missbrauch

- Gesichtsoperationen und Gesichtsverletzungen
- Kopfverletzungen
- Bruxismus
- Parafunktionen
- Schlafstörungen
- psychologischer Stress
- Angst und Depression
- Enzephalitis
- Meningitis
- durale Entzündungen
- lang andauernde nasale Behinderung des Luftaustausches
- Geburtstraumata (Saugglocke, subokzipitale Subluxation, längere Traktion der oberen Halswirbelsäule, längerer Druck auf die Schädelknochen)

Faktoren des kranialen Nervensystems

- intrakraniale chirurgische Eingriffe
- Stress
- Kopfbewegungen
- Kompression des Angulus cerebellopontinus und des Sinus cavernosus
- Dilatationen kranialer Arterien
- Zahnextraktionen
- Hypertonus des M. pterygoideus medialis
- Neurome
- Demyelinisierung
- Traumen

kraniozervikale Faktoren

- KISS-Syndrom (Kopfgelenkinduziertes Symmetriesyndrom)
- *neck tongue syndrome* (Instabilität zwischen Atlas und Axis)
- Halsschleudertraumen
- häufige Schlageinwirkungen (z.B. beim Boxen)
- rheumatische Arthritis
- Morbus Bechterew
- bakterielle Entzündungen im Rachenbereich

Hypothesenkategorie: Kontraindikationen

In dieser Kategorie der Hypothesenbildung beurteilt der Physiotherapeut, ob die physiotherapeutische Behandlung überhaupt indiziert ist oder ob sogar eine Kontraindikation besteht. In bestimmten Fällen bedarf der Patient einer direkten medizinischen Betreuung. Dies ist der Fall bei neoplastischen, inflammatorischen und traumatischen Störungen.

Sollten sich im Patientengespräch Symptome zeigen wie eine unveränderliche und sich ausbreitende Taubheit des Kinns, eine Taubheit im Gaumen, abnormal starker nächtlicher Kopfschmerz mit Gewichtsabnahme und dauerhafte Schmerzen in der kraniomandibulären Region, ist es für den Physiotherapeuten selbstverständlich, den Patienten einer genauen medizinischen Abklärung zuzuführen.

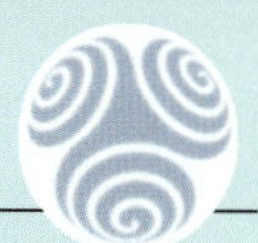

Das Krankheitserleben des Patienten wird von seinen Gedanken, Gefühlen, Erfahrungen, Erwartungen, seinen Lebensumständen, seinem Wissen und Können geprägt. Dies bestimmt in der Folge sein Krankheitsverhalten. Vor allem Ängste des Patienten haben in außerordentlicher Art und Weise einen Einfluss auf seine Schmerzwahrnehmung, auf sein Bewegungsverhalten und sein Schmerzverhalten. Falls sich bereits zentrale Schmerzmechanismen abspielen, können Ängste diese anhaltenden Schmerzen selbst aktivieren und unterhalten. Dadurch kann ein Kreislauf aus Schmerzen und Funktionsverlust entstehen, obwohl das anfänglich betroffene Gewebe längst ausgeheilt ist. Hier muss der Therapeut dem Patienten die Zusammenhänge aufzeigen. Der Patient braucht eine Bewältigungsstrategie. Diese läuft immer über körperliche und psychologische Prozesse ab. Ziel ist es, den Bedrohungswert eines Reizes zu verringern. Damit sind die verbundenen Emotionen und biologischen Veränderungen gemeint. Der Patient hat aktive und passive Bewältigungsstrategien dafür zu Verfügung (Tabelle 18-2).

Hypothesenkategorie: Individuelles Krankheitserlebnis und Krankheitsverhalten

Tab. 18-2: Schmerzbewältigungsstrategien

aktive	passive
sich informieren	nicht mehr aktiv sein
unterschiedliche Bewegungen testen	sich verkriechen
Schmerzgrenzen erfahren	sich in ein passives Rollenverhalten zurückziehen
positiv denken	Hilfe ausschließlich von anderen erwarten
Zukunft aktiv gestalten	Lethargie

In dieser Kategorie trifft der Physiotherapeut bewusste Entscheidungen darüber, wie er die Betreuung des Patienten handhabt in Bezug auf die Ziele und Organisation der Behandlung, der Beratung und der Nachbetreuung des Patienten und unter Berücksichtigung der vorliegenden Ressourcen des Patienten und des Physiotherapeuten. Im Zentrum dieser Überlegungen steht die Anleitung des Patienten zu eigenverantwortlich durchzuführenden Übungen.

Hypothesenkategorie: Management

Zum Abschluss der Hypothesenbildung werden Überlegungen zur Prognose der Behandlung angestellt. Schon in der ersten Therapiesitzung ist es sinnvoll, dem Patienten diese Prognose mitzuteilen. Darin enthalten ist eine genaue Aufklärung des Patienten über seine Beschwerden. Auch der Patient sollte seine Ansprüche an seine Genesung formulieren. So entsteht eine Art von Behandlungsvertrag. Dies hat den Vorteil, dass ein Ziel vorgegeben wird und die kommenden therapeutischen Interventionen eingehend besprochen werden. Nicht nur die vom Patienten zu tragenden Kosten für die Therapie werden transparent aufgezeigt, sondern vor allem auch

Hypothesenkategorie: Prognose

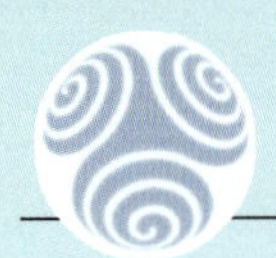

die konkreten Aufgaben des Patienten. Leider sind viele chronische Schmerzpatienten nicht mehr in der Lage dazu, in ihr Krankheitsgeschehen aktiv einzugreifen. In meinem Praxisalltag schreibt der Patient seine Aufgaben auf ein Bild vom Lügenbaron von Münchhausen, der sich und sein Pferd an seinen eigenen Haaren aus dem Sumpf zieht. Dieses Bild, sich selbst aus dem Schmerzsumpf zu ziehen, begleitet meine Patienten. Es ist zugleich Ansporn und Mahnung zur Eigeninitiative.

Untersuchung und Behandlung des Kraniomandibulären Systems

Die Untersuchung des Kraniomandibulären Systems führen wir im Sitzen und in Rückenlage durch.

Im Stehen

- Kopfhaltung
- Körperhaltung
- Skoliosen
- Beinachsendysfunktionen

Im Sitzen

- Beobachtung extraoral: Körperhaltung, Kopfhaltung, Asymmetrien im Gesicht, Skoliose, Beinachsendysfunktion, Kaumuskeln, Nackenmuskeln, Profilbeurteilung nach *Angle*
- Beobachtung intraoral: okklusale Verhältnisse, Abrasionen, Zungenimpressionen, Zahnfleisch, Bestimmung aktueller Biss aus aufgerichteter Körperhaltung
- anthropometrische Vermessungen: Bestimmung der Bipupillar-, Ohr- und Okklusionslinie, Gesichtsvermessung nach *Trott*, Längenmessung der Mandibula, Winkel der Mandibulaebene, Winkel zwischen Nase und Lippe, Winkel zwischen Stirn und Nase, Abstand der Pupille zur Gesichtsmitte, Differenzierung der kraniomandibulären Region von anderen Regionen (kraniozervikal, kraniofazial, kranielles Nervensystem)
- Messung der quantitiven und qualitativen aktiven Bewegung im Sitzen: Depression, Protrusion, Laterotrusion rechts und links, Retrusion
- Messung von Overbite und Overjet
- Grundscreening der Lymphknoten: submental, am Kieferwinkel, jugulär, supraklavikulär, nuchal
- palpatorisches Grundscreening der Halsmuskulatur: M. sternocleidomastoideus, M. splenius capitis, M. semispinalis capitis, M. trapezius pars descendens
- intraorale Palpation
- Palpation: laterale Kiefergelenkkapsel, äußerer Gehörgang, Zentrik des Caput mandibulae

In Rückenlage

- Messung der aktiven Bewegung mit Überdruck in Rückenlage: Depression, Protrusion, Retrusion, Laterotrusion rechts und links

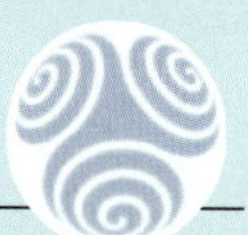

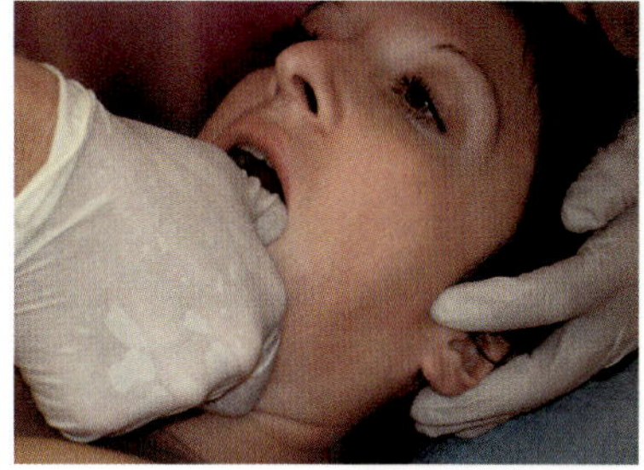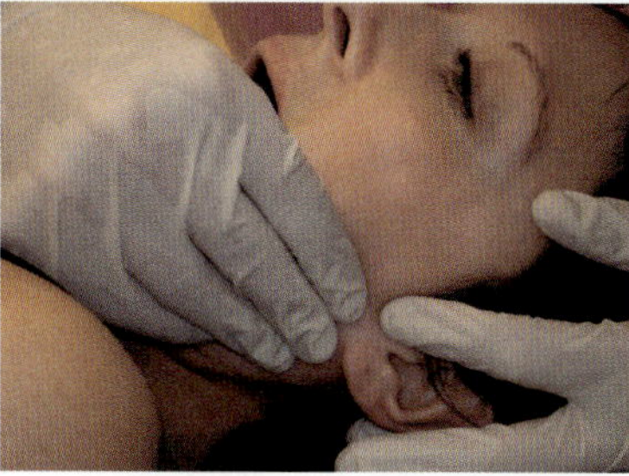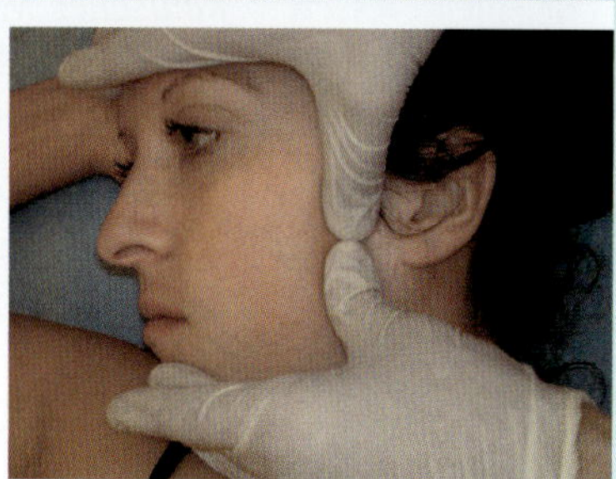
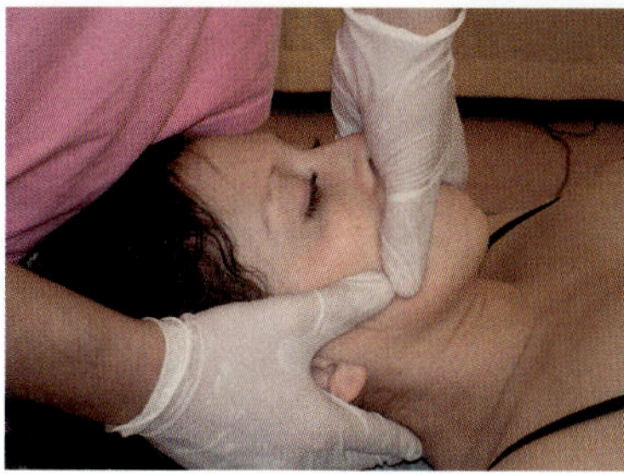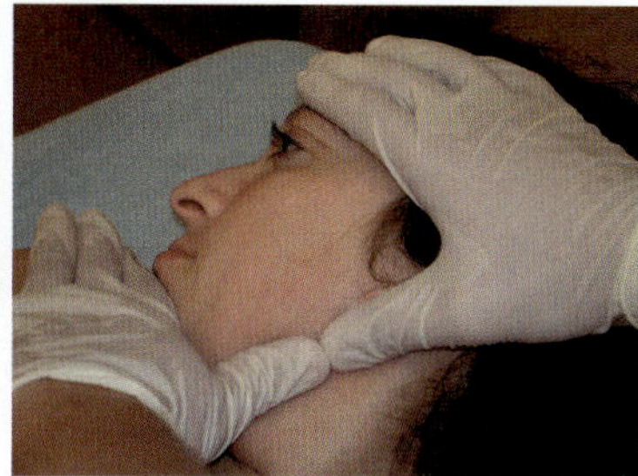

Abb. 18-1: Manualtherapeutische Bewegungsprüfungen: longitudinal nach kaudal (oben links), transversal nach lateral (oben Mitte), transversal nach medial (oben rechts), anterior-posterior (unten links), posterior-anterior (unten rechts)

- muskuläre Tests: isometrische Tests, dynamische Tests, Längentests, Palpation der Kaumuskeln
- Triggerpunkte: Kaumuskulatur, hyoidale Muskeln, kraniozervikale Muskeln
- manualtherapeutische Bewegungsprüfung (Abbildung 18-1)

Klinisches Muster: Klinisch zeigt sich vor allem eine morgendliche Steifheit in der Wangenregion. Die Beschwerden reduzieren sich zum Abend hin. Bei der intraoralen Inspektion fallen starke sichtbare Abrasionen der Zähne auf. Unilateral weisen der M. masseter und der M. temporalis eine Hypertrophie auf. Der M. sternocleidomastoideus ist unilateral im Hypertonus. Triggerpunkte sind nicht immer auffallend. Der Patient weiß oft nicht, dass er nachts knirscht, Knirschen während des Tages hingegen nimmt er wahr. Eine leichte Depressionseinschränkung, in der Regel kombiniert mit Laterotrusion auf die betroffene Seite, ist ebenfalls in der Praxis zu erkennen.

Therapie: Physiotherapeutisch werden vornehmlich die gefundenen Gewebedysfunktionen behandelt. Der Patient muss über sein Knirschen bestmöglich aufgeklärt werden. Spezielle verhaltensregulierende Techniken wie die Habitual-Reversal-Technik [7] und TTBS-Technik [8, 9] werden eingeübt. Mit der Tongue-Teeth-Breathing-Swallowing-Technik wird vor allem der tägliche Bruxismus abtrainiert. Der Patient versucht bei optimaler Ruhelage der Zunge und der Ruheschwebelage der Mandibula durch die Nase zu atmen und einen physiologischen Schluckakt durchzuführen. Die Habitual-Reversal-Technik soll den Patienten in die Lage versetzen, seine

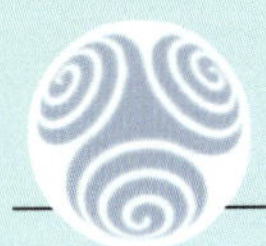

Köperwahrnehmung so zu trainieren, dass er die Bruxismusaktivitäten tagsüber wahrnimmt. Somit kann er sie auch lernen zu steuern und später auch abzutrainieren.

Klinisches Muster: Im Gegensatz zum Knirschen besteht beim Pressen keine morgendliche Steifigkeit in der Wangenregion. Die Beschwerden werden im Laufe des Tages mehr. Der Patient weiß, dass er tagsüber presst. Es liegen keine Abrasionen der Zähne vor. Oft sind bilaterale Hypertrophien des M. masseter (Abbildung 18-2) oder M. temporalis zu sehen. Triggerpunkte sind hier oft bilateral auffallend. Auch hier besteht anders als beim Knirschen oft nur eine Depressionseinschränkung.

Beispiel: Pressen

Abb. 18-2: Masseter-Hypertrophie

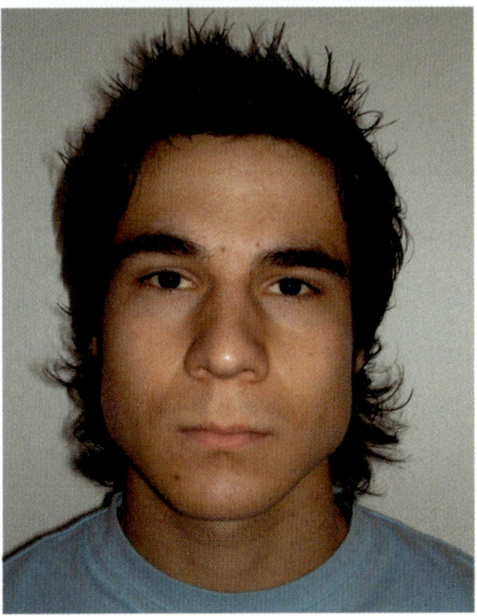

Therapie: Physiotherapeutisch steht die Behandlung der Gewebedysfunktion im Vordergrund. Der Patient muss über sein Pressen bestmöglich aufgeklärt werden. Um das Pressmuster zu durchbrechen nutzt der Physiotherapeut die Press-Relax-Technik (Abbildung 18-3 links) und die aktive *Wiggle*-Technik (Abbildung 18-3 rechts). Dazu übt der Patient die rasche Öffnungs- und Schließungsbewegung in Mittelstellung.

Abb. 18-3: Passive Laterotrusionen ohne Gegenspannung (links) und aktive Laterotrusionen (rechts)

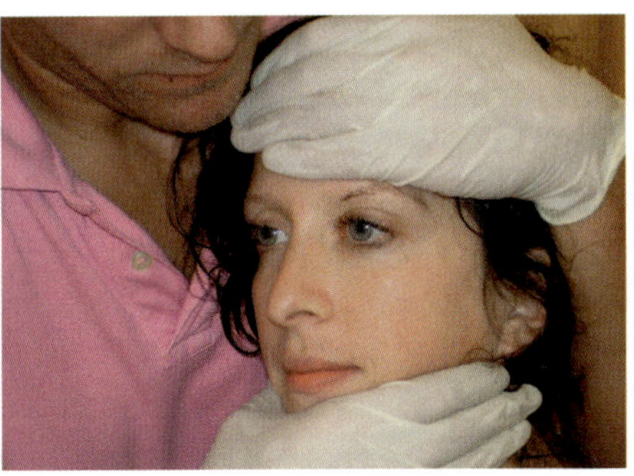
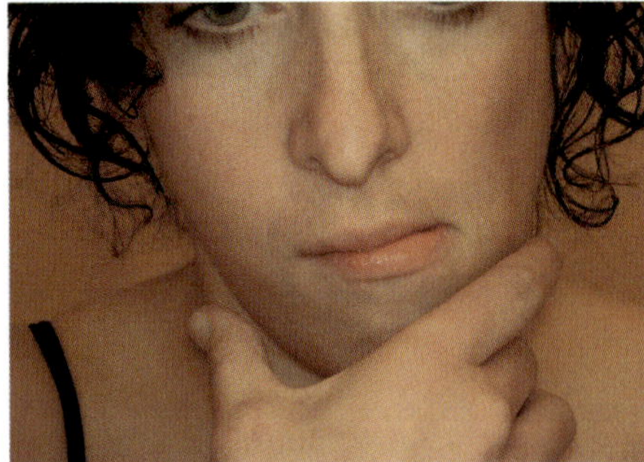

 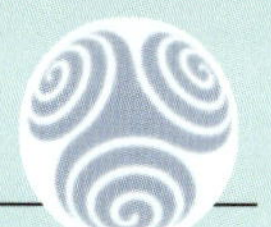

Theoretische Grundlage der kranialen Compliance (Bewegung): Eine besondere Bedeutung haben die zahlreichen Gefäßsysteme zwischen dem Suturengewebe und dem markhaltigen Knochengebwebe. Sie dienen als sogenanntes Stress-Transducer-System zur Lastübertragung. Auf das Kranium einwirkende äußere und innere Kräfte werden in Bewegungen der Suturen umgewandelt [10, 11]. Damit entstehen Zug- und Druckkräfte, die wiederum Wachstumsreize für die gesamte kraniofaziale, mandibuläre und zervikale Region darstellen. Eine mögliche kraniofaziale Dysfunktion ist der vorzeitige Verschluss einer oder mehrerer kranialer Suturen. Eine sogenannte kraniale Synostose. Hierbei können Wachstumsunterschiede entstehen, indem Knochen unterschiedlich stark wachsen oder unterschiedlich lange. Betroffene Personen weisen nach *Proffitt* [12] eine deutlich erhöhte Anfälligkeit auf abnormale Kräfte auf. Diese Annahme bildet die Grundlage für die Untersuchungs- und Behandlungsmethoden des kraniofazialen Raumes.

Die Untersuchung des kraniofazialen Systems wird im Sitzen durchgeführt und umfasst:

- Inspektion des Kraniums
- anthropometrische Messungen
- Beurteilung der Kopfform
- digitale Fotoaufnahmen
- Palpation aller Suturen
- Manuelle Bewegungsprüfung des Neurokraniums (Kompression Os occipitale, Kompression Os frontale, Os sphenoidale gegen Os occipitale, beidseitige Kaudalbewegung des Os temporale, Kompression des Os parietale)

Dabei ist es sehr wichtig, eventuelle Abweichungen des zu erwartenden Bewegungswiderstandes wahrzunehmen. Lassen sich sogar Symptome des Patienten auslösen? Finden sich hierbei klinische Zeichen, wird der auffällige Anteil des Neurokraniums gegenüber seinen übrigen Knochenpartnern dreidimensional getestet. Sollten sich hierbei Auffälligkeiten ergeben, wird ebenfalls eine dreidimensionale Bewegungsprüfung mit den angrenzenden Knochenstrukturen durchgeführt.

Die Kompression des Okziput löst einen tiefen Schmerz unter dem rechten Scheitelknochen des Patienten aus. Genau der Schmerz, den der Patient beklagt. Nun wird das Okziput gegen das rechte Parietale dreidimensional auf Beweglichkeitsstörungen untersucht. Dabei kann die schmerzauslösende Bewegungsrichtung zwischen Okziput und dem rechten Parietale festgestellt werden. Es ist auch wichtig zu registrieren, bei welcher Stärke und welcher Dauer der Bewegung eine Symptomauslösung stattfindet. Diese Informationen werden notiert und führen uns im Clinical Reasoning Prozess einen großen Schritt weiter. Ein Abgleich mit den bisherigen Daten kann unsere Vermutung bestätigen, hier den Auslöser der Patientensymptomatik gefunden zu haben. Der Patient berichtet von einem Arbeitsunfall, bei dem ihm ein Stein auf den Schädel gefallen ist. Seitdem

Untersuchung und Behandlung des kraniofazialen Systems

Behandlungsbeispiel

klagt der Patient über Beschwerden. Die Narbe ist deutlich zu sehen. Die Sutura saggitalis zwischen den beiden Ossa parietalia ist auf Höhe der Narbe deutlich druckschmerzhaft und etwas separiert. Die Sutura lambdoidea ist rechtsseitig zwischen Okziput und Parietale sehr druckschmerzhaft und deutlich komprimiert. Eine Probebehandlung mit Mobilisierung des Okziput gegen das Parietale rechts mit Stärke und Dauer unterhalb der Schmerzgrenze verringert den Schmerz des Patienten um 50 %.

Untersuchung und Behandlung des kranialen Nervengewebes

Das gesamte Nervensystem, das außerhalb des dorsalen Horns und des Hirnstammes liegt, kann selbst zur Schmerzquelle werden [13]. Laut Definition gehören dazu nicht nur die Nerven der oberen und unteren Extremität, sondern auch die Dura und die Hirnnerven. In den letzten vier Jahrzehnten gab es sehr viele Studien, die eine Neurodynamik kranialer Nervenstrukturen bei Kopf-, Unterkiefer und Rumpfbewegungen feststellten [14, 15, 16]. Über die mechanischen Berührungsflächen der Schädelbasis gehen die Hirnnerven eine wechselseitige Beziehung mit dem kraniofazialen System ein. Nach *von Piekartz* [17, 18] hat jeder kraniale Nerv seine eigene Neurodynamik und Pathodynamik sowie ein eigenes klinisches Muster. Zu den allgemeinen klinischen Mustern von Dysfunktionen im kranialen Nervensystem zählen die Beschwerden im Innervationsfeld der Hirnnerven, Beschwerden im Verlauf der Hirnnerven und die Veränderungen der Zielmuskulatur des jeweiligen Hirnnervs. Die Schmerzintensität ist sehr variabel. Die Beschwerden von Hautnerven sind in der Regel gut eingrenzbar und werden als brennend wahrgenommen. Die Beschwerden sind meist positionsabhängig und zeigen oft einen plötzlichen Schmerzschub.

allgemeine neurodynamische Tests

Durch die passiven Bewegungen der kraniozervikalen Region entstehen primär Mitbewegungen des Gehirns, der Dura, der zwölf Hirnnerven und des Rückenmarks. Der Therapeut führt zunächst eine Nackenflexion aus. Dabei werden die meisten neuralen Strukturen unter Spannung gesetzt, da die Drehachse bei hochzervikaler Flexion vor diesen Strukturen liegt. Danach wird eine Nackenextension ausgeführt, womit die neuralen Strukturen vor der Drehachse getestet werden. Sollten sich hier klinische Zeichen bemerkbar machen wie Schmerzen, reflektorische Schutzspannung der Nackenmuskulatur oder deutliche Bewegungslimitierungen, kann dies auf eine Dysfunktion im kranialen Nervensystem hindeuten. Um darüber hinaus eine Spezifizierung vorzunehmen, kann mit der zusätzlich ausgeführten Seitneigebewegung des Nackens eine hemissphärische Lokalisierung erfolgen. Bei einer Linksseitneige des Kopfes werden die rechten kranialen neuralen Strukturen belastet, bei einer Rechtsseitneige die linken.

spezifische neurodynamische Tests

Sollten sich durch die allgemeinen Tests Anhaltspunkte auf eine Dysfunktion des kranialen Nervengewebes ergeben, werden Konduktions- und neurodynamische Tests des zu untersuchenden Hirnnervs durchgeführt. Als Beispiel dient uns hier die Untersuchung des N. trigeminus.

Die Konduktionstests für alle drei Anteile beginnen mit der Prüfung der Hautsensibilität. Dies wird unterteilt in die Oberflächensensibilität, der Zweipunkt-Diskriminierung (Abbildung 18-4 links) und dem Temperaturempfinden. Des Weiteren werden der Kornealreflex und der Kieferreflex (Abbildung 18-4 rechts) getestet. Die Palpation der Kaumuskeln von M. masseter, M. temporalis und M. pterygoideus medialis und die isometrische Testung der Kaumuskulatur gegen Depression, Elevation, Protrusion und Laterotrusion rechts/links zeigen eventuelle motorische Innervationsstörungen auf.

Konduktionstests des N. trigeminus

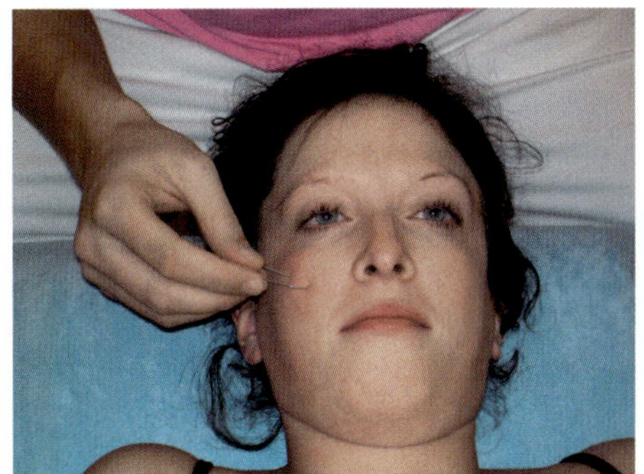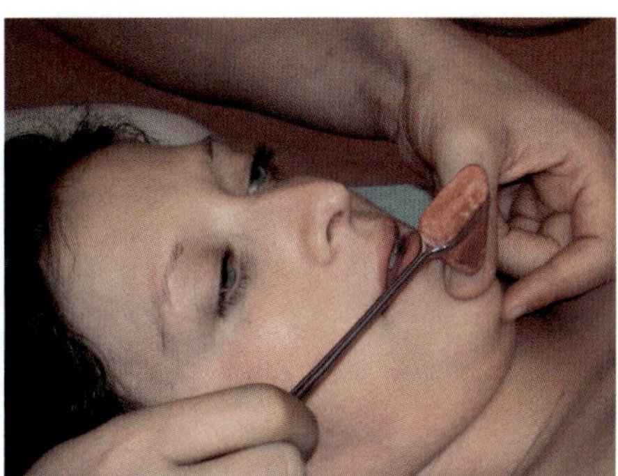

Abb. 18-4: Konduktionstests des N. trigeminus: Zweipunkt-Diskriminierung (links) und Kieferreflex (rechts)

Der neurodynamische Test des 1. Astes des N. trigeminus (N. ophtalmicus) beginnt mit der passiven Beugung und kontralateralen Seitneige der Halswirbelsäule. Die Augen können zusätzlich passiv nach unten (Abbildung 18-5 links), innen oder aussen bewegt werden. Auch werden Schädelbewegungen vom Os frontale (Abbildung 18-5 Mitte), sphenoidale und lacrimale ausgeführt. Die Palpation erfolgt über das Foramen supraorbitale (Abbildung 18-5 rechts).

Spezifische neurodynamische Tests des N. trigeminus

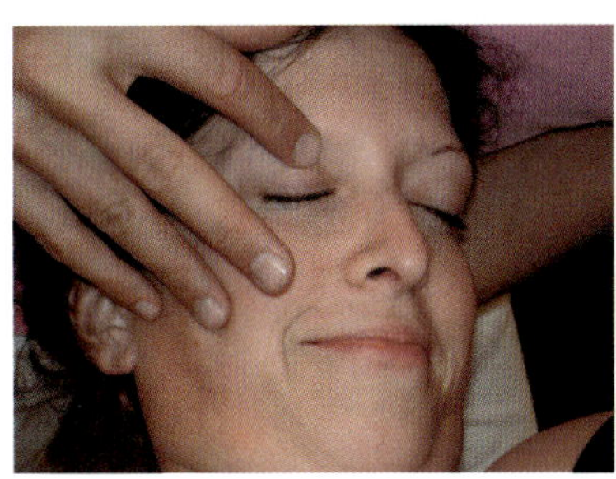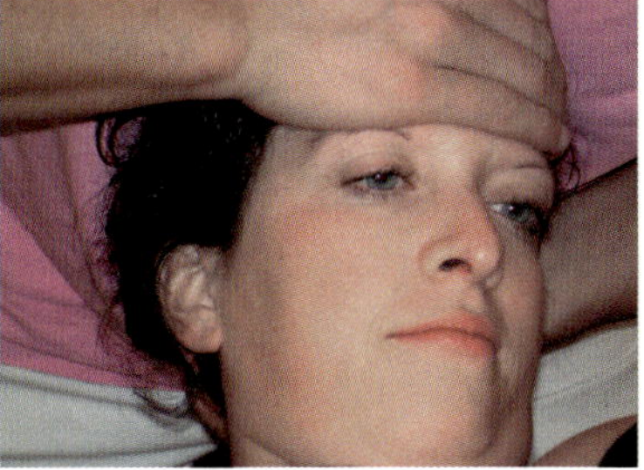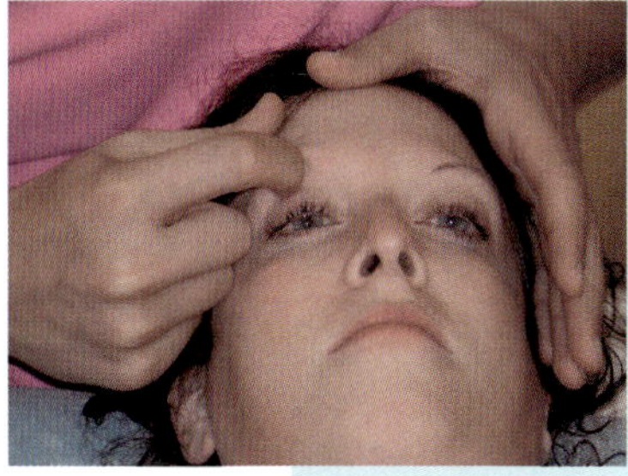

Abb. 18-5: Spezifische neurodynamische Tests des N. ophthalmicus

Der neurodynamische Test des 2. Astes des N. trigeminus (N. maxillaris) beginnt mit der passiven Beugung und kontralateralen Seitneige der Halswirbelsäule. Die Augen können zusätzlich passiv nach oben oder innen bewegt werden. Auch werden Schädelbewegungen des Os zygomaticum, maxillare, palatinum und sphenoidale ausgeführt. Die Palpation erfolgt am Foramen infraorbitale und palatinum major.

Der neurodynamische Test des 3. Astes des N. trigeminus (N. mandibularis) beginnt mit der passiven Beugung und kontralateralen Seitneige der Halswirbelsäule. Zusätzlich wird eine passive Mundöffnung und kontralaterale Laterotrusion (Abbildung 18-6 links) durchgeführt. Hier findet die Schädelbewegung nur über das Os sphenoidale statt. Die Palpation des N. lingualis am Angulus medialis (Abbildung 18-6 rechts), im Mund an den mittleren Inzisiven und am Kinn für den N. mentalis bringen zusätzliche Informationen über Schmerzen, Konsistenz des Nervs und seine Verschiebbarkeit.

Abb. 18-6: Spezifische neurodynamische Tests des N. mandibularis

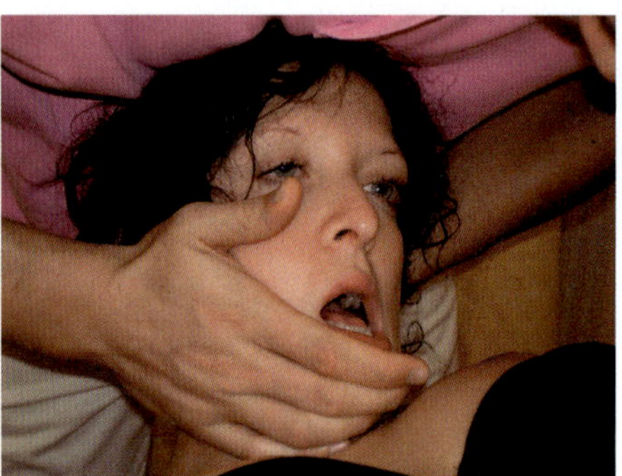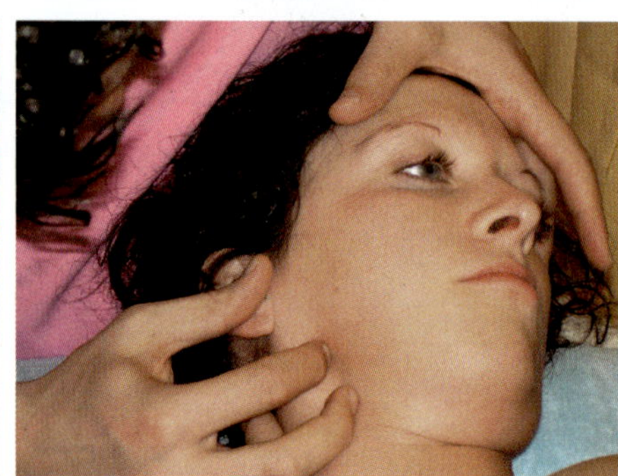

Behandlungen

Häufig muss das kraniale Nervensystem durch spezielle direkte und indirekte Techniken mobilisiert werden. Direkte Techniken können z. B. den N. mandibularis in seiner Hülle gleiten lassen oder ihn unter Zug bringen, ebenso ist es z. B. möglich, den N. lingualis palpatorisch zu beeinflussen. Indirekte Techniken lösen die Spannung auf den Nerv, indem umliegende Strukturen bewegt werden (Schädelknochen, Faszien oder z. B. der M. pterygoideus medialis für den N. lingualis). Im Anschluss ist ein gezieltes Zielorgantraining zwingend notwendig, das Bewegungs- und Koordinationsübungen der betroffenen Muskulatur ebenso beinhaltet wie gezielter sensorischer Input bei Sensibilitätsstörungen.

Untersuchung und Behandlung des kraniozervikalen Systems

Neuroanatomisch haben *Bogduk* [13] und *Okeson* [19] nachgewiesen, dass sowohl zervikal ausgelöste Schmerzimpulse als auch die Afferenzen des N. trigeminus in den trigeminozervikalen Nukleus münden. Von dieser Sammelstelle aus findet die Weiterleitung zum Kortex statt. Diese enge anatomische Verbindung kann somit verantwortlich sein für Beschwerden in Kopf, Gesicht und Kiefer. Des Weiteren ist die Ruheposition des Unterkiefers abhängig von der Kopfstellung, dem Nacken und dem Hyoid [20]. *Rocobado* [21] bestätigt in seinen Studien von 1983 die wechselseitigen Beziehungen des kraniozervikalen Übergangs, der Mandibulaposition und des Hyoid. Es scheint Anzeichen dafür zu geben, dass Störungen der mit Nozizeptoren reich versehenen kraniozervikalen und kranialen Dura für klinische Beob-

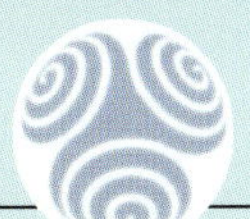

achtungen wie Bruxismus, Klemmerscheinungen, Triggerpunkte und zunehmende Muskelhypertonie verantwortlich gemacht werden können [22].

Die Untersuchung des kraniozervikalen Systems erfolgt im Sitzen, in Rückenlage und in Bauchlage:

- Inspektion der Kopfstellung, der Schulterstellung, des zervikothorakalen Übergangs, des Muskelreliefs des Nackens, der Kopfhaltefähigkeit
- Bewegungsprüfung der aktiven physiologischen Bewegungen: Beugung, Streckung, Rotation rechts und links, Seitneige rechts und links
- Bewegungsprüfung der passiven physiologischen intervertebralen Bewegungen zwischen Okziput und Atlas in Rückenlage: Beugung, Streckung, Rotation rechts und links, Seitneige rechts und links
- Bewegungsprüfung der passiven physiologischen intervertebralen Bewegungen zwischen Atlas und dem 3. Halswirbel in Rückenlage: Beugung, Streckung, Rotation rechts und links
- Bewegungsprüfung der passiven physiologischen intervertebralen Bewegungen zwischen Axis und am 3. Halswirbel in Rückenlage: Beugung, Streckung, Seitneige rechts und links
- Lineare Bewegungen mit spezifischen ligamentären Integritätstests in Rückenlage: Gerade in der oberen Halswirbelsäule sind die Integritätstests des Ligamentum alare, des Ligamentum transversum und der Membrana tectoria von sehr großer klinischer Bedeutung. Positive Tests stellen für die Manuelle Therapie Kontraindikationen dar.
- Passive intervertebrale Zusatzbewegungen in Bauchlage: Hierbei werden die einzelnen Segmente in Bauchlage beidseitig auf den Transversalgelenken (Abbildung 18-7 links) und auf den Dornfortsätzen (Abbildung 18-7 rechts) passiv bewegt. Diese Bewegungen kann der Patient nicht selbst ausführen. Sie geben uns Aufschluss darüber, ob ein Segment transversal rechts, links oder mittig eingeschränkt ist, Schmerzen provozierbar sind oder sogar Instabilitäten vorliegen.

Abb. 18-7: Untersuchung der passiven intervertebralen Zusatzbewegungen in Bauchlage

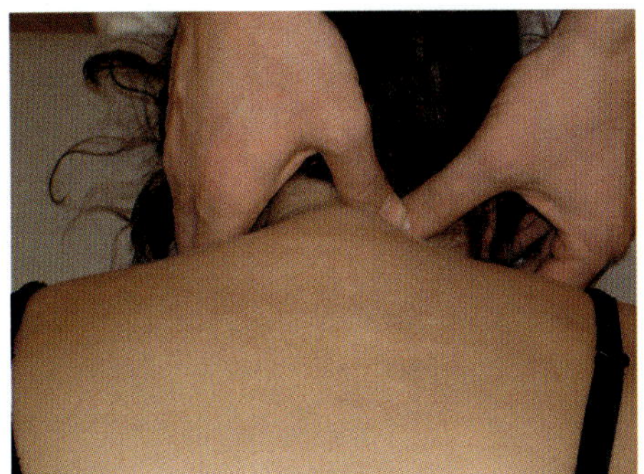
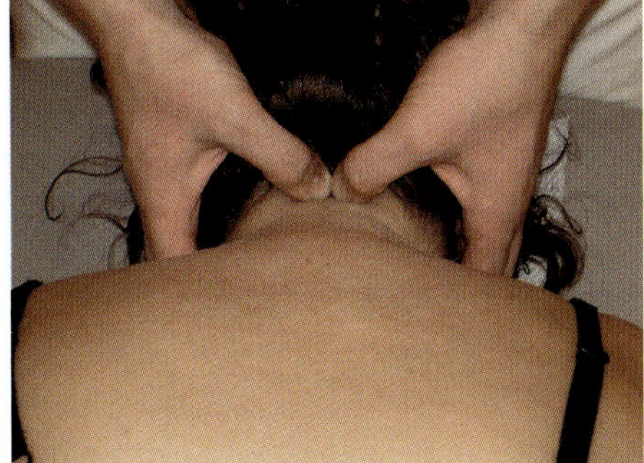

- Muskuläre Untersuchung: Biofeedback gesteuerter kraniozervikaler Stufentest (Abbildung 18-8), Beurteilung der Aktivität vom M. trapezius ascendens und dem M. serratus anterior (*Janda*-Muskelfunktionstest), Beurteilung der funktionellen Stabilität der Halswirbelsäule bei Alltagsbewegungen (Trinken, Essen, Arm anheben usw.)

Abb. 18-8: Biofeedback gesteuerter kraniozervikaler Stufentest

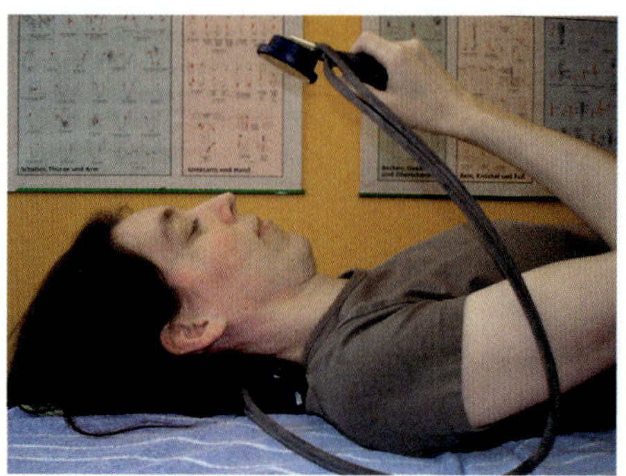

Behandlungs-beispiel

Die Patientin klagt seit knapp 2 Jahren über eine „brennende Zunge". Aufgetreten seien die Beschwerden nach einer langen Zahnbehandlung. Sie bestehen nur, wenn sie den Kopf in den Nacken nimmt oder Überkopfarbeiten durchführen muss. Als Studentin hatte sie einen schweren Autounfall, klagt seitdem über ständige Blockaden in der Halswirbelsäule. Radiologisch sind keine strukturellen Folgen nachweisbar. Während des Aufnahmegesprächs fällt mir schon die unruhige Kopfhaltung der Patientin auf. Bei der aktiven Bewegungsprüfung kann die Patientin kaum den Kopf aus der eingenommen Streckstellung der Halswirbelsäule wieder in die Ausgangsstellung zurückbewegen. Die weiteren Untersuchungen zeigen eine deutliche Dysfunktion der oberen Halswirbelsäule. Vor allem die passive intervertebrale Zusatzbewegung auf dem rechten Transversalgelenk von Atlas und Axis zeigt eine massive Instabilität. Die Patientin klagt bei diesem Test über ihre „brennende Zunge". Meine Hypothese ist, dass es sich hier um das *neck tongue syndrom* handelt, ausgelöst durch eine funktionelle Instabilität zwischen Atlas und Axis.

Therapieplanung

Die Patientin wird über ihr Funktionsproblem aufgeklärt. Daraus leiten sich ergonomische Ratschläge ab: Die Patientin soll im Moment auf vermeidbare Überkopfbewegung verzichten, dazu bei Kopf-Nacken-Bewegungen das Kinn stets zum Brustbein ziehen.

Physiotherapeutisch muss die Patientin lernen, mit Hilfe von Biofeedback ihre tiefen Halsflexoren zu aktivieren, ohne die äußeren Muskeln wie die Mm. sternocleidomastoidei zu aktivieren. Dies erfolgt zunächst in Rückenlage und wird im weiteren Verlauf bis in den Stand gesteigert. Ziel ist es, die Kopf-Nacken-Bewegung mit Anspannung der tiefen Halsmuskeln durchzuführen. Eingebettet ist diese Übungs-

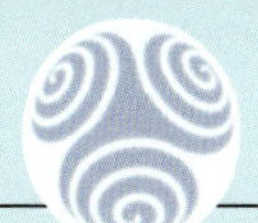

sequenz in eine begleitende manualtherapeutische Behandlung, um die zusätzlichen Dysfunktionen der Halswirbelsäulenregion zu beseitigen.

Dass ein Zahnarzt überhaupt Physiotherapierezepte ausstellen darf, ist in der vertragsärztlichen Verordnung SGB V §73 geregelt. Darüberhinaus gilt das Wirtschaftlichkeitsgebot SGB V §12.

Die Verordnung der herkömmlichen Heilmittel wie Krankengymnastik, Manuelle Therapie, Massage, Manuelle Lymphdrainage sowie der ergänzenden Heilmittel wie Elektrotherapie, Wärme- und Kältetherapie und Traktion muss daher ausreichend, zweckmäßig und wirtschaftlich sein. Sie darf das Maß des Notwendigen nicht überschreiten.

Im Zuge der Einsparungen bei den gesetzlichen Krankenkassen werden Zahnarztpraxen des Öfteren falsch informiert. Sie hätten sich an den Heilmittelkatalog, geltend für die Humanmediziner, zu orientieren. Dies ist durch einige richterliche Urteile widerlegt worden.

Dass dies in Zukunft gesetzlich angepasst werden wird, ist sehr gut vorstellbar. Dennoch, im Moment (06/2008) kann ein Zahnarzt, Kieferorthopäde oder Kieferchirurg folgendes Rezept problemlos ausstellen:

10 x Krankengymnastik
10 x Manuelle Therapie

Diagnose: Kraniomandibuläre Dysfunktion oder Myoarthropathie des Kiefergelenks mit entsprechendem Leitsymptom

Auch Folgeverordnungen sind nicht quartalsgebunden oder unterliegen einer Budgetierung, solange sie zweckmäßig, ausreichend und wirtschaftlich für die Lösung des Patientenproblems sind.

Entschließt sich der Zahnarzt zu einer begleitenden physiotherapeutischen Behandlung seines Patienten, muss er dem Physiotherapeuten einen klaren Untersuchungs- und Behandlungsauftrag schriftlich zukommen lassen: Steht die Behandlung des Fasziensystems vor der Registrierung der Unterkieferposition im Vordergrund oder eine generelle physiotherapeutische Behandlung des Kraniomandibulären Systems? Detailliert festgelegt soll auch der Wiedervorstellungstermin des Patienten beim Zahnarzt sein. Daran richten sich die physiotherapeutischen Behandlungsintervalle aus. Ist womöglich eine Vorbehandlung in der Zahnarztpraxis notwendig?

Um Doppeluntersuchungen des Patienten zu minimieren und einen interdisziplinären Therapieplan zu erstellen, ist es sinnvoll, die bisherigen Befunde ebenfalls zu übermitteln. Der Physiotherapeut braucht einen kompletten Überblick der momentanen Therapiesituation des Patienten. Konsiliarberichte sollten dem Physiotherapeuten vor der ersten Behandlung zur Einsicht vorliegen.

Dem Physiotherapeuten hilft es ungemein, die prognostische Einschätzung des Zahnarztes zu kennen. Widersprüchliche Äußerungen gegenüber dem Patienten können so vermieden werden. Der Zahnarzt koordiniert die einheitliche Therapie des Patienten als Lotse des Patienten.

Der Physiotherapeut braucht den Zahnarzt, damit dieser durch die Normalisierung der Krafteinleitung aus dem Kraniomandibulären System in das Fasziensystem (siehe Kapitel 13) zur Stabilisierung physiotherapeutischer Behandlungsergebnisse beiträgt.

Die einzelnen besprochenen Therapieschwerpunkte, die durchgeführten Maßnahmen am Patienten und die daraus resultierenden Behandlungserfolge müssen dem Zahnarzt am Ende der Behandlungsserie schriftlich mitgeteilt werden. So entsteht ein geordneter Informationsfluss. Durch den Abgleich des Ist-Zustandes mit dem Soll-Zustand des Patienten kann der Zahnarzt im erneuten Patientengespräch weitere Behandlungsschritte interdisziplinär initialisieren.

Zusammenfassung

Zahnarzt und Physiotherapeut sind bei der Behandlung von Patienten mit Muskel- und Gelenkschmerzen natürliche Netzwerkpartner: Der Zahnarzt braucht den Physiotherapeuten für die Behandlung des Fasziensystems vor der Registrierung der Unterkieferposition (siehe Kapitel 9) ebenso wie für die physiotherapeutische Behandlung des Kraniomandibulären Systems. Der Physiotherapeut braucht den Zahnarzt, damit er durch Normalisierung der Krafteinleitung aus dem Kraniomandibulären System in das Fasziensystem (siehe Kapitel 13) zur Stabilisierung physiotherapeutischer Behandlungsergebnisse beiträgt.

Die Aufgabe des Physiotherapeuten ist es, Mikrokontrakturen im Fasziensystem als mechanische Störfaktoren zu beseitigen und die normale Form und Funktion des Fasziensystems wieder herzustellen. Außerdem leitet er den Patienten zu Übungen und Trainingsmaßnahmen an. Dadurch vermeidet der Patient im Sinne der Eigenverantwortung weitere Belastungen und trägt selbst zur Stabilisierung der physiotherapeutischen Behandlungsergebnisse bei.

Der Physiotherapeut organisiert die Betreuung des Patienten in verschiedenen Phasen:

- Anamnese und klinische Untersuchung
- Bestimmung einer „Verdachtsregion" und Probebehandlung
- Therapieplanung (mit dem Netzwerk koordiniert) und Beratung des Patienten
- Therapie und Einüben von Patientenübungen

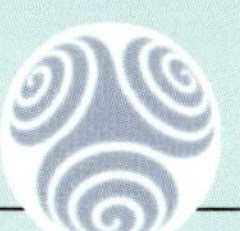

- Eigenverantwortliches Üben des Patienten und Überprüfen der Übungen durch den Physiotherapeuten
- Nachbetreuung

Dabei nutzt der Physiotherapeut das sogenannte Clinical Reasoning als klinisches Denk- und Entscheidungsmodell, das ihm seine eigene Hypothesenbildung bewusst macht und die Grundlage seines klinischen Handelns bildet.

Die physiotherapeutische Betreuung von Patienten mit Muskel- und Gelenkschmerzen innerhalb des Kraniomandibulären Systems bezieht auch die Untersuchung und Behandlung der kraniofazialen und kraniozervikalen Region sowie des kranialen Nervensystems mit ein.

Literatur

[1] Von Piekartz H. Kraniofaziale Dysfunktionen und Schmerzen. Untersuchung – Beurteilung – Management. Stuttgart 2001

[2] Von Piekartz H (Hrsg). Kiefer, Gesichts- und Zervikalregion. Neuromuskuloskelettale Untersuchung, Therapie und Management. Stuttgart 2005

[3] Jones M. Clinical Reasoning and pain. Manual Therapy 1995; 1:17-24

[4] Butler D. The sensitive nervous system. Adelaide 2000

[5] Hengeveld E. Clinical Reasoning in Manueller Therapie – eine klinische Fallstudie. Manuelle Therapie 1998; 2:42

[6] Gifford L, Butler D. The integration of pain science into clinical practice. The Journal of Hand Therapy 1997; 10:86

[7] Azin N. Habital reversal: a method of eliminating nervous habits and tics. Behav Res Therapy. 1973; 11:619

[8] Kraus S. Tongue-Teeth-Breathing-Swallowing exercise: Pad. Tacoma, Washington: Stretching charts, Inc. 1987

[9] Kraus S. Cervical spine influences on the management of TMD. In: Kraus S. Temporomandibular disorders. 2nd ed. New York 1994

[10] Oudhof H. Sutural growth. Acta Anat 1982; 112:58.

[11] Retzlaff E. Cranial bone mobility. J Am Osteopath assoc 1975; 74:138

[12] Proffit WR. Contemporary Orthodontics. 2nd edn. St. Louis 1993

[13] Bogduk N. Cervical causes of headache and dizziness. In: Grieve G (ed). Modern manual therapy. Edingburgh 1986

[14] Doursounian L. Dynamics of the junction between the medulla and the cervical spinal cord: an in vivo study in the sagittal plane by magnetic resonance imaging. Surg Radiol Anatomy. 1989; 11:313

[15] Breigh A. Adverse mechanical tension in the central nervous system. Stockholm 1960

[16] Soeira G. Microsurgical anatomy of the trigeminal nerve. Neurol Res 1994; 16 273

[17] Von Piekartz H. Features of cranial tissue as a basis for clinical pattern, recognition, examination and treatment. Manual Therapy and management. Oxford 2001

[18] Von Piekartz H. Neurodynamik des kranialen Nervengewebes. In: von Piekartz H (Hrsg). Kraniofaziale Dysfunktionen und Schmerzen. Untersuchung-Beurteilung Management. Stuttgart 2001

[19] Okeson JP. Neuropathic Pains; behavior of neuropathic pains. In: Bell's orofacial pains. 5th edition. Chicago 1995

[20] Rugh JD. A study of clinical rest position and jaw muscle activity. J Pros Dent 1981; 45:670

[21] Rocobado M. Biomechanical relationship of the cranial, cervical and hyoid regions. J craniomandibular practice. 1983; 1:62-63

[22] Hu J. Changes in neck electromyography associates with meningeal noxious stimulation. J Man Physiol Ther 1995; 18:577

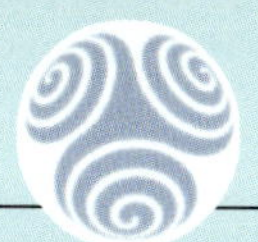

Osteopathie

Die Osteopathie ist ein eigenständiges Medizinsystem. Sie wurde ab 1875 von dem amerikanischen Arzt *Andrew Taylor Still* (1828-1917) entwickelt [1]. Mittlerweile wird die Osteopathie von Osteopathen und Ärzten auf der ganzen Welt angewendet. In den USA wird sie an eigenen Universitäten bzw. Colleges gelehrt. Der universitäre Abschluss „DO" (Doctor of Osteopathy) ist dort dem medizinischen Abschluss „MD" (Medical Doctor) gleichgestellt. Auch in Deutschland hat die Osteopathie große Verbreitung gefunden. Sie wird in sechsjährigen postgraduierten Ausbildungen an Ärzte, Zahnärzte und Physiotherapeuten vermittelt. Geprüfte Osteopathen können sich in eigene Register eintragen lassen. Der Autor dieses Buches ist Zahnarzt und Osteopath im Deutschen Register Osteopathischer Medizin (DROM). Der osteopathische Berufsverband in Deutschland (BAO) strebt derzeit die staatliche Anerkennung der Berufsbezeichnung „Osteopath" an [2].

Die Osteopathie ist Be-*hand*-lung „im wahrsten Sinne des Wortes": Sie beschäftigt sich mit der manuellen Untersuchung und Therapie von Form- und Funktionsstörungen des Fasziensystems. Ihr Ziel ist, durch die Behandlung die regulierenden und regenerativen Kräfte des Fasziensystems zu aktivieren und so die Ordnung und Integrität des Gesamtsystems wieder herzustellen. Ihre subtilen Techniken verlangen vom Osteopathen großes theoretisches und praktisches Wissen, Einfühlungsvermögen und außerordentliche taktile Fähigkeiten.

Als grundlegende Wissenschaftsgebiete dienen der Osteopathie vor allem die funktionelle und topografische Anatomie sowie die Physiologie und Pathologie des Bindegewebes. Auf dieser Basis bietet uns die Osteopathie Beschreibungen der systemischen Vernetzungen und Wechselwirkungen des Kraniomandibulären Systems mit anderen Teilen des Fasziensystems (siehe Kapitel 1). Und natürlich können wir osteopathische Techniken auch in der Untersuchung und Behandlung von Form- und Funktionsstörungen im Kraniomandibulären System einsetzen.

Manuelle Therapienformen sind so alt wie die Geschichte der Medizin. Bei allen großen Kulturvölkern wurden manuelle Behandlungstechniken angewendet. In

Was ist Osteopathie?

Be-*hand*-lung im wahrsten Sinne des Wortes

Medizinische Grundlagenfächer der Osteoapthie

Entwicklung der Osteopathie

westlichen Kulturen wurden manuelle Therapien vor allem in der Volksmedizin von Generation zu Generation weitergegeben. Erst *Andrew Taylor Still* baute dieses alte Wissensgut zu einer medizinischen Richtung aus und lehrte es ab 1892 an einer eigens geschaffenen akademischen Einrichtung: Der heute noch bestehenden American School of Osteopathy in Kirksville, Missouri, U.S.A.

Die Grundannahmen *Stills*

Still entwickelte die Osteopathie aus einer einfachen Beobachtung heraus: Bei der Erkrankung eines Organs ist die Beweglichkeit der umgebenden und funktionell mit dem erkrankten Organ zusammenhängenden Strukturen eingeschränkt. Die Blut- und damit Nährstoffversorgung ist durch die Beweglichkeitseinschränkungen behindert, ebenso die neurophysiologischen Afferenzen und Efferenzen. Einfache mobilisierende Manipulationen können die Beweglichkeit wieder herstellen und damit die Blut- und Nervenversorgung verbessern. Die regulierenden und regenerativen Kräfte des Organismus selbst können die Erkrankung ausheilen.

wissenschaftliche Studien

Seit 1917 *Louisa Burns* basierend auf den Untersuchungen von *Head* und *Mackenzie* (1873) die pathogenen Wirkungen einer vertebralen Beweglichkeitseinschränkung im Tierversuch nachweisen konnte, sind eine Vielzahl von Studien zur Untermauerung von *Stills* grundlegenden Annahmen durchgeführt worden. Besonders die klassischen Untersuchungen von *Korr* [3] sind bis heute richtungsweisend. Solche Studien setzen sich bis in unsere Zeit fort, und somit kann die Osteopathie heute als ein wissenschaftlich und politisch anerkanntes Medizinsystem gelten.

Die fünf Grundprinzipien der Osteopathie nach *Still*

Still hat fünf Grundprinzipien der Osteopathie aufgestellt. Sie können als Grundprinzipien der holistischen (systemischen) Betrachtungsweise in der Medizin und Biologie aufgefasst werden. Es ist die große intellektuelle Leistung *Stills*, das moderne systemische Denken schon vor 130 Jahren vorweg genommen zu haben:

1. Leben ist Bewegung

Uneingeschränkte Beweglichkeit ist die Grundfunktion lebender Systeme und ihrer Teilsysteme. Krankheit manifestiert sich immer in Bewegungseinschränkung (= osteopathische Dysfunktion). Osteopathie ist die manuelle Untersuchung der Beweglichkeit aller Körpersysteme (= Auffinden von Dysfunktionen) und die Wiederherstellung der Beweglichkeit mit manuellen Techniken.

2. Struktur und Funktion beeinflussen sich gegenseitig

Form und Funktion eines lebenden Systems sind immer voneinander abhängig und beeinflussen sich gegenseitig: Die Form bestimmt die Funktion unmittelbar. Mit einer aktuellen Form kann eine aktuelle Funktion ausgeübt werden. *Still*: „Die Struktur regiert die Funktion!" Die Funktion wirkt langfristig auf die Form zurück. Änderungen in der Funktion bewirken auf lange Sicht eine Veränderung der Form. Dies ist das Prinzip von Training und auch das Prinzip von ontogenetischer Entwicklung. *Still*: „Die Funktion formt die Struktur!"

3. Der Körper funktioniert als Einheit

Hier hat *Still* das grundlegende Prinzip der systemischen Theorie der Medizin und des systemischen Denkens überhaupt vorweg genommen: Das biologische System ist mehr als die Summe seiner Teilsysteme. Seine funktionelle Einheit ergibt sich

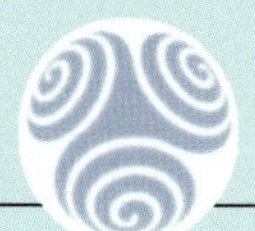

aus den geordneten Wechselwirkungen der Teilsysteme im Rahmen der Wechselwirkungen mit den Umweltsystemen. Nicht nur das biologische System funktioniert so, sondern die gesamte Schöpfung. Grundsätzlich ist alles mit allem vernetzt.

Mit dem „Gesetz der Arterien" meint *Still* die Notwendigkeit der Versorgung und Entsorgung der Körpergewebe mit Materie und Energie durch die Blutzirkulation. *Still* hat hier schon den erst später entdeckten grundlegenden pathologischen Prozess auf zellbiologischer Ebene angedeutet: die Mikrozirkulationsstörung durch Mikrokontraktur im interstitiellen Bindegewebe (siehe Kapitel 1).

4. Das Gesetz der Arterien

Auch hier nimmt *Still* systemisches Denken vorweg: Die Ordnung im biologischen System ist das Ergebnis von Selbstregulierung und Selbstorganisation. Spezialisierte Regulations- und Regenerationssysteme erhalten die Ordnung im System aufrecht: das Bindegewebe, das spezifische Immunsystem, das vegetative Nervensystem, das endokrine System. Es ist die Aufgabe der osteopathischen Behandlung, diese Kräfte freizusetzen und Selbstordnung zu ermöglichen – eigentlich das Grundprinzip jeglichen medizinischen Handelns.

5. Das Gesetz der Selbstheilung

Zur Zeit von *Still* beschränkte sich die Osteopathie auf die Untersuchung und Behandlung des muskuloskelettalen Systems – vor allem der Wirbelsäule. Nach und nach wurde die osteopathische Betrachtungsweise auf die anderen Teile des Fasziensystems ausgeweitet. In Kapitel 1 haben wir von der Entdeckung der Bewegung des duralen (kraniosakralen) Fasziensystems durch *Sutherland* gesprochen. *Sutherland* hat dieses Teilgebiet der Osteopathie als Kraniosakralosteopathie bezeichnet [4]. Mittlerweile wissen wir, dass die intrinsische Faszienbewegung (Motilität) durch die Einleitung rhythmischer und episodischer Kräfte ins Fasziensystem entsteht und überall im Fasziensystem (nicht nur in seinem duralen Teil) tastbar und behandelbar ist. Unsere Theorie der Faszienbewegung haben wir ebenfalls in Kapitel 1 dargestellt.

Osteopathie heute

Kraniosakralosteopathie nach *Sutherland*

Upledger [5, 6] hat die Kraniosakralosteopathie zur Kraniosakraltherapie weiterentwickelt. Sein besonderer Beitrag ist das so genannte *somato emotional release*. Basierend auf den Theorien von *Reich* [7] geht *Upledger* davon aus, dass sich psychoemotionale Traumata als Beweglichkeitseinschränkungen im Gewebe manifestieren. Durch manuelle Behandlung kann die Beweglichkeit wieder hergestellt werden, und die emotionale „Energie" wird frei. Tatsächlich beobachten wir in der Praxis, dass Patienten während der osteopathischen Mobilisierung mit lange „aufgestauten" Emotionen in Kontakt kommen. Es passieren bei manchen Patienten regelrechte Gefühlsausbrüche.

Kraniosakraltherapie nach *Upledger*

Die Viszeralosteopathie beschäftigt sich mit der manuellen Untersuchung und Behandlung des viszeralen Fasziensystems. Der französische Osteopath *Jean-Pierre Barral* hat mit seinen Arbeiten die Viszeralosteopathie als jüngstes Teilgebiet der Osteopathie begründet [9, 10, 11]. Mit dynamischen bildgebenden Verfahren hat er

Viszeralosteopathie nach *Barral*

Beweglichkeitseinschränkungen innerer Organe und die Möglichkeit der manuellen Wiederherstellung der Beweglichkeit dieser Organe nachgewiesen.

In Abbildung 19-1 und 19-2 sind Funktion und Dysfunktion eines Bewegungssystems schematisch dargestellt:

Abb. 19-1: Schematische Darstellung der Bewegungsgrenzen eines Bewegungssystems (aus [8])

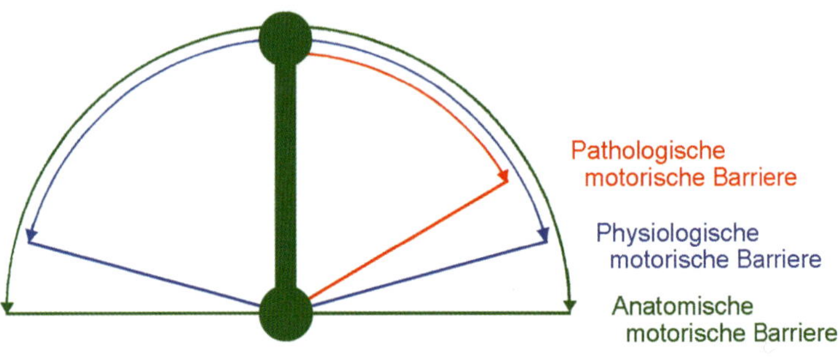

Abb. 19-2: Schematische Darstellung einer Dysfunktion am Beispiel einer Flexionsdysfunktion (aus [8])

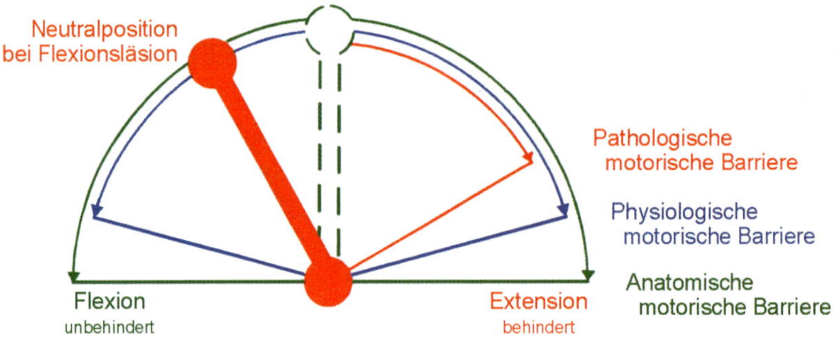

Das dargestellte Bewegungssystem funktioniert in zwei Bewegungsrichtungen. Das heißt: Ein „Knochen" kann in einem Gelenk von den entsprechenden Muskeln in eine bestimmte Richtung und in die Gegenrichtung bewegt werden. In unserem Beispiel in Flexion (= Beugung) und Extension (= Streckung). In beiden Richtungen

hat die Bewegung zwei natürliche Grenzen: Die anatomische motorische Barriere ist diejenige Bewegungsgrenze, die ohne Verletzung der anatomischen Strukturen (zum Beispiel Sehnen oder Gelenkkapseln) nicht überschritten werden kann. Die physiologische motorische Barriere ist diejenige Bewegungsgrenze, die durch die maximale physiologische Kontraktionsfähigkeit der beteiligten Muskeln bestimmt

ist. Die neutrale Ruhelage des Bewegungssystems liegt genau zwischen den beiden physiologischen Barrieren. Bei einer Dysfunktion des Bewegungssystems ist die

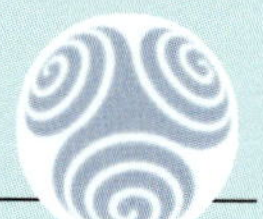

Beweglichkeit in einer Bewegungsrichtung durch irgendeinen Umstand begrenzt. Wir sprechen von einer pathologischen motorischen Barriere. Das Bewegungssystem nimmt dabei in Ruhelage eine Fehlhaltung in Richtung der uneingeschränkt beweglichen Gegenrichtung ein.

Fehlhaltung

Nach dieser Schonhaltung in Ruhe wird die Dysfunktion benannt. In unserem Beispiel: Die Extensionsbewegung ist behindert. Es besteht eine pathologische motorische Barriere in Richtung Extension. Die Ruhelage wird in Richtung Flexion eingenommen. In der Osteopathie wird die Dysfunktion nach der Schonlage benannt: Die dargestellte Dysfunktion heißt Flexionsdysfunktion. Das bedeutet: Die Flexion funktioniert unbehindert, die Extension ist behindert.

Schonhaltung

osteopathische Dysfunktion

Nun können wir daraus die therapeutischen Prinzipien ableiten: Als Ergebnis der osteopathischen Therapie muss die volle Beweglichkeit des Bewegungssystems wieder hergestellt sein. Dazu sind verschiedene Behandlungstechniken entwickelt worden. Die wichtigsten werden wir kurz beschreiben. Wir teilen die Behandlungstechniken in direkte und indirekte Techniken ein: Die direkten Techniken arbeiten direkt gegen die pathologische Bewegungsgrenze, die indirekten Techniken arbeiten weg davon. In unserer Praxis setzt die Anwendung dieser Techniken eine Mikroextensionsbehandlung mit Matrix-Rhythmus-Therapie voraus (siehe Kapitel 17): Wenn die Mikrokontrakturen im Bindegewebe des begrenzten Bewegungssystems extendiert sind, ist die osteopathische Wiederherstellung der vollen Beweglichkeit einfach, erfolgreich und nachhaltig.

Therapeutische Prinzipien und Behandlungstechniken in der Osteopathie

Mikroextension als Voraussetzung osteopathischer Behandlung

Die einfachste und überaus wirkungsvolle Technik ist die „Rhythmische Mobilisation". Dabei führt der Osteopath das Bewegungssystem immer wieder rhythmisch an die Bewegungsgrenze heran und wieder weg. Jedes Bewegungssystem und jeder Patient haben ihren eigenen Rhythmus. Diesen Rhythmus muss der Therapeut aufnehmen. Der Patient konzentriert sich auf eine tiefe Bauchatmung und entspannt sich dadurch zunehmend. Bei Schmerzen an der Bewegungsgrenze wird einige Rhythmen lang weg von der Grenze gearbeitet, um dann wieder an die Grenze heranzugehen. Der Therapeut geht in dem Maße über die Grenze hinaus, in dem sich der Patient und das Gewebe entspannen. Die „Rhythmische Mobilisation" eignet sich für Dysfunktionen des muskoloskelettalen und des viszeralen Systems.

direkte Behandlungstechniken

rhythmische Mobilisation

Der "high velocity thrust" ist in der Osteopathie die Technik des „Einrenkens". Der Patient wird so positioniert, dass sich das Bewegungssystem an seiner pathologischen Bewegungsgrenze befindet. Mit einer kurzen und schnellen Bewegung beschleunigt der Osteopath das Bewegungssystem über die pathologische Barriere hinaus. Die Bewegung muss so kurz sein, dass sie nicht an die anatomische Barriere herankommt. Sonst besteht die Gefahr der Verletzung. Im Unterschied zu chiropraktischen Techniken nutzen osteopathische „Thrust"-Techniken einen möglichst großen Hebel. Zudem wird durch Translation senkrecht zur Bewegungsrichtung versucht, das System so in Spannung zu bringen, dass die pathologische Barriere

„Thrust"-Techniken

mit einer kurzen Bewegung weit weg von der anatomischen Barriere überschritten werden kann. „Thrust"-Techniken werden bei Bewegungseinschränkungen des muskuloskelettalen Systems eingesetzt. Wir raten dazu, diese Techniken im Bereich der Halswirbelsäule nicht anzuwenden.

„Recoil"-Techniken

Beim „Recoil" führt der Osteopath das Bewegungssystem während des Ausatmens des Patienten an die Bewegungsgrenze heran und erhöht die Gewebespannung [8]. Beim Einatmen verhindert der Osteopath durch Halten des Gewebes an der Bewegungsgrenze, dass sich die Gewebespannung wieder verringert. Während dreier Atemzyklen erhöht sich die Gewebespannung beim Ausatmen immer mehr. Am Ende des dritten Ausatmens und unmittelbar vor dem nächsten Einatmen bewegt der Therapeut mit einem extrem schnellen und kurzen Impuls das Bewegungssystem über die Bewegungsgrenze und lässt mit dem Beginn des Einatmens das Gewebe „zurückschnellen". Die „Recoil"-Techniken werden im muskuloskelettalen und im viszeralen System angewendet.

indirekte Techniken
Muskelenergie-
techniken
nach *Mitchell*

Die Muskelenergietechniken nach *Mitchell* [12] werden in der Manuellen Medizin auch als „postisometrische Relaxation" bezeichnet. Sie werden bei Dysfunktionen im muskuloskelattalen System angewendet. Bei diesen Techniken führt der Therapeut das Bewegungssystem an seine Bewegungsgrenze. Dann wird der Patient angewiesen für drei bis fünf Sekunden das Bewegungssystem von der Bewegungsgrenze mit ungefähr 60 % seiner maximalen Muskelkraft weg zu bewegen, während der Therapeut dagegenhält, so dass sich das System nicht bewegt. So kommt es zu einer isometrischen Kontraktion. Wichtig ist, dass der Patient nicht zuviel Kraft anwendet. Nach drei bis fünf Sekunden gibt der Patient die isometrische Kontraktion auf und entspannt sich. Der Therapeut kann nun das Bewegungssystem passiv über die ursprüngliche Bewegungsgrenze hinausführen, bis er eine neue Grenze findet. Dort wird die isometrische Kontraktion wiederholt. Dies wird insgesamt dreimal durchgeführt.

Das neurophysiologische Prinzip der postisometrischen Relaxation: Unmittelbar nach isometrischer Kontraktion ist die Reizschwelle des Sehnen-Golgi-Apparats so stark erhöht, dass eine vorsichtige Dehnung der Sehnen nicht zu einem Kontraktionsreflex führt. Deshalb lässt sich das Bewegungssystem unmittelbar nach der isometrischen Kontraktion vom Osteopathen über die Bewegungsgrenze hinaus dehnen.

„Strain-
Counterstrain"-
Techniken
nach *Jones*

Bei der Strain-Counterstrain-Technik nach *Jones* [13] sucht der Osteopath zunächst einen myofaszialen Triggerpunkt des hypertonen Muskels auf, der für die Bewegungseinschränkung verantwortlich ist. Während er diesen Triggerpunkt mit einem Finger drückt, führt er das Bewegungssystem in eine extreme Schonhaltung weg von der motorischen Barriere. Dort kann sich der hypertone Muskel entspannen. Nach 90 Sekunden bewegt der Therapeut das System in seine Neutrallage zurück. Durch die Entspannung der Muskulatur ist die Beweglichkeit des Systems wieder

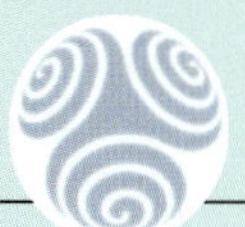

hergestellt. Die Strain-Counterstrain-Techniken eignen sich besonders bei Bewegungseinschränkungen im muskuloskelettalen System.

Das "Stillpoint Stacking" nach *Sutherland* [4] ist unsere Methode der Wahl im duralen Fasziensystem. Die Technik kann aber überall im Fasziensystem zur Entspannung von Geweben und damit zur Wiederherstellung der Beweglichkeit der entsprechenden Bewegungssysteme angewendet werden. Das zu behandelnde Gewebe wird zwischen den Händen gehalten. Nun wird nacheinander in allen drei Raumrichtungen der Punkt minimalster Gewebespannung (stillpoint) aufgesucht und gehalten. Sind alle drei Raumrichtungen „aufeinander gestapelt" (stacking), wird das Gewebe zusätzlich leicht komprimiert. Nach wenigen Sekunden bis einigen Minuten spürt der Osteopath eine deutliche Entspannung und ein „Weichwerden" des Gewebes. Die Technik kann so oft wiederholt werden, bis die volle Beweglichkeit wieder hergestellt wird.

Die Kontraindikationen osteopathischer Behandlungstechniken sind relativ. Besonders für die indirekten Techniken gibt es kaum Beschränkungen. Aber auch diese „sanften" Techniken sollten bei

* akuten Entzündungen, zum Beispiel Gelenkentzündungen,
* frischen Verletzungen, zum Beispiel Frakturen,
* Tumoren und Metastasen sowie
* fortgeschrittener Osteoporose

nicht angewendet werden.

Die Osteopathie ist ein wichtiger Teil unseres Netzwerks bei der interdisziplinären Behandlung von Patienten mit Muskel- und Gelenkschmerzen. Zahnärztliche bzw. kieferorthopädische Therapie und osteopathische Therapie ergänzen sich und sind aufeinander angewiesen:

* Der Zahnarzt/Kieferorthopäde erkennt mit Hilfe der Posturalneurologischen Grunduntersuchung, wann er die vertiefende Untersuchung und Behandlung beim Osteopathen auslösen muss (siehe Kapitel 11).

* Der Osteopath untersucht Kaumuskulatur und Kiefergelenke und inspiziert die Zahnstellung. Besonders achtet er auf Schliff-Facetten an den Frontzähnen (Bruxismus). Bei auffälligen Befunden löst er die vertiefende Untersuchung und Behandlung beim Zahnarzt bzw. Kieferorthopäden aus.

* Osteopathische Behandlungen müssen bei vorliegenden kraniomandibulären Form- und Funktionsstörungen durch Aufbiss-Schienen stabilisiert werden. Sonst werden schon beim nächsten Schlucken, Kauen, Knirschen und Pressen belastende Kräfte in das Fasziensystem eingeleitet und osteopathische Therapieergebnisse wieder zunichte gemacht.

- Die Registrierung der Unterkieferposition durch den Zahnarzt/Kieferorthopäden macht ohne osteopathische Vorbehandlung zur Vermeidung störender Krafteinleitungen aus dem Fasziensystem in das Kraniomandibuläre System keinen Sinn. Die osteopathische Vorbehandlung muss in räumlicher und zeitlicher Nähe zur Registrierung stattfinden.

- Die kieferorthopädische und die osteopathische Behandlung gehen „Hand in Hand". Beide lösen Form- und Funktionsstörungen im Fasziensystem auf und ergänzen sich in ihrer Wirkung. Jede kieferorthopädische Therapie sollte osteopathisch begleitet werden. Skelettale und dentoalveoläre Veränderungen beschleunigen sich bei begleitender osteopathischer Behandlung. Die kieferorthopädischen Behandlungsergebnisse bleiben stabiler.

Literatur

[1] Hartmann C (Hrsg.). Das große Still-Kompendium. Pähl 2002

[2] Hartwig B. Eckpunkte des Curriculums für Osteopathie in Teilzeitausbildung der „Bundesarbeitsgemeinschaft Osteopathie" (BAO). Osteopathische Medizin 2005; 6(1):6-8

[3] Korr IM. The Collected Papers of Irvin M. Korr. Newark 1989

[4] Sutherland WG. The Cranial Bowl. A Treatise Relating To Cranial Articular Mobility, Cranial Articular Lesions and Crabial Technic. Mankato 1939

[5] Upledger JE, Vredevoogd JD. Lehrbuch der CranioSacralen Therapie. 2., überarbeitete Auflage, Heidelberg 2003

[6] Upledger J. Craniosacral Therapy II. Beyond the Dura. Seattle 1987

[7] Reich W. Charakteranalyse. Köln 1989

[8] Ligner B, van Assche R. Gelenke der unteren Extremität. Mobilisation und Korrektur. Bildatlas der Osteopathie. Bad Kötzting 1993

[9] Barral JP, Mercier P. Lehrbuch der Viszeralen Osteopathie, Band 1. München 2001

[10] Barral JP. Lehrbuch der Viszeralen Osteopathie, Band 2. München 2005

[11] Barral JP. Viszerale Osteopathie in der Gynäkologie. München 2003

[12] Mitchell FL. The Muscle Energy Manual. East Lansing 1995

[13] Jones LH. Strain-Counterstrain. Osteopathische Behandlung der Tenderpoints. 2. Auflage, München 2005

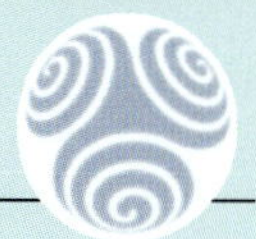

Funktionelle Orthopädie und Sensomotorik

Gregor Pfaff*

Die Systeme zur aufrechten Körperhaltung verbinden sich in einer Vielzahl von Regelkreisen. Die Bedeutung des Kraniomandibulären Systems, des Zell- und Gewebsstoffwechsels, des Fasziensystems, des visuell- und vestibulären Systems und der psychoemotionalen Einwirkungen werden an anderer Stelle dargestellt.

Funktionelle Orthopädie stellt die Zusammenhänge zwischen subjektiven Beschwerden, objektiven Befunden und übergeordneten Regelsystemen im Bewegungsapparat dar. Dieser neue Ansatz der konservativen Orthopädie stellt neurologisch-funktionelle Ursachen- und Wirkungszusammenhänge in den Mittelpunkt der Diagnostik, Untersuchung und Therapie. Dabei ist die Sensomotorik in all ihren Regelsystemen der Leitfaden zum fachübergreifenden, theoretischen und praktischen Behandlungsansatz.

Die sensomotorische Steuerung im gesamten Bewegungsapparat ist die *„just in time*-Regelleistung" von neurologischen Impulsen (Afferenz-Efferenz) für die Steuerung der Muskelkräfte (Agonisten/Antagonisten) zur Bewegung von Muskeln, Organen, Knochen und Gelenken. Beispielhaft kann man sich beim Einbeinstand die Zusammenarbeit verschiedener Regelsysteme verdeutlichen. Die Kopflagekontrolle wird über die räumliche Orientierung, über die vestibuläre Afferenz und die damit

Die Körperhaltung ist kein Zufall, sondern das Ergebnis des Zusammenspiels von Regelsystemen zur neuro-muskulo-skelettalen-psycho-emotionalen Balance!

Sensomotorische Steuerung *just in time*

* Dr. med. Gregor Pfaff ist niedergelassener Facharzt für Orthopädie.

Praxisschwerpunkt: Haltungs- und Bewegungsdiagnostik, funktionelle Orthopädie, Chirotherapie und manuelle Medizin, Kinderorthopädie, sportmedizinische Beratung, propriorezeptive Therapien, sensomotorische Einlagenversorgung. Er ist Ausbilder und Referent für Haltungs- und Bewegungsdiagnostik in Zusammenarbeit mit der Deutschen Akademie der Orthopäden und für den Berufsverband der Fachärzte für Orthopädie und Unfallchirurgie e. V. sowie 1. Vorsitzender der Gesellschaft für Haltungs- und Bewegungsforschung e. V., Mitglied in der Internationalen Gesellschaft für Orthopädische Schmerztherapie (IGOST). Seine Adressdaten sind: Orthopädische Privatpraxis für Haltungs- und Bewegungsheilkunde, Haimhauserstraße 1, Münchner-Freiheit, 80802 München, Tel: 0049-(0)89-33040303, Fax: 0049-(0)89-33040305, eMail: praxispfaff@web.de

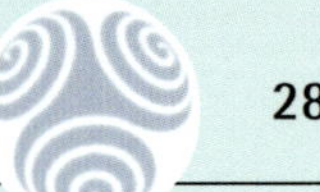

verknüpfte neuromuskuläre Halte- und Korrekturspannung der Nackenmuskulatur eingestellt. Zusätzlich werden über den Nervus trigeminus die Kraftverhältnisse an den Kiefergelenken (Gelenkrezeptoren, Mechanorezeptoren und Afferenz aus der bilaminären Zone) und den Kaumuskeln ausgewertet und in die Nackenspannung über Regelkreise zwischen C_0 und C_3 (oberstes bis drittes Zervikalsegment, die sogenannten Kopfgelenke) weitergeleitet. Bei der Organisation des Einbeinstandes bildet die Druckverteilung auf der Fußsohle die Basisinformation. Die gesamte sensorische Afferenz der Haut, der Mechanorezeptoren, der Gelenkrezeptoren, der Muskelspindelorgane und Sehnenorgane bildet eine nach kranial gerichtete Information. Diese Afferenz vermittelt dem Gehirn eine podale Rückmeldung (sekundäres Gleichgewichtsorgan der vestibulären Kontrolle). Die neuromuskuläre Kraftübertragung des Einbeinstandes hängt von der funktionellen Koordinationsfähigkeit und der muskulären Kraft der kurzen und langen sprunggelenkübergreifenden Fußmuskelgruppen ab.

Beispiel: Einbeinstand

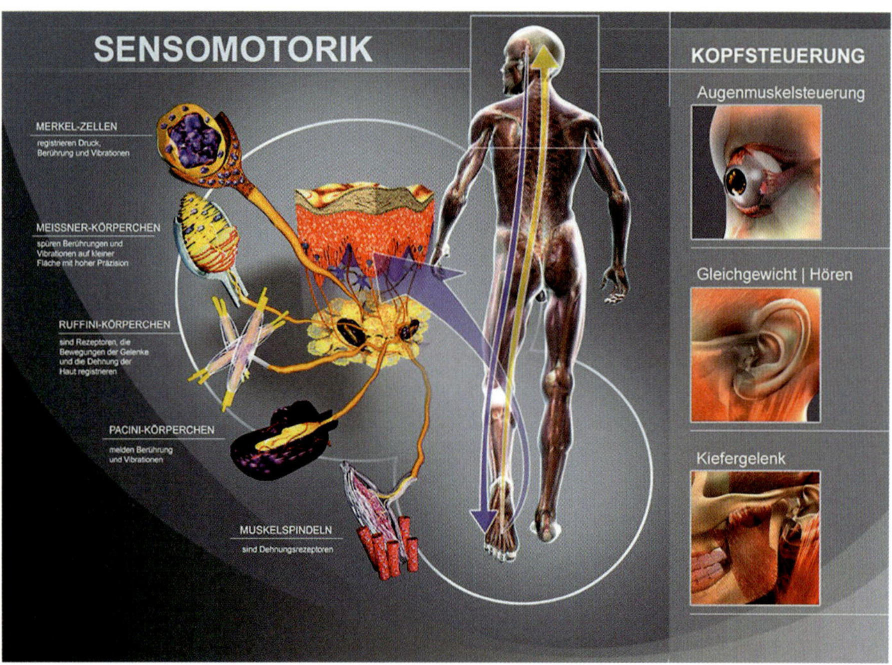

Abb. 20-1: Regelsysteme der Sensomotorik

Regelsysteme der Sensomotorik

In Abbildung 20-1 ist das Zusammenspiel der Kopfsteuerung mit der Fußsteuerung über Regelsysteme der Sensomotorik dargestellt. An den Füßen, Kiefergelenken und Kaumuskeln besteht die identische anatomische und neuromuskuläre Organisation. Die Verteilung von Mechanorezeptoren, Druckrezeptoren sowie Muskelrezeptoren an der Fußsohle, dem Nackenfeld, den Kaumuskeln und Augenmuskeln ist funktionsgerecht in sensorischen und motorischen Einheiten organisiert.

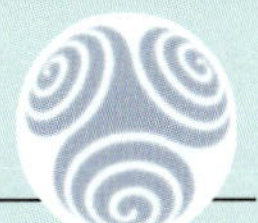

Als motorische Einheit wird eine motorische Nervenzelle mit allen Muskelfasern, die sie innerviert, bezeichnet. Je nach feinmotorischen Anforderungen kann die Anzahl der motorischen Einheiten variieren. Zum Beispiel finden sich an den äußeren Augenmuskeln, den tiefen Nackenmuskeln sowie den Kiefergelenkmuskeln ca. zehn Muskelfasern pro Nervenzelle, im Bereich der Extremitätenmuskulatur und des Rückens versorgt eine Nervenzelle bis zu 1000 Muskelfasern.

Die motorischen Einheiten werden dementsprechend nach Abgleich afferenter und efferenter Impulse aktiviert. Dies können neben der Propriorezeption auch viszerale Informationen der Muskulatur, der Eingeweide oder auch chemische/hormonelle Stoffe/Botenstoffe der Homöostase sein. Im Bereich der Skelettmuskulatur werden die Afferenzen durch inhibitorische und aktivierende Kontrollsysteme moduliert (z. B. *Renshaw*-Schleife).

Mit Ausnahme der Rückmeldung aus den Muskelspindeln werden alle Einflüsse zu einem spinalen Zwischennetzwerk (Interneuronen) über einfache oder auch mehrfache Verschaltungsebenen mit den motorischen Nervenzellen der Muskulatur verknüpft.

Die Vielfalt der vorhandenen Afferenzen und ihre komplexe Interaktion lassen eine Rückführung propriorezeptiver Eigenschaften auf nur eine Qualität weder ausreichend noch angemessen erscheinen.

Die Regulation der Körperhaltung gliedert sich in Kopf- und Fußsteuerung. Die mit der Kopfeinstellung verbundenen Regelsysteme sind:

- das räumliche/binokulare und scharfe Sehen,
- die 3D-Körperbalance und Gleichgewichtsregulation einschließlich des Hörens,
- das sogenannte „Nackenfeld", Kopfgelenke C_0-C_3 und kurze Nackenmuskeln,
- Kiefergelenke und Kaumuskulatur

Die Region der Kopfgelenke korrespondiert mit der Feineinstellung der Blickrichtung, des räumlichen Sehens, des räumlichen Hörens und des vestibulären Gleichgewichts. Darüber hinaus werden die Kopfgelenke über die vom Nervus trigeminus verschaltete Kau- und Nackenmuskulatur zwischen C_0 und C_3 zur Stabilisierung der Kieferbewegung und der Kaukräfte gesteuert.

Bei der klassischen orthopädischen körperlichen Untersuchung wird im Bewegungsapparat vor allem die Hardware, nämlich die Knochen, Gelenke, Bänder, Sehnen und das Muskelsystem, untersucht. Bei der Untersuchung der „harten Strukturen", der tastbaren Schmerzregionen oder von funktionell eingeschränkten Gelenken oder traumatisierten Strukturen verwertet der Arzt zusätzlich zu seinem Fachwissen die spontanen Rückmeldungen des Patienten.

Bei dieser symptomorientierten Untersuchungsweise kann in der Akutphase meistens eine direkte Diagnose erstellt werden und dementsprechend auch eine akut wirksame, symptomatisch kurzfristig wirksame Behandlung erfolgen.

Wenn es um funktionelle Krankheitsbilder geht, reicht es nicht aus, sich auf der Hardwareebene an Schmerzsymptomen zu orientieren. Insbesondere bei chronischen, rezidivierenden Erkrankungen im neuro-muskulo-skelettalen Zusammenspiel von Muskelketten und Afferenz-Efferenz-Regelsystemen kann man, frei nach *Harold Gelb*, formulieren: „Think Software first – then Hardware!"

Anamnese: Eine ausführliche Anamnese von Kopf bis Fuß ist die Basis einer erfolgreichen, ursachenzentrierten Untersuchung. Die Berücksichtigung der Laientheorie des Patienten über Schmerz- und Ursachenzusammenhänge hilft oft bei der Diagnostik und der Behandlungsplanung.

Orientierender Gesamteindruck: Stand und Gang, Kopfhaltung, Asymmetrien der horizontalen und vertikalen Ebenen im Bereich Augen, Ohren, Kieferknochen, Schulter, Becken, Knie und Füße. Darüber hinaus werden Wirbelsäulenverkrümmungen, Beinachsenfehler und Fußfehlstellungen berücksichtigt.

Grundfähigkeiten im Gleichgewicht: Einbeinstand, Unterberger-Tretversuch und differenzierte Stand- und Gangarten.

In Abhängigkeit von Auffälligkeiten wird eine HNO- oder neurologische Konsilliaruntersuchung veranlasst.

Fußmuskelfunktionen: Die propriorezeptiven Fähigkeiten und die neuromuskuläre Funktion (hyper-, hypo- oder normotone Reaktionsfähigkeit) der Füße werden durch einen spezifischen, sensomotorischen Koordinationstest nach *Omura* untersucht (Koordination, Kraft, Kontrolle). Die Fußmuskelaktivität wird im Sitzen, Stehen, bei aktiver Anspannung nach *Janda*, auf Weichboden und auf sensomotorischen Spezialeinlagen untersucht. Je nach Reaktion der sensomotorischen Koordinationsfähigkeit des Patienten werden die Fußmuskulatur und die motorische Leistungsfähigkeit der Füße bewertet.

Kraniomandibuläres System: Aus funktionell-anatomischer Sicht besteht kein Zweifel, dass sich die höchste Rezeptorendichte der Afferenz in der Kopfregion befindet. Darunter versteht man die Propriorezeption der Kopfgelenke, der Kiefergelenke, der Kau- und Nackenmuskulatur sowie der Augen (ca. 40 bis 70 % der gesamten Propriorezeption des Körpers kommt aus den vorgenannten Strukturen). Von vielen Autoren wird die funktionelle Einheit von Kopf- und Kiefergelenken sowie der Wirbelsäule einschließlich des Beckens inzwischen bestätigt. Die Kopfgelenke, das Nackenfeld und der sogenannte Trigeminuskomplex beeinflussen sich gegenseitig. Das Kraniomandibuläre System wird nach Zustand und Stellung der Zähne, nach Überbiss, Tiefbiss und Kreuzbiss hinweisdiagnostisch beurteilt. Die manuelle Untersuchung umfasst das Abtasten der Kiefergelenke und der Kaumuskulatur insbesondere des Musculus masseter und des Musculus temporalis. Die Kieferöffnung wird sowohl in der Bewegung als auch im maximalen Abstand der Zahnreihen des Oberkiefers und des Unterkiefers beurteilt.

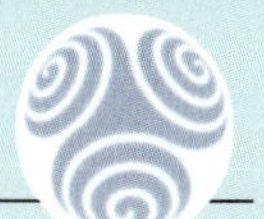

Mit dem oben genannten speziellen sensomotorischen Koordinationstest nach *Omura* werden die Kieferfunktion und die Okklusion hinweisdiagnostisch beurteilt.

Untersuchung des binokularen Sehens: Hierbei werden Fähigkeiten wie z. B. das Ballfangen, die präzise Auge-Hand-Koordination und Beschwerdebilder wie Kopfschmerzen bei visueller Anstrengung und versteckte muskuläre Dysbalancen der Augen untersucht.

Zunächst wird ganz klassisch das Konvergenzverhalten, die Konsensualität und der Nystagmus untersucht. Die Bedeutung der Augenbewegung wird dadurch deutlich, dass hier drei Gehirnnerven für die Feinsteuerung des Schauens eingesetzt werden, um schlussendlich die Qualität des Sehens und der optisch präzisen Bildgebung sicher zu stellen: Nervus oculomotorius (III), Nervus trochlearis (IV) und Nervus abducens (VI) für die Motorik, Nervus opticus als reiner Sehnerv.

Nach Beurteilung der oben genannten schulmedizinisch-organischen Fähigkeiten erfolgt die sensomotorische Koordinationstestung bei geschlossenen Augen, bei offenen Augen in Bewegung bzw. bei Blickeinstellung auf ca. zwei Meter und dann im absoluten Nahbereich. Bei Auffälligkeiten wird die organische Untersuchung der Augen durch einen Augenarzt und bei dynamischen Dysfunktionen die Mituntersuchung durch einen qualifizierten Augenoptiker oder Optometristen veranlasst.

Bei den bildgebenden Verfahren zur Haltungsanalyse hat sich die dreidimensionale, lichtoptische Wirbelsäulenvermessung bewährt. Durch die Darstellung der Körperoberfläche anhand von Licht- und Schattenrastern kann man muskuläre Dysbalancen, skelettale Asymmetrien und Variationen dieser Körperhaltung in Abhängigkeit von der Spannung der Fußmuskulatur, Veränderungen der Beinlängen oder auch durch Aktivierung des Kraniomandibulären Systems erkennen.

bildgebende Verfahren zur Haltungsanalyse Lichtoptische 3D-Vermessung

Gleichermaßen geeignet ist zur Dokumentation von funktionellen orthopädischen Zusammenhängen die Oberflächen-Elektromyographie. Sowohl im Bereich der Fußmuskulatur, der Skelettmuskulatur und der orofazialen Muskulatur kann diese Muskeltonusmessung eingesetzt werden. Hierbei werden die Muskelspannungen in Mikrovolt an den oberflächlich zugänglichen Muskeln im Seitenvergleich gemessen (maximal acht Ableitungen). Die Ergebnisse zeigen muskuläre Dysbalancen in Abhängigkeit von Funktionseinflüssen der normalen Haltung, der Fußmuskelspannung oder von Funktionsänderungen im Kauapparat deutlich an.

Oberflächen-Elektromyographie

Bei ca. 80 % der Patienten finden sich sowohl im Kraniomandibulären System als auch im übrigen Bewegungsapparat muskuläre Dysbalancen. Diese Störung der Hardware ist Folge sensomotorischer Softwarestörungen der Regelkreise. Die dadurch ausgelösten funktionellen Beschwerden werden bisher überwiegend durch Krankengymnastik und physiotherapeutische Maßnahmen behandelt (siehe Kapitel 18). Im Akutzustand werden Therapien lokal und symptomorientiert ange-

Therapiemethoden der Funktionellen Orthopädie

wandt. Dies führt zu kurzfristigen, symptomatischen Beschwerdebesserungen ohne ursächlich die neurophysiologischen Regelsysteme zu beeinflussen.

Funktionelle Behandlung der aufsteigenden Muskelketten

Posturale und phasische Muskeln sind in neuro-myofaszialen Ketten angeordnet. Diese Erkenntnis basiert auf den Untersuchungen von *Sharingten, Buscett, Levit* und *Janda*. Aktuell werden sie darüber hinaus durch Trainingskonzepte wie zum Beispiel Spiraldynamik® nach *Larsen* bestätigt. In der Osteopathie kennt man darüber hinaus das kraniosakrale und das viszerale System (siehe Kapitel 19).

Propriozeption der Fußsohle

Die Fußsohle bietet durch ihre faszinierende Anatomie ein neuromuskuläres Rezeptorenfeld von außergewöhnlichen Fähigkeiten. Es finden sich hier verdichtet Nervenendigungen zur Oberflächensensibilität, Tiefensensibilität, Vibrationsempfindungen, Druckempfindung sowie Kälte- und Schmerzdifferenzierung. In der Anatomie des podalen Bewegungsapparates finden sich zusätzlich Gelenkrezeptoren, Muskelspindelorgane, Dehnungsrezeptoren und freie Nervenendigungen. Neben der sensitiven und taktilen Gnosis der Fußsohle (Software) findet sich auf Seiten der Hardeware ein komplexer Band- und Muskelapparat von über einhundert Muskeln, Sehnen und Bändern und ein stabiler, passiver Knochenapparat von 26 Einzelknochen mit einer weit darüber hinausgehenden Anzahl von Gelenkverbindungen. Tatsächlich besteht zwischen der Fußposition und der Körperzentrik im Raum ein unmittelbares und sich ständig im Abgleich befindliches Zusammenspiel von Software und Hardware. So ist unschwer zu erkennen, dass jeder geordnete Schritt und jede Bewegung im Raum mittels der Gesamtkoordination zwischen räumlichem Sehen, vestibulären Fähigkeiten, Zentrik der Kiefergelenke und der Einstellung des Nackenfeldes genau mit der Stellung der Füße im Raum abgestimmt sein muss.

Fußmuskelinsuffizienzen

In unserem soziokulturellen Umfeld entstehen Fußmuskelinsuffizienzen durch nicht fußgerechte Bodenverhältnisse (horizontale, glatte, harte Oberflächen), durch zu wenig Bewegung sowie durch falsches Schuhwerk. Das sensomotorische Zusammenspiel der posturalen Regelsysteme wird dadurch ursächlich und zunächst unmerklich gestört.

Aufsteigende, myofasziale und neuro-muskulo-skelettale Fehler sind entsprechend die Folge. Als Befunde sind unter anderen variable Beinlängendifferenzen, Myoarthrotendinosen wie zum Beispiel die Chondropathia patellae oder die Bursitis trochanterica zu nennen. Aber auch Störungen im Kopf-Hals-Nackenbereich, des lumbosakralen Übergangs, im Bereich des Beckens und der Iliosakralgelenke zählen zu funktionellen Störungen. Über das Oberflächen-Elektromyogramm lassen sich Fehlfunktionen der Füße bis in den Nacken- und Kaumuskelbereich als aufsteigende Muskelketten nachweisen. Die neuromuskulären, sensomotorischen Fähigkeiten der Fußmuskulatur bzw. der Füße sollten auch von einem Zahnarzt nicht außer acht gelassen werden.

propriozeptive Einlagesohlen

Therapeutisch nutzt man diese Zusammenhänge über die Stimulation der aufsteigenden Muskelketten durch aktivierende Einlagen (Abbildung 20-2). Die Füße stel-

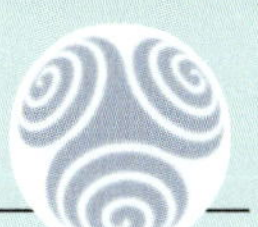

len dabei in ihrer sensomotorischen Funktion Schritt für Schritt die dynamische Balance der Körperhaltung sicher. Diese verknüpft sich mit der sensorischen Information des Fußes zur Gleichgewichtswahrnehmung und der Beurteilung der Bodenverhältnisse mit dem zentralen Gleichgewicht und der Kopfsteuerung. Die Stärken der Fußmuskulatur werden damit zur koordinativen Verbesserung des Bewegungsmusters bzw. des Bewegungsapparates beitragen.

Abb. 20-2: Propriozeptive Einlegesohlen – MedreflexX

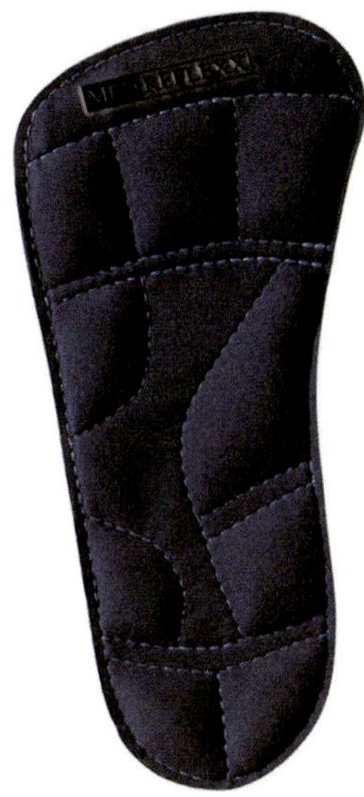

Um die Funktionalität der Koordination und Kraftverhältnisse am Fuß zu verbessern, haben sich diese sensomotorischen Spezialeinlagen nach neuromuskulären Kriterien bewährt. Aus der klinischen Erfahrung ist in den meisten Fällen eine Versorgung mit afferenzverstärkenden, sensomotorischen Sohlen günstig bzw. angebracht. Dem gegenüber ist die Ruhigstellung der Fußmuskulatur und die Bevorzugung der skelettalen Ordnung auf harten, gewölbestützenden und umfassenden Einlegesohlen als Störung der sensomotorischen Regelsysteme anzusehen.

Neben der ausführlichen Anamnese, der ganzheitlichen Wahrnehmung des Patienten als neuro-muskulo-skelettale-psycho-emotionale Realität wird die Haltungs- und Bewegungskoordination des Patienten ausführlich analysiert. Myoarthropathien, muskuloskelettale Dysbalancen, Wirbelsäulenfehlformen, Fuß-, Bein- und Beckenfehlstellungen und einseitige Schmerzsymptome von Kopf bis Fuß werden nicht als zufällig, sondern als sensomotorische, psycho-emotionale, vegetative oder stoffwechselbedingte Funktionsstörungen aufgefasst. Die dafür notwendigen neuroorthopädischen Untersuchungen sind fachübergreifend und bedürfen schlussendlich auch der interdisziplinären Kooperation zur Therapie.

interdisziplinäre Untersuchungs- und Behandlungsstrategie

Dies bedeutet für den Zahnarzt, dass orofaziale Schmerzen Ausdruck einer neuromuskulären Dysbalance des gesamten oben genannten Regelsystems sein können. Dabei interagieren sowohl der Kopf, die Wirbelsäule, das Becken und die Füße in aufsteigenden und absteigenden Regelkreisen der Sensomotorik.

Bei entsprechenden Befunden ist die interdisziplinäre Kooperation mit ausgebildeten Ärzten erforderlich. Hierbei bietet das oben genannte Untersuchungssystem der Haltungs- und Bewegungsdiagnostik, welches vom Verein für Haltungs- und Bewegungsforschung e.V. unterstützt und angeboten wird, einen fachübergreifenden Untersuchungs- und Behandlungsansatz.

Im gesamten Bundesgebiet finden sich über einhundert interdisziplinär ausgebildete Experten, vorwiegend Orthopäden. Der Autor ist Ausbilder für Haltungs- und Bewegungsdiagnostik des Berufsverband der deutschen Orthopäden und Unfallchirurgen und der Akademie deutscher Orthopäden. Die Kurse werden über die Landesärztekammer zertifiziert.

Vertiefende Literatur

- Ahlers NO, Jakstat HA. Kurs klinische Funktionsanalyse, 2. Auflage. Hamburg 2001

- Larsen C. Füße in guten Händen. Stuttgart 2003

- Larsen C. Gut zu Fuß ein Leben lang. Stuttgart 2005

- Lewit K. Manuelle Medizin. München 2007

- Myers T. Anatomy Trains, Myofasziale Meridiane. München 2004

- Pfaff G. Beurteilungskriterien und Referenzwerte der videorasterstereographischen 3D-Rückenoberflächenvermessung bei Kindern, Dissertation. München 2005

- Blech J. Bewegung. München 2007

- Bricot B. Die globale Reprogrammierung des Haltungssystems, Marseille 2006

- Burk AR. Augenheilkunde. Stuttgart1995

- Dörner K. Der gute Arzt, Lehrbuch der ärztlichen Grundhaltung. Stuttgart 2003

- Frisch H. Programmierte Untersuchung des Bewegungsapparates. Berlin 2001

- Garten H. Lehrbuch Applied Kinesiology. München 2004

- Götz-Neumann K. Gehen verstehen, Ganganalyse in der Physiotherapie. Stuttgart 2006

- Heisel J. Neurologische Differenzialdiagnostik. Stuttgart 2007

Traditionelle Chinesische Medizin

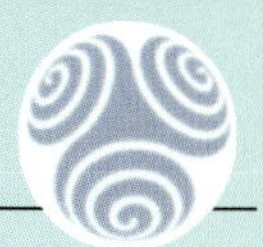

In Kapitel 2 haben wir dargestellt, wie das biologische System „Mensch" sich selbst organisiert und reguliert: Jeglicher Systemzustand ist Ausdruck der Regulation, Adaption und Kompensation innerer und äußerer Wechselwirkungen des Systems unter genetischen Rahmenbedingungen. Aber die Erfahrung zeigt: Trotz der Komplexität des biologischen Systems „Mensch" ist die Zahl der möglichen Systemzustände als Ausdruck seiner Selbstorganisation und Selbstregulation begrenzt. Das biologische System „Mensch" kann sich nur in einer begrenzten Zahl von Kombinationen (Mustern) aus Symptomen, Befunden und Störfaktoren organisieren. Dieses Phänomen hat das alte Kulturvolk der Chinesen schon vor über 2000 Jahren entdeckt und sein eigenes Medizinsystem darauf aufgebaut. Seit ungefähr 60 Jahren werden in China bestimmte Teile dieses Medizinsystems an eigenen Universitäten gelehrt und als Traditionelle Chinesische Medizin (TCM) bezeichnet. Schon kurze Zeit später verbreitete sich die Akupunktur als eine Behandlungsmethode der TCM im Westen. Aber TCM ist mehr als Akupunktur. Ungefähr nur 10% der TCM-Behandlungen in China werden mit Akupunktur durchgeführt. Das wichtigste Verfahren der TCM ist die Arzneimitteltherapie. In China werden 80-90% der Behandlungen mit Dekokten und anderen Darreichungsformen aus Naturstoffen, vor allem Kräutern, durchgeführt.

Im Jahr 1987 begründete mein Schwiegervater *Anton Staudinger* die Erste Deutsche Klinik für TCM in unserem Heimatort Bad Kötzting. In Kooperation mit der Universität für TCM in Beijing (VR China) wird die Klinik seit 1991 betrieben: Chinesische Professoren dieser Universität sind an unserer Klinik tätig und behandeln westliche Patienten. So war und bin ich in der Lage, die TCM aus originalen Quellen an meinem Heimatort zu studieren. Besonders der erste Chefarzt der chinesischen Delegation, Professor *Liao Jiazhen*, wurde mein väterlicher Freund und Lehrer. Durch Videostudien, Interviews und schriftliche Ausarbeitungen von Professor *Liao* konnten der deutsche Chefarzt der Klinik *Stefan Hager* und ich die grundlegenden und speziellen Vorgehensweisen von Professor *Liao* herausarbeiten, die ich weiter unten beschreiben werde. Im Sinne eines wissenschaftlichen Qualitätsmanagements wurden an der Klinik die Behandlungsergebnisse der chinesischen Kollegen von Anfang an systematisch dokumentiert und statistisch bewertet. Die Auswertungen werden in jährlichen Klinikberichten und wissenschaftlichen Artikeln veröffentlicht.

Die Anwendung der TCM bietet dem Therapeuten

- durch eine ganzheitliche Erhebung von Symptomen, Befunden und Belastungen die Erstellung einer systemischen Problemliste,

- eine systemische Wertung dieser Probleme durch Mustererkennung (Chinesische Diagnose und Therapieplan) und

- eine spezifische Therapie der identifizierten Muster.

Sie erfüllt damit die Bedingungen einer systemischen Vorgehensweise und wird von uns als systemische Behandlung bei Patienten mit chronisch-rezidivierenden Erkrankungen eingesetzt – auch und besonders bei Patienten mit Muskel- und Gelenkschmerzen. Ihre wichtigsten Indikationen und Kontraindikation sind in Tabelle 21-1 bzw. 21-2 dargestellt, wobei die Kontraindikationen immer relative Kontraindikation sind. Zumindest als adjuvante Therapie können die Therapieverfahren der TCM immer eingesetzt werden. Aber auch wenn die TCM als alleiniges Medizinsystem eingesetzt wird, gilt bei jedem Patienten:

> Die Diagnostik der westlichen Medizin ist obligat.

Tab. 21-1: Die wichtigsten Indikationen der TCM

Chronische Schmerzerkrankungen
Erkrankungen des Stütz- und Bewegungsapparats
Hauterkrankungen
Erkrankungen der Lunge und der Atemwege
Herz-Kreislauferkrankungen
Magen-Darm-Erkrankungen
Urogenitale Erkrankungen
Gynäkologische Erkrankungen
Neurologische Erkrankungen
Bluterkrankungen
Stoffwechselerkrankungen
Tumorerkrankungen
Augenerkrankungen
Kinderkrankheiten
Zahn-, Mund- und Kiefererkrankungen

<table>
<tr><td>Tab. 21–2: Kontraindikationen der TCM-Verfahren</td></tr>
</table>

Chirurgische Indikationen
Erbkrankheiten
Schwangerschaft
Geisteskrankheiten
Mangelkrankheiten
Tumorerkrankungen

Im Folgenden beschreiben wir die grundlegende Vorgehensweise eines TCM-Arztes. Wir haben diese Vorgehensweise als den Grundlegenden Prozess der TCM bezeichnet [1, 2] (Abbildung 21-1).

Abb. 21-1: Der Grundlegende Prozess der TCM

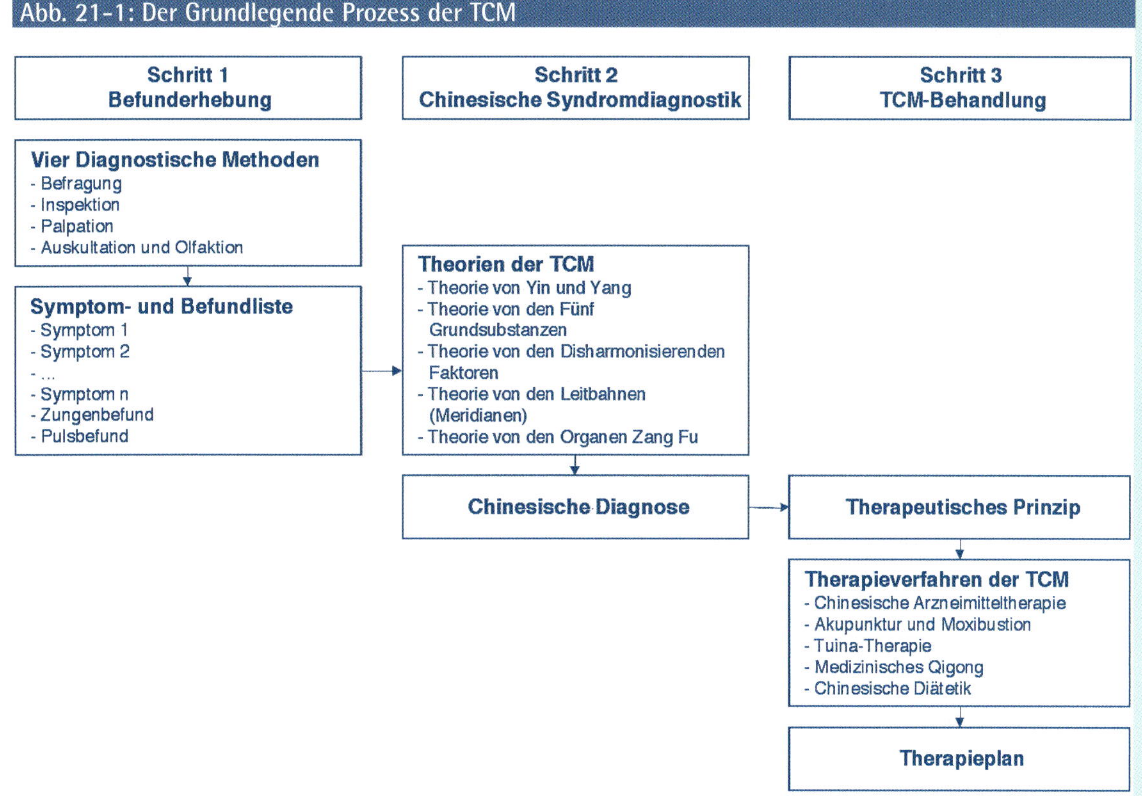

Schritt 1:
Befunderhebung

Der erste Schritt eines TCM-Arztes am Patienten ist die Befunderhebung. Nur mit seinen fünf Sinnen „bewaffnet" erhebt er ganzkörperliche und auch psychische Symptome und Befunde. Er fragt auch nach den Lebensumständen und möglichen Belastungen des Patienten. Die Befunderhebung wird in der TCM als die Anwendung der „Vier diagnostischen Methoden" bezeichnet:

die „Vier diagnos-
tischen Verfahren"

- Befragung
- Inspektion
- Palpation
- Auskultation und Olfaktion

systemische
Problemliste

Am Ende der Befunderhebung steht eine (schriftliche) Liste von Symptomen, Befunden und Belastungen – eine systemische Problemliste.

Schritt 2:
Chinesische
Syndromdiagnostik

Die erhobenen Symptome, Befunde und Belastungen kommen nie in willkürlichen oder zufälligen Kombinationen miteinander vor, sondern immer in bestimmten Kombinationen, die wir als Symptom- und Befundmuster bzw. Syndrome identifizieren und mit einer so genannten Chinesischen Diagnose bezeichnen können: Dies geschieht in einem algorithmischen Entscheidungsweg in sieben Schritten [1] durch die Anwendung der Theorien der TCM (siehe Tabelle 21-3). Eine Chinesische Diagnose ist also nichts anderes als ein Name bzw. ein Code für eine bestimmte Kombination von Symptomen, Befunden und Belastungen. Die Benennung einer solchen Kombination mit einer Chinesischen Diagnose auf der Basis der Theorien der TCM wird als Chinesische Syndromdiagnostik bezeichnet.

Tab. 21-3: Die Theorien der TCM, die für die Chinesische Syndromdiagnostik relevant sind
Theorie von Yin und Yang
Theorie von den Fünf Grundsubstanzen
Theorie von den Disharmonisierenden Faktoren
Theorie von den Leitbahnen (Meridianen)
Theorie von den Organen Zang Fu

Schritt 3:
TCM-Behandlung

Anhand der Chinesischen Diagnose wird nun im dritten Schritt ein antagonistisches Therapeutisches Prinzip formuliert. Aufgrund dessen werden diejenigen Therapieverfahren ausgewählt, die das Therapeutische Prinzip erfüllen. Letztendlich mündet der Grundlegende Prozess der TCM in einen (schriftlichen) Therapieplan, der dann in der Praxis umgesetzt wird. Wir sprechen dann von Chinesischer Syndromtherapie [2]. Dazu stehen uns fünf Therapieverfahren zur Verfügung (Tabelle 21-4).

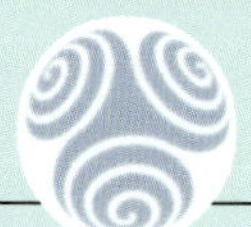

Tab. 21-4: Die Therapieverfahren der TCM
Chinesische Arzneimitteltherapie: Kräuter und andere Naturstoffe Akupunktur und Moxibustion: Stechen und Brennen Tuina-Therapie: Chinesische Manuelle Therapie Medizinisches Qigong: Meditative Atem- und Bewegungsübungen Chinesische Diätetik: Ernährung und Lebensführung

Die Chinesische Syndromdiagnostik ist also der wichtigste Schritt, um die geeigneten und richtigen Therapieverfahren der TCM an den Patienten mit seinen tatsächlichen Symptomen, Befunden und Belastungen zu bringen. Nur durch diesen Schritt können die Therapieverfahren der TCM ihre volle Wirksamkeit entfalten. Die Formulierung einer Chinesischen Diagnose ist also die eigentliche intellektuelle Leistung des TCM-Arztes. Wenn die Chinesische Diagnose stimmt, ist es relativ einfach die geeigneten Therapiestrategien zu entwickeln und umzusetzen.

Die Formulierung der Chinesischen Diagnose ist der wichtigste und schwierigste Teil der TCM!

Basierend auf den Informationen von Professor *Liao*, der einschlägigen TCM-Literatur und der Lehrerfahrung in meinen Kursen habe ich den Entscheidungsweg in sieben Schritten zur Formulierung einer Chinesischen Diagnose entwickelt [1]. Es handelt sich um einen schnellen, sicheren und vor allem praxisbezogenen Weg, um die richtige Chinesische Diagnose zu finden. Jeder Arzt oder Therapeut, der sich ernsthaft mit der TCM beschäftigen will, kann diesen Weg leicht erlernen und somit sehr schnell und sicher an konkreten Patientenfällen die Grundlage für eine erfolgreiche Behandlung mit den Verfahren der TCM schaffen.

in sieben Entscheidungsschritten zur Chinesischen Diagnose

Im Sinne der Systemsicht des Menschen äußert sich die gestörte Ordnung im biologischen System „Mensch" in Symptomen, Befunden und Belastungen. Die Chinesische Syndromdiagnostik bietet die faszinierende und für die Praxis sehr wichtige Möglichkeit, den Unordnungszustand (= Krankheit) des biologischen Systems „Mensch" ganzheitlich und umfassend zu beschreiben. Daran anschließend gibt uns die Chinesische Syndromtherapie Verfahren in die Hand, mit denen durch gezielte therapeutische Interventionen die Selbstregulations- und Selbstorganisationsfähigkeit des Systems angeregt wird, die Ordnung (= Gesundheit) im System wiederherzustellen. Somit ist die TCM, obwohl sie auf Jahrtausende alten Prinzipien und Denkmodellen beruht, die aus unserer heutigen Sicht als präwissenschaftlich bezeichnet werden müssen, nach den Maßstäben der modernen System- und Biowissenschaften wissenschaftlich und praxisbezogen hochaktuell.

Chinesische Syndromdiagnostik und Syndromtherapie unter dem Gesichtspunkt des Systemdenkens

Dies gilt umso mehr, als die Chinesische Syndromdiagnostik nicht nur den Status quo eines menschlichen Systems angibt, sondern auch in der Lage ist, die zeitlich-dynamischen Prozesse der Ätiologie und Krankheitsentwicklung (Pathogenese) menschlicher Krankheitszustände zu beschreiben und für therapeutische Entscheidungen nutzbar zu machen: Syndrome entwickeln sich im Laufe der Zeit und unter

Syndromnetzwerke

bestimmten Bedingungen in andere Syndrome weiter. Diese zeitlich-dynamischen Zusammenhänge lassen sich grafisch in so genannten Syndrom-Netzwerken darstellen [1]. Die Syndrom-Netzwerke zeigen also die chronologische Entwicklung eines Krankheitszustands ebenso wie seine mögliche zukünftige Weiterentwicklung. Die daraus gewonnenen Informationen sind für die an der Ätiologie orientierte Beratung, die Behandlung des derzeitigen Zustands und für präventive Maßnahmen gleichermaßen von Bedeutung.

wissenschaftliche Perspektiven

In diesem Sinne bestehen vielfältige Möglichkeiten einer zukünftigen wissenschaftlichen Erforschung der TCM, die für die Medizin insgesamt sehr relevant und nützlich sein werden: Ausführliche, longitudinale Beobachtungsstudien bei vielen Probanden über einen sehr langen Zeitraum werden diese ätiologischen und pathogenetischen Entwicklungsprozesse von Krankheitszuständen (Symptom- und Befundkombinationen) nachweisen. So wird das, was in der TCM durch Empirie schon seit Jahrtausenden bekannt ist, auch in der Westlichen Medizin zu wichtigen Erkenntnissen bezüglich Behandlungsentscheidungen und Entscheidungen zu prophylaktischen Maßnahmen führen.

Neben dem Grundlegenden Prozess der TCM haben wir, wie schon erwähnt, bei den Videostudien, Interviews und Ausarbeitungen von Professor *Liao* auch seine speziellen, indikationsbezogenen Denk- und Entscheidungsprozesse identifiziert. Diese Prozesse bilden sein tatsächliches Vorgehen in der täglichen Praxis ab: Abhängig von einem Leitsymptom oder einer westlichen Diagnose des Patienten kommt für Professor *Liao* nur eine begrenzte Anzahl von Chinesischen Diagnosen infrage, zwischen denen er differenzieren muss. Durch diese Begrenzung beschleunigt sich der Prozess der Chinesischen Syndromdiagnostik deutlich.

spezielle Prozesse der TCM

Mittlerweile wissen wir, dass alle TCM-Experten so vorgehen, jeder aber seine eigenen, behandlerspezifischen Denk- und Entscheidungsprozesse hat, die sich von denen anderer Experten mehr oder weniger stark unterscheiden können. Wir haben diese Prozesse als Spezielle Prozesse der TCM bezeichnet, da sie indikationenspezifisch und gleichzeitig behandlerspezifisch sind (Abbildung 21-2). Das heißt, dass es für jedes Leitsymptom bzw. jede Westliche Diagnose abhängig von dem jeweiligen TCM-Experten ein bisweilen unterschiedliches Spektrum von infrage kommenden Chinesischen Diagnosen gibt. Während der Grundlegende Prozess der TCM das grundlegende Vorgehen aller Experten ist, beschreiben die Speziellen Prozesse der TCM die verschiedenen, expertenabhängigen „Stilrichtungen" der Diagnose und Therapie. Auch die meisten klinischen Bücher über TCM sind indikationsbezogen strukturiert, das heißt: jedes Buchkapitel beschreibt die individuelle Syndromdifferenzierung und syndromabhängige Therapie des jeweiligen Autors/Experten bezüglich eines bestimmten Leitsymptoms bzw. einer bestimmten westlichen Diagnose.

wissenschaftliche Perspektiven

Zukünftige wissenschaftliche Untersuchungen mit ausführlichen Befunderhebungen und statistischen Faktorenanalysen bei bestimmten Leitsymptomen bzw. westlichen Diagnosen werden die Existenz von indikationsabhängigen Symptom-

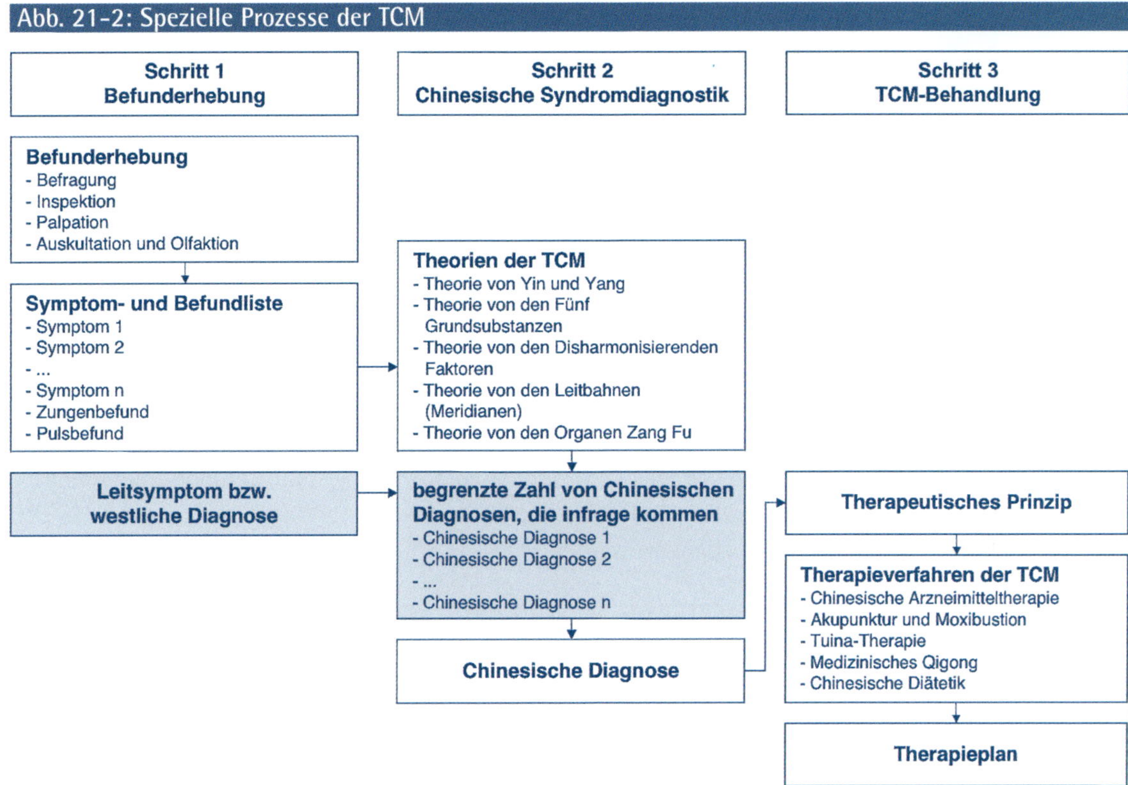

und Befundkombinationen nachweisen und somit belegen, was die Empirie der Chinesischen Medizin seit Jahrtausenden weiß und therapeutisch nutzbar macht.

Bei der Behandlung von Patienten mit Muskel- und Gelenkschmerzen ist die Chinesische Leitbahnentheorie besonders wichtig: Sie ist ein Denkmodell für anatomisch-funktionelle Faszienketten. Entlang dieser Faszienketten werden Belastungen kompensiert (siehe Kapitel 2). Die Leitbahnentheorie beschreibt, wie die einzelnen Faszienketten (Leitbahnen) miteinander vernetzt und gekoppelt sind.

Chinesische Leitbahnentheorie

In der Praxis gehen wir vom Triggerpunktkonzept von *Travell* [3] aus: Wir identifizieren anhand der Schmerztopografie den betroffenen Muskel (siehe Kapitel 7). Entsprechend der Leitbahnentheorie suchen wir die Leitbahn (Faszienkette) auf, zu der der betroffene Muskel gehört. Entlang dieser Leitbahn und den damit gekoppelten Leitbahnen suchen wir nach weiteren Kompensations- und Adaptationsbefunden (Mikrokontrakturen) bzw. chronischen Belastungen. Die Mikrokontrakturen extendieren wir (siehe Kapitel 17), die Belastungen eliminieren wir mit den geeigneten Behandlungsmitteln (siehe Kapitel 15, 18, 19, 20).

praktisches Vorgehen

Nun zur Leitbahnentheorie selbst. Bitte beachten Sie, dass es sich bei den Denkmodellen der TCM um präwissenschaftliche Konzepte handelt. Diese Konzepte sind nicht wahr im Sinne von wissenschaftlicher begründeter Übereinstimmung

Beschreibung der Leitbahnentheorie

mit der Wirklichkeit. Sie beschreiben aber die Systemwirklichkeit so, dass sie für uns handhabbar wird und wir daraus nützliche und Erfolg versprechende Vorgehensweisen ableiten können: Die Leitbahnentheorie beschreibt ein Netzwerk von Leitbahnen*, das alle Körperteile und Gewebe miteinander verbindet. In diesem Leitbahnensystem sollen nach traditionell chinesischer Vorstellung das Qi und das Blut frei und ungehindert in einem bestimmten Rhythmus fließen können. Dadurch werden alle Körpergewebe mit Qi und Blut versorgt, das heißt ernährt, gewärmt, gekühlt und entsorgt. Außerdem werden durch „den freien Fluss von Qi und Blut" äußere krankheitsverursachende Faktoren (akute und chronische Störfaktoren) abgewehrt und das Zusammenwirken der inneren Organe harmonisiert und reguliert. Auch die Körperbewegungen kommen nach traditionell chinesischer Vorstellung durch die freie Zirkulation von Qi und Blut in den Leitbahnen zustande. Geschieht dies alles harmonisch und geordnet, so ist und bleibt der Mensch gesund. Wenn nicht, entstehen Symptome und Befunde, die als Stauungen sowie Fülle- und Leere-Zustände in den Leitbahnen diagnostiziert und entsprechend behandelt werden.

Im Folgenden werden wir die Leitbahnen, ihre Systematik und Funktionen sowie ihre Relevanz für die Identifizierung von Faszienketten besprechen.

Tab. 21-5: Das System der Leitbahnen	
12 Hauptleitbahnen	**4 Arten von Nebenleitbahnen**
Lungen-Leitbahn Taiyin Hand	8 Außerordentliche Leitbahnen
Dickdarm-Leitbahn Yangming Hand	Du Mai (Lenkergefäß)
Magen-Leitbahn Yangming Fuß	Ren Mai (Konzeptionsgefäß)
Milz-Leitbahn Taiyin Fuß	Chong Mai (Gefäß des kräftigen Aufsteigens)
Herz-Leitbahn Shaoyin Hand	Dai Mai (Gürtelgefäß)
Dünndarm-Leitbahn Taiyang Hand	Yang Qiao Mai (Yang-Gefäß der Beweglichkeit)
Blasen-Leitbahn Taiyang Fuß	Yin Qiao Mai (Yin-Gefäß der Beweglichkeit)
Nieren-Leitbahn Shaoyin Fuß	Yang Wei Mai (Yang-Gefäß der Verbindung)
Perikard-Leitbahn Jueyin Hand	Yin Wei Mai (Yin-Gefäß der Verbindung)
3Erwärmer-Leitbahn Shaoyang Hand	12 Sonderleitbahnen
Gallenblasen-Leitbahn Shaoyang Fuß	12 Tendinomuskuläre Leitbahnen
Leber-Leitbahn Jueyin Fuß	27 Luo-Verbindungsleitbahnen

---

* Eine synonyme Bezeichnung für Leitbahn ist der Begriff „Meridian", der sich im westlichen Sprachgebrauch eingebürgert hat.

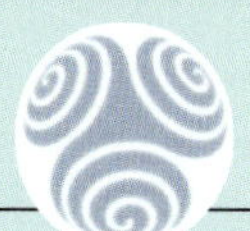

Für die Chinesische Syndromdiagnostik sind nur die zwölf Hauptleitbahnen und die acht Außerordentlichen Leitbahnen von Bedeutung. Die anderen Leitbahnen sind wichtig für die Akupunktur, da sie „energetische" und „informative" Verbindungen zwischen bestimmten Körpergebieten und -systemen beschreiben, die therapeutisch relevant sind.

Die zwölf Hauptleitbahnen

Die betroffene Leitbahn wird zum einen durch das Schmerzgebiet bestimmt, das der Patient angibt. Es ist diejenige Leitbahn betroffen, die durch das Schmerzgebiet verläuft. Zum anderen sind bestimmte Symptome und Befunde beschrieben, die jeweils für eine bestimmte Leitbahn spezifisch sind. Im Folgenden werden wir zunächst die Systematik und Verläufe der zwölf Hauptleitbahnen und dann die spezifische Symptomzuordnung besprechen.

Die Systematik der zwölf Hauptleitbahnen lässt sich am besten aus ihren Namen ableiten. Der Name einer Hauptleitbahn setzt sich zusammen aus

- dem Namen des Organs, das sie versorgt bzw. zu dem sie gehört,
- ihrer Yin- oder Yang-Zugehörigkeit,
- ihrer Zugehörigkeit zu einer der drei „Körperachsen" und
- ihrem Verlauf am Arm (Hand) oder am Bein (Fuß).

Am Beispiel der Magen-Leitbahn Yangming Fuß will ich dies näher erläutern:

- Diese Leitbahn ist dem Organ Magen zugeordnet.
- Sie ist eine Yang-Leitbahn (**Yang**ming).
- Sie gehört zur Yangming-Körperachse (ventrale Körperachse).
- Sie verläuft am Bein (Fuß).

Alle Hauptleitbahnen haben auf der linken und auf der rechten Körperseite einen identischen Verlauf. Es gibt also zum Beispiel eine linke und eine rechte Lungen-Leitbahn Taiyin Hand. Dies ist im Folgenden zu beachten, wenn der Einfachheit halber immer nur von **der** Lungen-Leitbahn gesprochen wird. Es sind immer die rechte und die linke Leitbahn gemeint.

Die Begriffe „Yin- bzw Yang-Leitbahn" und „Körperachsen" sind erklärungsbedürftig:

Die Yin-Leitbahnen verlaufen an den medialen (inneren) Regionen der Extremitäten und an der Vorderseite des Rumpfes. Die Yang-Leitbahnen verlaufen an den lateralen (äußeren) Regionen der Extremitäten, am Rücken und am Kopf (Abbildung 21-3).

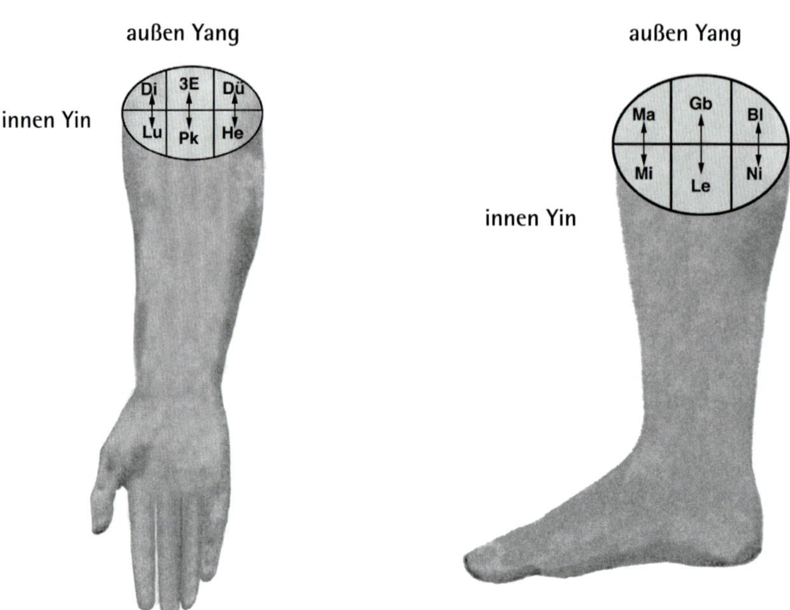

Abb. 21-3: Die Systematik der Leitbahnentopografie (aus [1])

Zu den Yin-Leitbahnen an den oberen Extremitäten gehören die Lungen-Leitbahn **Taiyin Hand**, die Perikard-Leitbahn Jue**yin Hand** und die Herz-Leitbahn Shao**yin Hand**.

Zu den Yin-Leitbahnen an den unteren Extremitäten gehören die Milz-Leitbahn **Taiyin Fuß**, die Leber-Leitbahn Jue**yin Fuß** und die Nieren-Leitbahn Shao**yin Fuß**.

Zu den Yang-Leitbahnen an den oberen Extremitäten gehören die Dickdarm-Leitbahn **Yang**ming **Hand**, die 3Erwärmer-Leitbahn Shao**yang Hand** und die Dünndarm-Leitbahn Tai**yang Hand**.

Zu den Yang-Leitbahnen an den unteren Extremitäten gehören die Magen-Leitbahn **Yang**ming **Fuß**, die Gallenblasen-Leitbahn Shao**yang Fuß** und die Blasen-Leitbahn Tai**yang Fuß**.

die drei „Körperachsen"

Der ganze Körper wird in der Theorie von den Leitbahnen in drei „Körperachsen" eingeteilt (Abbildung 21-4): eine ventrale, eine dorsale und eine intermediäre (laterale/mediale) Körperachse.

Die ventrale Körperachse wird von den Leitbahnen Yangming und Taiyin versorgt: Lungen-Leitbahn **Taiyin** Hand, Dickdarm-Leitbahn **Yangming** Hand, Magen-Leitbahn **Yangming** Fuß und Milz-Leitbahn **Taiyin** Fuß.

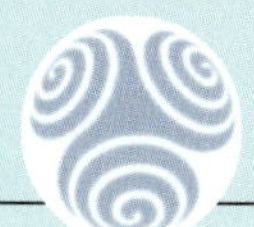

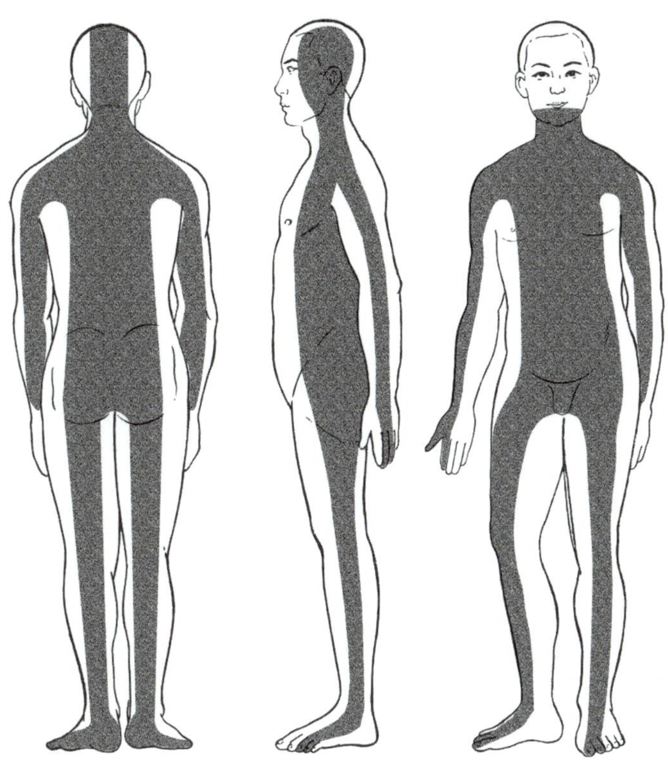

Die dorsale Körperachse wird von den Leitbahnen Taiyang und Shaoyin versorgt: Herz-Leitbahn **Shaoyin** Hand, Dünndarm-Leitbahn **Taiyang** Hand, Blasen-Leitbahn **Taiyang** Fuß und Nieren-Leitbahn **Shaoyin** Fuß.

Die intermediäre Körperachse wird von den Leitbahnen Shaoyang und Jueyin versorgt: Perikard-Leitbahn **Jueyin** Hand, 3Erwärmer-Leitbahn **Shaoyang** Hand, Gallenblasen-Leitbahn **Shaoyang** Fuß und Leber-Leitbahn **Jueyin** Fuß.

Aufgrund der Lokalisation von Beschwerden kann so leicht die betroffene Körperachse bestimmt werden. Zum Beispiel ist bei Schmerzen an der Vorderseite der Knie die ventrale Körperachse (Yangming und Taiyin) betroffen. Wir können aber noch genauer spezifizieren:

Die Lokalisation der Beschwerden bestimmt die betroffene Körperachse.

- bei Schmerzen an der äußeren Vorderseite ist es die Yangming-Leitbahn; da es sich um die untere Extremität handelt, identifizieren wir die Magen-Leitbahn Yangming Fuß (Abbildung 21-3).

- bei Schmerzen an der inneren Vorderseite ist es die Taiyin-Leitbahn; da es sich um die untere Extremität handelt, identifizieren wir die Milz-Leitbahn Taiyin Fuß (Abbildung 21-3).

Analog können wir bei beliebigen Beschwerden vorgehen und immer durch die Lokalisation der Beschwerden die betroffene Körperachse bzw. Leitbahn diagnostizieren.

Innen-Außen-Kopplung (Yin-Yang-Kopplung) der Leitbahnen

Jede Yin-Leitbahn ist mit einer Yang-Leitbahn der gleichen Extremität und der gleichen Körperachse gekoppelt. Wir nennen diese Kopplungen von Leitbahnen Innen-Außen-Kopplungen bzw. Yin-Yang-Kopplungen. Diese Verbindungen zwischen den Leitbahnen bestehen auch zwischen den entsprechenden inneren Organen: Zum Beispiel gehören Lunge-Fei und Dickdarm-Dachang genauso zusammen wie die zugehörige Lungen-Leitbahn Taiyin Hand und die Dickdarm-Leitbahn Yangming Hand. Die Tabelle 21-6 führt die Yin-Yang-gekoppelten Leitbahnen auf.

Tab. 21-6: Innen-Außen-Kopplung (Yin-Yang-Kopplung der zwölf Hauptleitbahnen)

Yin-Leitbahnen	Yang-Leitbahnen
Lungen-Leitbahn Taiyin Hand	Dickdarm-Leitbahn Yangming Hand
Herz-Leitbahn Shaoyin Hand	Dünndarm-Leitbahn Taiyang Hand
Perikard-Leitbahn Jueyin Hand	3Erwärmer-Leitbahn Shaoyang Hand
Milz-Leitbahn Taiyin Fuß	Magen-Leitbahn Yangming Fuß
Nieren-Leitbahn Shaoyin Fuß	Blasen-Leitbahn Taiyang Fuß
Leber-Leitbahn Jueyin Fuß	Gallenblasen-Leitbahn Shaoyang Fuß

Oben-Unten-Kopplung der Leitbahnen

Jede der zwölf Hauptleitbahnen ist der Leitbahn der gleichen Körperachse der anderen Extremität oben-unten-gekoppelt. Wir nennen diese Kopplungen von Leitbahnen Oben-Unten-Kopplungen: Zum Beispiel ist die Lungen-Leitbahn **Taiyin Hand** mit der Milz-Leitbahn **Taiyin Fuß** oben-unten-gekoppelt. Die Tabelle 21-7 führt die oben-unten-gekoppelten Leitbahnen auf.

Tab. 21-7: Oben-Unten-Kopplung der zwölf Hauptleitbahnen

Hand-Leitbahnen (oben)	Fuß-Leitbahnen (unten)
Lungen-Leitbahn Taiyin Hand	Milz-Leitbahn Taiyin Fuß
Herz-Leitbahn Shaoyin Hand	Nieren-Leitbahn Shaoyin Fuß
Perikard-Leitbahn Jueyin Hand	Leber-Leitbahn Jueyin Fuß
Dickdarm-Leitbahn Yangming Hand	Magen-Leitbahn Yangming Fuß
Dünndarm-Leitbahn Taiyang Hand	Blasen-Leitbahn Taiyang Fuß
3Erwärmer-Leitbahn Shaoyang Hand	Gallenblasen-Leitbahn Shaoyang Fuß

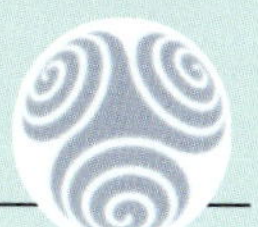

In der Chinesischen Syndromdiagnostik sind manchmal pathogenetische Entwicklungen bzw. das gemeinsame Auftreten entsprechender Symptome und Befunde aus diesen Kopplungen von Leitbahnen ableitbar: Zum Beispiel das gemeinsame Auftreten einer Epicondylitis lateralis am Ellenbogen (Yangming Hand) und einer Außenmeniskus-Läsion (Yangming Fuß). Therapeutisch relevant sind Innen-Außen-Kopplung und Oben-Unter-Kopplung in der Akupunktur für die Auswahl von Akupunkturpunkten.

Im Folgenden werden wir die Verläufe jeder der zwölf Hauptleitbahnen besprechen. Dabei ist vor allem zu beachten, dass die Leitbahnen auch innere Verläufe haben, zum Beispiel, dass die Leber-Leitbahn Jueyin Fuß einen inneren Ast zum Scheitel hat, wodurch in der Chinesischen Syndromdiagnostik Scheitelkopfschmerzen als Syndrom der Leber-Leitbahn diagnostiziert werden. Nur die äußeren Verläufe der zwölf Hauptleitbahnen tragen Akupunkturpunkte.

Aus den Leitbahnenverläufen ergeben sich dann die Symptome und Befunde, die der jeweiligen Leitbahn zugeordnet und als entsprechende Leitbahn-Syndrome identifiziert werden. Im Vordergrund steht dabei das so genannte Bi-Syndrom. Der chinesische Begriff des Bi-Syndroms (Schmerzhaftes Stauungssyndrom oder Obstruktionssyndrom) deckt sowohl den Formenkreis der Myofaszialen Schmerz- und Dysfunktionssyndrome als auch den rheumatogenen Formenkreis ab. Gemeint sind damit die Stauung von Qi und Blut-Xue in einer Leitbahn aufgrund von Äußerer Wind-Kälte, Wind-Hitze und/oder Wind-Kälte. Die jeder Leitbahn entsprechenden myofaszialen Triggerpunkte und Gelenkregionen sind nach dem Leitbahnenverlauf und den Symptomen und Befunden der Leitbahn-Syndrome aufgelistet.

diagnostische und
therapeutische
Relevanz der Innen-
Außen bzw. der
Oben-Unten-
Kopplung

die Verläufe
der Leitbahnen
(Faszienketten)

Lungen-Leitbahn Taiyin Hand

Abb. 21-5 (aus [1])

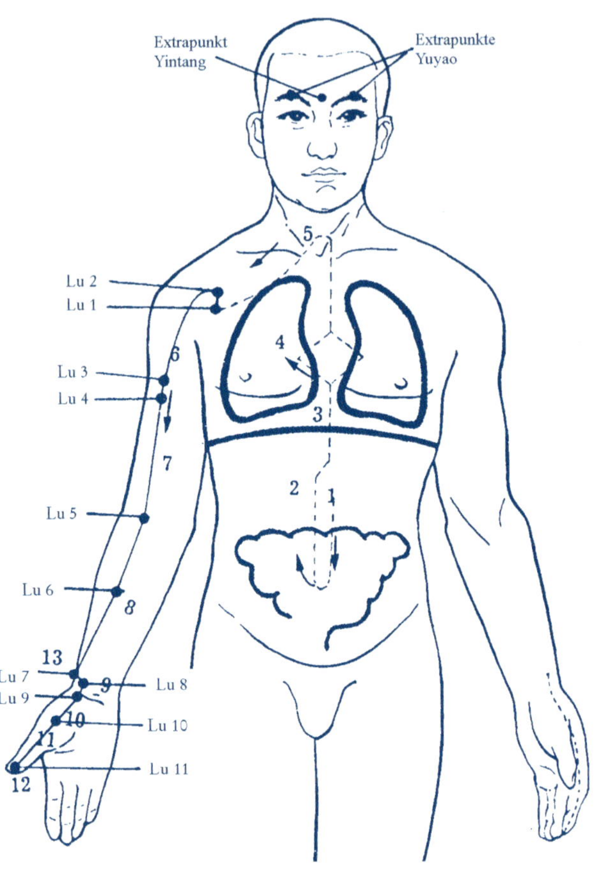

Alle Symptome und Beschwerden, die im topografischen Bereich dieses Leitbahnenverlaufs liegen, werden in der Chinesischen Syndromdiagnostik [1] als Syndrome der Lungen-Leitbahn Taiyin Hand diagnostiziert.

- Hämoptysis
- Schmerz in den Schlüsselbeinen

---

* Symptome und Befunde, die entsprechend der Theorie von den Leitbahnen zwar den Leitbahnen zugeordnet werden, aber zusätzlich auch entsprechend der Theorie von den Organen Zang Fu als Syndrome der inneren Organe diagnostiziert werden, sind hier nicht aufgeführt. Diese Symptome und Befunde werden als innere Syndrome der entsprechenden inneren Organe identifiziert, die natürlich ernster zu nehmen sind als Syndrome der Leitbahnen und deshalb auch in der Therapie Vorrang haben. Diese Überschneidungen kommen unter anderem dadurch zustande, dass beide Theorien in verschiedenen Epochen der geschichtlichen Entwicklung der Chinesischen Medizin entstanden sind. Die modernere Theorie von den Organen Zang Fu subsumiert deshalb weite Teile der älteren Leitbahnen-Theorie.

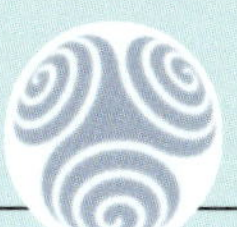

- Musculus deltoideus, Pars anterior (Lu 1, 2)
- Musculus biceps brachii (Lu 3, 4, 5)
- Musculus brachioradialis (Lu 6)
- Musculus abductor pollicis longus (Lu 7)
- Fascia antebrachii (Lu 8)
- Tendo Musculi extensoris pollicis brevis (Lu 9)
- Musculus abductor pollicis brevis (Lu 10)

- Daumen
- Handgelenk medio-ventral
- Ellenbogengelenk medio-ventral
- Schultergelenk medio-ventral

Dickdarm–Leitbahn Yangming Hand

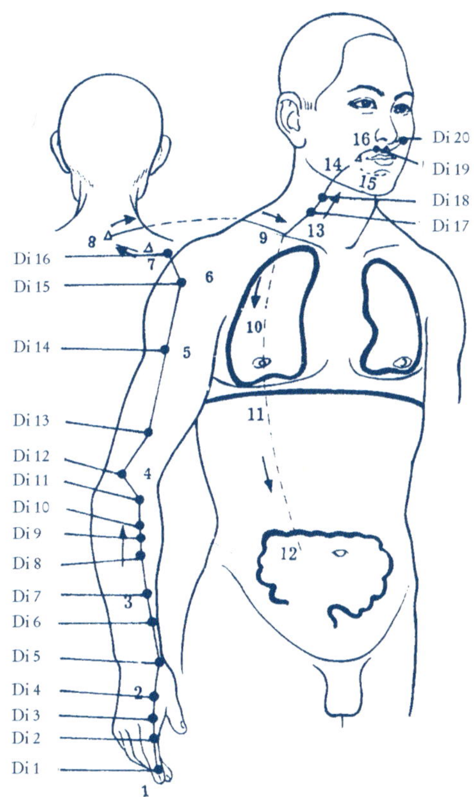

Triggerpunkte, die der Lungen-Leitbahn Taiyin-Hand zugeordnet werden*

Gelenke, die der Lungen-Leitbahn Taiyin Hand zugeordnet werden

Leitbahnenverlauf

---

* Die Zuordnung der Triggerpunkte zu den Leitbahnen erfolgt entsprechend den Angaben von *Bergsmann* [130].

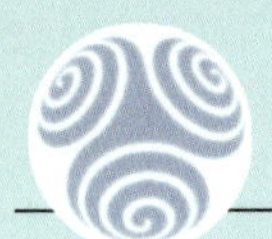

sonstige Symptome und Befunde, die als ein Syndrom der Dickdarm-Leitbahn Yangming Hand diagnostiziert werden

Alle Symptome und Beschwerden, die im topografischen Bereich dieses Leitbahnenverlaufs liegen, werden als Syndrome der Dickdarm-Leitbahn Yangming Hand diagnostiziert.

- Epistaxis
- Rhinitis
- Zahnschmerzen
- Zahnfleischschwellung und -schmerzen
- geschwollene Augen
- Gesichtsschmerzen
- Halsschmerzen

Triggerpunkte, die der Dickdarm-Leitbahn Yangming Hand zugeordnet werden

- Musculus interosseus dorsalis (Di 4)
- Musculus extensor pollicis brevis (Di 5)
- Musculus brachioradialis (Di 6 - 12)
- Musculus bizeps brachii (Di 13)
- Musculus deltoideus (Di 14, 15)
- Musculus trapezius (Di 16)
- Musculus scalenus medius (Di 17)
- Musculus sternocleidomastoideus (Di 18)
- Musculus orbicularis oris (Di 19)
- Musculus zygomaticus minor (Di 20)

Gelenke, die der Dickdarm-Leitbahn Yangming Hand zugeordnet werden

- Zeigefinger
- Handgelenk latero-ventral
- Ellenbogengelenk latero-ventral
- Schultergelenk latero-ventral

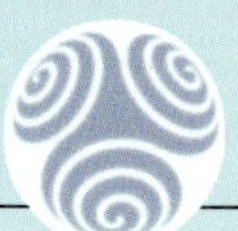

Magen-Leitbahn Yangming Fuß

                                    Leitbahnenverlauf

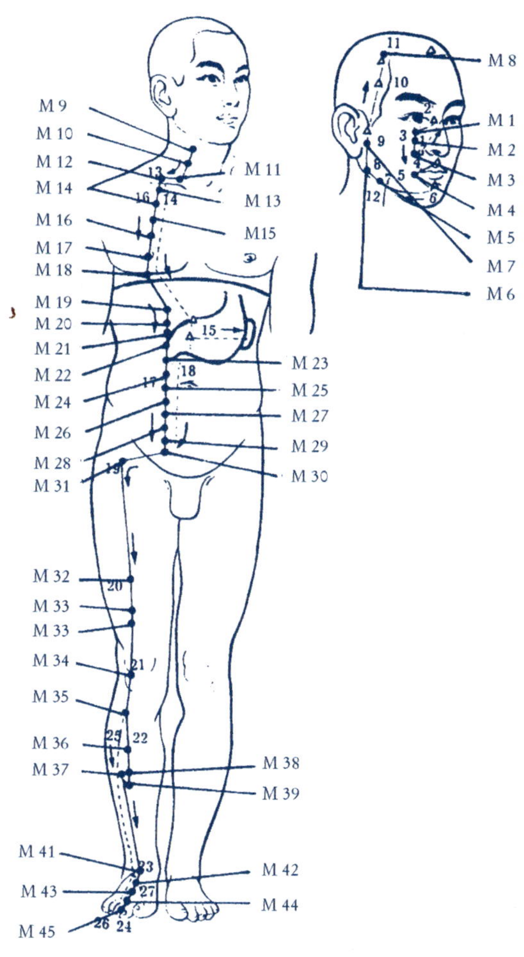

Alle Symptome und Beschwerden, die im topografischen Bereich dieses Leitbahnenverlaufs liegen, werden als Syndrome der Magen-Leitbahn Yangming Fuß diagnostiziert.

- Augenschmerzen
- Halsschwellung
- Epistaxis
- Gesichtsschmerzen
- Sinusitis maxillaris
- Abweichung der Augenlider und der Mundwinkel (Gesichtslähmung)
- Kälteempfindung an Beinen und Füßen

sonstige Symptome und Befunde, die als ein Syndrom der Magen-Leitbahn Yangming Fuß diagnostiziert werden

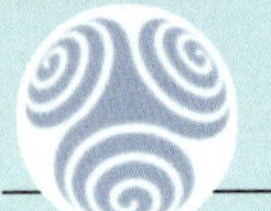

<table>
<tr><td>

Triggerpunkte,
die der Magen-Leit-
bahn Yangming Fuß
zugeordnet werden

</td><td>

- Musculus orbicularis oculi (Ma 1)
- Musculus zygomaticus major (Ma 2, 3)
- Musculus zygomaticus minor (Ma 4)
- Musculus digastricus venter anterior (Ma 5)
- Musculus masseter (Ma 6, 7)
- Musculus temporalis (Ma 8)
- Musculus sternocleidomastoideus (Ma 9 - 12)
- Musculus pectoralis major (Ma 13 - 17)
- Musculus serratus anterior, Pars inferior (Ma 18)
- Vagina Musculi recti abdominis (Ma 19 - 29)
- Ligamentum inguinale (Ma 30)
- Musculus iliopsoas (Ma 31)
- Musculus vastus lateralis (Ma 32 - 34)
- Musculus tibialis anterior (Ma 35 - 38)
- Musculus extensor digitorum longus (Ma 39)
- Musculus peroneus longus (Ma 40)
- Retinaculum Musculi extensorum superius (Ma 41)
- Tendo M. extensor digitorium longus (Ma 42)
- Musculus extensor digitorium brevis (Ma 43)

</td></tr>
<tr><td>

Gelenke, die der
Magen-Leitbahn
Yangming Fuß
zugeordnet werden

</td><td>

- 2. Zehe
- Fußgelenk latero-ventral
- Kniegelenk latero-ventral
- Hüftgelenk latero-ventral

</td></tr>
</table>

Milz-Leitbahn Taiyin Fuß*

<table>
<tr><td>

sonstige Symptome
und Befunde, die
als ein Syndrom der
Milz-Leitbahn Taiyin
Fuß diagnostiziert
werden

</td><td>

Alle Symptome und Beschwerden, die im topografischen Bereich dieses Leitbahnen-
verlaufs liegen, werden als Syndrome der Milz-Leitbahn Taiyin Fuß diagnostiziert.

- Steifheit und Schmerzen an der Zungenwurzel
- Aufstoßen
- Muskelschwäche an den Beinen
- Kälteempfindungen an den Beinen und Füßen
- Fluor vaginalis

</td></tr>
<tr><td>

Triggerpunkte,
die der Milz-Leit-
bahn Taiyin Fuß
zugeordnet werden

</td><td>

- Musculus abductor hallicus (Mi 3)
- Tendo M. tibialis anterior (Mi 4)
- Ligamentum deltoideum (Mi 5)
- Musculus flexor digitorum longus (Mi 6)
- Musculus soleus (Mi 7 , 8)
- Pes anserinus (Mi 9)

</td></tr>
</table>

---

* Die Milz-Leitbahn wird in der westlich geprägten Akupunktur auch als Milz-Pankreas-Meridian
bezeichnet.

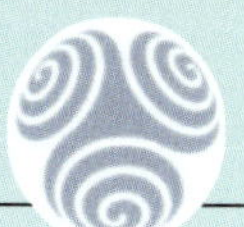

- Tendo Musculi semitendinosi (Mi 9)
- Musculus vastus medialis (Mi 10)
- Musculus sartorius (Mi 11)
- Ligamentum inguinale (Mi 12)
- Aponeurosis Musculi obliqui externi (Mi 13)
- Musculus obliquus externus abdominis (Mi 14 - 16)
- Musculus serratus anterior (Mi 17)
- Musculus pectoralis major (Mi 18 - 20)
- Musculus latissimus dorsi (Mi 21)

- Große Zehe
- Fußgelenk medio-ventral
- Kniegelenk medio-ventral
- Hüftgelenk medio-ventral

Gelenke, die der Milz-Leitbahn Taiyin Fuß zugeordnet werden

Abb. 21-8 (aus [1])

Leitbahnenverlauf

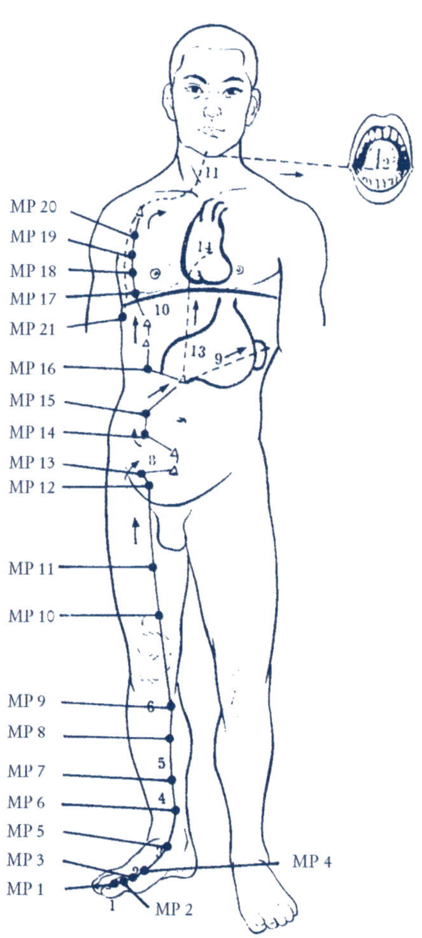

Herz–Leitbahn Shaoyin Hand

Abb. 21-9 (aus [1])

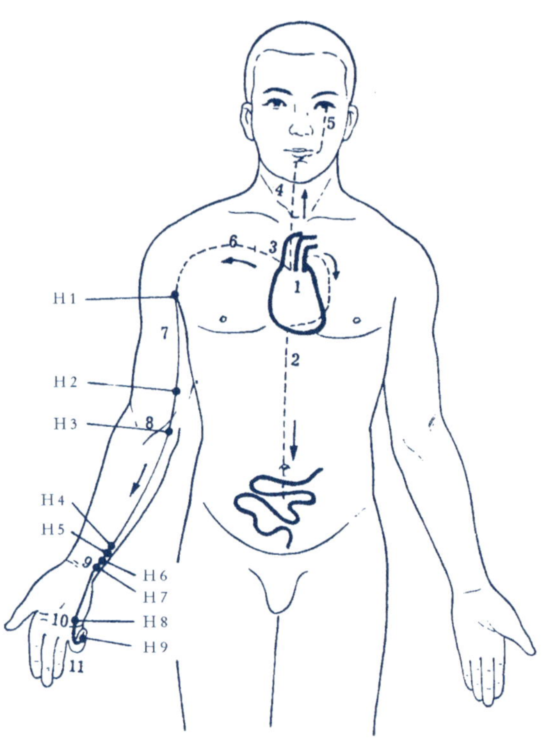

sonstige Symptome und Befunde, die als ein Syndrom der Herz-Leitbahn Shaoyin Hand diagnostiziert werden

Alle Symptome und Beschwerden, die im topografischen Bereich dieses Leitbahnenverlaufs liegen, werden als Syndrome der Herz-Leitbahn Shaoyin Hand diagnostiziert.

- Augenschmerzen
- Trockenheit der Zunge

Triggerpunkte, die der Herz-Leitbahn Shaoyin Hand zugeordnet werden

- Musculus pectoralis major (He 1)
- Musculus triceps brachii Caput mediale (He 2, 3)
- Septum intermusculare brachii mediale (He 2, 3)
- Musculus flexor digitorum superficialis (He 5)
- Retinaculum flexorum (He 7)

Gelenke, die der Herz-Leitbahn Shaoyin Hand zugeordnet werden

- Kleiner Finger
- Handgelenk medio-dorsal
- Ellenbogengelenk medio-dorsal
- Schultergelenk medio-dorsal

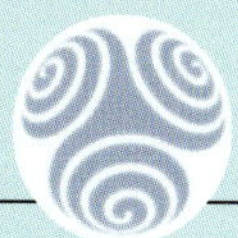

Dünndarm-Leitbahn Taiyang Hand

Abb. 21-10 (aus [1])

Leitbahnenverlauf

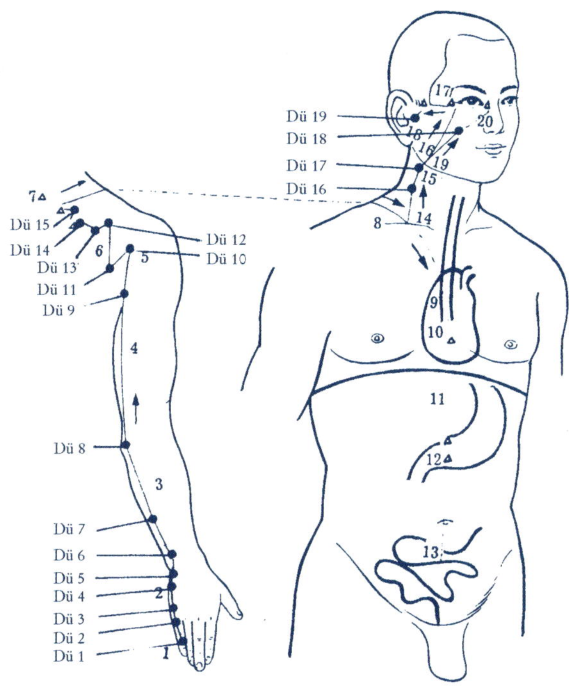

Alle Symptome und Beschwerden, die im topografischen Bereich dieses Leitbahnenverlaufs liegen, werden als Syndrome der Dünndarm-Leitbahn Taiyang Hand diagnostiziert.

sonstige Symptome und Befunde, die als ein Syndrom der Dünndarm-Leitbahn Taiyang Hand diagnostiziert werden

- gelbe Skleren
- Schwellung der Wangen

- Musculus abductor digiti minimi (Dü 3, 4)
- Retinaculum extensorum (Dü 5)
- Musculus flexor carpi ulnaris (Dü 6, 7)
- Musculus triceps brachii (Dü 8)
- Musculus deltoideus, Pars posterior (Dü 9 - 12)
- Musculus trapezius (Dü 13 -15)
- Musculus scalenus medius (Dü 16)
- Musculus sternocleidomastoideus (Dü 17)
- Musculus orbicularis oculi (Dü 18)
- Musculus auricularis anterior (Dü 19)

Triggerpunkte, die der Dünndarm-Leitbahn Taiyang Hand zugeordnet werden

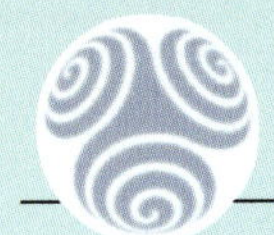

- Kleiner Finger
- Handgelenk latero-dorsal
- Ellenbogengelenk latero-dorsal
- Schultergelenk latero-dorsal
- Kiefergelenk

Blasen-Leitbahn Taiyang Fuß

Abb. 21–11 (aus [1])

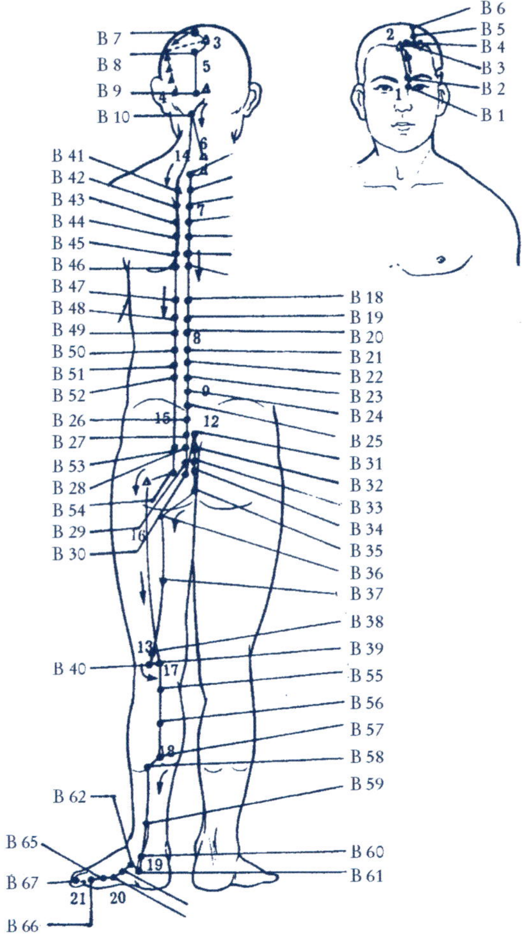

Alle Symptome und Beschwerden, die im topografischen Bereich dieses Leitbahnenverlaufs liegen, werden als Syndrome der Blasen-Leitbahn Taiyang Fuß diagnostiziert.

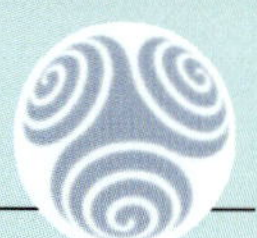

- Enuresis
- übermäßiger Tränenfluss
- Nasenverstopfung
- Rhinitis
- Epistaxis

- Musculus orbicularis oculi (B 1, 2)
- Musculus occipitofrontalis (B 3 - 9)
- Musculus trapezius (B 10 - 16; B 36 -41)
- Musculus latissimus dorsi (B 17, 18; B 42 - 47)
- Fascia thoracolumbalis (B 19 - 26)
- Musculus glutaeus maximus (B 27 - 35; B 48 - 50)
- Musculus bizeps femoris (B 51 - 53)
- Musculus plantaris (B 54)
- Musculus gastrocnemius, Caput laterale (B 55- 57)
- Musculus soleus (B 58, 59)
- Tendo calcanei (B 60 , 61)
- Retinaculum Musculi extensorum inferius (B 62 - 64)
- Musculus abductor digiti minimi (B 65, 66)
- Paravertebrale Triggerpunkte

- Kleine Zehe
- Fußgelenk latero-dorsal
- Kniegelenk latero-dorsal
- Hüftgelenk latero-dorsal
- Wirbelgelenke

Nieren-Leitbahn Shaoyin Fuß

Alle Symptome und Beschwerden, die im topografischen Bereich dieses Leitbahnen-verlaufs liegen, werden als Syndrome der Nieren-Leitbahn Shaoyin Fuß diagnosti-ziert.

- Enuresis
- häufiger Harndrang
- Hämoptysis
- Schwellungen
- Schmerzen an der Fußsohle

- Aponeurosis plantaris (N 1)
- Ligamentum deltoideum (N 2, 6)
- Vagina tendis Musculi flexoris digitorum longi (N 3 - 5)
- Tendo M. gastrocnemii (N 7, 9)
- Musculus soleus (N 8)

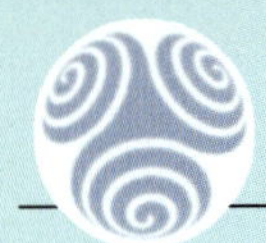

- Musculus gracilis (N 10)
- Ligamentum fundiforme penis (N 11)
- Musculus pyramidalis (N 11)
- Vagina Musculi recti abdominis, Lamina anterior (N 12 - 21)
- Musculus pectoralis major (N 22 - 27

Gelenke, die der
Nieren-Leitbahn
Shaoyin Fuß zuge-
ordnet werden

- Fußgelenk medio-dorsal
- Kniegelenk medio-dorsal
- Hüftgelenk medio-dorsal

Leitbahnenverlauf

Abb. 21-12 (aus [1])

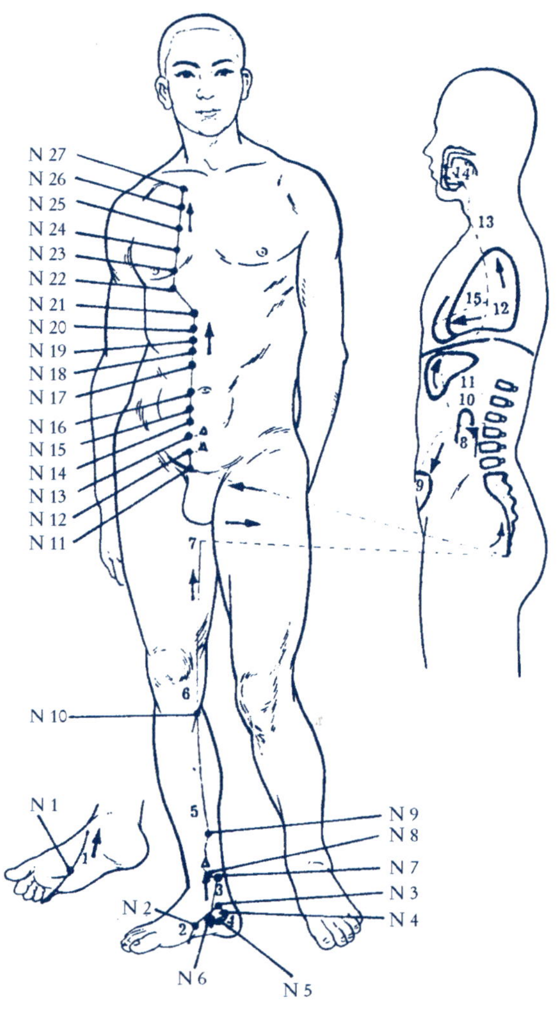

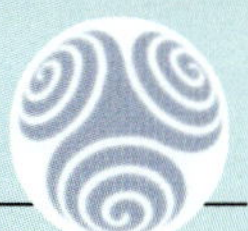

Perikard-Leitbahn Jueyin Hand*

Leitbahnenverlauf

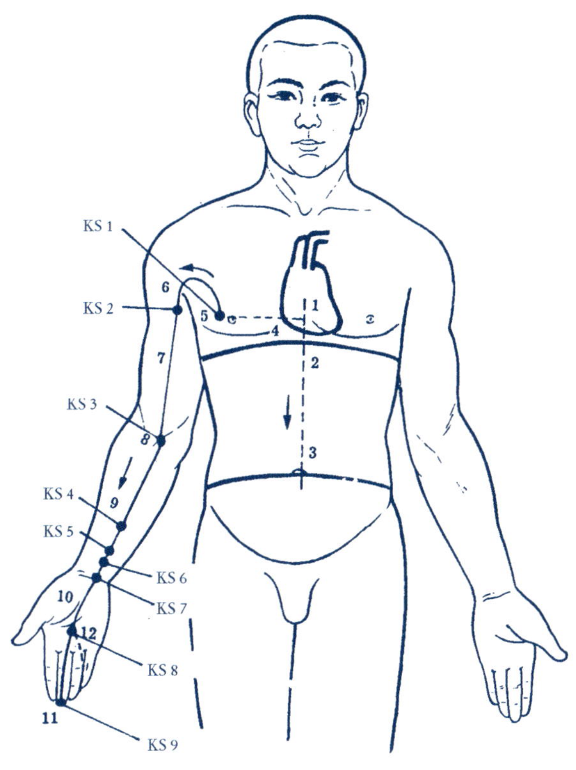

Alle Symptome und Beschwerden, die im topografischen Bereich dieses Leitbahnenverlaufs liegen, werden als Syndrome der Perikard-Leitbahn Jueyin Hand diagnostiziert.

- gerötetes Gesicht
- Schwellung in der Achselhöhle
- Kontrakturen im Ellenbogen
- Kontrakturen an der Hand

- Musculus pectoralis major (KS 1)
- Musculus biceps brachii (KS 2, 3)
- Musculus flexor carpi radialis (KS 4)
- Musculus palmaris longus (KS 5-7)

sonstige Symptome und Befunde, die als ein Syndrom der Perikard-Leitbahn Jueyin Hand diagnostiziert werden

Triggerpunkte, die der Perikard-Leitbahn Jueyin Hand zugeordnet werden

---

* Die Perikard-Leitbahn wird in der westlich geprägten Akupunktur auch als Kreislauf-Sexus-Meridian bezeichnet.

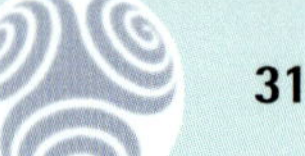

- Aponeurosis palmaris (KS 8)
- Tendo M. flexoris digitorum profundi (KS 9)

- Mittelfinger
- Handgelenk medio-intermediär
- Ellenbogengelenk medio-intermediär
- Schultergelenk medio-intermediär

3Erwärmer-Leitbahn Shaoyang Hand

Abb. 21-14 (aus [1])

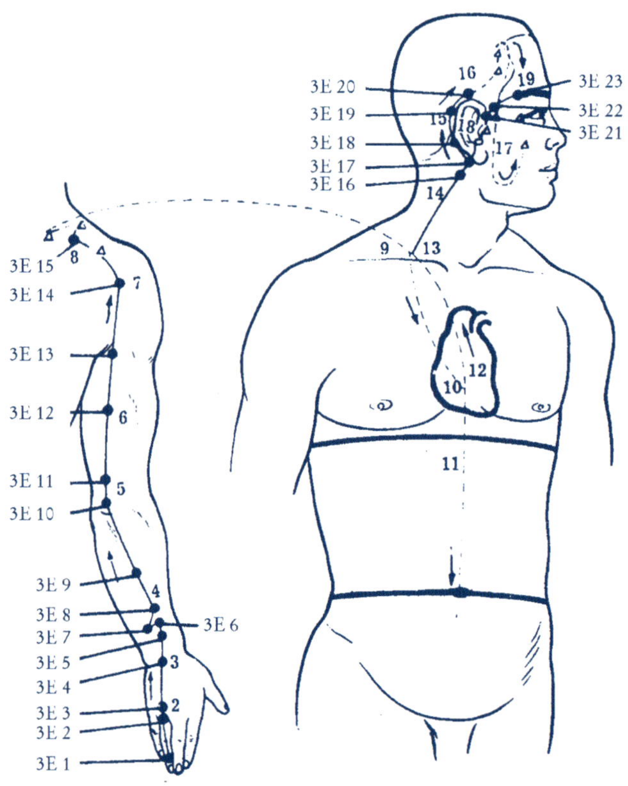

Alle Symptome und Beschwerden, die im topografischen Bereich dieses Leitbahnenverlaufs liegen, werden als Syndrome der 3Erwärmer-Leitbahn Shaoyang Hand
diagnostiziert.

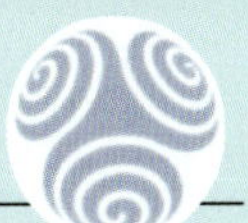

- Enuresis
- Schmerzen am äußeren Augenwinkel
- Ohrenschmerzen
- Ohrenausfluss
- Schwerhörigkeit
- Tinnitus

sonstige Symptome und Befunde, die als ein Syndrom der 3Erwärmer-Leitbahn Shaoyang Hand diagnostiziert werden

- Tendo Musculi extensoris digitorum (3E 2, 3)
- Retinaculum extensorum (3E 4)
- Musculus extensor digitorum (3E 5, 6, 8, 9)
- Musculus extensor carpi ulnaris (3E 7)
- Musculus triceps brachii (3E 10 - 12)
- Musculus deltoideus, Pars intermedius (3E 13, 14)
- Musculus trapezius (3E 15)
- Musculus sternocleidomastoideus (3E 16, 17)
- Musculus occipitofrontalis (3E 18, 19)
- Musculus auricularis posterior (3E 20)
- Musculus helicis minor (3E 21)
- Musculus temporalis (3E 22)
- Musculus orbicularis oculi (3E 23)

Triggerpunkte, die der 3Erwärmer-Leitbahn Shaoyang Hand zugeordnet werden

- Ringfinger
- Handgelenk latero-intermediär
- Ellenbogengelenk latero-intermediär
- Schultergelenk latero-intermediär
- Kiefergelenk

Gelenke, die der 3Erwärmer-Leitbahn Shaoyang Hand zugeordnet werden

Gallenblasen-Leitbahn Shaoyang Fuß

Alle Symptome und Beschwerden, die im topografischen Bereich dieses Leitbahnenverlaufs liegen, werden als Syndrome der Gallenblasen-Leitbahn Shaoyang Fuß diagnostiziert.

- bitterer Geschmack im Mund
- Schmerzen am äußeren Augenwinkel
- Schmerzen im Kiefer
- Schwerhörigkeit
- Schmerzen und Spannungsgefühl der Mammae

sonstige Symptome und Befunde, die als ein Syndrom der Gallenblasen-Leitbahn Shaoyang Fuß diagnostiziert werden

- Ligamentum collaterale laterale
- Musculus obliquus externus abdominis
- Musculus occipito-frontalis, Venter frontalis
- Musculus occipito-frontalis, Venter occipitalis

Triggerpunkte, die der Gallenblasen-Leitbahn Shaoyang Fuß zugeordnet werden

Abb. 21-15 (aus [1])

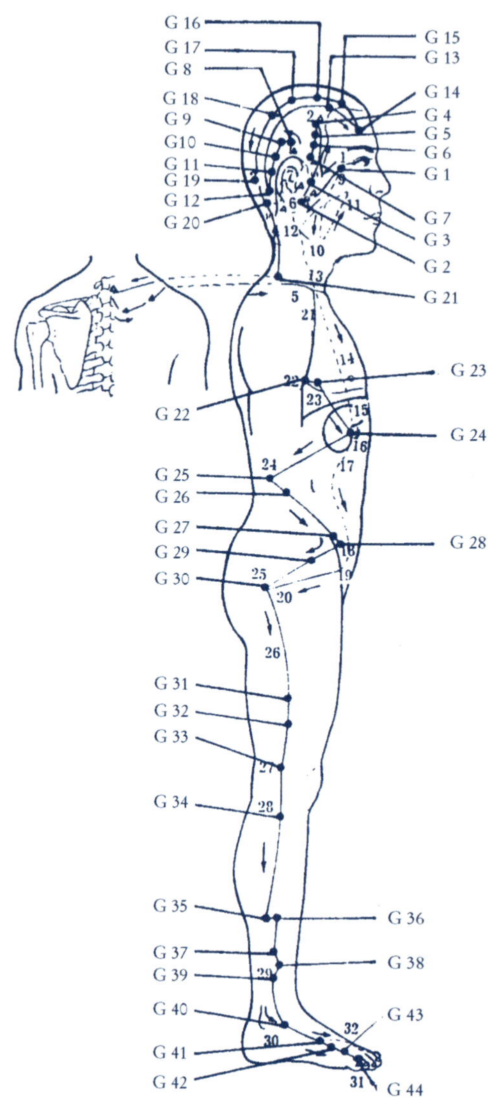

- Musculus orbicularis oculi
- Musculus peroneus longus
- Musculus serratus anterior, Pars inferior
- Musculus orbicularis oculi (G1)
- Musculus digastricus venter posterior (G 2)
- Musculus auriculanz anterior (G 3)
- Musculus temporalis (G 4-9)
- Musculus occipitofrontalis venter occipitalis (G 10, 11, 19)

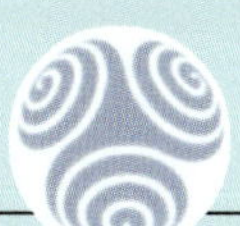

- Musculus auricularis posterior (G 12)
- Musculus occipitofrontalis venter frontalis (G 13 - 15)
- Galea aponeurotica (G 16-18)
- Musculus trapezius (G 20, 21)
- Musculus latissimus dorsi (G 22)
- Musculus servatus anterior (G 23)
- Musculus obliquus abdominis (G 24, 25)
- Spina iliaca posterior superior (G 26-28)
- Tractus iliotibialis, Fasciae latae (G 29-32)
- Ligamentum collaterale laterale (G 33)
- Musculus peroneus longus (G 34 -39)
- Retinaculum Musculi extensorum inferius (G 40)
- Tendo M. extensoris digitorum longorum (G41)
- Tendo M. extensoris hallucis (G 42)

- 4. Zehe
- Fußgelenk latero-intermediär
- Kniegelenk latero-intermediär
- Hüftgelenk latero-intermediär
- Kiefergelenk

Gelenke, die der Gallenblasen-Leitbahn Shaoyang Fuß zugeordnet werden

Leber-Leitbahn Jueyin Fuß

Alle Symptome und Beschwerden, die im topografischen Bereich dieses Leitbahnenverlaufs liegen, werden als Syndrome der Leber-Leitbahn Jueyin Fuß diagnostiziert.

sonstige Symptome und Befunde, die als ein Syndrom der Leber-Leitbahn Jueyin Fuß diagnostiziert werden

- Augenschmerzen
- Augenschwellungen
- Hernien
- Trockenheit der Zunge
- Schluckauf
- Enuresis
- Beinkrämpfe

- Tendo m. extensoris hallucis longi (L 2, 3)
- Ligatum deltoideum (L 4)
- Musculus soleus (L 5, 6)
- Tendo Musculi semitendinosi (L 7, 8)
- Musculus gracilis (L 9-11)
- Funiculus spermaticus (L 12)
- Musculus obliquus externus abdominis (L 13, 14)

Triggerpunkte, die der Leber-Leitbahn Jueyin Fuß zugeordnet werden

Abb. 21–16 (aus [1])

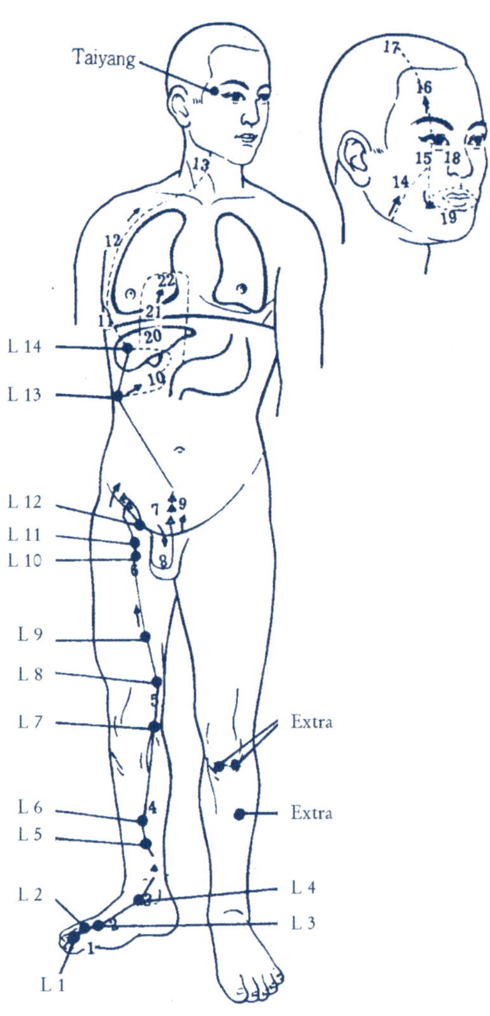

- Große Zehe
- Fußgelenk medio-intermediär
- Kniegelenk medio-intermediär
- Hüftgelenk medio-intermediär

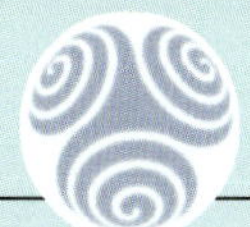

Trotz der Komplexität des biologischen Systems „Mensch" ist die Zahl der möglichen Systemszustände als Ausdruck seiner Selbstorganisation und Selbstregulation begrenzt. Das biologische System „Mensch" kann sich nur in einer begrenzten Zahl von Kombinationen (Mustern) aus Symptomen, Befunden und Störfaktoren organisieren. Dieses Phänomen hat das alte Kulturvolk der Chinesen schon vor über 2000 Jahren entdeckt und sein eigenes Medizinsystem darauf aufgebaut. Mit Hilfe der Chinesischen Syndromdiagnostik können wir diese komplexen Muster identifizieren und in der Chinesischen Syndromtherapie einer spezifischen Behandlung zuführen.

Bei Muskel- und Gelenkschmerzen ist uns dabei die Leitbahnen-Theorie besonders nützlich: Sie ist ein Denkmodell für die Faszienvernetzung und beschreibt Faszienketten, entlang derer Kompensationen chronischer Belastungen des Bindegewebes ablaufen. Wir können anhand der Leitbahnen-Theorie Muster von Mikrokontrakturen im Bindegewebe identifizieren und systematisch behandeln.

Zusammenfassung

Literatur

[1] Währ E. Chinesische Syndromdiagnostik. Der schnelle und sichere Weg zur Formulierung einer Chinesischen Diagnose in sieben Entscheidungsschritten. 2. Auflage. Bad Kötzting 2002

[2] Währ E. Chinesische Syndromtherapie. Der schnelle und sichere Weg zur Chinesischen Arzneimitteltherapie, Akupunktur, Moxibustion und Diätetik der 100 wichtigsten Chinesischen Syndrome. Bad Kötzting 2002

[3] Travell JG, Simons DG. Handbuch der Muskel-Triggerpunkte. Obere Extremität, Kopf und Rumpf. Band 1. 2. Auflage. München 2002

[4] Bergsmann O, Bergsmann R. Projektionssymptome. Reflektorische Krankheitszeichen als Grundlagen für Holistische Diagnose und Therapie. 2. Auflage. Wien 1990

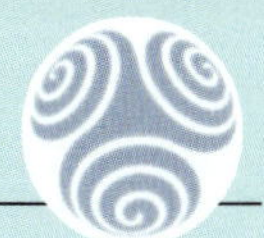

Schmerztherapie

von Hardy Gaus*

22.1 Einführung

Der Schmerz ist eines der Kardinalsymptome, die Patienten bei Erkrankungen und Beschwerden des Organismus zum Arzt führen. Dieses gilt für alle Facharztbereiche gleichermaßen und insbesondere auch im Zusammenhang mit Störungen des Halte-Stütz- und Bewegungsapparates und bei Kraniomandibulären Form- und Funktionsstörungen. Allein aus diesem Grund erscheint es für die Angehörigen aller Heilberufe mehr als sinnvoll, sich mit der Physiologie und der Pathogenese des Phänomens Schmerz sowie der Diagnostik und Therapie von Schmerzzuständen intensiver auseinanderzusetzen, als dies bislang geschieht. Dabei sollte eine moderne und kompetente Schmerztherapie die nachfolgenden Kriterien berücksichtigen.

In der Folge intensiver Forschungen auf dem Gebiet des Schmerzes hat sich das Wissen im Bereich der Diagnostik und Therapie in den letzten Jahren revolutionär weiterentwickelt. Aus diesem Grund ist es für den einzelnen Arzt mittlerweile nur noch schwer möglich, alle Facetten eines umfassenden modernen Schmerzregimes eigenständig zu übernehmen. Um für die Patienten den maximalen Nutzen zu erlangen, ist in allen Teilbereichen der Schmerztherapie ein detailliertes Spezialwissen erforderlich. Daraus ergibt sich zwangsläufig die Forderung, dass Schmerztherapie ausschließlich in einer koordinierten *interdisziplinären* Zusammenarbeit verschiedener Fachspezialisten optimal und zum maximalen Nutzen des

Schmerz als Kardinalsymptom

Modernes Schmerzmanagement ist …

… interdisziplinär.

* Hardy Gaus ist niedergelassener Zahnarzt, Autor und Referent. Er ist Vorstandsmitglied der Deutschen Akademie für Ganzheitliche Schmerztherapie e.V. (DAGST) und Dozent für Akupunktur, Naturheilverfahren und Ganzheitliche Zahnmedizin.
  Seine Adressdaten sind:
  Kirchstraße 15, D-72479 Strassberg · Telefon: + 49 7434 1624, Telefax: + 49 7434 8018
  E-Mail: info@zahnarzt-hardy-gaus.de · Internet: www.zahnarzt-hardy-gaus.de

Patienten betrieben werden sollte. Dabei wird in der Regel ein Arzt die Leitung und Koordination der einzelnen diagnostischen und therapeutischen Schritte übernehmen (meist der Facharzt mit dem direkten fachlichen Bezug zu den vom Patienten geschilderten Beschwerden oder der spezielle Schmerztherapeut). Wichtige Partner innerhalb dieses fachübergreifenden Netzwerks bei Muskel- und Gelenkschmerzen zeigt die Tabelle 22-1. Zum Wohle des Patienten und im Sinne einer reibungslosen Kooperation und Koordination sollten alle an der Behandlung eines Patientenfalls Beteiligten unbedingt über ein adäquates Basiswissen im Bereich der Schmerztherapie verfügen. Dies ist auch deshalb erforderlich, weil im Rahmen der Überweisung zu den einzelnen Fachdisziplinen immer wieder mit langen Wartezeiten bis zum ersten Vorstellungstermin des Patienten zu rechnen ist. Der zuerst konsultierte Kollege sollte deshalb in dieser Übergangsphase auch in der Lage sein, den Patienten schmerztherapeutisch in optimaler und in kompetenter Weise „erstzuversorgen".

Tab. 22-1: Interdisziplinäres Netzwerk bei Muskel- und Gelenkschmerzen

- Schmerztherapie
- Orthopädie
- Zahnmedizin
- Neurologie
- Psychologie / Psychiatrie
- Manualtherapie / Physiotherapie / Osteopathie
- Radiologie
- ggf. weitere Fachbereiche

... multimodal.

Die bereits erwähnten umfangreichen Forschungen haben auch zur Erweiterung des Spektrums möglicher therapeutischer Maßnahmen bei Schmerzzuständen beigetragen. Dies betrifft den allopathischen und naturheilkundlich-komplementären Bereich gleichermaßen. Aus dem Gesamtkanon schmerztherapeutischer Maßnahmen sollte grundsätzlich ein individuell auf den Patienten und seine Schmerzerkrankung abgestimmter *multimodaler* Therapieansatz erfolgen. Um den Überblick zu bewahren, ist ein profundes Wissen über die verschiedenen Therapievarianten unerlässlich, auch wenn im Einzelfall definierte Spezialisten innerhalb des interdisziplinären Netzwerks tätig werden. Selbstverständlich sollte primär und wann immer möglich eine kausale Therapie angestrebt werden und nicht in jedem Fall ausschließlich das Symptom Schmerz behandelt werden. Bei kausal begründbaren Schmerzen werden Schmerz reduzierende Maßnahmen lediglich zum Zwecke der Linderung des Leidensdrucks, zur Unterstützung des Heilungserfolgs, zur Verbesserung der Lebensqualität und insbesondere zur Vermeidung der Schmerzchronifizierung eingesetzt (siehe 22.2.3).

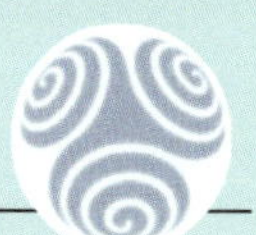

Die Erfahrungen innerhalb der Deutschen Akademie für Ganzheitliche Schmerz Therapie e. V. (DAGST) zeigen außerdem, dass die möglichen Ursachen für Schmerzen nicht immer in dem Bereich zu finden sind, an dem der Patient seine Schmerzen tatsächlich empfindet (siehe Kapitel 2: „Der chronische Schmerz lügt!"). Dies trifft in besonderem Maße im Fall von chronischen Schmerzzuständen und hier in erster Linie bei kraniofazialen und/oder orthopädischen Problemen zu. Eine *ganzheitliche* Betrachtungsweise des Patienten eröffnet deshalb auch in der Schmerztherapie wichtige zusätzliche Möglichkeiten, Schmerzen nachhaltig und oftmals selbst dann noch kausal zu therapieren, wenn bereits eine Idiopathie diagnostiziert wurde. Die ganzheitliche Vernetzung aller Kompartimente des Organismus lässt sich auf der Basis anatomischer, physiologischer, biochemischer und elektromagnetischer Phänomene wissenschaftlich fundiert belegen (siehe Kapitel 1 und 2).

So ist auch das gesamte Fachgebiet der Zahn-, Mund- und Kieferheilkunde über verschiedene Informationsübertragungswege in das komplexe bio-psycho-emotio-sozio-ökologische (ganzheitliche) Netzwerk des Organismus eingebunden (Tabelle 22-2). Wir haben zum Beispiel über die unzähligen Verschaltungen des Nervus trigeminus auch neuronale Verbindungen bis in die oberen Segmente der Halswirbelsäule (C2/C3). Von dieser Region ist eine spinal-segmentale Weiterverschaltung in andere Bereiche des Körpers gegeben. Veränderungen des Muskeltonus unserer Kau- und mimischen Muskulatur, ausgelöst zum Beispiel durch Fehlbisslagen und Fehlfunktionen, können über neuro-muskulo-skelettale Vernetzungsketten außerdem zur Veränderung der gesamten Statik des Bewegungsapparates beitragen und in Folge von Verspannungen und Überlastungen der Skelettmuskulatur zu Schmerzzuständen außerhalb des stomatognathen Systems führen. Humoral stehen alle Bereiche des Organismus ebenfalls untereinander in Verbindung, wobei der besondere Schwerpunkt auf einem optimal und störungsfrei funktionierenden interstitiellen System liegt (Grundregulationssystem nach *Pischinger*). Letztendlich weiß man gemäß den Erkenntnissen der modernen Biophotonenforschung, dass alle Zellen des Körpers untereinander auch über elektromagnetische Informationsübertragung miteinander kommunizieren können und damit Fernwirkungen durch negative Impulse von einem Teilsystem des systemisch vernetzten Organismus auf ein anderes möglich sind.

Tab. 22-2: Informationskanäle im systemisch vernetzten Organismus

- nerval: sensorisch, sensomotorisch, vegetativ
- humoral
- elektromagnetisch (Biophotonen)

Weitere Vorteile, die sich durch eine ganzheitlich-komplementäre bzw. systemische Schmerzdiagnostik und -therapie für den Patienten ergeben, sind in Tabelle 22-3 aufgelistet.

Tab. 22-3:

- Ganzheitliche Betrachtung des Patienten
- Beachtung systemisch kybernetischer Vernetzungen biologischer Systeme
- Anregung der Selbstheilungskräfte und Eigenregulation des Organismus
- Therapeutische Unterstützung physiologischer Funktionen durch schonende und natürliche Verfahren ohne Nebenwirkungen

Der vorliegende Beitrag „Schmerztherapie" soll mit dazu beitragen, die Kompetenz in Bezug auf ein modernes ganzheitlich ausgerichtetes Schmerzmanagementkonzept zu verbessern. Im Sinne dieses Buches soll dabei der Muskel- und Gelenkschmerz besondere Berücksichtigung finden.

22.2 Grundlagen

Anatomie und Physiologie sind essentiell für das Verständnis der Therapiemaßnahmen.

In diesem Abschnitt werden zunächst die wichtigsten Schmerzformen gegeneinander abgegrenzt. Dies ist deshalb besonders wichtig, weil die unterschiedlichen Schmerzformen eine unterschiedliche Vorgehensweise in der Diagnostik und vor allem in der Therapie zur Folge haben. Danach werden die essentiellen anatomisch-physiologischen Grundlagen der Schmerzentstehung, Schmerzleitung und Schmerzhemmung dargestellt. Die Kenntnis dieser Mechanismen ist deshalb so bedeutungsvoll, weil alle Maßnahmen einer multimodalen Schmerztherapie grundsätzlich immer an definierten Stellen in die komplexen körpereigenen Regelkreise des Systems entweder unterstützend (agonistisch) oder hemmend (antagonistisch) eingreifen. Dadurch wird nicht nur das Verständnis um die Wirkungsweise einzelner Therapiemaßnahmen verbessert, sondern die Zweckmäßigkeit einer vorgesehenen Anwendung bezüglich ihrer Plausibilität und Wirksamkeit begründbar. Vor allem ist auch das Wissen um die autonomen Regelkreise und die kognitiven, psycho-emotionalen und sozialen Zusammenhänge des Schmerzes von großer Bedeutung (bio-psycho-soziales Modell des Schmerzes). Schließlich werden in diesem Abschnitt verschiedene Aspekte der Schmerzchronifizierung detailliert erläutert. Da der chronische Schmerz nicht nur diagnostisch und therapeutisch eine der größten Herausforderungen innerhalb der Schmerzbehandlung darstellt, sondern auch aus sozialen und volkswirtschaftlichen Gründen eine überaus wichtige Rolle spielt, sind Basiskenntnisse über die Ursachen, Chronifizierungsmechanismen und Therapiemaßnahmen unerlässlich.

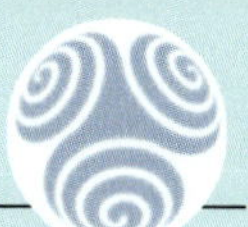

22.2.1 Schmerzformen

In der Regel wird der Schmerz als ein unangenehmes Sinneserlebnis wahrgenommen (nur in Ausnahmefällen gibt es psychisch-emotional pathologische Fehlinterpretationen, bei denen Schmerzen als angenehm oder gar Lust betonend empfunden werden, z. B. in Form des Masochismus). Die offizielle und allgemein gültige Definition für den Begriff Schmerz wurde im Jahr 1986 durch *Merskey* in Worte gefasst:

> Schmerz ist ein unangenehmes Sinnes- und Gefühlserlebnis, das mit aktuellen oder potenziellen Gewebeschädigungen verknüpft ist oder mit Begriffen solcher Schädigungen beschrieben wird.
>
> Auch wenn sich das Symptom Schmerz sehr komplex und diffus manifestieren kann und individuell sehr unterschiedlich empfunden und interpretiert wird, macht es aus praktischen Gründen Sinn, sechs verschiedene Schmerzarten zu differenzieren. Diese können in drei Paaren einander gegenübergestellt werden:

Definition von Schmerz

sechs Arten von Schmerz

> kausal - idiopathisch
> akut - chronisch
> nozizeptiv - neuropathisch
>
> Im Praxisalltag können durchaus verschiedene Kombinationen und Mischformen der aufgeführten Schmerzformen vorliegen. Aus der Zuordnung des Schmerzes zu den einzelnen Schmerzformen ergeben sich jedoch wesentliche Elemente der Diagnostik und vor allem des Therapieansatzes.

Während beim *kausalen* Schmerz stets eine eindeutige Ursache im Vordergrund steht, ist eine solche beim *idiopathischen* Schmerz nicht offensichtlich. Der kausal begründbare Schmerz dient dem Organismus als Warnsignal, um zu signalisieren, dass etwas innerhalb der anatomisch-physiologischen Integrität und Funktionsweise nicht in Ordnung ist. In dieser Eigenschaft hat der Schmerz auch eine Schutzfunktion vor schädigenden Noxen oder Überlastungen. Kausale Schmerzen sind primär und zwingend durch Vermeidung oder Beseitigung der Ursache zu therapieren. Eine schmerztherapeutische Begleittherapie dient lediglich der Unterstützung der Behandlung (schnellere Regeneration und Eingliederung in den sozialen bzw. beruflichen Alltag, Verminderung des Leidensdrucks) und hat zusätzlich die wichtige Aufgabe, einer Schmerzchronifizierung vorzubeugen (zur Chronifizierungsprophylaxe siehe 22.2.3).

a. kausaler und idiopathischer Schmerz

Auf Grund einer nicht vorhandenen oder nicht eruierbaren Ursache steht beim *idiopathischen* Schmerz der isolierte Einsatz schmerzlindernder Maßnahmen immer im Vordergrund. Es versteht sich von selbst, dass im Rahmen der Diagnostik ein umfassender Ausschluss möglicher Ursachen in jedem Fall erfolgen muss. Dabei zeigt die Diagnostik im ganzheitlich systemischen System besondere Vorteile, die aus den Theorien und Denkmodellen in Kapitel 1 und 2 problemlos ableitbar sind und durch die praktischen Erfahrungen der Therapeuten der Deutschen Akademie für Ganzheitliche Schmerztherapie e. V. bestätigt werden. So lassen sich zum Beispiel beim anhaltenden idiopathischen Kiefer- und Gesichtsschmerz (früher: atypischer Kiefer- und Gesichtsschmerz) durch eine umfassende ganzheitlich systemische Diagnostik in vielen Fällen doch noch Ursachen für die vom Patienten geschilderten Schmerzzustände finden, die außerhalb und fernab des eigentlichen Beschwerdegebiets liegen. Damit wird eine kausale Therapie der vermeintlich idiopathischen Schmerzen möglich. Dies gilt in besonderem Maße auch für alle therapieresistenten myofaszialen Schmerzzustände.

b. akuter und chronischer Schmerz

Die Zuordnung *akuter* und *chronischer* Schmerzen wird leider immer noch zu häufig ausschließlich an Hand der Dauer der bestehenden Beschwerden vorgenommen. Dabei ist mittlerweile erwiesen, dass die für die Neuroplastizität des neurologischen Systems maßgeblichen genexpressiven Mechanismen der Nervenzelle als essentielle Grundvoraussetzung für die Ausbildung einer Schmerzchronifizierung z. T. innerhalb weniger Minuten nachweisbar sind.

Auch wenn in der Praxis nach ca. 3 Monaten andauernden Schmerzen von einer Chronifizierung ausgegangen werden kann, sind andere Kriterien bei der Beurteilung wichtiger (Tabelle 22-4). Die in dieser Aufzählung aufgeführten Unterscheidungsmerkmale reichen in der Regel aus, um einen Schmerz in Bezug auf die Kriterien akut bzw. chronisch klassifizieren zu können. Darüber hinaus ergeben sich aus bestimmten anamnestischen Fragen weitere Indizien für eine Schmerzchronifizierung (siehe 22.3.1). Eine exakte Aussage zur Chronifizierung ließe sich nur durch den Nachweis neuroplastischer Veränderungen an den betroffenen Neuronen oder durch Beurteilung der erweiterten Repräsentationszone des zugeordneten sensorischen Areals am Gyrus postcentralis (z. B. durch Magnetresonanztomographie) beurteilen (siehe 22.2.3). Dies ist entweder in vivo nicht möglich oder würde einen zu großen Belastungs- und Kostenaufwand bedeuten.

Auch aus der Beurteilung eines Schmerzes an Hand der beiden Kriterien akut und chronisch ergeben sich vor allem therapeutische Konsequenzen. Da akute Schmerzen in vielen Fällen gleichzeitig auch kausal begründbar sind, kann primär eine auf die Ursachen ausgerichtete Therapie angestrebt werden. Bei chronischen Schmerzen jedoch müssen spezifische Therapiemaßnahmen eingeleitet werden, auch wenn eine Causa offensichtlich ist. So wird ein chronischer Schmerz z. B. kaum mit einfachen Schmerzmitteln aus der Klasse der nichtopioiden Analgetika, wie

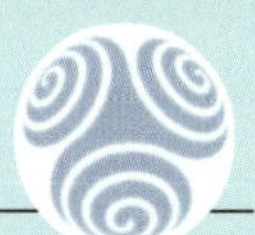

z. B. den nichtsteoridalen Antirheumatika (siehe 22.5.2) therapierbar sein. Dagegen sind Maßnahmen der Schmerzdistanzierung aus dem Bereich der Entspannungstechniken und/oder eine psychologisch-psychiatrische Betreuung der chronischen Schmerzpatienten (siehe 22.5.2) unumgänglich.

Tab. 22-4: Unterscheidungskriterien von akutem und chronischem Schmerz

	akut	chronisch
Beginn	• plötzlich	• allmählich
Ursache	• meist erkennbar	• meist nicht erkennbar
Warnfunktion	• ja	• nein
Kausale Therapie	• sinnvoll	• sinnlos
Medikation	• bedarfsweise	• nach Zeitschema
Präparate	• nicht retardiert	• retardiert
Therapiekonzept	• Monotherapie	• multimodal
Therapiedauer	• kurz	• lang
ZNS-Veränderung	• nein	• ja

Die Unterscheidung von *nozizeptiven* und *neuropathischen* Schmerzen spielt vor allem bei der Auswahl therapeutischer Maßnahmen und hier besonders bei der Ausrichtung einer allopathischen Medikamententherapie eine große Rolle (Tabelle 22-5). Außerdem kann davon ausgegangen werden, dass neuropathische Schmerzen eine hohe Chronifizierungstendenz aufweisen.

Beim *nozizeptiven* Schmerz sind alle neuronalen Strukturen intakt und nicht in ihrer Funktion gestört. Der Schmerz beruht primär auf einer Reizung des nozizeptiven Systems in den durch freie Nervenendigungen (= Nozizeptoren) versorgten Körpergeweben (siehe 22.2.2). Die Schmerzqualität ist meist von spitzem, hellem, bei länger anhaltenden Schmerzen auch dumpfem Charakter. Nach Beseitigung der Schmerz auslösenden Noxe ist der nozizeptive Schmerz reversibel. Die genannten Kriterien erfüllen in der Regel alle akuten und kausal therapierbaren Schmerzzustände.

Tab. 22-5: Charakteristika von nozizeptivem und neuropathischem Schmerz

nozizeptiv	neuropathisch
• periphere und zentrale neuronale Strukturen intakt	• periphere und/oder zentrale neuronale Strukturen geschädigt
• auslösende Noxen	• Dysfunktionen
• reversibel	• brennender Dauerschmerz (Neuropathie)
	• einschießende Attacken (Neuralgie)
	• Dysästhesien
	• evozierte Schmerzen (Allodynie)
	• Hyperalgesie
	• Parästhesien

Die Voraussetzung für das Entstehen *neuropathischer* Schmerzen ist, dass periphere und/oder neuronale Strukturen zerstört oder in ihrer Funktion beeinträchtigt oder blockiert sind. Ein Charakteristikum der neuropathischen Schmerzqualität ist der brennende Dauerschmerz (auch in wechselnder Stärke), der auf eine intensive Mitbeteiligung des sympathischen Nervensystems schließen lässt (Sympathetically Maintained Pain – SMP). Der neuropathische Schmerz kann auch in Intervallen auftreten und zum Teil in Form von einschießenden Schmerzattacken imponieren (entweder isoliert oder zusätzlich zum Dauerschmerz). Darüber hinaus schildern die Patienten mit neuropathischen Schmerzen verschiedene quantitative und qualitative Sensibilitätsstörungen (Dysästhesien, meist in Form von Hyperästhesien bzw. Hyperalgesien oder auch Parästhesien, wie z. B. Kribbeln oder Ameisenlaufen). Außerdem ist das betroffene Gebiet hochgradig reizbar (evozierte Schmerzen) und reagiert auch auf primär nicht schmerzhafte Reize mit intensiven Schmerzsensationen (Allodynie, z. B. Schmerz durch einfache Berührung, Bewegung, Temperaturreize, Wind).

Bei den Neuropathien werden zentrale und periphere sowie lokalisierte (fokale oder Mono-) oder diffuse (Poly-) Neuropathien unterschieden. Als Auslöser kommen mechanische (z. B. nach Nervdurchtrennungen im Rahmen von Operationen oder spinalradikuläre Kompression bei Diskusprolaps), infektiöse (z. B. bei Herpes zoster oder Borreliose), metabolische (z. B. Diabetes oder Vitaminmangel), toxische (z. B. durch Alkoholabusus, Medikamenteneinnahme oder Quecksilberintoxikation) oder ischämische Ursachen in Betracht (Tabelle 22-6).

Tab. 22-6: Neuropathische Schmerzsyndrome

Peripher fokale Läsionen	Peripher diffuse Läsionen	Zentral diffuse Läsionen
• Chronische Radikulopathie	• Diabetes mellitus	• Multiple Sklerose
• Postdiskektomiesyndrom	• Alkohol	• Hirninfarkt (besonders Thalamus und Hirnstamm)
• Posttraumatische Neuropathie	• Vitamin-B-Mangel	• Querschnittsläsion
• Komplexe regionale Schmerzsyndrome (CRPS)(Sympathische Reflexdystrophie / M. Sudeck)	• Amyloidose	• Parkinson-Syndrom
• Phantomschmerz / Stumpfschmerz	• Multiples Myelom	• Schmerzhafte epileptische Anfälle
• Akuter Herpes zoster / Post-Zoster-Neuralgie	• AIDS-Neuropathie	
• Trigeminusneuralgie	• Hypothyreose	
• Diabetische Neuropathie	• Dominant erbliche sensorische Neuropathie	
• Ischämische Neuropathie	• Toxisch (Chemotherapeutika, Medikamente)	

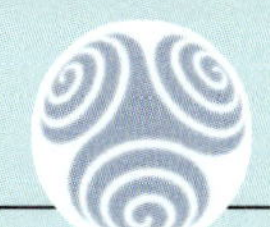

Eine eindeutige und klare Abgrenzung zwischen nozizeptivem und neuropathischem Schmerz ist oftmals nicht möglich. In vielen Fällen überlagern sich nozizeptive und neuropathische Schmerzen zum so genannten Mixed Pain. Dieser kann dann im Sinne des bio-psycho-sozialen Modells (siehe 22.2.2) in individueller Weise moduliert werden (Abbildung 22-1).

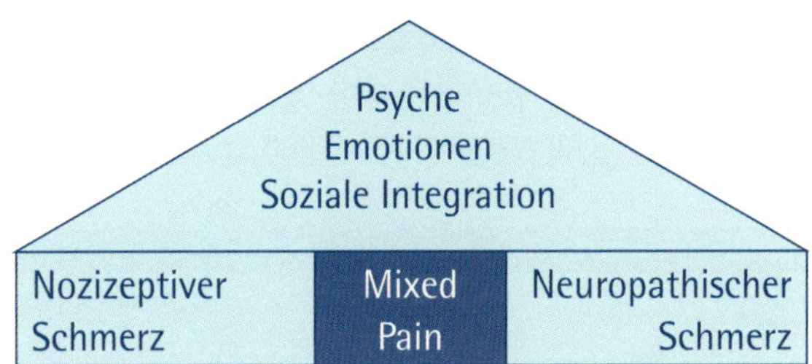

Abb. 22-1: Mixed Pain

Auch wenn bei Schmerzen im Bereich der Muskeln und des Bewegungsapparates (myofasziale Schmerzen) in aller Regel der nozizeptive Schmerz im Vordergrund steht, so sollten die Charakteristika und die verschiedenen Formen der Neuropathie dennoch bekannt sein. So kann z. B. ein bestehender Schmerz im Bereich des Bewegungsapparates durch neuropathische Schmerzelemente (z. B. im Zusammenhang mit einer Radikulopathie, einer diabetischen Polyneuropathie oder bei Multipler Sklerose) überlagert und verfälscht werden. Eine Differenzierung ist nur bei Kenntnis der geschilderten Charakteristika möglich. Außerdem können myofasziale Schmerzen in den meisten Fällen kausal therapiert werden. Bei rechtzeitiger und kompetenter Vorgehensweise lassen sich diese Schmerzen überdies im Sinne akuter Schmerzen therapieren. Nur bei Fehldiagnostik oder inadäquater bzw. inkompetenter Vorgehensweise ist mit einer Schmerzchronifizierung zu rechnen.

Myofaszialer Schmerz ist überwiegend nozizeptiv und meist kausal begründbar.

22.2.2 Schmerzentstehung – Schmerzleitung – Schmerzhemmung

Der Informationsfluss im gesamten Nervensystem lässt sich vereinfacht in grundsätzlich drei einzelne Schritte unterteilen (Abbildung 22-2): Über verschiedene Sinnesorgane und Rezeptoren (z. B. Sehorgan, Hörorgan, Riechorgan, Tastorgan) werden Umweltreize zum Zentralnervensystem (ZNS) geleitet (Afferenz), dort auf unterschiedliche und komplexe Art und Weise verschaltet, verarbeitet und zum Teil wahrgenommen (Verarbeitungsprozess), um dann mit einer efferenten (häufig motorischen) Reaktion vom Organismus bewusst oder unbewusst (autonom, Eigenreflexe) beantwortet zu werden. Dieses Grundprinzip gilt auch für den Bereich des Schmerzes.

Die Mechanismen der Schmerzentstehung, Schmerzleitung und Schmerzhemmung basieren primär auf biochemisch-physiologischen Stoffwechselvorgängen der an der neuronalen Reizleitung und -verarbeitung beteiligten Körpergewebe [1, 2, 3, 4]. Das Verständnis dieser Abläufe und Zusammenhänge ist nicht nur für die Diagnostik von besonderer Bedeutung, sondern vor allem auch wenn es darum geht, den Ansatzpunkt und die Wirkweise verschiedener Möglichkeiten der Schmerztherapie zu verstehen und diese effizient einzusetzen. Sämtliche Therapieansätze greifen nämlich entweder in die Mechanismen der physiologischen bzw. pathophysiologischen Schmerzleitung ein (meistens blockierend oder hemmend) oder verstärken bzw. imitieren die körpereigenen Schmerzhemmsysteme. Damit können Fehltherapien in den meisten Fällen bereits im Vorfeld vermieden werden.

Abb. 22-2: Grundprinzip neuronalen Informationsflusses (nach [3])

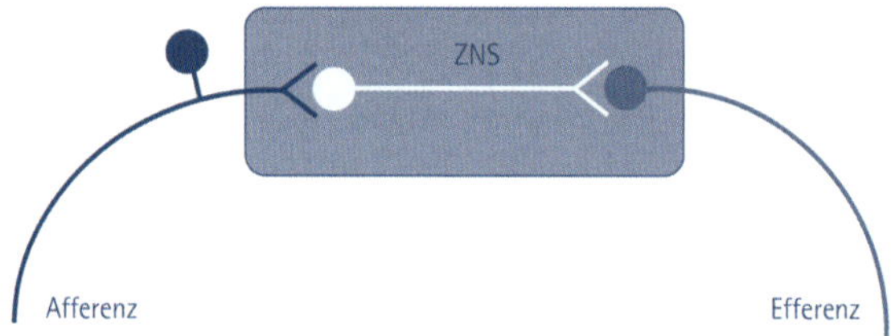

Der exzitatorische Vorgang von der Schmerzentstehung bis zur Schmerzwahrnehmung und Verarbeitung läuft in einer komplexen Funktionskette ab, die sich in vier Teilprozesse unterteilen lässt (Tabelle 22-7).

Tab. 22-7: Funktionskette des Schmerzes (nach [1])

• Transduktion	• Codierung des Reizes
• Transmission	• Weiterleitung im peripheren und zentralen Nervensystem
• Perzeption	• Schmerzwahrnehmung und Schmerzäußerung
• Modulation	• Verarbeitung und Kontrolle

a. Schmerzentstehung (Transduktion)

Schmerz entsteht in nahezu allen Bereichen des Körpers in Folge der Einwirkung von unterschiedlichen Schmerz auslösenden Faktoren auf das Gewebe des Körpers (Tabelle 22-8). Im Extremfall können diese Noxen so schädigend wirken, dass sogar neuronale Strukturen in ihrer physiologischen Funktion beeinträchtig oder gar zerstört werden können (Neuropathie). Auf Grund der dadurch iniziierten Gewebeschädigung und Zellzerstörung kommt es zu Gewebereaktionen mit Freisetzung verschiedener Gewebehormone, Mediatoren und Botenstoffen (so genannte algogene Substanzen, Abbildung 22-3). Diese führen ihrerseits zur Reizung freier Ner-

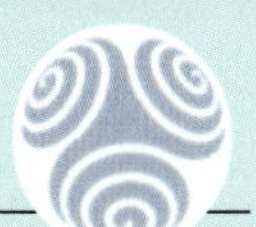

venendigungen (Nozizeptoren) und/oder zu Mechanismen im Gewebe, welche die Nozizeptorenreizung potenzieren können.

Tab. 22-8: Schmerzauslösende Faktoren

- mechanisch (Trauma)
- entzündlich (Neuritis)
- metabolisch (Diabetes, Vitaminmangel)
- toxisch (Alkoholabusus)
- infektiös (Herpes zoster, Borreliose)
- ischämisch (Durchblutungsstörung)
- thermisch (Verbrennungen, Erfrierungen)

Abb. 22-3: Schematische Darstellung der peripheren Schmerzentstehung (nach [1])

Noxe
(mechanisch, thermisch, chemisch, metabolisch)

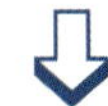

Algogene Substanzen
(primär: H^+, K^+, PG, Bradykinin)
(sekundär: 5-HT, SP, CGRP, NK-A, NO, Histamin)
(Inflammation: TNF, IL-1, LT)

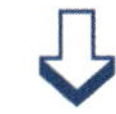

Schmerz

Eine primäre Schlüsselrolle spielt bei diesen Vorgängen der Mediator Prostaglandin, der aus den Phospholipiden zerstörter Zellmembranen in einer enzymatischen Abbaukaskade gebildet wird (siehe 22.4.2k und Abbildung 22-25) sowie Wasserstoff- und Kaliumprotonen und das stark algetisch und auf den Nozizeptor sensibilisierend wirkende Bradykinin. Sekundär bewirken weitere algogen wirksame Stoffe und vasoaktive Substanzen eine Verstärkung der Reaktion und sorgen für eine Ausbreitung auf weitere Nozizeptoren (= periphere Sensibilisierung, z. B. Histamin aus den Mastzellen, zusätzlich vasoaktiv wirksames Serotonin aus basophilen Granulozyten und Thrombozyten). Aus bereits exzitatorisch erregten afferenten Neuronen werden außerdem verschiedene Neuropeptide freigesetzt (efferente Funktion des primär afferenten Neurons, [2]). Die Neurotransmitter-Substanz P bewirkt eine Plasmaextravasation (Schwellung) und Leukozytenadhäsion, entweder direkt über bestimmte Rezeptoren oder indirekt über die Freisetzung von Stickstoffmon-

Nozizeptorreizung durch algogene Substanzen

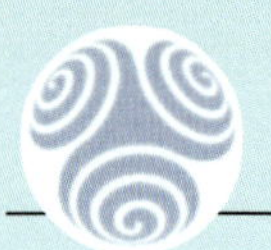

oxid oder die Degranulation von Mastzellen (weitere Histaminfreisetzung). Das Calcitonin-gene-related peptide führt zur Vasodilatation (Rötung und Erwärmung). Neurokinin A wirkt auf die glatte Muskulatur kontrahierend und ist an der Entzündungsreaktion mitbeteiligt. Im entzündlich veränderten Gewebe kommt es zur weiteren Immigration von Granulozyten und zur Potenzierung der Reaktion durch Leukotriene, Interleukine und Tumornekrosefaktoren.

Während die Aufnahme von Schmerz-, aber auch Temperaturreizen über die frei endenden Nozizeptoren erfolgt, sind andere periphere Reize im physiologischen Fall an spezielle Rezeptororgane gebunden (z. B. Haarmanschetten und Meissner-Tastkörperchen für Berührungs- und Tastreize, Vater-Pacini-Lamellenkörperchen für Druck und Vibration) und werden als nichtschmerzhaft interpretiert. Wenn es jedoch im pathophysiologischen Fall (z. B. bei chronischen Schmerzen) zu einer Neuorganisation der synaptischen Verschaltung im Bereich des Zentralnervensystems kommt (siehe 22.2.3), dann werden auch banale primär nichtschmerzhafte Reize als schmerzhaft empfunden (Allodynie).

b. Schmerzleitung (Transmission)

Die Schmerzweiterleitung erfolgt unter Einbeziehung verschiedener Neurone aus der Peripherie in Richtung des zentralen Nervensystems (Abbildung 22-4). Sie soll hier am Beispiel der Spinalnerven dargestellt werden. Die afferente Leitung der Hirnnerven (z. B. Trigeminusnerv) erfolgt in analoger Weise. Während bei den Spinalnerven die Zellkerne der afferenten sensiblen ersten Neurone in den Spinalganglien liegen, weisen die Hirnnerven vergleichbare Ganglien auf (z. B. Ganglion Gasseri des N. trigeminus). Die synaptische Übertragung der exzitatorischen Impulse auf das afferente zweite Neuron erfolgt bei den Spinalnerven in der Substantia gelatinosa des Hinterhorns im Rückenmark und bei den Hirnnerven in den jeweiligen Kerngebieten der Medulla oblongata (verlängertes Rückenmark), der Pons (Brücke) oder des Mesenzephalons (Mittelhirn).

Abb. 22-4: Schematische Darstellung der Schmerzleitung

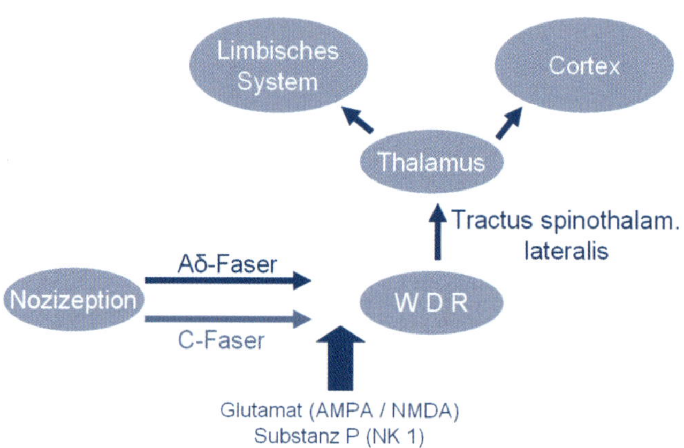

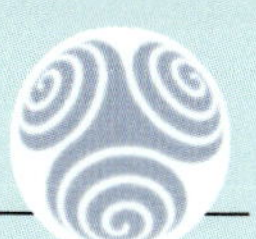

Durch die Reizung des Nozizeptors wird ein elektrisches Signal im ersten afferenten Neuron ausgelöst, welches den Schmerzimpuls in Form eines Aktionspotenzials in Richtung des zentralen Nervensystems (ZNS) weiterleitet. Das Aktionspotenzial wird dadurch generiert, dass Natriumionen an der Nervzellmembran nach der Öffnung von Natriumkanälen passiv von extrazellulär in den Intrazellulärraum des Neurons wandern. Das Spannungspotenzial verändert sich dabei von -80 mV auf +30 mV. Erlischt der Reiz im physiologischen Fall, dann kommt es nachfolgend zum Spannungsausgleich (Repolarisation), bei dem Kaliumionen durch einen Energie verzehrenden aktiven Prozess (ATP-abhängig) von intrazellulär nach extrazellulär transportiert werden.

Für die afferente und efferente Reizleitung stehen dem Organismus Nervenfasern mit unterschiedlichen Eigenschaften zur Verfügung (Tabelle 22-9). Die Schmerzleitung erfolgt im rein physiologischen Falle entlang der schnell leitenden myelinisierten Aδ-Fasern (saltatorische Schmerzleitung – vorwiegend verantwortlich für den eher akuten Sofortschmerz) bzw. der langsam leitenden nicht myelinisierten C-Fasern (kontinuierliche Schmerzleitung – vorwiegend verantwortlich für den anhaltenden Dauerschmerz) in Richtung des zentralen Nervensystems (Tabelle 22-10).

Tab. 22-9: Klassifikation von Nervenfasern

Fasertyp	Funktion	Ø	V (m/s)
A α	Motorisch zu Skelettmuskel	15 µm	100
A β	Druck / Berührung	8 µm	50
A γ	Motorisch zu Muskelspindel	5 µm	20
A δ	Nozizeption und Temperatur	< 3 µm	15
B	Sympathikus präganglionär	3 µm	7
C	Nozizeption Sympathikus postganglionär	1 µm	1

Tab. 22-10: Eigenschaften von Aδ-Fasern und C-Fasern

Aδ-Fasern	C-Fasern
• myelinisierte Fasern	• nichtmyelinisierte Fasern
• schnell leitend	• langsam leitend
• saltatorische Schmerzleitung	• kontinuierliche Schmerzleitung
• Erstschmerz	• anhaltender Schmerz
• Fluchtreflexe	• vegetative Reflexe

Aktionspotenzial

schmerzleitende Nervenfasern und peripherer Nerv

Aδ- und C-Fasern

Das Perikaryon (Zellleib) als trophisches Zentrum des sensiblen ersten Neurons enthält den Zellkern und zahlreiche Zellorganellen und liegt rückenmarksnah im Spinalganglion (Abbildung 22-5). Die sensible Nervenfaser weist einen langen peripheren Neuriten (Axon) und einen kurzen Dendriten auf (pseudounipolare Nervenzelle), an dessen Ende die synaptische Übertragung der Erregung auf das nachfolgende zweite Neuron erfolgt. Alle Neurotransmittersubstanzen (z. B. Glutamat und Substanz P), Kanalproteine und die ihrer Synthese dienenden Enzyme werden im Perikaryon synthetisiert und via axoplasmatischen Transport an den distalen (peripheren) Anfang oder das proximale (zentrale) Ende der Nervenfaser transportiert, zum Beispiel Substanz P in Richtung Peripherie, um im Bereich der Nozizeptoren als algogen wirksame Substanz sezerniert zu werden bzw. Substanz P und Glutamat in Richtung ZNS zur Bereitstellung in den Synapsen zum Zwecke der Reizübertragung auf das zweite exzitatorische Neuron.

Abb. 22-5: Reizleitung zentral (nach [3])

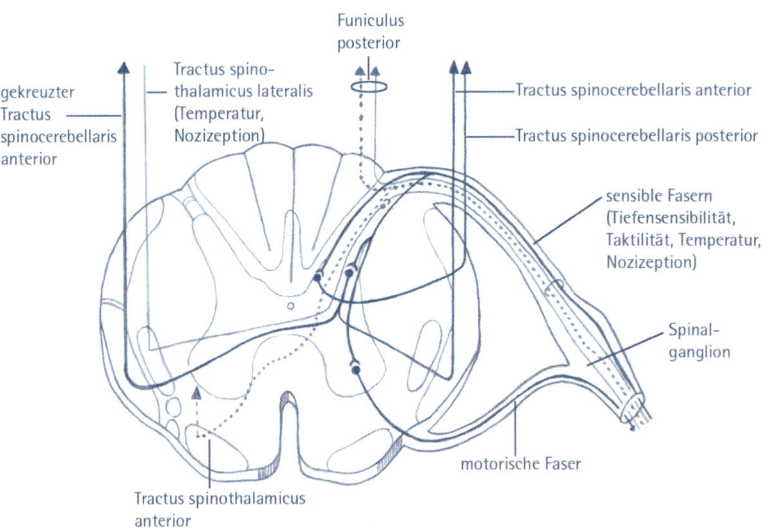

Die einzelnen afferenten Nervenfasern verschiedener sensibler Qualitäten (somatisch-afferente Fasern) werden, aus den Geweben kommend, zu einem peripheren Nerv gebündelt, in dem auch somatisch-efferente Fasern zur quer gestreiften Muskulatur ziehen und vegetativ-afferente bzw. vegetativ-efferente Fasern für die Innervation der inneren Organe, der Drüsen und der Gefäße enthalten sind. Der gemischte periphere Spinalnerv teilt sich nach seinem Durchtritt durch das Foramen intervertebrale in seine efferenten und afferenten Ursprünge in Form einer motorischen vorderen Rückenmarkswurzel (Radix anterior) und einer sensiblen hinteren Rückenmarkswurzel (Radix posterior) auf. Andere, weniger gut gegliederte Verhältnisse finden sich lediglich im zervikalen und lumbosakralen Bereich: In Nervenplexus (noch außerhalb des Rückenmarks gelegen) werden die sensib-

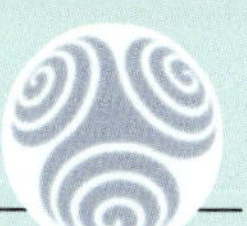

len Fasern eines peripheren Nervs in unterschiedliche dorsale Rückenmarkswurzeln bzw. die motorischen Fasern einer Wurzel in unterschiedliche periphere Nerven geleitet.

In der Substantia gelatinosa des Hinterhorns des Rückenmarks (beim Trigeminus im Bereich seines neuronalen Kerngebietes im Hirnstamm) erfolgt die synaptische Übertragung der schmerzhaft exzitatorischen Afferenz vom ersten auf das zweite Folgeneuron (Abbildung 22-4). Diese polysynaptischen Neurone leiten nicht nur den Schmerzimpuls weiter nach zentral (zweites afferentes Neuron der Schmerzleitung), sondern iniziieren ein komplexes Netzwerk mit anderen afferenten und efferenten Neuronen, in welchem die erste Verarbeitung der Erregungsimpulse durch aktivierende und hemmende, spinale und supraspinale Mechanismen erfolgt (Abbildung 22-6). Deshalb werden diese Neurone als *Wide-Dynamic-Range-Neurone (WDR)* bezeichnet. In diesem Netzwerk finden unzählige und komplexe Verschaltungen im entsprechenden Segment aber auch in Nachbarsegmenten statt, wodurch u. a. zum Beispiel die schützenden Eigen- und Fremdreflexe gesteuert werden. Außerdem werden bereits auf dieser spinal-segmentalen Ebene inhibitorische Effekte der Schmerzhemmung getriggert (Modulation). Es finden auch Verschaltungen zu vegetativ wirksamen Neuronen statt.

Abb. 22-6: Spinal-segmentale Verschaltung der Nozizeption (nach [1])

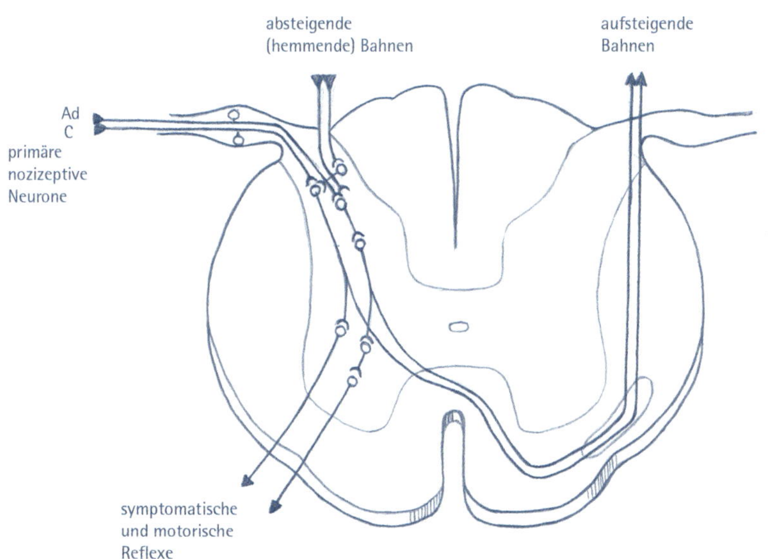

Die synaptische Übertragung vom ersten auf das zweite Neuron (WDR-Neuron) ist an exzitatorisch wirkende Polypeptidverbindungen (Neurotransmitter Substanz P und Glutamat) gebunden, welche ausschließlich und hochspezifisch definierte Rezeptoren am WDR-Neuron ansprechen (Tabelle 22-11).

Tab. 22-11: Impulsübertragung am WDR-Neuron

Neurotransmitter	Rezeptor	Exzitation über	Dauer
Substanz P	NK 1	Na - Influx	kurz
Glutamat	AMPA	Na - Influx	kurz
Glutamat	NMDA	Na - Influx Ca - Influx	lang

synaptische Übertragung

Die am Ende des ersten afferenten Neurons eintreffende Erregung (Aktionspotenzial) führt zur Depolarisation der präsynaptischen Membran mit nachfolgender Öffnung spannungsabhängiger Kalziumkanäle (Abbildung 22-7a und 22-7b). Der Kalziumeinstrom im Bereich der Synapse bewirkt, dass einzelne, die exzitatorischen Neurotransmitter Substanz P bzw. Glutamat enthaltende Vesikel mit der präsynaptischen Membran verschmelzen und ihren Inhalt in den Synapsenspalt sezernieren. Die beiden verschiedenen Transmitter diffundieren durch den synaptischen Spalt und besetzen ihren spezifischen Rezeptor an der postsynaptischen Membran. Dies führt zur Öffnung von Ionenkanälen. Der Natriumeinstrom, begleitet von einem Kalziumeinstrom, führt dann zur Auslösung eines Aktionspotenzials am WDR-Neuron (exzitatorisches postsynaptisches Potenzial).

Abb. 22-7a und 22-7b: Synaptische Übertragung

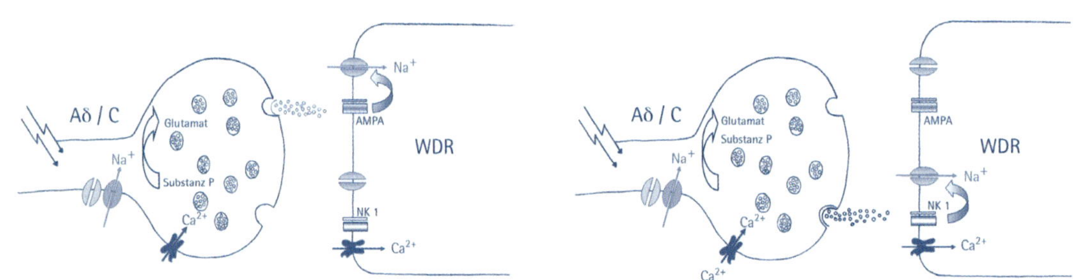

Weiterleitung zum Zentralnervensystem

Vom WDR-Neuron aus erfolgt die Weiterleitung des Schmerzreizes (und auch von Temperaturreizen) vorwiegend über den kontralateralen Tractus spinothalamicus zum Thalamus als übergeordnetes Zentrum und Durchschaltstelle für alle afferenten Reize [1, 2, 3, 4]. Im Thalamus findet die synaptische Übertragung der Afferenz auf das dritte Neuron statt. Hier entscheidet sich unter anderem, ob der Schmerzreiz aus der Peripherie zum Cortex durchgeleitet und damit bewusst wahrgenommen wird (Perzeption). Außerdem bestehen neuronale Verbindungen vom Thalamus zu den Strukturen des limbischen Systems.

Weiterverschaltung neuronaler Impuls im Thalamus

Bei einer Impulsweiterleitung ziehen die Fasern des dritten afferenten Neurons vom lateralen Anteil des Thalamus im Tractus thalamicocorticalis zum Gyrus postcentralis des Parietallappens. Vom medialen Thalamus erfolgt die synaptische Übertragung zum limbischen System. Dieses besteht aus verschiedenen neokortikalen

limbisches System

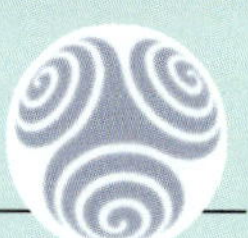

Hirnanteilen und Kerngebieten (u. a. Hippocampus, Corpus amygdaloideum, Gyrus cinguli) und ist neben verschiedenen anderen Aufgaben (Lern- und Gedächtnisprozesse, Trieb- und Affektverhalten, Selbst- und Arterhaltung) auch für die affektiv-emotionale Schmerzwahrnehmung und -verarbeitung zuständig.

Der exzitatorische Schmerzreiz wird bereits zu Beginn seiner Initialisierung vom Körper durch verschiedene Mechanismen moduliert. Dabei versucht der Organismus das unangenehme Sinneserlebnis in hemmender Weise zu kontrollieren und zu unterdrücken. Nachfolgend sollen die wichtigsten körpereigenen Hemmsysteme beschrieben werden [1, 2, 3, 4].

c. Schmerzhemmung (Modulation)

Bereits auf der spinal-segmentalen Ebene sind erste hemmende (modulierende) Effekte festzustellen (Abbildung 22-8 und 22-9). So kann zum Beispiel eine verstärkte Aktivierung von Aβ-Afferenzen (zuständig für die Übertragung von Druck- und Berührungsreizen) eine kompetitive Verminderung oder gar Hemmung des Einstroms echter Schmerzreize über die Aδ- bzw. C-Fasern am WDR-Neuron bewirken (beschrieben in der modifizierten Gate-Control-Theorie).

spinal-segmentale Schmerzhemmung

Abb. 22-8: Schematische Darstellung der Schmerzhemmung

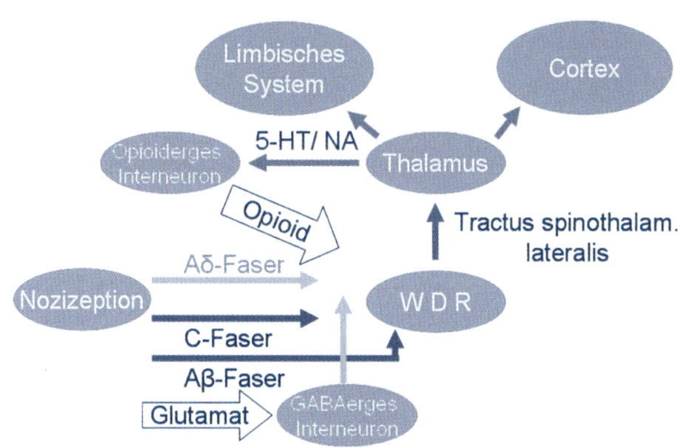

Abb. 22-9: Schmerzhemmung

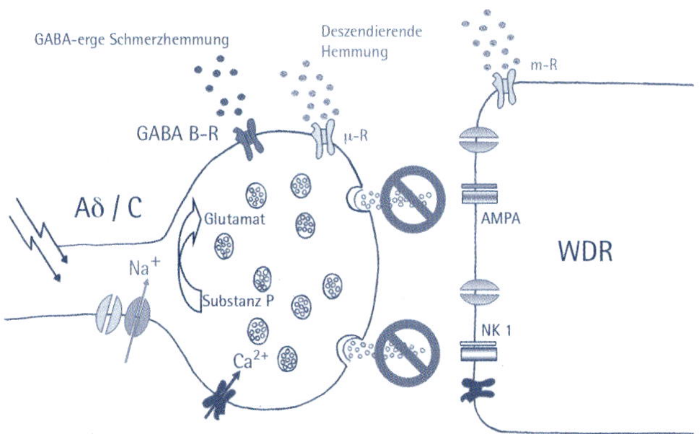

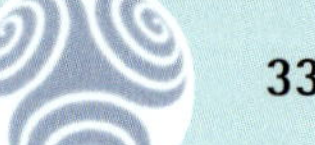

Spinal-segmental inhibitorisch wirksam ist auch das GABA-erge Interneuron, das über die Ausschüttung des Neurotransmitters GABA (Gamma-Ammino-Buttersäure – besetzt spezielle GABA-Rezeptoren an der Synapse des ersten exzitatorischen Neurons) hemmend auf die synaptische Reizübertragung an das WDR-Neuron einwirken kann, indem die Freisetzung exzitatorisch wirkender Neurotransmitter (Glutamat und Substanz P) minimiert wird. Das GABA-erge Interneuron wird seinerseits selbst durch Glutamat aktiviert. Hier ist ein regelkreisartiges System zu beobachten: Wird sehr viel des exzitatorisch wirksamen Neurotransmitters Glutamat vom ersten Schmerz leitenden Neuron produziert und in den postsynaptischen Spalt ausgeschüttet, so aktiviert dieses Glutamat nicht nur das WDR-Neuron, sondern gleichzeitig auch die inhibitorisch wirksamen GABA-ergen Interneurone. Auch Glycin wirkt als inhibitorischer Neurotransmitter direkt am WDR-Neuron.

Die beschriebenen spinal-segmentalen Hemmeffekte sind die Grundlage nahezu aller physiotherapeutischer und physikalischer Schmerztherapien und erklären teilweise auch die Wirkung zahlreicher komplementärer Methoden und Gegenirritationsverfahren (z. B. Akupunktur und TENS-Therapie).

Der Thalamus ist nicht nur die zentrale Schaltstelle zur Iniziierung der Schmerzperzeption. Von ihm gehen auch die Impulse für die körpereigene deszendierende Schmerzhemmung aus. Über Neurone des periaquäduktalen Grau im Mesencephalon werden noradrenerge Kernbereiche im Locus coeruleus und serotonerge Kernbereiche im Nucleus raphe magnus aktiviert, die ihrerseits opioiderge Interneurone durch die Neurotransmitter Serotonin (5 HT) und Noradrenalin (NA) exzitatorisch stimulieren und sie zur Ausschüttung körpereigener endogener Opioide (Endorphine, Enkephaline, Dynorphine) veranlassen (Abbildung 22-8, 22-9 und

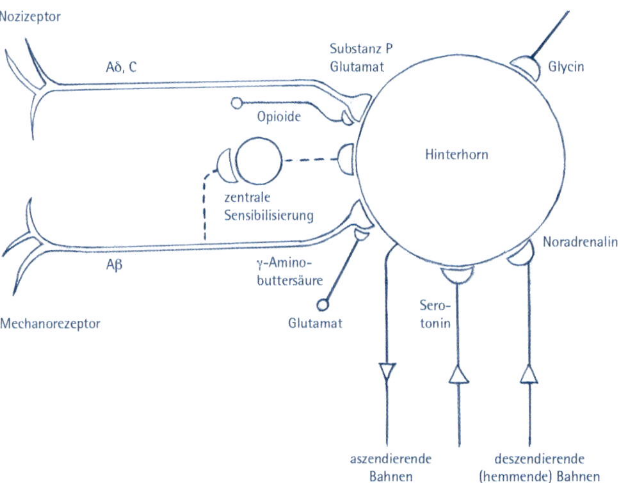

Abb. 22-10: Deszendierende Schmerzhemmung (nach [1])

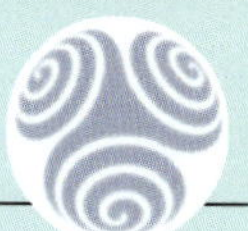

22-10). Diese Substanzen bewirken dann über die Besetzung spezifischer Opioid-rezeptoren (vor allem μ-Rezeptoren) präsynaptisch eine Hemmung der Freisetzung erregender Neurotransmitter (Glutamat, Substanz P) und führen postsynaptisch zu einer Hyperpolarisation und damit Stabilisierung der Nervzellmembranen (z. B. am WDR-Neuron). Die Aktivierung dieses deszendierenden Schmerzhemmsystems kann auch durch übermäßige Stress-Situationen erfolgen (stressinduzierte Hypalgesie).

22.2.3 Schmerzchronifizierung

Die Chronifizierung des Schmerzes ist ein pathophysiologisches Ereignis, das sich keinesfalls an der Schmerzdauer oder der individuell quantitativen und qualitativen Schmerzwahrnehmung orientiert, sondern mit gravierenden neuroplastischen Veränderungen einhergeht [2, 15]. Diese neuroplastischen Veränderungen betreffen die intraneuronale Biochemie (vermehrte Produktion und Bereitstellung von exzitatorischen Neuropeptiden, Neurotransmittern und Ionen, insbesondere Kalzium und von Kanalproteinen und Membranrezeptoren durch Genexpression), die synaptische Neuorganisation der neuronalen Verschaltung besonders im Bereich des WDR-Neurons und eine Extension der Repräsentationsfläche der zugeordneten sensorischen Zone im Bereich des Gyrus postcentralis (Homunkulus). Bei diesen Vorgängen kommt es unter anderem zum vermehrten Einbau von spannungsabhängigen Natriumkanälen und auch Kalziumkanälen, letztere vor allem im Bereich der Synapse des ersten exzitatorischen Neurons. Dadurch wird die neurale Erregbarkeit erhöht und die Freisetzung von Glutamat und Substanz P in den synaptischen Spalt verstärkt.

Neuroplastizität

Eine besondere Bedeutung scheint außerdem der Aktivierung spezieller Rezeptoren am WDR-Neuron zuzukommen. Diese NMDA-Rezeptoren sind normalerweise durch Magnesium inaktiviert (Abbildung 22-11a). Durch exzessive Reizung des WDR-Neurons kommt es zur Aufhebung der Rezeptor-Blockierung durch Magnesium. Der NMDA-Rezeptor kann nunmehr additiv durch den Neurotransmitter Glutamat aktiviert werden und die verstärkte Reizung der postsynaptischen Membran führt

NMDA-Rezeptoren

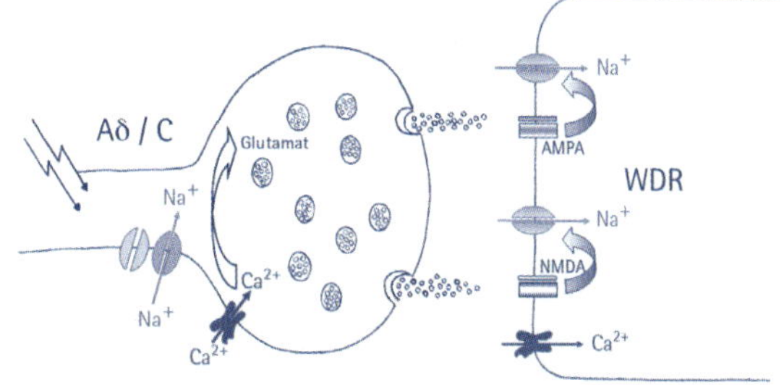

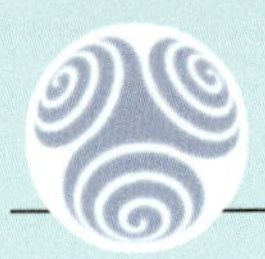

zum verstärkten Natrium- und Kalziumeinstrom in das WDR-Neuron und zu dessen Übererregung (Abbildung 22-11b).

Auslöser einer Schmerzchronifizierung ist der verstärkte Input und/oder die nachfolgende potenzierte Weiterleitung exzitatorischer Reize in Richtung zentrales Nervensystem. Pathogenetisch werden drei verschiedene Möglichkeiten in Betracht gezogen (Tabelle 22-12 und Abbildung 22-12).

Tab. 22-12: Mechanismen der Schmerzchonifizierung

1. Chronische (Hyper-) Sensibilisierung
   - Expression von
     - Transmittern
     - Rezeptoren
     - Kanalproteinen
   - Veränderung der Erregbarkeit

2. Degeneration nozizeptiver Systeme
   - Umorganisation synaptischer Strukturen

3. Degeneration hemmender Neuronensysteme
   - Deszendierende Bahnen
   - GABA-erge Interneurone

Abb. 22-12: Mechanismen der Schmerzchonifizierung (nach [15])

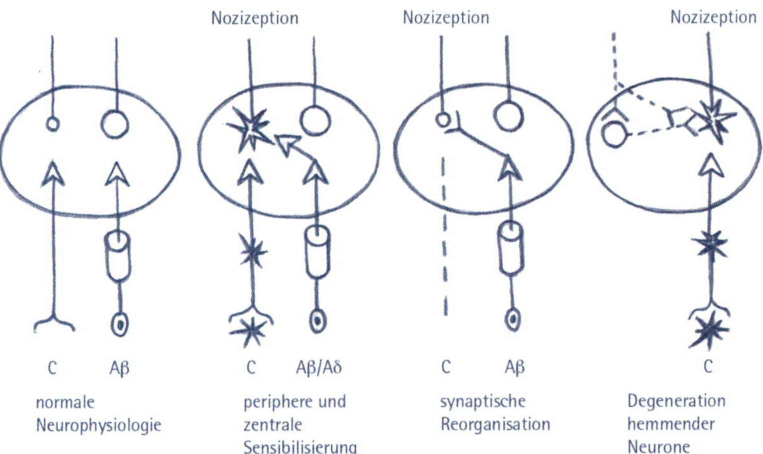

Im Rahmen der zahnärztlichen Tätigkeit ist dabei der Mechanismus der Hypersensibilisierung sicherlich die häufigste Ursache für die mögliche Entstehung chronischer Schmerzzustände. Dabei kann es durch exzessive Reizung von nozizeptiven Strukturen als Folge von überstarken Schmerzsensationen (z. B. bei Pulpitiden, apikalen Parodontitiden, myofaszialen Schmerzen oder auch nur im Rahmen von schmerz-

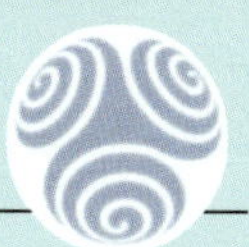

haften zahnärztlichen Eingriffen ohne suffiziente Lokalanästhesie) zur Hypersensibilisierung nachrangiger afferenter Strukturen kommen. Reize aus der Peripherie werden dann nicht mehr adäquat weitergeleitet, sondern führen zu einer Kaskade von exzitatorischen Entladungen am WDR-Neuron (Abbildung 22-13). Im Extremfall kann es sogar zu Spontanentladungen kommen ohne jegliche periphere Reizsetzung oder zur Auslösung von Schmerzsensationen durch primär nicht schmerzhafte Reize wie Berührung, Druck oder Temperaturreize (Allodynie).

Abb. 22-13: Schmerzchronifizierung

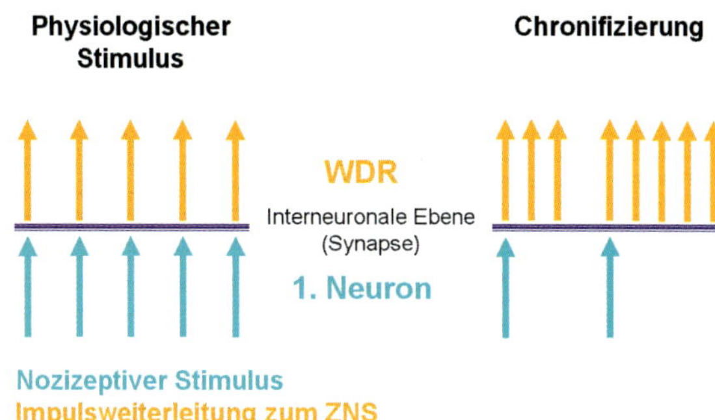

Der gefürchtete Mechanismus der Schmerzchronifizierung sollte durch eine umfassende und suffiziente Schmerzprophylaxe (z. B. Lokalanästhesie bei schmerzhaften Eingriffen) und suffiziente Schmerztherapie möglichst im Vorfeld vermieden werden (siehe 22.3.3).

Den Hinweis auf eine Schmerzchronifizierung kann keinesfalls allein die Zeitspanne bereits bestehender Schmerzen geben. Vielmehr lassen verschiedene anamnestische Kriterien den Rückschluss auf eine Schmerzchronifizierung zu. Dazu gehören:

- Häufigkeit des Auftretens von Schmerzen
- Schmerzdauer (Dauerschmerz, Anzahl der Schmerzattacken)
- Intensitätswechsel des Schmerzes
- Anzahl der Schmerzlokalisationen
- Anzahl eingenommener Medikamente
- Häufigkeit der Arztbesuche und Arztwechsel
- Anzahl frustraner Behandlungen/Operationen
- Psycho-soziale Belastung (Einfluss auf berufliche und familiäre Situation)

Umfangreiche Schmerzfragebögen, zum Beispiel der Deutsche Schmerzfragebogen der Deutschen Gesellschaft für Schmerz (DGS) und Deutschen Gesellschaft zum Studium des Schmerzes (DGSS) [www.deutscher-schmerzfragebogen.de], erfassen in der Regel die jeweiligen Kriterien bereits in der Anamnese und ermöglichen über spezielle Auswertungsbögen eine Klassifizierung des Chronifizierungsgrads (z. B. Stadieneinteilung nach *Gerbershagen*).

22.3 Schmerzdiagnostik

„Keine Therapie ohne Diagnose!" Dieser allgemeine Grundsatz der Medizin gilt auch für die Schmerztherapie. Die gründliche Diagnostik dient in erster Linie dazu, mögliche Ursachen für Schmerzzustände zu eruieren, um eine zielgerichtete kausale Therapie einzuleiten [1, 2]. Dadurch kann das Symptom Schmerz nachhaltig und in der Regel dauerhaft eliminiert werden.

Im Falle von idiopathischen Schmerzen (Schmerzkrankheit) dient die Diagnostik vor allem auch dem Ausschluss jeglicher möglicher Causae und gleichzeitig der Klassifizierung des Schmerzes. Bei eindeutig idiopathischem Schmerz besteht die Möglichkeit, das Symptom Schmerz im Rahmen einer multimodalen Schmerztherapie zu beseitigen oder wenigstens die Schmerzstärke zu reduzieren, um dem Patienten den Leidensdruck zu nehmen. Dies gilt auch bei Erkrankungen, bei denen die Ursache für die Schmerzen zwar erkennbar, bei denen aber eine kausale Therapie nicht mehr möglich ist (z. B. Tumorschmerz, unheilbare Erkrankung).

Die Diagnostik umfasst eine ausführliche Anamnese und eine gründliche Befunderhebung in unterschiedlichen medizinischen Fachdisziplinen. Dabei sollte die Schmerzproblematik stets unter ganzheitlich systemischen Gesichtspunkten betrachtet werden und nicht nur im Bereich der vom Patienten geschilderten Schmerzlokalisationen. Dadurch eröffnet sich gemäß der Erfahrungen der Therapeuten der DAGST sehr viel häufiger die Möglichkeit, eine kausale Schmerztherapie einzuleiten als bei einer isoliert lokalisierten Betrachtung des Schmerzareals. Dies ist aus den Ausführungen in den Kapiteln 1 und 2 unschwer ableitbar. Unter Berücksichtigung der Interdisziplinarität (siehe 22.1) ist es in diesem Fall jedoch unumgänglich, bereits im Rahmen der Diagnostik mehrere medizinische Fachbereiche einzubeziehen.

22.3.1 Anamnese

Nummerische Ratingskala (NRS) und Visuelle Analogskala (VAS)

Wichtige Hilfsmittel der Anamnese sind spezielle Schmerzfragebögen und eine Bewertungsskala für die Schmerzstärke. In der Schmerztherapie hat sich bewährt, den Schmerz vom Patienten analog einer 10er-Skala bewerten zu lassen, wobei „0" gleichzusetzen ist mit keinerlei spürbarem Schmerz und „10" der höchst vorstellbaren Schmerzstärke entspricht. Diese Einteilung der Schmerzintensität kann entweder rein durch Imagination seitens des Patienten oder besser durch geeignete Skalen (in Schieberform) erfolgen (Abbildung 22-14). Neben der Numerischen Ratingskala (NRS) gibt es auch die visuelle Analogskala (VAS), die besonders gut für Kinder geeignet ist. Es ist zu beachten, dass diese Bewertung der Schmerzintensität eine rein subjektive Klassifizierung der Schmerzstärke durch den Patienten darstellt. Die ermittelten Werte können sehr gut zur Verlaufskontrolle einer Schmerztherapie und zur Dokumentation in der Patientenkarte oder in Schmerztagebüchern verwendet werden.

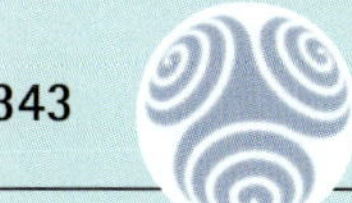

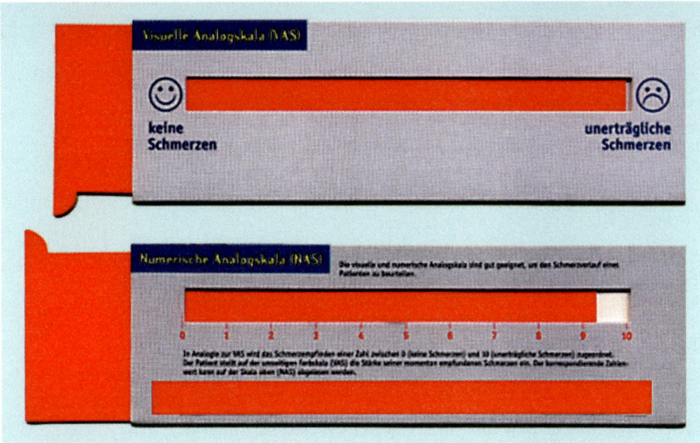

Abb. 22-14: Visuelle Analogskala (VAS) und Nummerische Ratingskala (NRS) als Hilfsmittel der Schmerzanalyse

Die *Schmerzfragebögen* dienen der standardisierten Erfassung verschiedener schmerzrelevanter sowie psycho-emotionaler und psycho-sozialer Parameter. Sie bieten eine erste Orientierung über die anschließend erforderlichen Befunderhebungen und sind die Grundlage für die Dokumentation und Verlaufskontrolle einer Schmerztherapie. Außerdem lassen sie sich zur Bestimmung von Chronifizierungstendenzen auswerten.

Neben persönlichen Daten, der *familiären und sozialen Anamnese* sowie der Frage *nach allgemeinen Gesundheitsstörungen* werden hier Angaben zur *Schmerzlokalisation, Schmerzdauer, Schmerzhäufigkeit, Schmerzstärke* sowie zur *subjektiven Schmerzwahrnehmung* und zu *Schmerzmodalitäten* erfasst. Wichtig ist neben der Erfassung der aktuellen Situation auch die *Historie der Schmerzerkrankung* (z. B. welche Therapiemaßnahmen mit bzw. ohne Erfolg durchgeführt wurden, welche und wie viele Ärzte wegen des Schmerzleidens konsultiert wurden, wie viele und welche Medikamente mit und ohne Erfolg eingenommen wurden). Außerdem sollte immer auch der *psycho-emotionale und soziale Bereich* mit erfasst werden. Vor allem sind die Fragen nach Einschränkungen im beruflichen und privat-familiären Umfeld von Bedeutung (z. B. Arbeitsunfähigkeit, Behinderung bei der Verrichtung alltäglicher Dinge, persönliche Isolation durch fehlende soziale Kontakte). Letztere führen immer zu einer Zunahme der Schmerzproblematik, insbesondere bei chronischen Schmerzen und sollten im Rahmen einer schmerzpsychologischen Therapie ihre Berücksichtigung finden. Die Schmerzfragebögen sind unterschiedlich umfangreich. Sehr umfassend ist der Deutsche Schmerzfragebogen, der erst in jüngster Zeit gemeinsam von den Fachgesellschaften der DGS und der DGSS optimiert wurde [www.deutscher-schmerzfragebogen.de]. Aus dem Deutschen Schmerzfragebogen lassen sich über definierte Fragenkomplexe die Angaben zur Ermittlung der Chronifizierungsstadien nach *Gerbershagen* ableiten (siehe 22.2.3). *Türp* hat einen auf die zahnärztlichen Belange reduzierten Schmerzfragebogen erstellt, der auf der

Internetseite [http://qos.quintessenz.de/downloads/schmerzfragebogen.pdf] frei zugänglich ist. Grundsätzlich sollte der Patient den Fragebogen bereits zuhause ausfüllen und vor seinem ersten Termin an die Praxis schicken, damit der Therapeut einen Überblick über das Schmerzgeschehen erhält und auf Grund einer ersten Auswertung gezielte Befunderhebungen planen kann. Die Details und bestehende Unklarheiten werden dann in der ersten Konsultation geklärt.

painDETECT®-
Fragebogen *Freynhagen et al.* [15] haben einen speziellen zweiseitigen Schmerzfragebogen entwickelt, der im Screening-Verfahren recht zuverlässig eine Differenzierung von nozizeptiven und neuropathischen Schmerzen erlaubt. Dieser Fragebogen ist über die Firma Pfizer Pharma GmbH erhältlich.

22.3.2 Befunderhebung

Auf die Befunderhebung bei Muskel- und Gelenkbeschwerden wurde bereits in den Kapiteln 8, 9 und 10 ausführlich eingegangen. Nachfolgend sollen verschiedene Aspekte und Parameter der Befunderfassung unter Berücksichtigung schmerztherapeutischer Belange in einer Übersicht dargestellt werden, weil die detaillierte Beschreibung der Durchführung einzelner Maßnahmen zu umfangreich wäre und in den einzelnen Fachdisziplinen ohnehin als bekannt vorausgesetzt werden können. Lediglich ein paar wenige, aber für die ganzheitliche Schmerzdiagnostik interessante Maßnahmen sollen im Detail beschrieben werden. Aus den zahlreichen angegebenen Möglichkeiten wählt der Diagnostiker schwerpunktmäßig jeweils diejenigen Untersuchungstechniken aus, die situationsabhängig zu einer Diagnosefindung beitragen können, erweitert und vertieft bei auffälligen und unklaren Befunden seine Diagnostik und bindet ggf. die entsprechenden Fachspezialisten im Rahmen einer Fremddiagnostik in die Befunderhebung mit ein. Folgende Maßnahmen der Befunderfassung sollten berücksichtigt werden:

Klinisch-röntgenologische zahnärztliche Diagnostik

➣ Intraorale Diagnostik
  • Klinischer Befund der Zähne
    - Zahndefekte/Karies
    - Zahnvitalität
    - Perkussion
    - Zahnlockerungen
    - Schlifffacetten und Primärkontakte (Lupenbrille)
    - Zahnfehlstellungen (Elongationen, Kippungen, Verschiebung von Odontonen auf dem Alveolarfortsatz)
    - Okklusion und Artikulation der Zähne
    - Orientierende Bestimmung der Kiefermitten (z. B. durch Rapha mediana, Lippen- und Zungenband)

  • Klinischer Befund der Parodontien und Mundschleimhäute
    - Parodontalstatus (Parodontaler Screening-Index)
    - Schleimhautveränderungen

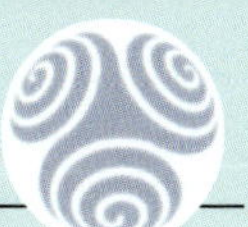

➤ Röntgenologische Diagnostik
- Intraorale Einzelzahnaufnahmen (Mundfilme)
- Übersichtsaufnahmen (z. B. Orthopantomogramm)

➤ Klinische und instrumentelle Funktionsdiagnostik
- Untersuchung des Kiefergelenks
  - Schmerzen
  - Dysfunktionen/Bewegungseinschränkungen

- Untersuchung der Kaumuskulatur
  - Schmerzen
  - Muskelhartspann/Myogelosen
  - Triggerpunkte
  - Tenderpoints
  - EMG (Elektromyogramm)

- Mobilitätsprüfung des Unterkiefers (aktiv und passiv)
  - Maximale Mundöffnung
  - Deviationen bei der Mundöffnung
  - Laterotrusion
  - Mediotrusion
  - Protrusion
  - Retrusion
- Biss-, Okklusions- und Artikulationsdiagnostik

➤ Statik des Bewegungsapparates

- Symmetrie der Physiognomie
  Hierbei wird am stehenden Patienten beurteilt, ob gravierende Asymmetrien im Gesichts- und Kopfbereich vorliegen (z. B. schräger Mundverlauf oder hängender Mundwinkel, identische Höhe der Ohrläppchen, schräge Bipupillarlinie, Abweichung der Kinnspitze von der Medianlinie).

- Symmetrie von Schulter und Beckenkamm
  Am stehenden Patienten wird beobachtet, ob die Schultern und die Beckenkämme auf gleicher horizontaler Höhe stehen.

- Symmetrie der Körpergewichtsverteilung
  Der Patient stellt sich mit je einem Bein auf zwei identische Körpergewichtswagen. Jede Waage sollte idealerweise exakt die Hälfte des Gesamtkörpergewichts anzeigen.

➤ Manuelle Diagnostik

- Bewegungseinschränkungen des Stütz- und Bewegungsapparates
  - Wirbelsäule
  - Ileosakralgelenk (Beckenschiefstand oder -torsion)
  - Extremitätengelenke

Orthopädische Diagnostik

- Muskuläre Befunde
  - Schmerzen
  - Muskelhartspann/Myogelosen
  - Triggerpunkte
  - Tenderpoints
  - EMG (Elektromyogramm)

➤ *Derbolowsky-Mersemann*-Test

Dieser orientierende Test ermöglicht es, den direkten negativen Einfluss einer Fehlbisslage durch Malokklusion auf die Statik des Bewegungsapparates zu eruieren und ist deshalb ein wichtiges Mittel in der ganzheitlich orientierten Diagnostik. Zur Durchführung des Tests legt sich der Patient möglichst flach auf den Rücken. Der Therapeut stellt sich an das Fußende und umfasst stehend die Sprunggelenke des Patienten mit beiden Händen im Bereich der Knöchel, so dass die Daumen auf gleicher Höhe zueinander zeigen und fest auf den Spitzen der Innenknöchel fixiert sind. Der Patient wird nun gebeten, den Oberkörper aufzurichten und sich möglichst weit mit dem Kopf zu den Knien vorzuneigen. Durch Feststellung einer Verschiebung der Daumen kann auf eine Blockierung im Ileosakralbereich geschlossen werden (*Derbolowsky*). Anschließend werden dem Patienten Watterollen zwischen die Zahnreihen gelegt, so dass die habituelle Okklusion unterbrochen wird. Durch Hinundhergehen über ca. eine Minute bei gleichzeitigem intensivem Leerschlucken kommt es zur Deprogammierung muskulärer Dysbalancen innerhalb des Bewegungsapparates, vor allem auch der durch eine mögliche Fehlokklusion verspannten infra- und suprahyoidalen Muskulatur. Wird nun der *Derbolowsky*-Test (mit immer noch eingelegten Watterollen) wiederholt und kommt es dabei zu keiner oder einer geringeren Verschiebung der Daumen, so kann auf einen direkten negativen Einfluss der Bisslage auf die Gesamtstatik des Bewegungsapparates rückgeschlossen werden (*Mersemann*). Mit diesem Test lässt sich auch dem Patienten der negative Zusammenhang zwischen einer möglichen Fehlbisslage und der Statik des Bewegungsapparates veranschaulichen.

➤ Vermessung der anatomischen Beinlänge

➤ Einschränkungen durch gewebliche Veränderungen
  - Entwicklungsstörungen
  - Vernarbungen
  - Operationen

Neurologische Diagnostik

➤ Sensibilitätsprüfungen
  - Hyp-/Hyperästhesien
  - Dysästhesien
  - Evozierte Schmerzen/Allodynie

➤ Reflexprüfungen

➤ EEG (Elektroencephalogramm)

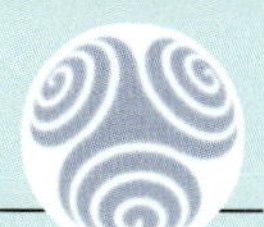

Zur Überprüfung der Funktionsfähigkeit von Nerven, aber auch zur Eingrenzung von Schmerzen auf definierte Innervationsgebiete sollten in jeder Praxis Abbildungen mit den Versorgungsbereichen aller peripherer Nerven und der Spinalnerven vorhanden sein (Abbildungen 22-15, 22-16 und 22-17).

Abb. 22-15: Periphere Hautinnervation (nach [3])

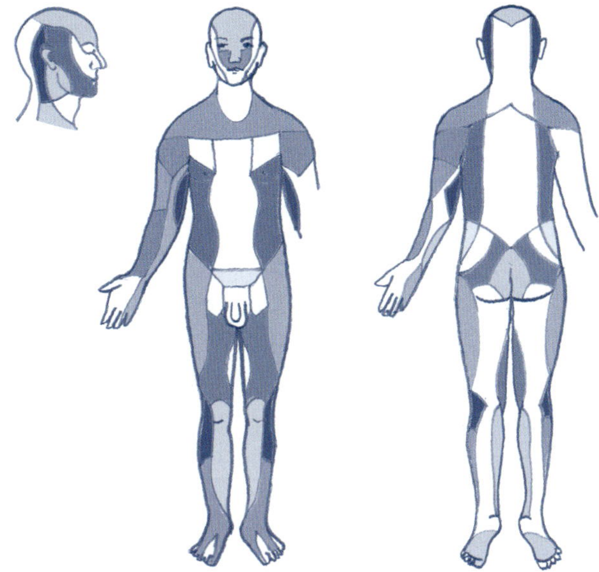

Aus:
Duus' Neurologisch-topische
Diagnostik - M. Bähr & M.
Frotscher

Abb. 22-16: Segmentale Hautinnervation (ventral und dorsal) (nach [3])

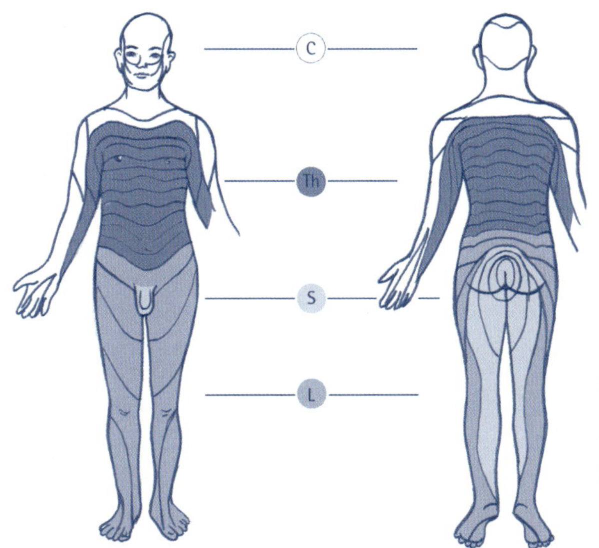

Aus:
Duus' Neurologisch-topische
Diagnostik - M. Bähr & M.
Frotscher

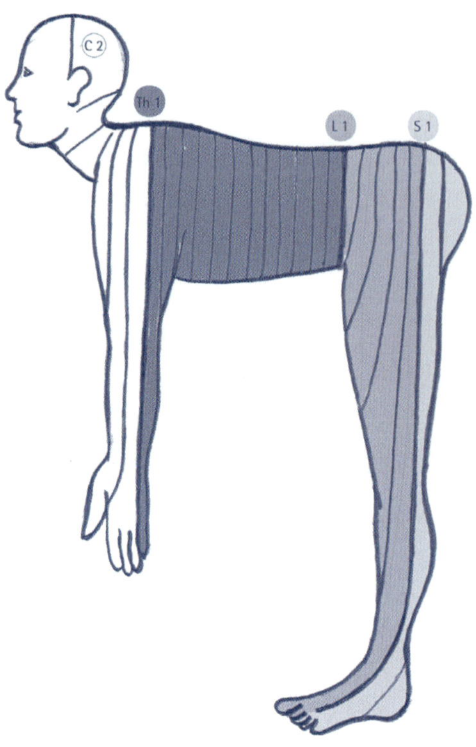

Abb. 22-17: Segmentale Hautinnervation (lateral) (nach [3])

Radiologische Diagnostik

> Computertomographie (CT)
> Magnetresonanztomographie (MRT)

Die Radiologische Diagnostik spielt im Schmerzbereich eine eher untergeordnete Rolle und dient meist nur zur Absicherung einer Diagnose (z. B. Diskusprolaps mit radikulärer Spinalnervreizung) oder der Ausschlussdiagnostik.

Diagnostische Lokalanästhesie (DLA)

Die Technik der Lokalanästhesie eignet sich nicht nur zu therapeutischen Zwecken [6]. Durch gezielte Unterbrechung der Reizleitung können auch diagnostische Rückschlüsse gezogen werden. So lässt sich zum Beispiel im unmittelbaren Anschluss an die Infiltration eines Triggerpunkts feststellen, ob die vom Triggerpunkt ausgehende Schmerzausstrahlung unterbrochen ist. Durch gezielte Leitungsanästhesien oder ganglionäre Infiltrationen lassen sich Zusammenhänge zwischen vermuteten peripheren Ursachen und Schmerzzuständen abklären. Außerdem können auch vermutete Störherdwirkungen durch lokale Infiltrationen überprüft werden.

Störherddiagnostik

Als ganzheitlich kybernetisches Element der Krankheitsentstehung wurde der Begriff des Störherds durch *Huneke* in den vierziger Jahren des letzten Jahrhunderts geprägt und erfuhr vor allem durch *Voll* im Bereich der Elektroakupunktur seine enorme Verbreitung. Störherdwirkungen können u. a. durch Narben, chronische Entzündungen, devitale Zähne, aber auch durch Schadstoff- und Umwelt-

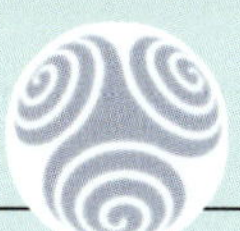

belastungen entstehen. Diese Störungen sind in der Lage, den Körper an der physiologischen Ausregulierung von Reizen zu hindern und damit Krankheiten und Störungen des Organismus zu unterhalten. Sie können auch zur Verstärkung und Persistenz von Schmerzen in allen Bereichen des Organismus beitragen. Da Störherde selbst häufig keinerlei Beschwerden verursachen, entziehen sie sich oftmals der Routinediagnostik.

Neben der klassischen Störherdtherapie nach *Huneke*, bei der verdächtige Bereiche durch Infiltration mit einem schwach konzentrierten Lokalanästhetikum (z. B. Procain) infiltriert werden [7, 8, 19], gibt es verschiedene Techniken, mögliche Störherde gezielt zu detektieren. Neben physioenergetischen bzw. kinesiologischen Verfahren und diversen elektrischen Hautwiderstandsbestimmungsmethoden (z. B. Elektroakupunktur nach *Voll*, Bioresonanz, Prognos, Dekoderdermographie) haben *Nogier* und *Bahr* auf der Basis einer speziellen Pulstastmethode (RAC-Pulstastung oder VAS) und unter Verwendung der Kenntnisse der französischen Ohrakupunktur ein effizientes Verfahren zur systematischen Diagnostik und Therapie von Störherden entwickelt (RAC-kontrollierte Störherdbehandlung [16, 17, 18, 19]). Im Unterschied zu anderen Methoden der Störherddiagnostik ermöglicht diese Technik neben der punktgenauen Lokalisation von Störherdbereichen an der Körperoberfläche und von unzugänglichen inneren Foci (z. B. im gynäkologischen Bereich oder Operationsnarben an inneren Organen) auch eine zusätzliche Hierarchisierung aller vorhandenen Störherde entsprechend deren Stärke. Die ganzheitlich-naturheilkundliche Diagnostik kann im Einzelfall durch weitere Untersuchungstechniken ergänzt werden [9].

22.3.3 Schmerzprophylaxe

Wie bereits in 22.2.3 beschrieben sollten Schmerzen möglichst bereits im Vorfeld verhindert werden, um einerseits Ängste und einen Leidensdruck beim Patienten zu vermeiden und andererseits einer möglichen Schmerzchronifizierung vorzubeugen. Dies bedeutet im Bereich notwendig werdender schmerzhafter medizinischer Eingriffe, dass unbedingt eine suffiziente Schmerzfreiheit durch Lokal- oder Leitungsanästhesie erreicht werden sollte und auf eine möglichst schonende Vorgehensweise oder Operationstechnik geachtet wird. Die alleinige Ausschaltung des Bewusstseins durch eine Vollnarkose entspricht zum Beispiel nicht mehr dem aktuellen Wissensstand der Forschung. Durch eine Narkose wird letztendlich nur die Reizleitungsstrecke zwischen Thalamus und Cortex unterbrochen. Die neuroplastischen Veränderungen im Bereich des neuronalen Systems werden damit aber nicht unterbunden, weil der exzitatorische Reizinput aus der Peripherie ungehindert bis zum Thalamus durchgeleitet wird.

Lokalanästhetika bewirken eine komplette Blockade der neuronalen Natriumkanäle aller Nerven im Injektionsgebiet (Afferenzen und Efferenzen). Es kommt zur Herabsetzung der Erregbarkeit sensibler und motorischer Nervenendigungen und zur Reduktion der Leitfähigkeit peripherer Neurone, weil kein Aktionspotenzial mehr auslösbar ist (Membranstabilisierung). Daraus resultiert eine komplette Anästhesie mit Aufhebung der Schmerzempfindung.

22.4 Schmerztherapie
22.4.1 Allgemeine Grundlagen

Methoden der Schmerztherapie

Zur Schmerztherapie stehen dem Therapeuten verschiedene Methoden (Tabelle 22-13) zur Verfügung, die zum Teil rein allopathisch-schulmedizinisch eingesetzt werden, andererseits zu den naturheilkundlich-komplementären Verfahren zählen. Einige Verfahren können beiden Kategorien zugeordnet werden.

Unter Berücksichtung ganzheitlicher Aspekte und einer systemischen Sichtweise (siehe Kapitel 1 und 2) ist prinzipiell den naturheilkundlich-komplementären Verfahren der Vorzug zu geben, welche in der Regel keine oder nur geringe Nebenwirkungen zeigen. Jedoch kann dem Schmerzpatienten allein mit diesen Maßnahmen nicht immer geholfen werden, so dass aus mehreren Gründen heraus oftmals der Einsatz allopathischer Maßnahmen erwogen werden muss, auch wenn dadurch die Gefahr besteht, die physiologischen Regulationsmechanismen des Organismus zu stören, und mit teilweise gravierenden Nebenwirkungen zu rechnen ist. Allopathika sind in der Regel indiziert

- bei hohem Leidensdruck des Patienten
- bei lebensbedrohlichen Zuständen
- zur Vermeidung von Schmerzchronifizierungen
- zur Vermeidung von Folgeschädigungen
- aus forensischen Gründen

Tab. 22-13: Methoden der Schmerztherapie

Allopathie	Naturheilkunde
• Medikamente	• Akupunktur/TCM
• Physikalische Therapie	• Homöopathie
• Physiotherapie	• Klassische Naturheilverfahren
• Psychotherapie	• Osteopathie
• Entspannung	• Laser
• Chirurgie	• TENS
	• Ausleitende Verfahren
	• Entspannung

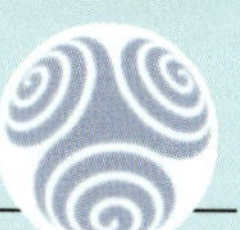

Aus dem Kanon verschiedener multimodaler Maßnahmen [1, 2, 4, 5, 6, 7, 8, 11, 12, 13, 14, 15], sollten unter Berücksichtigung der oben genannten Kriterien jeweils die für eine Indikation geeigneten Techniken einzeln oder kombiniert ausgewählt werden. Dabei richtet sich die Entscheidung nach folgenden Determinanten:

> Schmerzart
  - symptomatisch/idiopathisch
  - akut/chronisch
  - nozizeptiv/neuropathisch

> Schmerzstärke (NAS, VAS)

> Sonstiges
  - psycho-emotio-soziale Faktoren
  - beteiligte Gewebe
  - allgemeiner Gesundheitszustand
  - Begleitsymptome
  - Nebenwirkungen
  - Interaktion mit anderen Medikamenten

Hilfreich bei der Auswahl des richtigen Therapieverfahrens ist unter anderem das *3-Stufen-Schema der Schmerztherapie*. Dieses wurde von der Weltgesundheitsorganisation in Genf (WHO) ursprünglich als Richtlinie zur medikamentösen Therapie von Tumorschmerzen empfohlen, berücksichtigt die Schmerzstärke und unterscheidet außerdem zwischen nozizeptiven und neuropathischen Schmerzen (Abbildung 22-18). Näherungsweise kann davon ausgegangen werden, dass jede Stufe des Schemas in etwa einem Drittel der Schmerzstärke aus der Numerischen Ratingskala bzw. der Visuellen Analogskala entspricht. Damit umfasst die Stufe 1 die Schmerzstärken von 0 bis ca. 3,33, die Stufe 2 die Schmerzstärken von 3,33 bis 6,66 und die Stufe 3 die Schmerzstärken von 6,66 bis 10. Das WHO-Schema ist zwar ursprünglich zur Behandlung von Tumorschmerzen empfohlen worden, wird aber mittlerweile in allen Bereichen der Schmerztherapie angewandt. Unter Berücksichtung naturheilkundlich-komplementärer Verfahren wurde das WHO-Schema vom Autor dieses Kapitels modifiziert (Abbildung 22-19).

3-Stufen-Schema der Schmerztherapie

Aus der langjährigen Erfahrung heraus lassen sich Schmerzen bis zur Stufe 0,5 (Schmerzstärke ca. 1,7) in fast allen Fällen isoliert mit komplementären Methoden behandeln. Bei höheren Schmerzstärken können durch zusätzliche Verwendung dieser ganzheitlichen Verfahren oftmals Nebenwirkungen der Allopathika minimiert und deren Dosierungen zum Teil drastisch reduziert werden.

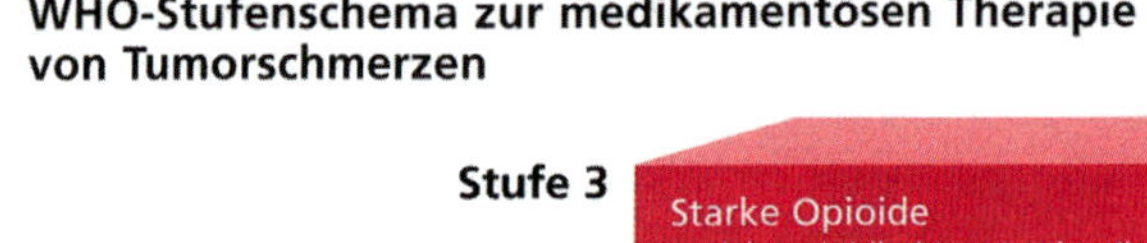

Abb. 22-18: 3-Stufen-Schema der Weltgesundheitsorganisation zur medikamentösen Therapie von Tumorschmerzen

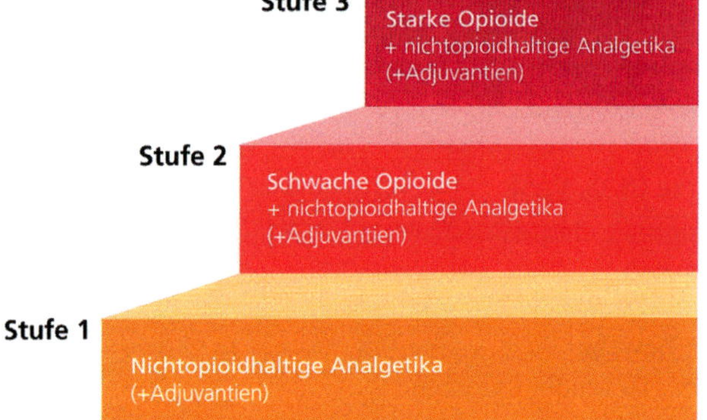

Abb. 22-19: 3-Stufen-Schema der Schmerztherapie modifiziert nach *Gaus*

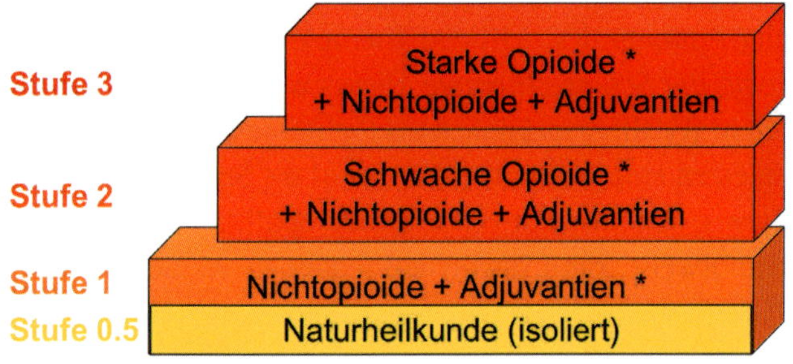

Grundsätze des Therapiemanagements

Die nachfolgenden Ausführungen sollen dazu beitragen, wie unter Berücksichtigung der oben genannten Determinanten und unter Verwendung des modifizierten WHO-Stufenschemas die geeigneten Maßnahmen für eine suffiziente Schmerztherapie abgegrenzt und ausgewählt werden können. Die Wirkmechanismen der einzelnen Maßnahmen sind unter 22.4.2 ausführlich beschrieben. So werden zum Beispiel symptomatische Beschwerden grundsätzlich kausal therapiert, unterstützt durch verschiedene komplementäre Therapieverfahren (z. B. Akupunktur, Homöopathie, Phytotherapie, Low-Level-Laserbestrahlungen). Adjuvant können beim Vorliegen nozizeptiver Schmerzen bis zur Stärke 3,33 ausschließlich Nichtopioidanalgetika verwendet werden. Ab einer Schmerzstärke von 3,33 (Stufe 2 WHO) ist bereits der Einsatz von schwachen Opioiden (Wirkstärke unter der von Morphium – diese Präparate sind nicht betäubungsmittelrezeptpflichtig) und ab einer Schmerzstärke von 6,66 (Stufe 3 WHO) die Verwendung von starken Opioiden (Wirkstärke höher als Morphium – betäubungsmittelrezeptpflichtig) zu erwägen.

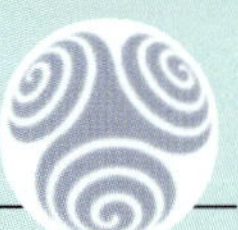

Bei gleichzeitig bestehender Entzündung werden innerhalb der Stufe 1 möglichst antientzündlich wirksame Nichtopioide eingesetzt (z. B. Nichtsteroidale Antirheumatika). Unter Berücksichtigung der Nebenwirkungen können im Einzelfall selektive Cox-2-Hemmer verordnet werden, oder es kann auf andere Nichtopioide ausgewichen werden (z. B. Oxaceprol). Antientzündliche Medikamente sind bei entsprechender Indikation und starken Schmerzen (Stufe 2 und 3) auch zusätzlich zu Betäubungsmitteln einsetzbar. Bei einer spastischen Komponente wäre zum Beispiel Metamizol ein ideales Nichtopioid zur Muskelrelaxation (z. B. bei Koliken).

Bei neuropathischen Schmerzen ist der Einsatz sogenannter Koanalgetika (Adjuvantien) unumgänglich. Bei diesen Medikamenten handelt es sich um Präparate, welche von der Pharmaindustrie ursprünglich für andere Indikationen entwickelt wurden, bei deren Einsatz man aber eine zusätzlich positive Wirkung auf definierte Schmerzgeschehen festgestellt hat und für die deshalb der Indikationsbereich und die Zulassung auf die Anwendung in der Algesiologie erweitert wurde. Wichtige Koanalgetika zur Therapie neuropathischer Schmerzen sind die Gruppe der Trizyklischen Antidepressiva (z. B. Amitriptylin, Clomipramin, Desipramin) und der Antikonvulsiva (Carbamazepin, Gabapentin, Pregabalin). Sie werden bei neuropathischen Schmerzen der Stufe 1 in Kombination mit ggf. nichtopioiden Analgetika und ab der Stufe 2 zusammen mit Opioiden und Nichtopioiden verwendet. Auch bei idiopathischen Schmerzen (z. B. chronisch idiopathische Trigeminusneuropathie) kommen die Koanalgetika zur Anwendung.

Bei chronischen und/oder neuropathischen Schmerzen sind eine psychologisch/psychotherapeutische Schmerzbetreuung und Maßnahmen der Schmerzdistanzierung durch verschiedene Entspannungstechniken unumgänglich. Bei chronischen Schmerzen können außerdem verschiedene Nichtopioidanalgetika zusätzlich verordnet werden. So kann der selektive Kaliumkanalöffner Flupirtin zum Beispiel antichronifizierend auf das WDR-Neuron einwirken, indem über den Ausstrom von Kalium-Ionen der durch Genexpression erzeugte intraneurale Kalziumüberschuss ausgeglichen wird. Gleichzeitig zeichnet sich dieses Präparat durch eine muskelentspannende Wirkung aus.

Physiotherapeutische und manualtherapeutische Maßnahmen sind wiederum nur sinnvoll, wenn die Schmerzen auf Störungen im Bereich der Muskeln und Gelenke zurückzuführen sind. Ähnliches gilt für die Transkutane Elektrische Nervenstimulation (TENS).

Bei allen angedachten Therapiemaßnahmen sind in jedem Fall immer auch der Allgemeinzustand des Patienten und seine Grunderkrankungen im Abgleich mit den zu erwartenden unerwünschten Nebenwirkungen und die mögliche Interaktion zu bereits bestehenden Medikationen zu berücksichtigen.

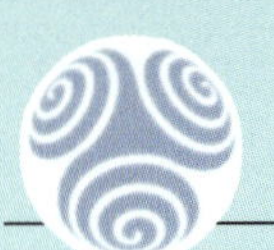

22.4.2 Schmerztherapie bei Muskel- und Gelenkschmerzen

Circulus vitiosus des Schmerzes

Bei der Entstehung und Persistenz myofaszialer Schmerzen sind verschiedene Komponenten beteiligt, die in der Lage sind, den Schmerz im Sinne eines Circulus vitiosus dauerhaft zu unterhalten (Abbildung 22-20). Idealerweise sollte der Therapieansatz möglichst alle Komponenten berücksichtigen. Einschränkungen bestehen in aller Regel lediglich bei der Therapie von strukturellen Veränderungen, die oftmals nur durch operativ-rekonstruktive Techniken verbessert werden können. Während der Schmerz durch verschiedene Maßnahmen direkt beeinflusst werden kann (z. B. Medikamente, Akupunktur), führen die therapeutischen Bemühungen im Bereich der anderen Komponenten zu Funktionsverbesserungen und in der Folge indirekt zur Schmerzreduktion.

Abb. 22-20: Myofaszialer Schmerz

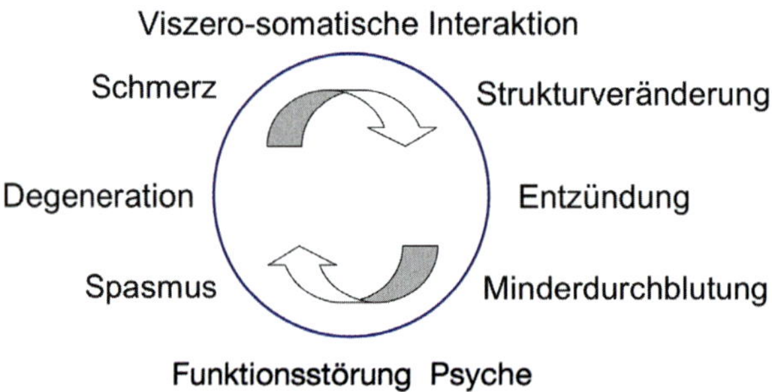

Schmerzen der Muskeln und Gelenke des Bewegungsapparates sind in aller Regel den nozizeptiven Schmerzen zuzuordnen und sie sind in den meisten Fällen kausal begründbar. Darum liegt der Schwerpunkt auf einer kausal orientierten Therapie, die üblicherweise bereits deutlich zur Schmerzreduktion oder Schmerzfreiheit beiträgt.

a. Schienentherapie

Da in sehr vielen Fällen bei myofaszialen Schmerzen ein direkter Zusammenhang zu einer Fehlbisslage zu diagnostizieren ist (siehe 22.3.2 – *Derbolowsky-Mersemann-Test*), zählt die individuell gefertigte Entlastungsschiene mit planer Aufbissfläche zu den initialen Therapiemaßnahmen, um den Fehlinput aus dem stomatognathen System zu eliminieren. Alternativ kann auch ein Aqualizer® verwendet werden. Der Aufbissbehelf ermöglicht es dem Körper, eine statisch korrekte Haltung anzustreben, ohne durch eine Fehlokklusion in ein nicht korrektes Haltungsmuster gepresst zu werden. Die orientierende Bissnahme zur Herstellung der Schiene sollte nach vorhergehender maximaler Muskelrelaxation erfolgen. Diese kann z. B. über physiotherapeutische oder osteopathische Behandlung, durch TENS-Therapie oder Akupunktur erfolgen.

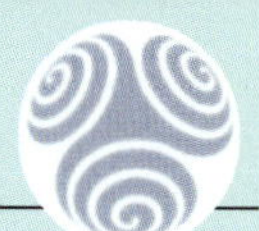

Diese Therapien führen unter anderem zu einer Entspannung der Muskulatur und sollten in jedem Fall das stomatognathe System mit einbeziehen. Dadurch wird die eingeschränkte Beweglichkeit innerhalb der Gelenke optimiert und die Statik des Stütz- und Bewegungsapparates verbessert. Durch Massagetechniken können Aβ-Afferenzen aktiviert werden, wodurch es zur Hemmung des exzitatorischen Inputs von Schmerzreizen am Wide-Dynamic-Range-Neuron (WDR) kommt (Unterstützung von spinal-segmentalen Hemmmechanismen – siehe 22.2.2.c). Außerdem führt die bessere Durchblutung zum Abtransport von Schlackenstoffen (Entlastung des Grundregluationssystems) und zur besseren Nutrition des Gewebes. Idealerweise sollten diese Therapien unmittelbar vor Kontroll- und Einschleifsitzungen von Entlastungsschienen erfolgen. Sanfte manuelle Therapien können helfen, Blockierungen in den Gelenken zu lösen. Dadurch kann sich die Muskulatur um die Blockierungsstelle wieder relaxieren. Auch die *Dorn*-Methode ist geeignet, Störungen im Bereich des Bewegungsapparates zu lindern.

Unterstützend können physikalische Maßnahmen indiziert sein, zum Beispiel Kälte- oder Wärmeanwendungen, Balneotherapien oder Kneippsche Behandlungen, die der Patient auch zu Hause anwenden kann.

Die Akupunktur kann auf unterschiedliche Art und Weise zur Schmerzlinderung beitragen. Zunächst einmal ergibt sich eine direkte Antischmerzwirkung durch die vermehrte Freisetzung von körpereigenen Endorphinen. Dadurch wird die deszendierende Schmerzhemmung verstärkt (siehe 22.2.2c). Außerdem wird die Durchblutung verbessert und über definierte Akupunkturpunkte (Meisterpunkte der Spasmolyse) ist eine nachhaltige Spasmolyse verspannter Muskelgruppen möglich. In der klassischen chinesischen Akupunktur sind auch spezielle Akupunkturpunkte mit einer Wirkung auf rheumatisches Geschehen bekannt (Meisterpunkte gegen Rheuma). Zudem bietet die Akupunktur auch Möglichkeiten, verdächtige Störherdareale durch Nadelung zu therapieren. Da bei funktionellen Störungen immer auch ein Bezug zur Psyche gegeben ist (z. B. Stress, Ärger, Angst, Sorge), lassen sich durch entsprechende Punkte vor allem der französischen Ohrakupunktur auch psychosomatische Aspekte hervorragend therapieren.

Durch Anlegen der Elektroden eines Transkutanen Elektrischen Nervenstimulationsgeräts an Schmerz- und Verspannungspunkten des Bewegungsapparates kommt es ebenfalls zu positiven Effekten auf myofasziale Schmerzen (Abbildung 22-21). Während hohe Frequenzen (80 bis 100 Hertz) die spinal-segmentale Schmerzhemmung unterstützen, führen niedrige Frequenzen (bis max. 10 Hertz) über Muskelkontraktionen zur besseren Durchblutung, zum verstärkten Abtransport von Schlackenstoffen und zur Relaxation der Muskulatur. Darüber hinaus begünstigt die niederfrequente TENS-Therapie auch die Ausschüttung körpereigener Endorphine (deszendierende Schmerzhemmung). TENS-Elektroden können außerdem an Körperakupunkturpunkten aufgeklebt werden. Durch geschickte Kombination der Plus-

und Minuselektrode eines Kanals an geeigneten Akupunkturpunkten mit Bezug zu Störungen des Halte-, Bewegungs- und Stützapparates im Abstand von maximal 30 Zentimetern kann das Geschehen im Sinne der Akupunktur positiv beeinflusst werden (Abbildung 22-22).

Abb. 22-21: Muskelrelaxation durch lokale TENS-Therapie (1)

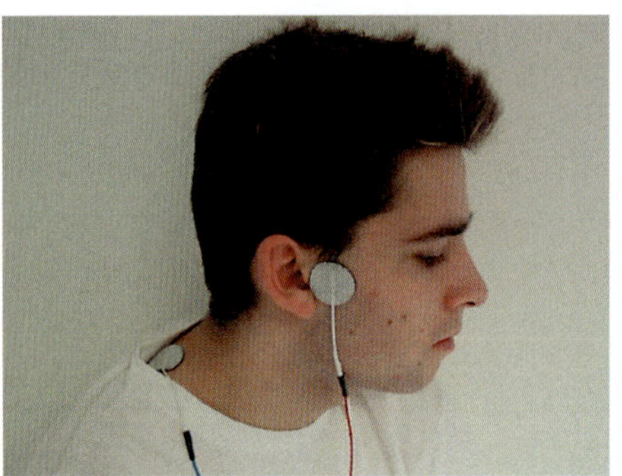
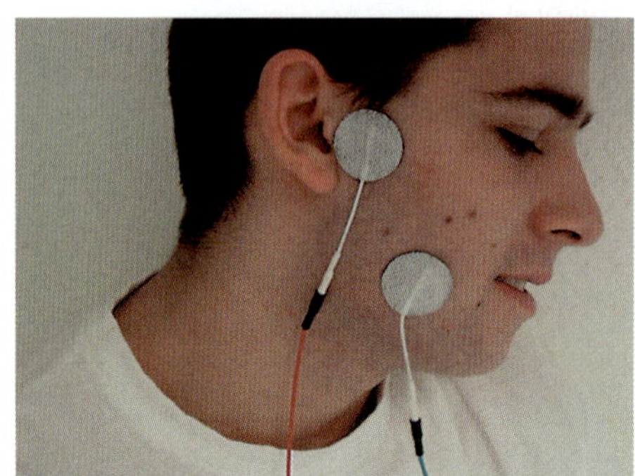

Abb. 22-22: Muskelrelaxation durch TENS-Therapie (2): links: Spannung im Verlauf der Dünndarm-Leitbahn; Mitte: Spannung im Verlauf der Nieren-Leitbahn; rechts: Spannung im Verlauf der Blasen-Leitbahn

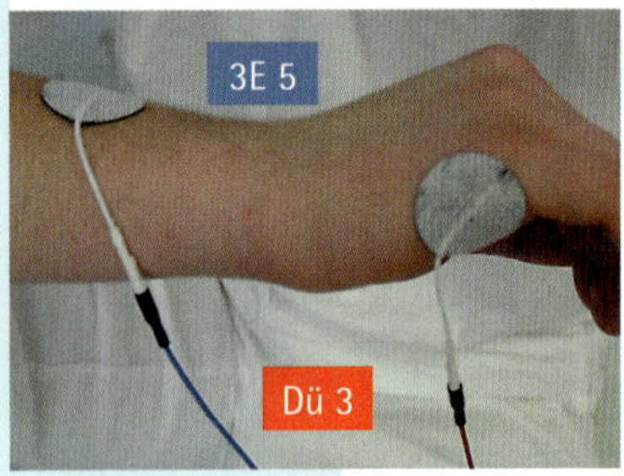

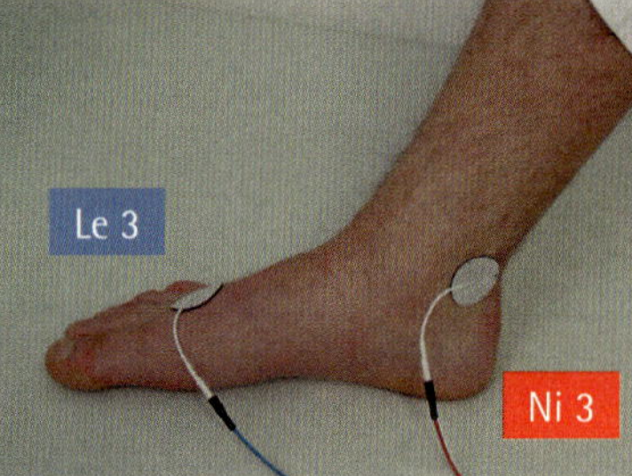

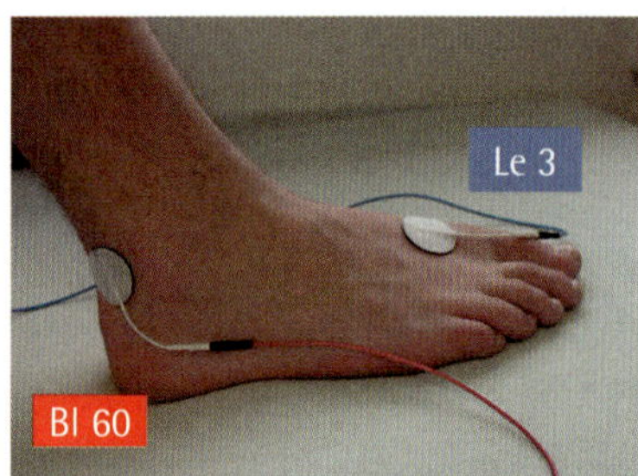

e. Low-Level-Lasertherapie

Der Low-Level-Laser eignet sich mit einer Wellenlänge im unteren infraroten Bereich (ca. 800 nm bis 900 nm) und einer Leistung bis 250 mW zur Lokalbestrahlung aller schmerzhafter Zonen des Bewegungsapparates, vor allem auch von Triggerpunkten (Abbildung 22-23). Durch eine Verbesserung der Glukoseutilisation und des ATP-Metabolismus der Zellen werden u. a. folgende positive Effekte postuliert:

- Steigerung der Protein- und Kollagensynthese
- Steigerung der Mitoserate
- Verbesserung der Neovaskularisation
- Zirkulationsverbesserung
- Neuronale Membranstabilisierung
- Verminderung der Prostaglandinsynthese
- Stärkung des Immunsystems

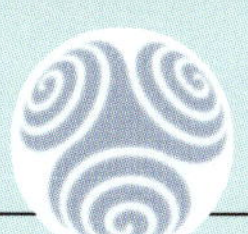

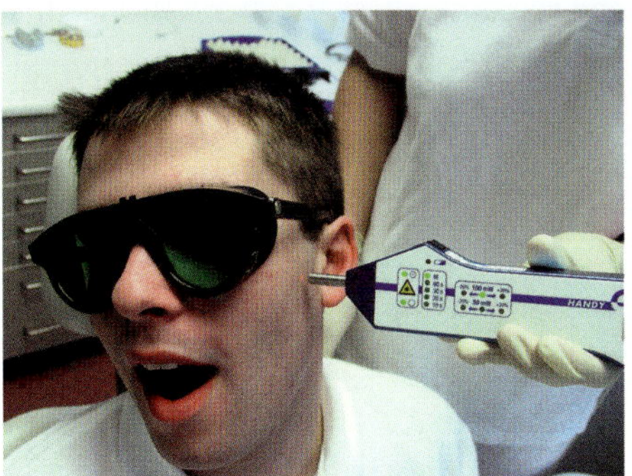 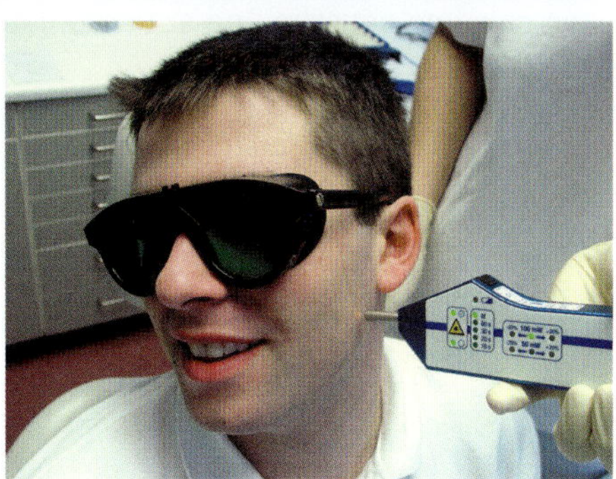

Dadurch kommt es zur beschleunigten Heilung und Schmerzreduktion. Low-Level-Lasergeräte eignen sich auch zur Bestrahlung von Akupunkturpunkten (Laserakupunktur). Low-Level-Laser können im Dauerstrichmodus (CW-Betrieb) oder mit definierten Impulsfrequenzen (z. B. nach *Nogier, Bahr* oder *Reininger*) zur Anwendung kommen, die in einer lokalen Resonanzreaktion zur zu bestrahlenden Struktur stehen [16, 17, 18]. Die Überprüfung der passenden Frequenz kann mit RAC-Pulstastung erfolgen.

Es sind verschiedene pflanzliche Heilmittel bekannt, die den Schmerz direkt oder indirekt beeinflussen können. Zu den Phytotherapeutika mit direkt analgetischer Wirkung zählt *Johanniskraut (Hypericum perforatum)*. Wirksamer Bestandteil ist das Hyperforin. Es wirkt als Serotin- und Noradrenalin-Reuptake-Hemmer und führt über diesen Mechanismus zu einer protrahierten Erregung opioiderger Interneurone (siehe 22.2.2c). Dadurch kommt es über die Verstärkung der deszendierenden Schmerzhemmung zur vermehrten Freisetzung körpereigener Endorphine. Derselbe Mechanismus ist von den trizyklischen Antidepressiva bekannt. Deshalb kann Johanniskraut auch als mildes Antidepressivum und Anxiolytikum eingesetzt werden. Bei echten neuropathischen Schmerzzuständen (Indikation zum Einsatz von trizyklischen Antidepressiva) ist die Wirkung von Johanniskraut in der Regel zu schwach. Als Nebenwirkung des Johanniskrauts sind lediglich photosensible allergische Hautreaktionen bekannt. Aus diesem Grund sollte während der Anwendung des Präparats exzessive Sonneneinstrahlung unbedingt vermieden werden.

Ein anderes direkt gegen Schmerzen wirksames Phytotherapeutikum ist die *Weidenrinde*. Sie enthält Salicylat und zeigt damit dasselbe Wirk- und Nebenwirkungsspektrum wie allopathische Präparate auf der Basis der Acetylsalicylsäure (z. B. Aspirin).

Als indirekt schmerzwirksame Phytotherapeutika sind verschiedene antientzündliche und antirheumatisch sowie spasmolytisch wirksame Pflanzenstoffe bekannt. Die *Brennnessel (Urtica urens)* hat antiphlogistische, stoffwechselaktivierende, blutbildende und diuretische Eigenschaften. Dieses Präparat soll in der Lage sein, den Tumornekrosefaktor α zu hemmen, und hilft bei der Ausscheidung von Ödemen.

f. Phytotherapie
Johanniskraut

Weidenrinde

Brennnessel

Teufelskralle

Der *Teufelskralle (Harpagophytum procumbens)* wird neben der antiphlogistischen auch eine analgetische und antirheumatische Wirkung zugeschrieben.

Weihrauch

Auch der *indische Weihrauch (Boswelia serrata)* hat antiphlogistische Eigenschaften. In verschiedenen Studien zu diversen entzündlichen Indikationen hat er sich als potentes Antiphlogistikum bewährt und kann vor allem als Ersatz für Cortisol bzw. zur Reduktion hoher Cortisoldosen verwendet werden.

Arnika

Arnika (Arnica montana) gilt als Haupttraumamittel und kann grundsätzlich bei allen Arten von Verletzungen, also auch bei Verletzungen im Knochen-, Muskel- und Gelenksystem zum Beispiel in Form von Salben eingesetzt werden. Arnika zeigt antiphlogistische, antiseptische, durchblutungs- und resorptionsfördernde Eigenschaften.

Chininsulfat

Chininsulfat führt über eine Blockierung der Acetylcholinrezeptoren im Bereich der motorischen Endplatten zu muskelrelaxierenden Effekten. Auch wenn das Präparat hauptsächlich zur Behandlung von Muskelkrämpfen empfohlen wird, kann es auch zur allgemeinen Muskelrelaxation eingesetzt werden.

g. Homöopathie

Auch die Homöopathie kennt verschiedene Mittel mit relaxierenden und schmerzreduzierenden Eigenschaften im Muskel-, Knochen- und Gelenksystem. Die jeweiligen Arzneien werden nach dem Ähnlichkeitsprinzip (möglichst hohe Deckungsgleichheit der beim Patienten vorliegenden Symptome mit dem so genannten Arzneimittelbild) individuell und unter Berücksichtung der vorliegenden Symptomatik sowie der geschilderten Modalitäten ausgewählt. Hilfreich sind Basiskenntnisse in der Repertorisation.

Rhus toxicodendron

So wirkt *Rhus toxicodendron (Giftsumach)* u. a. positiv auf mesenchymales Gewebe, Muskeln, Gelenke, aber auch auf das zentrale Nervensystem und ist damit indiziert bei Rheumatismus, Arthritis, Ischialgien und Lumbago sowie bei reißenden und ziehenden Schmerzen im Bereich des Bewegungsapparates, bei Überanstrengung von Muskeln und Sehnen und bei Steifheitsgefühl.

Symphytum officinale

Symphytum officinale (Gemeiner Beinwell) gilt als Verletzungsmittel und hilft unter anderem bei Gelenkdistorsionen, Frakturen, verzögerter Kallusbildung und Periostverletzungen.

Cuprum metallicum

Cuprum metallicum kann bei Spasmen und Muskelkrämpfen und -zuckungen indiziert sein.

Colchicum autumnale

Colchicum autumnale (Herbstzeitlose) wirkt unter anderem auch auf den Stütz- und Bewegungsapparat und wird bei Gelenkrheumatismus als mögliches Mittel beschrieben.

Sanguinaria canadensis

Bei neuralgisch rheumatoiden Schmerzen kann *Sanguinaria canadensis (Kanadische Blutwurz)* indiziert sein. Er hat einen besonderen Bezug zu Nacken, Rücken und rechter Schulter.

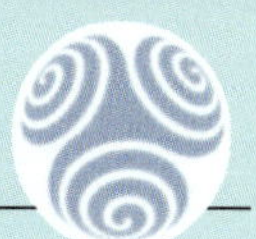

Ein breites Wirkspektrum zeigt auch *Magnesium carbonicum*. Unter anderem wird dieses Mittel auch bei Neuralgien und Polyarthritis empfohlen.

Ferrum phosphoricum kann bei rheumatoiden Schmerzen der Muskeln und Gelenke helfen.

Nux moschata (Muskatnuss) wird bei Lumbago und rheumatischen Beschwerden nach Durchnässung eingesetzt.

Urtica urens (Brennnessel) gibt es auch in homöopathischer Form und ist indiziert bei rheumatischen Beschwerden.

Phytolacca americana (Kermesbeere) wird bei Muskel- und Gelenkrheumatismus, bei Polyarthritis und auch bei Krämpfen der Muskulatur angegeben.

Arnica montana (Bergwohlverleih) ist nicht nur als Phytotherapeutikum einsetzbar, sondern auch als Homöopathikum hilfreich bei Muskel- und Gelenkrheumatismus mit Steifheit der Gelenke sowie bei rheumatoiden Schmerzen in Folge von Nässe, Kälte und Überanstrengung.

Ruta graveolens (Weinraute) kann u.a bei Zerrungen, rheumatoiden Schmerzen und Arthritis mit Steifheit und Zerschlagenheitsgefühl helfen sowie bei Tendovaginitis.

Bei Rückenschmerzen und Muskelrheumatismus kann auch *Nux vomica (Brechnuss)* indiziert sein.

Causticum kommt bei Muskelrheumatismus, chronischem Gelenkrheumatismus und besonders bei Arthritis der Hände und Finger in Frage.

Alle Kalziumverbindungen (z. B. *Kalzium phosphoricum, fluoratum, carbonicum*) haben ebenfalls einen Bezug zum Stütz- und Bewegungsapparat und wirken hier vor allem positiv auf die Knochen ein.

Alle Mittel müssen möglichst in ihrer Gesamtheit der in den Repertorien angegebenen Symptome zu den jeweiligen Beschwerden passen. Die Mittelfindung kann mithin recht aufwändig sein. Eine hervorragende Möglichkeit, um die richtige Arznei rasch zu finden stellt die RAC-kontrollierte Testmethode nach *Nogier* und *Bahr* dar [16, 17, 18].

Durch Schröpfen können Schlackenstoffe und Schmerzmediatoren über die Haut ausgeschieden werden. Nach dem Aufsetzen von Schröpfköpfen im Bereich der Rückenmuskulatur oder an den Extremitäten (entweder klassisch durch Aufsetzen des innen mit Alkohol bestrichenen und angezündeten Schröpfglases oder durch Schröpfgläser mit Gummisaugnapf) wird durch den Saugeffekt eine Hyperämie induziert, und es kommt zur Schmerzreduktion durch Aktivierung kutiviszeraler, spinomedullärer und humoraler Reflexmechanismen.

Auch die Lymphdrainage kann dabei helfen, algogene Substanzen und Schlackenstoffe aus dem Körper zu Eliminieren.

i. Orthomolekulare Medizin

Für die physiologisch optimale Funktion von Muskeln und Nerven ist eine ausreichende Versorgung mit orthomolekularen Substanzen erforderlich, insbesondere Vitaminen (vor allem B-Vitamine) und Spurenelementen (vor allem Kalzium, Kalium und Magnesium). Es hat sich in der Schmerztherapie bewährt, dem Schmerzpatienten zu Beginn einer Behandlung mehrmals im wöchentlichen Abstand eine Infusion mit einem Vitamin-B-Komplexpräparat und zusätzlich Magnesium zu verabreichen.

Außerdem sollte auf eine konsequente Entsäuerung des Organismus geachtet werden. Schmerzen werden auf der Basis eines sauren Stoffwechsels begünstigt. Auf Grund der westlichen Lebensweise (nicht naturbelassene, ballaststoffarme, eiweiß- und zuckerreiche Kost, Genussmittel wie Kaffee, Alkohol und Nikotin, Stress und Anspannung) wird das mesenchymale Bindegewebe (Grundregulationssystem nach *Pischinger*) massiv mit sauren Valenzen überladen, um den Blut-pH-Wert stets in einem physiologischen Bereich von ca. 7,37 bis 7,4 zu halten. Dies trägt nicht nur zum allgemeinen Funktionsverlust dieses in der systemischen Medizin so bedeutungsvollen Raums bei (siehe Kapitel 1), sondern fördert auch die Reizung nozizeptiver Strukturen und damit die Schmerzanfälligkeit. Eine konsequente antiazidotische Therapie mit Mineralsalztabletten unter gleichzeitiger Optimierung der Ernährung und Lebensweise trägt immer indirekt zur Schmerzreduktion bei. In der schmerztherapeutischen Praxis kann diese Therapie durch Beimengung einer Ampulle von 8,4%igem Natriumbikarbonat in eine Infusion beschleunigt werden.

j. Psychologische Schmerzbewältigung

Jede Schmerzerkrankung zeichnet sich immer auch durch einen psychosomatischen Aspekt aus. Lediglich der Anteil und der primär vorhandene Faktor der beiden Komponenten variiert von einer Erkrankung zur anderen. So ist es bei Schmerzzuständen zum Beispiel einerseits möglich, dass eine primär psychische Belastung erst sekundär zu Verspannungen und nachfolgenden Schmerzzuständen führt. Andererseits wird sich ein primär somatisches Schmerzgeschehen irgendwann auch in einer psychischen Dysbalance äußern. Deshalb ist es wichtig, vor allem chronisch schmerzkranke Patienten frühzeitig einer in psychologischer Schmerztherapie versierten Einrichtung zuzuführen. Dort werden neben psychologischen Beratungen und psychotherapeutischen Therapien auch Techniken zur Entspannung und Schmerzdistanzierung gezeigt und erlernt. Außerdem besteht in diesen Institutionen die Möglichkeit, den vom sozialen Leben abgekoppelten Schmerzpatienten in Gruppenarbeiten zu resozialisieren.

Wichtige Techniken der Entspannung mit gleichzeitigem Bezug zu Schmerzen des Stütz- und Bewegungsapparates sind unter anderem:

- Hypnose
- Progressive Muskelrelaxation nach Jakobsen
- Autogenes Training
- Bio-Feed-Back

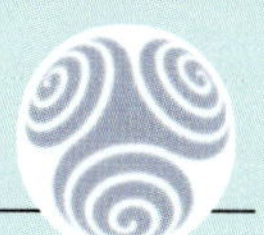

Schmerzen der Muskeln und Gelenke haben in den meisten Fällen nozizeptiven Charakter und sind kausal begründbar. Aus diesem Grund reichen die oben genannten schmerztherapeutischen Maßnahmen häufig zur Schmerzlinderung aus. Nur in den Fällen, in denen es bereits zu neuropathischen Schmerzen gekommen ist (z. B. durch mechanische radikuläre Irritation von Spinalnerven oder in der Folge der Mitbeteiligung neurotroper Erreger, wie z. B. von Borrelien und/oder bei nachweislicher Schmerzchronifizierung) muss an den Einsatz allopathischer Medikamente gedacht werden. Auch der individuell subjektive Leidensdruck des Patienten kann es gebieten, auf derartige Medikamente zurückzugreifen. Da beim Einsatz allopathischer Medikamente mit zum Teil erheblichen Nebenwirkungen zu rechnen ist, sollen die für die Indikation Muskel- und Gelenkschmerz in Frage kommenden Präparate im Einzelnen nachfolgend beschrieben werden.

k. Medikamentöse Allopathie

Allopathische Medikamente lassen sich zur besseren Übersicht und in Bezugnahme auf das 3-Stufen-Schema der WHO (Abbildung 22-19) in Nichtopioide, Opioide und Koanalgetika einteilen [1, 2, 5, 11, 13].

Die Gruppe der Nichtopioide kann unter Berücksichtigung des Wirkspektrums wiederum unterteilt werden in:

Nichtopioide Analgetika

- Saure antiphlogistische antipyretische Analgetika (Non-steroidale Antirheumatika = NSAR)
- Nichtsaure antipyretische Analgetika
- Nichtopioide ohne antiphlogistische und antipyretische Wirkung

Tab. 22-14: Non-steroidale Antirheumatika

- **Carbonsäuren**
    - Salicylate
        - Acetylsalicylsäure
    - Arylpropionsäure
        - Ibuprofen
        - Ketoprofen
        - Naproxen
    - Arylessigsäure
        - Diclofenac
        - Indometacin
- **Ketoenolsäuren**
    - Oxicame
        - Piroxicam
        - Tenoxicam
        - Lornoxicam
    - Pyrazolidindione
        - Phenylbutazon

- **Selektive COX-2-Inhibitoren (Coxibe)**
    - Celecoxib
    - Etoricoxib

Bei akuten nozizeptiven Schmerzen und damit auch in den meisten Fällen einer schmerzhaften Funktionsstörung des stomatognathen Systems und des Bewegungsapparates sind die NSAR-Präparate nach wie vor die Mittel der ersten Wahl, um einem andauernden exzitatorisch-afferenten Input entgegen zu wirken (Tabelle 22-14). Dies gilt insbesondere auch bei einer entzündlichen Reaktion der schmerzhaft veränderten Gewebe (Arthritis, Myositis, Tendovaginitis).

Der Wirkmechanismus der NSAR beruht im Wesentlichen auf der Hemmung der Synthese des Prostaglandins, das als eine der wichtigsten algogenen (schmerzinduzierenden) Substanzen an der Schmerzentstehung beteiligt ist (Abbildung 22-3). NSAR blockieren das Enzym Cycloogygenase innerhalb der Abbaukaskade von den Membranphospholipiden zum Prostaglandin (Abbildung 22-24). Bei kurzfristiger Einnahme ohne bestehende Schleimhautprobleme im Magen-Darm-Bereich kann auf kombiniert wirksame Cox-1-Cox-2-Hemmer zurückgegriffen werden.

Abb. 22-24: Wirkmechanismus von NSAR-Präparaten

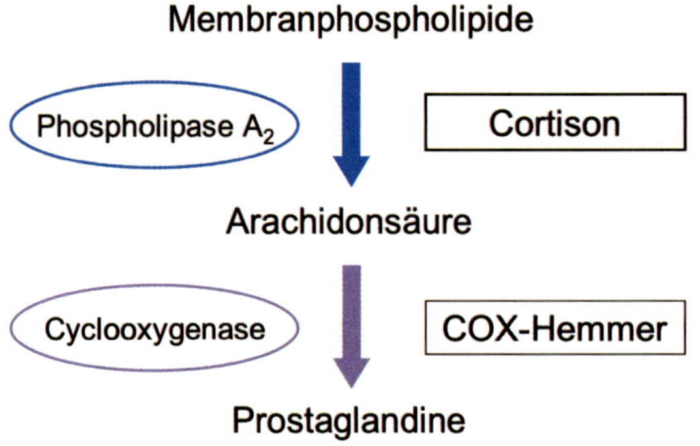

Das erste Präparat dieser Gruppe auf der Basis der *Acetylsalicylsäure* wurde aus der Rinde der Weide extrahiert und ist unter dem Markennamen *Aspirin®* seit Ende des vorletzten Jahrhunderts im Handel (Tabelle 22-15). Bei Präparaten aus dem Arylpropionsäurebereich können neben den *Ibuprofenen* (Tabelle 22-16) besonders die Präparate mit *Dexibuprofen* (z. B. *Deltaran®*) oder *Dexketoprofen* (z. B. *Sympal®* – Tabelle 22-17) auf Grund des raschen Wirkungseintritts und der minimierten Nebenwirkungen empfohlen werden. *Dexibuprofen-* und *Dexketoprofen*-Präparate zeichnen sich im Vergleich mit Ibuprofen durch in der Regel geringere Nebenwirkungen bei vergleichbarer oder besserer Wirkstärke und rascherem Wirkeintritt aus. *Dexketoprofen* ist außerdem ein kostengünstiges Präparat. Als klassisches Medikament in der antirheumatischen Therapie gilt nach wie vor *Diclofenac (Voltaren®* – Tabelle 22-18).

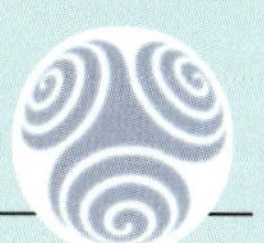

Tab. 22-15: Acetylsalicylsäure	
Wirkung:	analgetisch antipyretisch antiphlogistisch
Dosierung:	Maximaldosis: 6 x 1000 mg
Wirkungseintritt:	30 Minuten
Galenische Form:	oral, i.v., i.m.
Nebenwirkungen:	gastrointestinal hämatologisch renal bronchial zentralnervös

Tab. 22-16: Ibuprofen	
Wirkung:	analgetisch antipyretisch antiphlogistisch
Dosierung:	Maximaldosis: 4 x 600 mg/d
Wirkungseintritt:	15 Minuten
Galenische Form:	oral, rektal
Nebenwirkungen: (stark dosis-abhängig)	gastrointestinal Herz-/Kreislauf- störungen Nervosität Schlafstörung Kopfschmerz

Tab. 22-17: Dexketoprofen	
Wirkung:	analgetisch antipyretisch antiphlogistisch
Dosierung:	25 mg alle 8 Stunden Maximaldosis: 75 mg/d
Wirkungseintritt:	15 Minuten
Galenische Form:	oral
Nebenwirkungen:	gastrointestinal Herz- / Kreislauf- störungen Nervosität Schlafstörung

Tab. 22-18: Diclofenac	
Wirkung:	analgetisch antipyretisch antiphlogistisch
Dosierung:	Maximaldosis: 3 x 50 mg
Wirkungseintritt:	30 Minuten
Galenische Form:	oral, rektal, i.v., i.m.
Nebenwirkungen:	gastrointestinal Leberschädigung Nierenversagen Schwindel Diarrhö

Tab. 22-19: Coxibe		
Celecoxib (Celebrex®)	Dosierung:	100 mg, max. 400 mg/d
	Indikation:	chronische Schmerzen
Etoricoxib (Arcoxia®)	Dosierung:	60 mg, max. 120 mg/d
	Indikation:	chronische Schmerzen, akuter Gichtanfall
Parecoxib (Dynastat®)	Dosierung:	20 mg, max. 40 mg/d
	Indikation:	postoperative Schmerzen

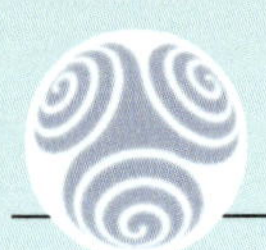

Coxibe Bestehen Blutungsneigungen oder Magen-Darm-Probleme, sind die derzeit noch zugelassenen selektiv wirksamen *Cox-2-Hemmer* mit den Wirkstoffen *Celecoxib* oder *Etoricoxib* vorzuziehen (*Celebrex®, Arcoxia®* – Tabelle 22-19), bei denen die physiologischen und für den Organismus wichtigen Schutzmechanismen der Prostaglandine nicht so stark beeinträchtigt werden. Der pharmakologischen Forschung ist es nämlich gelungen, innerhalb des Cyclooxygenase-Enzymsystems zwei Isoformen zu differenzieren. Das Isoenzym Cyclooxygenase 1 spaltet die Arachidonsäure primär in die für die physiologischen Schutzfunktionen des Organismus zuständigen Abbauprodukte Thromboxan A2 (wichtig für die Blutgerinnung), Prostacyclin (Schutz der Schleimhäute des Verdauungstraktes) und Prostaglandin E2 (Schutz der Niere) auf. Dagegen trägt das Isoenzym Cyclooxygenase 2 vorwiegend zur Bildung von entzündungsrelevanten und algogen wirksamen Prostaglandinen und nur untergeordnet zur Produktion von physiologisch wirksamen Abbauprodukten bei (keine Bildung von Thromboxan A2, geringere Mengen an Prostacyclin und PG E2 – Abbildung 22-25). NSAR-Präparate blockieren beide Isoenzyme der Cyclooxygenase gleichermaßen. Neben der erwünschten Reduktion proinflammatorischer und algogen wirkender Prostaglandine kommt es damit auch zur Blockierung physiologischer Schutzfunktionen (Abbildung 22-26). Demgegenüber wirken die Coxibe selektiv ausschließlich hemmend auf das COX-2-Isoenzym. Deshalb werden die physiologischen Schutzmechanismen durch diese Präparategruppe weniger stark beeinträchtigt (geringere Nebenwirkungen), während die pathophysiologische Prostaglandinwirkung dennoch effektiv reduziert wird. Bei der Verordnung ist zu beachten, dass die Coxibe mit wenigen definierten Ausnahmen lediglich eine Zulassung bei chronischen Schmerzzuständen haben. Bei renal bedingten kardiovaskulären Problemen ist der Langzeiteinsatz sowohl der Cox-1-Hemmer als auch der Cox-2-Hemmer kritisch zu überdenken.

Abb. 22-25: Cox-2-Wirkmechanismus

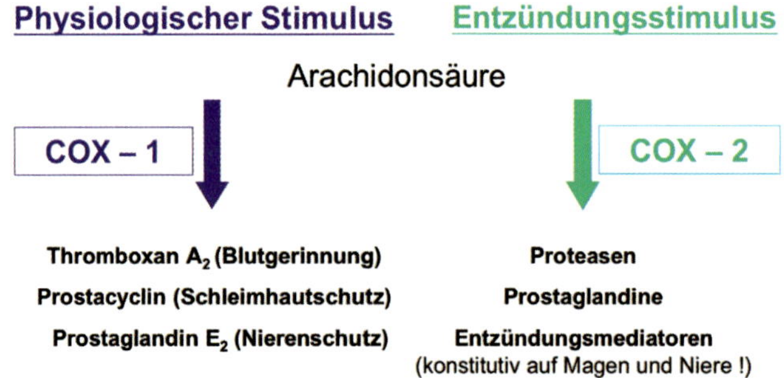

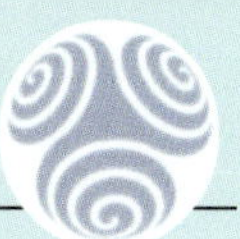

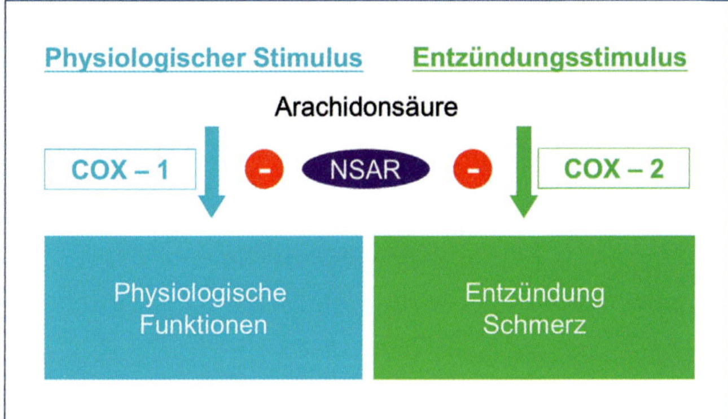

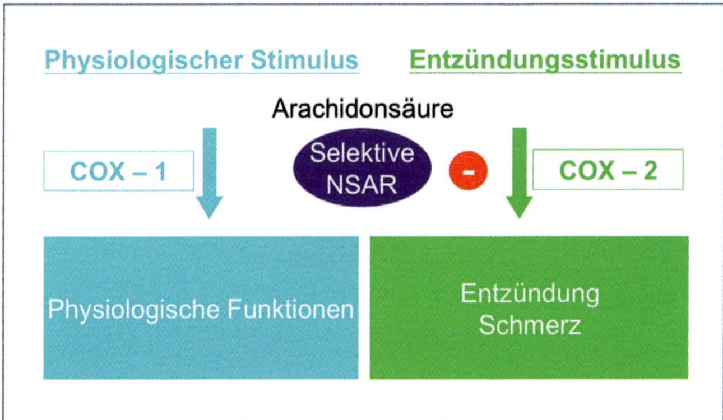

Ein weiteres nichtopioides Präparat mit analgetischer und antiphlogistischer Eigenschaft soll hier erwähnt werden (auch wenn es nicht zur Klasse der NSAR-Medikamente gehört), weil es ein vergleichbares Indikationsspektrum hat. *Oxaceprol* (z. B. *AHP 200*® – Tabelle 22-20) ist ein acetyliertes Hydroxiprolinderivat und wird bei entzündlichen Arthralgien empfohlen und entfaltet seine Wirkung, indem es die Granulozytenadhäsion am Gefäßepithel bereits in der Blutbahn hemmt. Dadurch ist die zytokininduzierte Extravasation (Leukozytenmigration) nur noch eingeschränkt möglich und die zerstörerische Wirkung dieser Abwehrzellen im Gewebe unterbleibt. Dies führt zur Entzündungsreduktion und zur Verminderung der nozizeptiven Reizung, weil weniger algogene Substanzen durch lysosomalen Abbau von Membranphospholipiden gebildet werden. Aufgrund dieses völlig anderen Wirkmechanismus im Vergleich zu NSAR-Präparaten können die Nebenwirkungen der Cyclooxigenase-Hemmer sicher vermieden werden.

Oxaceprol

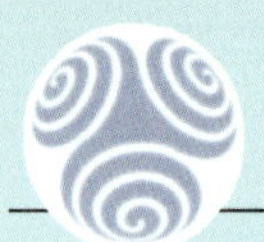

Tab. 22-20: Oxaceprol

- Wirkung: analgetisch
  antiphlogistisch

- Dosierung: Maximaldosis: 3 x 200 mg

- Galenische Form: oral

- Nebenwirkungen: gastrointestinal
  allergisch (selten)

Nichtsaure antipyretische Analgetika Paracetamol

Aus der Gruppe der *nichtsauren antipyretischen Analgetika* (Tabelle 22-21) kann auf das Anilinderivat *Paracetamol* ausgewichen werden, wenn es darum geht, die Nebenwirkungen von NSAR-Präparaten zu vermeiden (Tabelle 22-22). Es ist in der Regel auch das Mittel der Wahl in der Schwangerschaft, sollte aber erst nach Rücksprache mit dem Gynäkologen verordnet werden.

Tab. 22-21: Nichtsaure antipyretische Analgetika

- Anilinderivate
  - Paracetamol

- Nichtsaure Pyrazolone
  - Phenazon
  - Propyphenazon
  - Metamizol

Tab. 22-22: Paracetamol

- Wirkung: analgetisch
  antipyretisch
  PG-Hemmung im ZNS?

- Dosierung: Maximaldosis: 4–5 g/d
  Einzeldosis: 0,5–1 g (Erw.)

- Galenische Form: oral und rektal

- Nebenwirkungen: Leberschäden
  Hämolytische Anämie
  (bei Glukose-6-phosphat-Dehydrogenase-Mangel)
  mutagene Wirkung?
  (Urotheltumor)

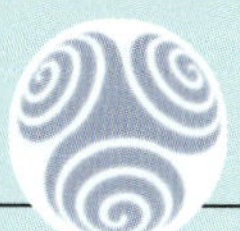

In dieser Gruppe von nichtopioiden Analgetika findet sich auch das nichtsaure Pyrazolon *Metamizol* (z. B. *Novalgin®* – Tabelle 22-23). Es zeigt neben seiner analgetischen und antipyretischen Eigenschaft eine besonders ausgeprägte spasmolytische Wirkung und wird deshalb gerne bei Koliken und abdominellen Krämpfen verordnet, führt aber auch zur Relaxation der quer gestreiften Muskulatur.

Metamizol

Tab. 22-23: Metamizol	
• Wirkung: (Wirkung am Hinterhorn?)	analgetisch antipyretisch spasmolytisch
• Dosierung:	Einzeldosis: 0,5–1 g Maximaldosis: bis 10 g/d
• Galenische Form:	oral, i.v., i.m.
• Nebenwirkungen:	Agranulozytose (i.v.-Gabe) Schock (bei rascher i.v.-Gabe) toxische epidermische Nekrolyse

In der Gruppe der *nichtopioiden Analgetika ohne antiphlogistische und antipyretische Wirkung* (Tabelle 22-24) werden verschiedene Medikamente zusammengefasst, die auch im Einsatz bei schmerzhaften Dysfunktionen interessant sind. Ein besonders effektiver analgetischer Wirkstoff für den Bereich muskulärer Schmerzaffektionen aus der Gruppe der Nichtopioid-Analgetika ist *Flupirtin* (z. B. *Katadolon®* – Tabelle 22-25, Abbildung 22-28 und 22-29). Dieses zentral wirksame Schmerzmittel wirkt im Spinalbereich über eine selektive Öffnung von bestimmten Kaliumkanälen (Selektiver Kalium-Kanal-Öffner – SNEPCO) an der Membranoberfläche der den Primärafferenzen nachgeschalteten Neurone (Wide-Dynamic-Range-Neurone – WDR) und erzeugt durch Stabilisierung des Ruhemembranpotenzials einen indirekten hemmenden Einfluss auf die so genannten NMDA-Rezeptoren (siehe 22.2.3). Diese Glutamat-ergen Rezeptoren sind maßgeblich zuständig für die Überleitung andauernder oder verstärkter afferenter Schmerzreize aus der Peripherie auf die WDR-Neurone und spielen eine Schlüsselrolle bei der Schmerzchronifizierung. Da die Plastizität neuronaler Funktionen auf Grund der Induktion intrazellulärer Prozesse (z. B. Rezeptorvermehrung an der Membranoberfläche im Rahmen der so genannten Genexpression durch vermehrtes intrazelluläres Kalzium) unter wesentlicher Beteiligung des NMDA-Rezeptors erfolgt und dabei grundsätzlich die Antwort auf nachfolgend eintreffende neuronale Impulse aus der Peripherie verstärkt wird (Bahnung oder Wind-up), wirkt Flupirtin Chronifizierungsprozessen entgegen. Über diesen Mechanismus erfolgt zusätzlich eine Beeinflussung des Schmerzgedächtnisses.

Flupirtin

<table>
<tr><td colspan="2">Tab. 22-24: Nichtopioide ohne antipyretische und antiphlogistische Wirkungen</td></tr>
</table>

- Flupirtin
- Tolperison
- Methocarbamol
- Baclofen
- Nefopam

<table>
<tr><td colspan="2">Tab. 22-25: Flupirtin</td></tr>
</table>

• Wirkung:	analgetisch spasmolytisch
• Dosierung:	300-600 mg/d (in 3-4 Einzeldosen)
• Galenische Form:	enteral und parenteral
• Nebenwirkungen:	Müdigkeit Schwindel Konzentrationsschwäche Störungen der Motorik gastrointestinal Unruhe / Nervosität

Abb. 22-28: Wirkmechanismus von Flupirtin (1)

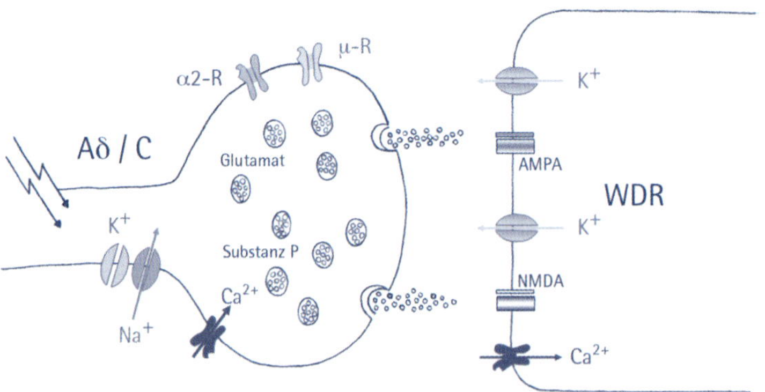

Darüber hinaus kommt es auch zur Hemmung der Erregungsüberleitung auf Motoneurone und damit zu muskelrelaxierenden Effekten. Als wichtige Indikationen können deshalb unter anderem Funktionsstörungen mit massiven Myalgien

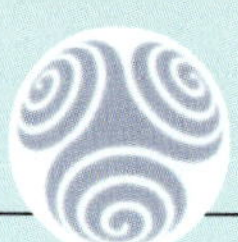

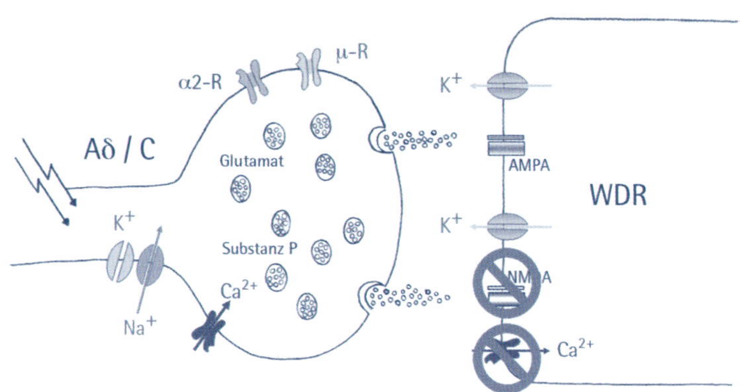

gelten. Der Wirkeintritt von Flupirtin wurde zum Teil innerhalb von 30 Minuten beobachtet, so dass von einer raschen Schmerzlinderung bei gleichzeitiger muskelrelaxierender Wirkung ausgegangen werden kann. Als Nebenwirkung werden hauptsächlich Müdigkeit (besonders zu Therapiebeginn), seltener Schwindel, Verdauungsprobleme oder Kopfschmerzen beobachtet. In einzelnen Fällen wurde von Leberfunktionsstörungen mit Ikterus berichtet. Da der Abbau des Wirkstoffs über die Leber erfolgt, sollte deshalb bei vorgeschädigter oder geschwächter Leber der Einsatz kritisch überdacht werden und bei Langzeiteinnahme eine regelmäßige Überprüfung der Lebertransaminasen erfolgen.

Der Wirkstoff *Tolperison* (z. B. *Mydocalm®*) mit seiner Schmerz unterdrückenden und ebenfalls muskelrelaxierenden Wirkung ist für den Einsatzbereich bei schmerzhaften Funktionsstörungen ebenfalls geeignet, auch wenn hier der Wirkeintritt nicht so rasch erfolgt (Tabelle 22-26 und Abbildung 22-30). Tolperison blockiert spannungsabhängige Natriumionen-Kanäle, deren Bildung durch die Expression von Proteinen und Polypeptiden seitens des Zellkörpers afferenter Neurone erst durch anhaltende nozizeptive Reizung erfolgt. Der Transport dieser Kanalproteine erfolgt entlang der Axone in die zentralen und peripheren Axonterminalen. Über die Blockade der Natriumkanäle und den dadurch bedingten verminderten Natriumeinstrom wird die Übererregbarkeit im gesamten Schmerzleitungssystem nachhaltig gedämpft. Durch den zusätzlichen Wirkansatz bereits am Nozizeptor wird der Patient gegen periphere Schmerzreize abgeschirmt. Außerdem wird die Reflex-Überaktivität auf spinaler Ebene gehemmt. Ähnliche Effekte werden bei der Lokalanästhesie in größerem Ausmaß an den physiologischerweise existierenden Natriumionen-Kanälen erzeugt (vollständige Anästhesie im Bereich der Injektion einschließlich der Motoneurone). Als Nebenwirkungen des Wirkstoffs Tolperison sind gelegentlich Schwindel, Mundtrockenheit, Magenbeschwerden und Muskelschwäche zu beobachten (Cave bei Myasthenia gravis).

Tolpiseron

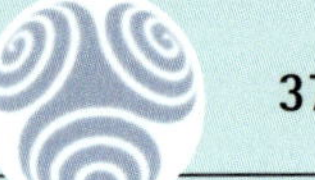

Tab. 22-26: Tolperison

• Wirkung:	analgetisch
(selektive Na+-Kanäle)	spasmolytisch
• Dosierung:	3 x 50(-450) mg/d
• Galenische Form:	oral
• Nebenwirkungen:	Schwindel
	gastrointestinal
	Mundtrockenheit
	Hypotonie
	Juckreiz

Abb. 22-30: Wirkmechanismus von Tolperison

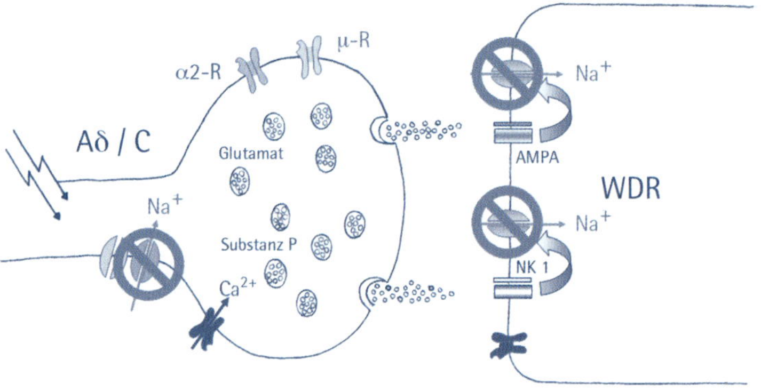

Methocarbamol

Der Wirkstoff *Methocarbamol* (z. B. *Orthoton®*) ist ein zentral wirksames Muskelrelaxanz mit hemmender Wirkung auf die polysynaptischen Reflexleitung im Rückenmark und in subkortikalen Zentren (Tabelle 22-27). Dabei werden der physiologische

Tab. 22-27: Methocarbamol

• Wirkung:	analgetisch
	myotonolytisch
• Dosierung:	3 x 1500 mg/d
	(3 x 2 Tbl. à 750 mg)
• Galenische Form:	enteral und parenteral
• Indikation:	schmerzhafte Muskelverspannung
• Nebenwirkungen:	Sedierung, Unruhe, Kopfschmerz,
	Schwindel, Zittern, Übelkeit, Erbrechen,
	Dyspepsie, Hautauschlag, Juckreiz

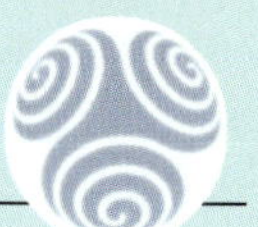

Muskeltonus und die Kontraktilität der quer gestreiften Muskulatur nicht beeinträchtigt und die motorische Endplatte nicht beeinflusst. Methocarbamol hat im Gegensatz zu anderen zentral wirksamen Muskelrelaxanzien deutlich geringere sedierende Eigenschaften und insgesamt wenig Nebenwirkungen.

Myotonolytisch wirkt auch der GABA-B-Rezeptoren-Agonist *Baclofen*. Durch präsynaptische Aktivierung der GABA-B-Rezeptoren kommt es zur verminderten Freisetzung exzitatorischer Neurotransmitter (Glutamat und Substanz P) und damit zu einer Hemmung zentraler Neurone (Tabelle 22-28 und Abbildung 22-31). Auch wenn Baclofen vorrangig bei Trigeminusneuralgien (kombiniert mit einem Antikonvulsivum), Spastiken und bei Multipler Sklerose zum Einsatz kommt, kann es ebenso bei Therapieresistenzen starker schmerzhafter Muskelverspannungen verwendet werden. Wichtigste Nebenwirkung ist eine allgemeine Sedierung, weshalb die Titration einschleichend erfolgen sollte.

Baclofen

Tab. 22-28: Baclofen

• Wirkung:	analgetisch (GABA-Agonist) myotonolytisch
• Dosierung:	10-60 mg/d (in 3-4 Einzeldosen)
• Galenische Form:	enteral und parenteral
• Indikation:	Trigeminusneuralgie (in Kombination mit Carbamazepin) Spastik Multiple Sklerose
• Nebenwirkungen:	Sedierung, GI, RR ⇩ Gingiva-Hyperplasie

Abb. 22-31: Wirkmechanismus von Baclofen

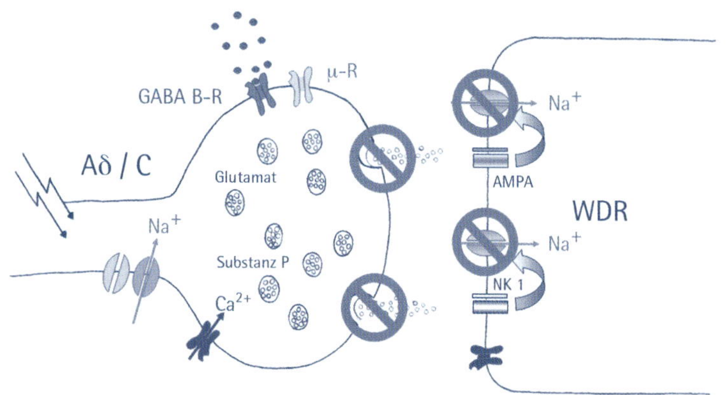

**Opioide
Analgetika**

Ab Schmerzstärken von ca. 3,33 (Schmerzstufe 2 und 3 auf der WHO-Skala – Abbildung 22-18) ist der Einsatz von Medikamenten aus dem Bereich der Opioide indiziert. Innerhalb der Stufe 2 sind frei rezeptierbare Präparate wie *Tramadol* oder *Tilidin-Naloxon* in retardierter Form (zum Beispiel *Tramagid® retard* oder *Valoron N® retard*) die Mittel der Wahl. Ab Stufe 3 muss die Verwendung starker Opioide in Erwägung gezogen werden. Als Maß für die Wirkstärke eines Opioids gilt dessen äquianalgetische Potenz. Diese wird in Bezug zu oral verabreichtem Morphin festgelegt, dem die Potenz 1 zugeordnet wird (Tabelle 22-29 und 22-30).

Tab. 22-29: Analgetische Äquipotenz von Opioiden (Nicht-BtM)

Substanz	Äquipotenz
Morphin	1
Piritramid	0,75 – 1
Dihydrocodein	0,3
Tilidin-Naloxon	0,2
Pethidin	0,125
Codein	0,1
Tramadol	0,1

Tab. 22-30: Analgetische Äquipotenz von Opioiden (BtM)

Substanz	Äquipotenz
Sufenta	1000
Fentanyl	100
Buprenorphin	10-20
Hydromorphon	5-7
Levomethadon	3-4
Oxycodon	1-2
Morphin	1

Opioide besetzen spezifische Opioid-Rezeptoren (zum Beispiel die μ-Rezeptoren, κ-Rezeptoren, δ-Rezeptoren und σ-Rezeptoren) im Bereich des gesamten Reizleitungssystems und verhindern präsynaptisch die Schmerz initiierende Freisetzung der exzitatorisch wirksamen Neurotransmitter Glutamat und Substanz P. Postsynaptisch wird eine Herabsetzung der Erregbarkeit der neuronalen Zellmembran erreicht (Abbildung 22-32).

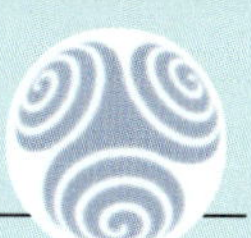

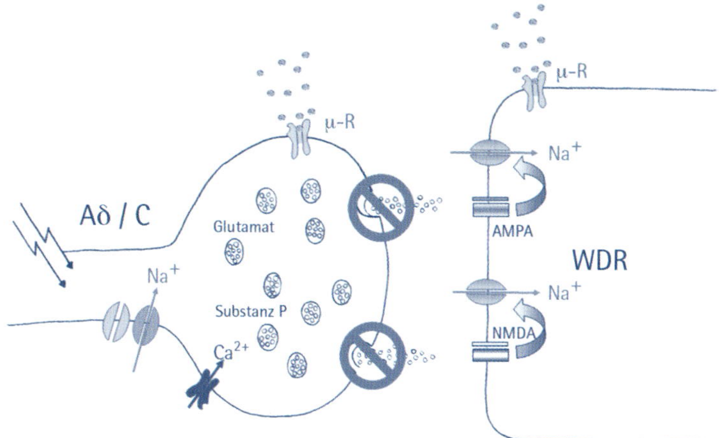

Die Indikation ist hier sorgfältig zu stellen, darf aber, wenn diese Substanzen benötigt werden, nicht zu lange hinausgezögert werden. Opioid-Präparate werden grundsätzlich nicht nach Bedarf eingenommen, sondern nach einem exakt vom Therapeuten festgelegten individuellen Zeitplan und möglichst in retardierter Form (protrahierte Freisetzung des Wirkstoffs und dadurch bedingte gleichmäßigere Wirkspiegel im Gewebe). Auf diese Weise können Suchtpotenziale sicher vermieden werden. Für jedes Präparat liegen Angaben zur empfohlenen Startdosis vor. In aller Regel wird diese Initialdosis bei unzureichender Wirkung in einem Zeitraum von 2 bis 3 Tagen bis zum Wirkungseintritt erhöht. Ist die Höchstdosis eines Präparats erreicht, ohne dass die angestrebte Wirkung eingetreten ist, erfolgt der Wechsel zum nächst stärkeren Präparat. Beim Wechsel von einem Präparat zum nächsten kann über Vergleichstabellen, in denen die Dosierungen einzelner Präparate in Bezug auf ihre Äquipotenz vergleichend abgelesen werden können, die Einstiegsdosis des Folgeopioids ermittelt werden. Gleiches gilt für verschiedene galenische Zubereitungen ein und desselben Präparates. Opioide zeigen zwar keinerlei Organtoxizität (Ausnahme Tramadol: Cave! Leber), weisen aber Nebenwirkungen auf, die es mit kotherapeutischen Maßnahmen zu beherrschen gilt. Neben Müdigkeit und Übelkeit sind hier vor allem die unspezifische Hemmwirkung auf die glatte Muskulatur und die dadurch auftretende Obstipation und Miktionsstörung sowie die Hyperemesis zu nennen. Bei Atem- und Kreislaufdepressionen ist besondere Vorsicht geboten.

Da die Nebenwirkungen in der Regel eine Begleittherapie mit zum Beispiel Laxanzien oder Antiemetika erforderlich machen, sollten Betäubungsmittel in der Zahnarztpraxis am besten in Zusammenarbeit mit einem Allgemeinmediziner verordnet werden. Außerdem können starke Betäubungsmittel (Äquipotenz gleich oder größer Morphin) nur auf speziellen Rezeptvordrucken bezogen werden, bei deren Verwendung und Ausstellung strenge gesetzliche Vorschriften zu beachten sind.

Betäubungsmittelrezept

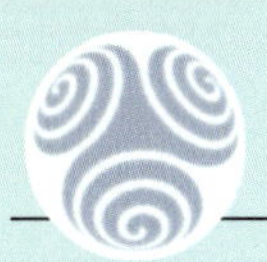

Ko-Analgetika

Neben den eigentlichen Analgetika haben sich in der Schmerztherapie auch Medikamente bewährt, die ursprünglich primär bei anderen Indikationen eingesetzt wurden, zum Beispiel zur Therapie epileptischer Anfälle (Antikonvulsiva) oder bei Depressionen (Antidepressiva). Dabei konnte immer wieder beobachtet werden, dass neben der angestrebten Hauptwirkung gleichzeitig eine nicht unerhebliche und oftmals willkommene Reduktion von chronischen Schmerzzuständen aufgetreten ist. Die analgetischen Wirkmechanismen sind mittlerweile auf molekularbiologischer Ebene größtenteils geklärt.

Der Einsatz von Ko-Analgetika ist bei neuropathischen Schmerzen in der Regel unumgänglich. Diese Schmerzart ist im Rahmen von funktionell bedingten Muskel- und Gelenkschmerzen eher selten und kommt nur dann vor, wenn es bereits zu Störungen oder Schädigungen von neuronalen Strukturen gekommen ist (z. B. durch Spinalnervkompressionen oder infektiös bedingter Muskel- und Gelenkschmerzen mit neuronaler Beteiligung). Bei der Fibromyalgie sind diese Präparate die Mittel der ersten Wahl [10]. Außerdem kann im Rahmen multimorbider Erkrankungen häufig eine Schmerzverstärkung durch neuropathische Schmerzen im Sinne von „Mixed Pains" auftreten (z. B. bei gleichzeitig bestehender diabetischer Polyneuropathie). Deshalb sollen die wichtigsten Arzneimittel aus dieser Gruppe nachfolgend vorgestellt werden.

Antikonvulsiva (Antiepileptika)

Als derartige Ko-Therapeutika haben sich bei neuropathischen Schmerzen u. a. Medikamente aus der Gruppe der *Antikonvulsiva (Antiepileptika)* bewährt. Sie zeigen eine membranstabilisierende Wirkung, unterbinden über diesen Effekt ektope Impulse aus sensibilisierten Arealen und hemmen damit die neuronale Überaktivität sowie eine posttetanische Potenzierung. Auf molekularbiologischer Ebene wird hierbei die neuronale Erregungsausbreitung durch eine GABA-erge Wirkung reduziert. Es kommt erwiesenermaßen zur spezifischen Blockade schnell feuernder, spannungsabhängiger Natriumkanäle und zur Blockade spannungsabhängiger Kalziumkanäle mit vermindertem Ca^{++}-Influx (Tabelle 22-31 und Abbildung 22-33). Dieser Effekt reduziert die neuronale elektrische Erregbarkeit afferenter Neurone bereits präsynaptisch.

Tab. 22-31: Antikonvulsiva

- **Blockade spannungsabhängiger Na^+- Kanäle**
  - Membranstabilisierung

- **Blockade spannungsabhängiger Ca^{2+}-Kanäle**
  - Reduzierter Ca^{2+} - Influx
  - Reduzierte elektrische Erregbarkeit

- **Hemmung posttetanischer Potenzierung**

- **GABA-erge Wirkung**
  - Hemmung der Glutamat-gesteuerten Transmission am NMDA- und AMPA-Rezeptor

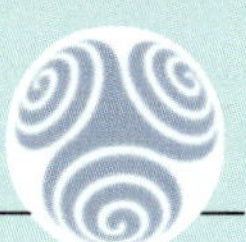

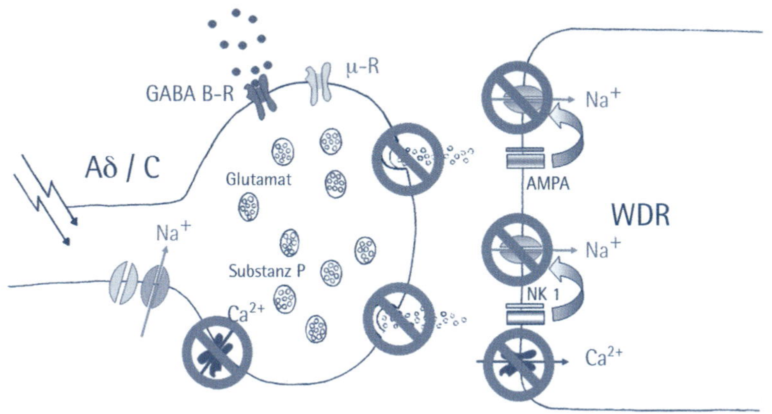

Abb. 22-33: Wirkmechanismus von Antikonvulsiva

Die zusätzliche Hemmung der Glutamat-gesteuerten exzitatorischen Transmission an NMDA- und AMPA-Rezeptoren im Bereich der spinalen Interneurone (WDR) führt postsynaptisch zu denselben Effekten. Bei Neuralgien und neuropathischen Schmerzen hat sich aus der Gruppe der Antikonvulsiva neben *Carbamazepin* (z.B. *Tegretal®* – Tabelle 22-32) vor allem der Wirkstoff *Gabapentin* (z. B. *Neurontin®* – Tabelle 22-33) [14] bestens bewährt, weil er weniger Nebenwirkungen hat. Die Dosierung erfolgt einschleichend. Die Patienten sind auf die möglichen Nebenwirkungen aufmerksam zu machen (Müdigkeit, Schwindel, Kopfschmerz, Übelkeit, Nervosität). Diese Antikonvulsiva dürfen bei Pankreatitiden nicht verwendet werden. Eine regelmäßige Kontrolle des Plasmaspiegels und des Blutbildes wird empfohlen, weshalb die Verordnung in der Zahnarztpraxis in Zusammenarbeit mit dem Allgemeinmediziner erfolgen sollte. Bei Gabapentin ist besondere Vor-

Carbamazepin
Gabapentin

Tab. 22-32: Carbamazepin

• Wirkung:	analgetisch antikonvulsiv
• Dosierung:	100-200 mg/d (initial) Maximaldosis: 1600 mg
• Galenische Form:	oral
• Nebenwirkungen:	Müdigkeit Schwindel Kopfschmerz allergische Reaktionen Störungen der Motorik Blutbildveränderungen Lebertoxizität (Enzyminduktion!)

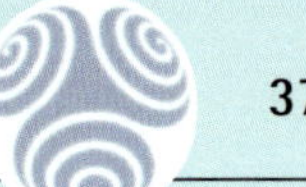

Pregabalin

sicht bei eingeschränkter Nierenfunktion geboten, da keinerlei Verstoffwechslung des Wirkstoffs stattfindet und er sich bei Niereninsuffizienz kummuliert. Der neueste Wirkstoff aus dieser Gruppe ist der Kaliumkanal-Regulator *Pregabalin (Lyrica®* – Tabelle 22-34) mit hervorragender Wirkung bei reduziertem Nebenwirkungsspektrum.

Tab. 22-33: Gabapentin	
• Wirkung:	analgetisch
(Ca^{2+} - Blockade)	antikonvulsiv
• Dosierung:	300 mg/d (initial)
	Maximaldosis: 3600 mg
• Galenische Form:	oral
• Nebenwirkungen:	Müdigkeit
	Schwindel
	Kopfschmerz
	Pankreatitis
	Gewichtszunahme
	gastrointestinal
	Unruhe / Nervosität

Tab. 22-34: Pregabalin	
• Wirkung:	analgetisch
(Ca-Kanal-Regulator)	antikonvulsiv
• Dosierung:	2 x 75 mg/d (initial)
	Maximaldosis: 600 mg
• Galenische Form:	oral
• Nebenwirkungen:	Ödeme
	Schwindel
	Sehstörungen
	Gewichtszunahme

Antidepressiva

Weil der Leidensdruck bei länger bestehenden Schmerzuständen zwangsläufig zu einer Mitbeteiligung der psychischen Gesamtkonstitution führt oder psychische Alterationen bei bestimmten Patientengruppen oder Lebensumständen (z. B. ältere Patienten, Einsamkeit, Trauer, Verlust von Angehörigen, Trennung) primär verstärkende Causae chronischer Algesien sein können, muss immer auch der Ein-

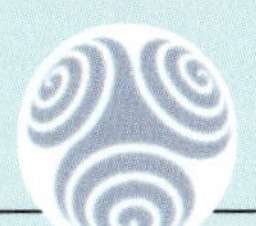

satz von Psychopharmaka, entweder isoliert oder als Ko-Therapeutika, in Erwägung gezogen werden. *Trizyklische Antidepressiva* sind hier die Mittel der Wahl [12]. Diese Mittel führen auch zu einer Schmerzdistanzierung, das heißt, der Schmerz verliert den dominierenden Charakter für den Patienten. Zahnärzte sollten diese Medikamente allerdings grundsätzlich nur in direkter Absprache mit dem Hausarzt verordnen (Rezeptempfehlung an den Hausarzt). Langzeitmedikationen erfordern hier unbedingt eine engmaschige Kontrolle verschiedener Laborparameter.

Bei den trizyklischen Antidepressiva (TCA) auf Basis der Wirkstoffgruppen *Amitriptylin* (z. B. *Saroten*® – Tabelle 22-35) und *Clomipramin* (z. B. *Anafranil*®) werden neben einer Beeinflussung der affektiven Schmerzwahrnehmung im limbischen System auch direkte analgetische Effekte diskutiert.

Amitriptylin
Clomipramin

Tab. 22-35: Amitriptylin

• Wirkung:	analgetisch antidepressiv
• Dosierung:	10–25 mg oral (initial) Maximaldosis: 225 mg
• Galenische Form:	oral
• Nebenwirkungen:	Obstipation Miktionsstörungen Gewichtszunahme Mundtrockenheit Tachykardie Herzrhythmusstörungen

Die Wirkung erfolgt über eine Blockade der Wiederaufnahme (Reuptake) monoaminerger schmerzhemmender Neurotransmitter (Noradrenalin, 5 HT = Serotonin – Tabelle 22-36 und Abbildung 22-34). Durch die auf diese Weise induzierte Konzentrationserhöhung dieser Transmitter im ZNS wird die körpereigene deszendierende Schmerzhemmung verstärkt. Außerdem zeigen die trizyklischen Antidepressiva eine Art von lokalanästhetischer Wirkung, indem spannungsabhängige Natriumkanäle blockiert werden. Darüber hinaus kommt es in unterschiedlichem Ausmaß zur Blockade von cholinergen, α-adrenergen und histaminergen Rezeptoren (Grund für die Nebenwirkungen) sowie NMDA-Rezeptoren.

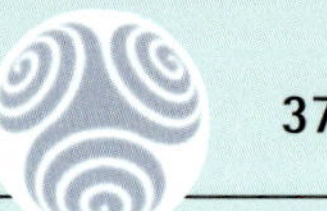

Tab. 22-36: Wirkungen von Antidepressiva

- Direkte Analgesie
  - Reuptake-Hemmung von Noradrenalin und Serotonin
  - Blockade spannungsabhängiger Na-Kanäle

- Indirekte Analgesie
  - Beeinflussung affektiver Schmerzkomponente

- Rezeptorblockade
  - cholinerge und α-adrenerge Rezeptoren
  - histaminerge Rezeptoren
  - $5HT_2A/C$ Rezeptoren
  - NMDA Rezeptoren

Abb. 22-34: Wirkmechanismus von Antidepressiva

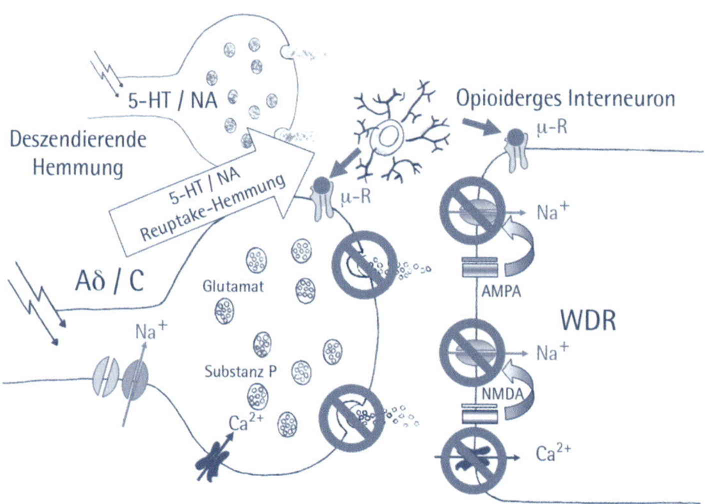

Eine analgetische Wirkung wird bereits bei niedrigen Dosierungen erreicht, die selbst noch keine ausgeprägte antidepressive Wirkung zeigen. Der Wirkeintritt erfolgt allerdings häufig erst nach 2 bis 4 Wochen. Dieser Sachverhalt sollte den Patienten dringend erklärt werden, weil sonst möglicherweise die Compliance unzureichend ist. Die Dosierung sollte einschleichend, eine erforderliche Dosiserhöhung nicht zu rasch (nicht vor einer Woche) erfolgen. Die möglichen Nebenwirkungen erklären sich aus den vielfältigen Affinitäten zu den unterschiedlichsten Rezeptoren. So treten neben Müdigkeit (H1-Rezeptor) vor allem anticholinerge Reaktionen auf (Obstipation, Miktionsstörungen, Mundtrockenheit, Mydriasis), kardiovaskuläre Störungen (α 1-Rezeptor, Natriumkanäle), Juckreiz (histaminerger Rezeptor) sowie Appetitsteigerung und Gewichtszunahme ($5HT_2A$-Rezeptor).

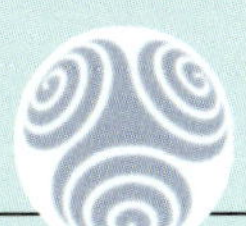

Der Wirkstoff *Mirtazapin (Remergil®* – Tabelle 22-37) ist ein spezifisches noradrenerges und serotonerges Antidepressivum (NaSSA) und weist als Alternative zu den klassischen trizyklischen Antidepressiva auf Grund der verminderten anticholinergen Wirkung wesentlich weniger Nebenwirkungen auf. Mirtazapin hat allerdings keine offizielle Zulassung für die Schmerztherapie (Off-Label-Use).

Tab. 22-37: Mirtazapin

• Wirkung: (kaum anticholinerg)	analgetisch antidepressiv
• Dosierung:	15 mg oral (initial) 6 mg i.v. (initial) Maximaldosis: 45 mg
• Galenische Form:	oral, parenteral
• Nebenwirkungen:	Müdigkeit Appetitzunahme Gewichtszunahme Schwindel Kopfschmerzen

Da Angstzustände oder die Angst vor Schmerzen die Schmerzwahrnehmung negativ beeinflussen können und über Muskelverspannungen (Hartspann, Myogelosen) durch zusätzliche Reizung des nozizeptiven Systems zur Schmerzverstärkung führen können, sollte in derartigen Fällen der additive Einsatz von *Tranquilizern* (z. B. *Valium®)* in Erwägung gezogen werden. Auch im Rahmen der Schmerzprophylaxe können diese Substanzen eingesetzt werden. Allerdings besteht bei diesen Präparaten eine erhöhte Gefahr der Medikamentenabhängigkeit.

Kortikosteroide sollten nur in besonderen Notfällen verordnet werden (z. B. bei lebensbedrohlichen intrakraniellen Ödemen und Schwellungen, bei der Gefahr von Nervenkompressionen durch Schwellungen oder bei heftigen allergischen Reaktionen – Tabelle 22-38). Cortison ist ein Phospholipase-A_2-Hemmer und blockiert damit die Abbaukaskade der Membranphospholipide bereits auf einer frühen Ebene (Abbildung 22-35). Es wird dadurch zwar die Bildung entzündlich und algogen wirksamer Abbauprodukte (Prostaglandine, Leukotriene) verhindert. Gleichzeitig kommt es aber auch zu einem Mangel an physiologisch wichtigen Substanzen innerhalb dieser Abbaukaskade, die der Organismus für seine Regulations- und Stoffwechselvorgänge dringend benötigt. Dies erklärt das breit gefächerte Nebenwirkungsspektrum der Kortikosteroide (Tabelle 22-39).

Tab. 22-38: Kortikosteroide

- Antiphlogistisch (Interferone, Leukotriene Zytokine, Prostaglandine)

- Dekompression sensibler Nerven

- Verstärkung der Opioid-Wirkung

- <u>Indikationen:</u> Nerv- oder Rückenmarkskompression

  Cephalgien bei erhöhtem Hirndruck

  Tumorschmerzen

  Schmerzen bei Weichteilschwellung

  Lymphödem

  Arthritis/Tendovaginitis

Abb. 22-35: Wirkmechanismus von Kortikosteroiden

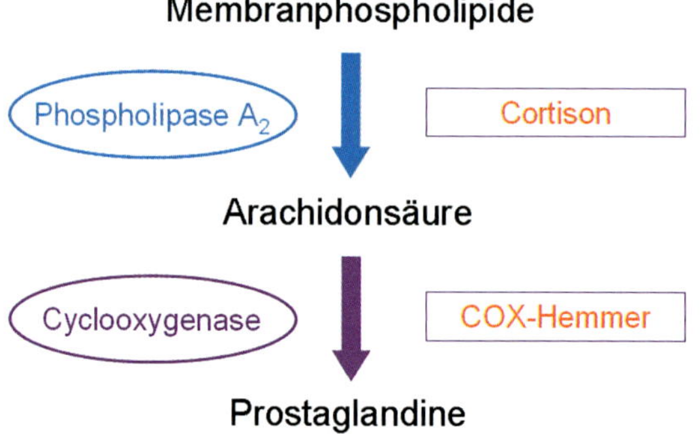

Therapeutische Lokalanästhesie (TLA)

Die Einsatzmöglichkeiten von *Lokalanästhetika* im Rahmen der Diagnostik wurden bereits unter 22.3.2 beschrieben. Sie bieten jedoch auch eine hervorragende therapeutische Möglichkeit bei schmerzhaften Muskel- und Gelenkschmerzen [6, 7, 8]. Dabei werden lokale Schmerzzonen (z. B. Triggerpunkte, Tenderpoints, Myogelosen) oder Schlüsselstellen des Nervleitungssystems (z. B. periphere Nerven und Ganglien) durch Injektion von möglichst langwirksamen Lokalanästhetika (z. B. *Bupivacain = Carbostesin®* oder *Ropivacain = Naropin®*) anästhesiert (Tabelle 22-40). Da die Wirkung bei richtiger Injektionstechnik durch vollständige Blockade der Na-Kanäle sofort eintritt (Tabelle 22-41) und für mehrere Stunden anhält, kommt es zur Auflösung muskulär bedingter Fehlhaltungen. Außerdem kann einer

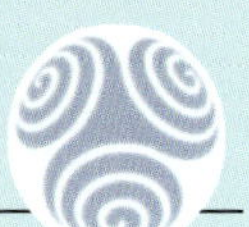

Tab. 22-39: Nebenwirkungen von Kortikosteroiden

- Verminderte Glukosetoleranz
- Evtl. diabetische Stoffwechsellage
- Psychische Veränderungen
- Wundheilungsstörungen
- Ulzerogenität
- Trophische Hautveränderungen
- Osteoporose
- Infektneigung
- Cushing-Syndrom/Elektrolytverschiebung

Schmerzchronifizierung entgegengewirkt und den Patienten eine Erholungspause von ihren Schmerzen verschafft werden. Die therapeutische Lokalanästhesie sollte allerdings nur unter der Voraussetzung einer vorhandenen Notfall- und Reanimationsausrüstung durchgeführt werden.

Chronifizierungs-prophylaxe

Tab. 22-40: Relative Wirkstätte wichtiger Lokalanästhetika

Lokalanästhetikum	Wirkstärke
Procain	1
Mepivacain	4
Prilocain	4
Lidocain	4
Articain	5
Tetracain	10
Bupivacain	16
Etidocain	16

Botulinumtoxine (z. B. *Botox®, Dysport®, Neurobloc®)* haben sich in der Schmerztherapie bei schmerzhaften Muskelverspannungen und verschiedenen anderen Indikationen bestens bewährt (Tabelle 22-42). Von den insgesamt sieben Serotypen (BTX A-G) dieses Exotoxins des Clostridiums botulinum wird in der Medizin und Kosmetik der Serotyp A verwendet. Durch Hemmung des Proteins SNAP-25 wird die Verbindung der Acetylcholin-Vesikel (Acetylcholin ist der Neurotransmitter an der motorischen Endplatte) mit der präsynaptischen Membran aller efferenten Fasern innerhalb des Injektionsgebietes verhindert und es kommt zur Blockierung der

Botulinumtoxine

Tab. 22-41: Wirkmechanismus von Lokalanästhetika

- Na^+-Kanal-Blockierung (nicht selektiv)

- Membranstabilisierung

- Herabsetzung der Erregbarkeit sensibler und motorischer Nervenendigungen

- Reduktion der Leitfähigkeit peripherer Nerven

- Herabsetzung/Aufhebung der Schmerzempfindung

- Wirkung
  - örtlich begrenzt
  - reversibel

acetylcholinergen Transmittervorgänge von der Nervenfaser zum Muskel. Dies führt zu einer Parese der quergestreiften Muskulatur. Der Wirkeintritt erfolgt innerhalb von 5-8 Tagen nach der Injektion und hält für ca. 3-4 Monate an. Botulinumtoxin gilt als eines der stärksten bekannten Gifte und die LD 50 Dosis liegt bei 2 µg. Die Bemessung der Applikationsdosis wird in Mouse-Units (U) angegeben. Es sollten geringst mögliche Mengen verwendet und auf mehrere Injektionsstellen verteilt werden. Die Infiltration an tiefen Muskeln sollte unter EMG-Monitoring erfolgen. In Tabelle 22-43 sind empfohlene Dosierungen von Botox® in Bezug zu verschiedenen Muskeln angegeben. In der Gravidität und Stillzeit sowie bei Myasthenia gravis ist Botulinumtoxin kontraindiziert. Als Nebenwirkungen sind die vollständige Parese des Zielmuskels und gelegentliche Allergisierungen zu nennen. Unter 200 U ist nicht mit einer systemischen Wirkung zu rechnen.

Tab. 22-42: Indikationen von Botulinumtoxin

- Myofasziale Schmerzen
- Kopfschmerzen
- Schulter-Nacken-Schmerzen
- Torticollis spasmodicus
- Fokale Muskelverspannung
- Phantomschmerzen
- Hyperhydrosis
- Blepharospasmus/Hemispasmus facialis
- Spastische Heiserkeit

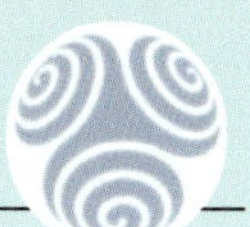

Tab. 22-43: Dosierung von Botulinumtoxin

• Dosierung (bezogen auf Botox®):

M. massetericus:	je 20-40 U
M. temporalis:	je 10 U
M. frontalis:	je 5-10 U
M. trapezius:	je 10-25 U
M. splenius capitis:	10-25 U

Zusammenfassung

Funktionsstörungen des stomatognathen Systems und des Bewegungsapparates gehen in aller Regel mit unterschiedlich starken Schmerzen einher. Diese können entweder nur innerhalb der funktionellen Beanspruchung des betreffenden Bereichs, bei Palpation oder auch spontan und dauerhaft auftreten. In den meisten Fällen handelt es sich um kausal begründbare akute oder chronische Schmerzen von nozizeptivem Charakter. Die Unterscheidung zwischen akut und chronisch erfolgt dabei nicht anhand der Dauer der Schmerzen, sondern ergibt sich aus physiopathologischen biochemischen Veränderungen des neuronalen Systems und lässt sich aus der anamnestischen Erhebung ermitteln.

Bei der Diagnostik sollten immer ganzheitliche Aspekte Berücksichtigung finden, weil sich auf diesem Weg am besten eine umfassende und kausal ausgerichtete Therapie ableiten lässt.

Innerhalb der systemisch orientierten kausalen Therapie nimmt die adjuvant durchgeführte Schmerzreduktion durch multimodal ausgerichtete Maßnahmen einen zentralen Stellenwert ein, weil dadurch der Circulus vitiosus des Schmerzes unterbrochen werden kann. Wann immer möglich und sinnvoll, sind komplementär-naturheilkundliche Therapieansätze vorzuziehen, weil sie die physiologischen Regulations- und Stoffwechselvorgänge am wenigsten beeinträchtigen und so gut wie keine Nebenwirkungen aufweisen. Vor dem Hintergrund drohender Schmerzchronifizierungsprozesse und unter Berücksichtigung des Leidensdrucks sollte aber, individuell auf den einzelnen Patienten und das vorliegende Schmerzbild abgestimmt, auch der Einsatz allopathischer Medikamente erwogen werden.

Zur Vertiefung der Thematik kann der Besuch von Fortbildungsveranstaltungen der Deutschen Akademie für Ganzheitliche Schmerztherapie e.V. (DAGST)* empfohlen werden.

---

* Deutsche Akademie für Ganzheitliche Schmerztherapie e.V. (DAGST)
Amperstr. 20a, D-82296 Schöngeising, Telefon: +49-8141-35553020, Telefax: +49-8141-35553027
eMail: kontakt@dagst.de · Internet: www.dagst.de

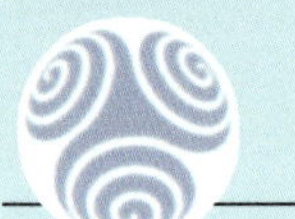

Literatur

[1] Bader R, Gallachi G. Schmerzkompendium Stuttgart 2001

[2] Zenz M, Jurna I. Lehrbuch der Schmerztherapie. Stuttgart 2001

[3] Bähr M, Frotscher M. Duus' Neurologisch-topische Diagnostik. Stuttgart 2003

[4] Zenz M. Taschenbuch der Schmerztherapie. Stuttgart 2004

[5] Wörz R. Differenzierte medikamentöse Schmerztherapie. Stuttgart 2001

[6] Auberger HG, Niesel HC. Praktische Lokalanästhesie, regionale Schmerztherapie. Stuttgart 1990

[7] Badtke G, Mudra I. Neuraltherapie. Wiesbaden 1998

[8] Dosch M. Bildatlas zur Technik der Neuraltherapie mit Lokalanästhesie. Heidelberg 2005

[9] Becke H, Wagner R, Wagner R. Taschenatlas der naturheilkundlichen Untersuchungstechniken. Stuttgart 2000

[10] Laser T. Fibromyalgie. Stuttgart 2004

[11] Ribbat JM. Analgetika in Klinik und Praxis. Basel 1999

[12] Sperling W, Forster-Sperling P. Antidepressiva in Klinik und Praxis. Basel 2000

[13] Breidung R. Praxisthema Schmerztherapie. Stuttgart 2002

[14] Maier C, Mayer B. Blickpunkt Therapiestrategien mit Gabapentin. Stuttgart 2003

[15] Freynhagen R, Baron R. Kompendium: Neuropathischer Schmerz. Karlsruhe 2006

[16] Bahr F. Ohrakupunktur Stufe 2. Manuskript zum Ohrakupunkturkurs der Stufe 2 der DAAAM. München (Eigenverlag) 2003

[17] Bahr F, Frank-Gricksch N, Gaus H, Nagel H, Schmid D. Akupunktur in der Zahn-, Mund- und Kieferheilkunde für Fortgeschrittene und weit Fortgeschrittene. München (Eigenverlag) 2005

[18] Gaus H. Die ganzheitliche zahnärztliche Sanierung. Strassberg (Eigenverlag) 2006

[19] Strittmatter B. Das Störfeld in Diagnostik und Therapie. Stuttgart 1998

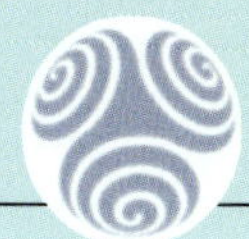

Psychologische Beratung und Psychotherapie

von Martin Simmel*

Die Ätiologie von chronischen Muskel- und Gelenkschmerzen ist komplex: Vielfältige mechanische, (bio-)chemische, psychische und physiologische/physikalische Störfaktoren im ganzen System und in unterschiedlicher Ausprägung können grundlegend sein für die Entstehung von Muskel- und Gelenkschmerzen (siehe Kapitel 2). Wir machen dies dem Patienten mit der „Rucksack"-Metapher plausibel und entwickeln davon ausgehend unsere Therapiestrategie: Es geht vor allem und zuallererst um die Eliminierung dieser Belastungen. Und zwar müssen die „großen Brocken zuerst aus dem Rucksack herausgenommen werden". Dies sind erfahrungsgemäß die psychischen Belastungen:

- psychische Traumata und
- psychoemotionaler und psychosozialer Stress.
- Auch Defizite in der Verwirklichung gesundheitsbildender Werte rechnen wir dazu: Gefühle der Sinnlosigkeit, Hoffnungslosigkeit, Vereinsamung, Minderwertigkeitsgefühle usw.

Der Zahnarzt bekommt Hinweise auf das Vorliegen dieser Belastungen aus der Anamnese (siehe Kapitel 7): Schon im Anamnesebogen macht der Patient Angaben zu psychischen Belastungen und ihren symptomatischen Auswirkungen. Diese Angaben werden im direkten Gespräch vertieft. Besonders nützlich sind im Anamnesebogen die Fragen zur Graduierung des chronischen Schmerzes (GCS): Dysfunktionaler chronischer Schmerz (Grad III und IV) kann ohne die Hilfe eines Psychologen nicht mit nachhaltigem Erfolg behandelt werden.

Ätiologie von Muskel- und Gelenkschmerzen

Woran der Zahnarzt erkennt, dass eine vertiefende Befunderhebung beim Psychologen notwendig ist

---

* Martin Simmel ist Diplompsychologe und mit Erich Wühr in Praxisgemeinschaft in Bad Kötzting niedergelassen. Außerdem arbeitet er als Psychologe in der Ersten Deutschen Klinik für Traditionelle Chinesische Medizin Bad Kötzting (www.tcm.info) und ist in der Corporate Excellence GmbH (www.corporate-excellence.de) als Unternehmensberater tätig.

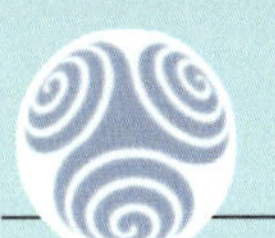

Patientenführung

Meist ist sich der Patient seiner psychischen Belastungen durchaus bewusst. Dann ist es einfach für den Zahnarzt, den Patienten zu einer vertiefenden Befunderhebung beim Psychologen zu motivieren. Trotzdem bleibt es heikel für den Zahnarzt, den Patienten eine psychologische Beratung anzuraten: Nur allzu leicht fühlt sich Patient „in die Psychoecke abgeschoben". Deshalb ist es hilfreich, wenn der Zahnarzt (nur) von „Stress" und „Beratung" spricht, anstatt von „psychischer Belastung", „Verhaltensstörung", „Neurose" und „Psychotherapie". Das Angebot eines kostenlosen psychologischen Gesprächs zum Kennenlernen erleichtert es dem Patienten zusätzlich, einen ersten Schritt in diese Richtung zu tun. Bei Patienten mit „einfachen" Stress-Belastungen, zum Beispiel Unternehmer oder Manager mit übermäßiger beruflicher Belastungen, genügt das Stress-Management-Training (siehe Kapitel 16). Bei Patienten mit „schwerwiegenderen" psychischen Belastungen oder sogar psychischen Erkrankungen sind eine eingehende Befunderhebung und eine entsprechende psychologische Beratung bzw. Psychotherapie notwendig. Wie ich dabei vorgehe, darum geht es in diesem Kapitel.

23.1 Theorien und Denkmodelle – die Säulen meiner Arbeitsweise

„Nichts ist so praktisch wie eine gute Theorie!"

Im diesem Abschnitt skizziere ich die Denkmodelle und Theorien meiner Arbeitsweise. Zunächst beschreibe ich die klientenzentrierte Gesprächspsychotherapie nach *Rogers*. Dieses Menschenbild ist grundlegend für unsere Vorgehensweise und unseren Umgang mit den Patienten. Dann folgen

- die verhaltensmedizinischen Grundlagen,
- eine Auswahl hypno-systemischer Ansätze,
- das Komfortzonenmodell nach *Czikszentmihalyi*,
- das Salutogenesemodell nach *Antonovsky*,
- die Positive Psychotherapie nach *Peseschkian*,
- das Werteschöpfungsprinzip sowie die Rucksack-Metapher nach *Wühr* und *Simmel* und
- ein Heilungsprozess nach *Grün*.

Wohl gemerkt geht es bei all dem um Denkmodelle, deren Inhalte für sich genommen nicht wahr sein müssen, aber für mich und unsere Patienten plausibel erscheinen. Diese Plausibilität führt meiner Erfahrung nach erst zum praktischen Nutzen einer Theorie.

klientenzentrierte Gesprächspsychotherapie (nach *Carl Rogers*)

Der amerikanische Psychologe *Carl R. Rogers* hat den klientenzentrierten Ansatz entwickelt und den Weg zu dessen weltweiter Verbreitung geebnet. In Deutschland wurde der Ansatz in den 60er Jahren durch die Hamburger Psychologen *Anne-Marie* und *Reinhard Tausch* und die Ostberliner Psychologen *Johannes Helm* und

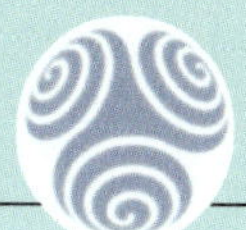

Inge Frohburg bekannt und verbreitet. *Rogers* hat zeitlebens erforscht, wodurch sich hilfreiche Beziehungen in Therapie, Beratung und anderen Bereichen auszeichnen. Er entwickelte seinen Ansatz bis ins hohe Alter weiter. Ausgangspunkt dafür waren *Rogers* tatsächliche Erfahrungen in der therapeutischen und beratenden Praxis und deren systematische Reflexion und Erforschung [1].

Das Menschenbild der klientenzentrierten Psychotherapie geht davon aus, dass der Mensch eine angeborene „Selbst-Verwirklichungs-" und „Vervollkommnungstendenz" (Aktualisierungstendenz) besitze, die unter günstigen Umständen für eine Weiterentwicklung und Reifung der Persönlichkeit sorge. Der Hilfesuchende trage alles zu seiner Heilung Notwendige in sich und sei selbst am besten in der Lage, seine persönliche Situation zu analysieren und Lösungen für seine Probleme zu erarbeiten [2]. Ausgehend von diesem humanistischen Menschenbild folgerte *Rogers*, Psychotherapie müsse ein günstiges Klima für den gestörten Wachstumsprozess schaffen [1].

Damit eine psychologisch relevante Veränderung des Selbstkonzepts einer Person stattfinden kann, müssen vom Therapeuten die drei Grundhaltungen in der Beziehung zum Klienten gelebt werden:

1. Bedingungslose positive Wertschätzung gegenüber der Person des Ratsuchenden mit ihren Schwierigkeiten und Eigenheiten. Das Bedürfnis nach bedingungsloser positiver Wertschätzung gehört auch zu den personzentrierten Grundannahmen über die Natur des Menschen. Die bedingungslose positive Wertschätzung gegenüber dem Klienten kann verschiedene konkrete Interaktionsformen annehmen. Es gehört das vorbehaltlose Annehmen des vom Klienten Ausgedrückten dazu; das Ermutigen der ratsuchenden oder leidenden Person ist ebenso eine Grundform des bedingungslosen Wertschätzens wie das Ausdrücken von Solidarität dem Klienten gegenüber.

2. Empathie: Einfühlsames Verstehen der Welt und der Probleme aus der Sicht des Klienten, und die Fähigkeit, diese Empathie dem Klienten zu kommunizieren. Dieses einfühlsame Verstehen seitens des Therapeuten dient als Modell, wie der Klient mit sich selbst umgehen und kommunizieren kann. „Ich bin liebenswert, so wie ich bin. Und mein Leben erhält mit dieser Haltung des Angenommen-Seins einen Sinn an sich!"

3. Kongruenz in seiner Haltung (Echtheit, Wahrhaftigkeit gegenüber dem Klienten): Offenes Wahrnehmen des eigenen Erlebens als Therapeut oder Berater, der mit dem Klienten in Beziehung steht. Dieses Offen-Sein schließt auch Echtheit in dem Sinn ein, dass Psychotherapeuten und Berater nicht nur als Fachpersonen in Erscheinung treten, sondern sich auch und besonders als Mensch dem Klienten in der Begegnung zu erkennen geben [2].

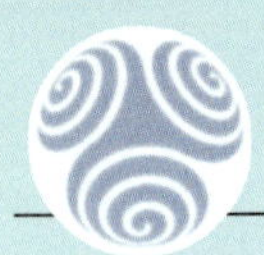

verhaltensmedizinische Grundlagen

Die Verhaltensmedizin befasst sich mit der Entwicklung und Integration von verhaltenswissenschaftlichen und biomedizinischen Erkenntnissen und Methoden, die für Gesundheit und Krankheit von Bedeutung sind [3].

verhaltensmedizinische Perspektive des Schmerzes

Eine verhaltensmedizinische Perspektive des Schmerzes geht von einer multifaktoriellen Determination des Schmerzerlebens aus. Sowohl somatische als auch soziale und psychologische Faktoren sind an der Entstehung und Aufrechterhaltung des Schmerzphänomens beteiligt. Dementsprechend lassen sich vor allem bei chronischen Schmerzphänomenen somatische und psychologische Komponenten beschreiben. Eine Trennung dieser Betrachtungsweisen schafft im Hinblick auf Diagnostik und Therapie keinen wesentlichen Mehrwert. Vielmehr ist es notwendig, alle Wirkfaktoren zu analysieren, die zur Entstehung, Aufrechterhaltung, Verstärkung und Linderung des Schmerzerlebens beitragen. Grundlage des verhaltensmedizinischen Denkens und Handelns ist das Modell von *Kanfer, Reinecker und Schmelzer* (Abbildung 23-1).

Abb. 23-1: Dynamisches Verhaltensmodell nach *Kanfer, Reinecker* und *Schmelzer* [4]

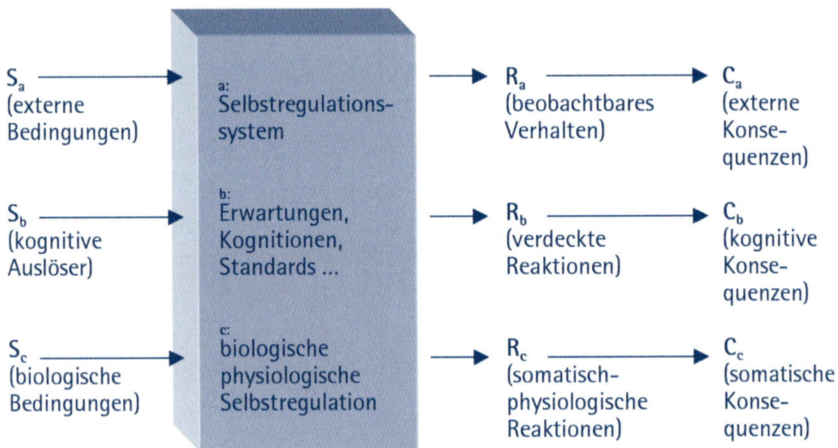

dynamisches Verhaltensmodell

Menschliches Verhalten wird durch verschiedene auslösende Bedingungen oder Reize induziert. Diese können extern, biologischen Ursprungs oder kognitiver Natur sein. Bevor es jedoch zu einem beobachtbaren Verhalten bzw. verdeckten oder physiologischen Reaktionen kommt, erfolgt bereits eine interne Selbstregulation des Organismus. Die Verhaltenskonsequenzen werden wiederum auf externer, kognitiver oder somatischer Ebene deutlich.

Schmerzreaktionen

Schmerzreaktionen können demnach, wie jedes andere Verhalten auch, unter die Kontrolle von Reizen kommen, die mit der Schmerzreaktion zeitlich verknüpft sind. Diese bedingte Verknüpfung aus Reizen und Reaktionen nennen wir Kon

Kontingenz

tingenz [3]. Derartige Lernprozesse spielen gerade im Zusammenhang mit chro

nischen Schmerzphänomenen eine größere Rolle als bei akuten Schmerzreaktionen. Die betroffenen Patienten lernen bzw. verknüpfen unterschiedlichste Reize oder Umgebungsfaktoren mit ihrem Schmerzerleben. Es besteht die Gefahr, dass ursprünglich neutrale Reize (z. B. bestimmte Gerüche oder Lichtschattierungen) im Falle der chronischen Schmerzreaktionen zu aufrechterhaltenden Bedingungen werden. Diesen Phänomenen gilt es gerade aus therapeutischer Sicht besondere Beachtung zu schenken, um neue, hilfreiche Verknüpfungen schaffen zu können.

Einer der zentralsten Aspekte ist die subjektive Kontrollüberzeugung des Patienten. Kontrollüberzeugung meint die Überzeugung eines Individuums, dass ein Zusammenhang zwischen Handlungen und darauf folgenden Ereignissen besteht [3]. Daraus lässt sich beispielsweise die innere Gewissheit ableiten, etwas gegen den Schmerz und für das eigene Wohlbefinden tun zu können.

Kontroll-überzeugung

Wenn diese Überzeugung nicht aufgebaut wird oder der Patient die Kompetenz ganz in die Verantwortung des Therapeuten gibt und dieser den Erwartungen (logischerweise) nicht gerecht werden kann, entsteht bei den meisten Patienten ein Gefühl der Hilflosigkeit und Depression, welches den Heilungsprozess wiederum negativ beeinflusst.

In der Praxis findet man diese komorbiden Krankheitsbilder relativ häufig. Deshalb entwickeln wir für diese Patienten entsprechend systemisch-interdisziplinäre therapeutische Angebote.

Aus verhaltensmedizinischer Sicht lässt sich also nun Folgendes zusammenfassen: Neben der somatischen Untersuchung ist die Erfassung subjektiv-psychologischer und verhaltensbezogener Variablen essenziell. Dazu gehört eine ausführliche Verhaltensanalyse, die auf allen Ebenen schmerzauslösende und schmerzaufrechterhaltende sowie schmerzlindernde Bedingungen erfasst.

Verhaltensanalyse

Als praktische Konsequenzen dieser Analyse lassen sich dann spezifische Maßnahmen ableiten: Entspannungstraining, Stressbewältigungstraining oder Biofeedback; Abbau von übermäßigem Schmerzverhalten und Aufbau von gesundheitsförderlichem Verhalten sowie die Verringerung von Hilflosigkeitserleben durch Förderung von Bewältigungsstrategien [3].

Die Systemische Psychotherapie basiert auf dem Paradigma, dass Phänomene nicht isoliert betrachtet werden können. Nur wenn die spezifischen Wechselwirkungen und Rückkopplungsprozesse in komplexen Systemen begriffen werden, können grundsätzliche Veränderungen, Handlungsalternativen und neue Perspektiven entwickelt werden [5].

(hypno-)systemische Ansätze (nach *Gunther Schmidt* und *Klaus Mücke*)

Die Grundpfeiler der Systemischen Psychotherapie sind

- die Systemtheorie und Kybernetik,
- die Theorie autopoietischer Systeme sowie
- der Konstruktivismus [5]

Der hypnosystemische Ansatz vereinigt Konzepte der Systemischen Therapie und der Hypnotherapie nach *Milton Erickson*. Im Zentrum steht die Orientierung auf Kompetenzen, Ressourcen und Lösungen sowie der Einsatz flexibler und hochwirksamer Interventionen [6]. Auf einige hilfreiche und für unsere Praxis relevante Denkmodelle dieser Ansätze gehe ich im Folgenden näher ein:

Fokussierung der Aufmerksamkeit

Jedes Erleben eines Menschen lässt sich als das Ergebnis einer Fokussierung seiner Aufmerksamkeit zum jeweiligen Zeitpunkt beschreiben [6]. Dies kann einerseits willkürlich gesteuert werden (eine Fähigkeit, die man beispielsweise beim Autofahren benötigt), oder andererseits unwillkürlich ablaufen, so wie wir es beim Träumen erleben. Wichtig bei diesen Betrachtungen sind zwei Dinge:

1. Der Mensch kann seine Aufmerksamkeit(en) willentlich beeinflussen und zielgerichtet steuern. Er kann sich sogar ein erwünschtes Erleben vorstellen und bewusst herbei träumen.

2. Der aktuelle Ausschnitt unseres Erlebens ist eben nur ein Teil des gesamten, möglichen Erlebnisraumes. Der gesamte „Möglichkeitsraum" [6] ist viel umfassender, möglicherweise sogar unbegrenzt. Aber das ist eine philosophische Frage, die an dieser Stelle nicht erörtert werden soll.

Beispiel

Wenn ich beispielsweise auf einer Bank im Park sitze und mit meinen Gedanken einer Urlaubserinnerung nachsinne, werde ich einen großen Anteil meiner Aufmerksamkeit darauf richten. Erst der Schrei eines spielenden Kindes kann mich aus dieser Fokussierung herausreißen, und ich richte meine Aufmerksamkeit *bewusst* in die Richtung aus der der Schrei gekommen war. Später bemerke ich möglicherweise, dass es mir auf der Bank zu kalt wird (*unwillkürlich*), ich schaudere und verspüre den Impuls aufzustehen und weiterzugehen. Bereits während des Gehens auf einem vertrauten Weg richten sich meine Gedanken auf den heutigen Abend (*willkürlich*), die eingeladenen Freunde und ich stelle mir vor (*gewünschtes Erleben*), welche Themen wir wohl diskutieren werden ...

Frage nach dem gewünschten Ergebnis

Die Anwendung des Modells der Aufmerksamkeitsfokussierung stellt einen wesentlichen Teil unseres therapeutischen Angebots dar: Die Frage nach einem erwünschten Ergebnis der Therapie führt den Patienten in Möglichkeitsräume, die bis dato vielleicht vergessen oder verschüttet waren bzw. noch gar nicht erlebt wurden.

Metaphern und Geschichten

Die Sprache der unwillkürlichen Prozesse unseres Organismus und unserer Träume ist die Sprache der Bilder. Der Urvater der Arbeit mit Metaphern war *Milton Erikson*. Er hat die Wirkung von Bildern und Geschichten auf unbewusster Ebene

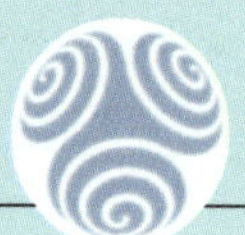

beschrieben und therapeutisch eingesetzt [7]. Einen weiteren Ansatz für die Erklärung der Wirksamkeit von Metaphern und Geschichten entwickelte *Stephen Bacon*. Er führte den Begriff der Isomorphie von Metaphern sowie den Prozess der transderivationalen Suche ein [8].

Das Maß an Isomorphie (Strukturähnlichkeit) der Bilder und Geschichten mit der Lebenssituation des Patienten ist ein Schlüsselfaktor für die Wirksamkeit dieser therapeutischen Angebote. Die korrespondierenden Elemente dieser Interventionen müssen nicht buchstäblich, sondern vielmehr auf symbolischer Ebene zusammen passen. Für den Patienten erschließt sich mit der metaphorischen Erfahrung (idealerweise) ein neuer, hilfreicher Lösungsweg.

Den Prozess der transderivationalen Suche beschreibt *Bacon* als einen komplexen, kognitiven Vorgang zum Umgang mit der Realität. Dieser umfasst die Dekodierung der gemachten Erfahrung, verbunden mit einer Einordnung in das persönliche Bezugs- und Wertesystem. „Welchen Sinn haben diese Erfahrungen für meine persönliche Wirklichkeit?" lautet in diesem Zusammenhang eine wesentliche Frage.

Als erwünschtes Ergebnis einer erfolgreichen metaphorischen Intervention erlebt der Patient mindestens „zwei Welten gleichzeitig": Seine bisherige Wirklichkeit, die man als Lösungsversuche betrachten kann, und eine zweite Wirklichkeit, die neue Aspekte, Ideen und Handlungsmöglichkeiten eröffnet.

Die Beschreibung des so genannten Problems als „bisherige Lösungsversuche" stellt bereits eine weitere therapeutische Intervention namens Reframing dar. Reframing bedeutet die Betrachtung eines Phänomens unter neuen Gesichtspunkten bzw. aus anderen Perspektiven. Dabei spielen besonders sprachliche Formulierungen eine zentrale, wirklichkeitsgestaltende Rolle.

Reframing

Ein Beispiel aus der Praxis: *Eine Patientin sagt über sich: „Ich fühle mich schlecht und wertlos. Niemand interessiert sich für das, was ich denke oder fühle (...)." Der Therapeut hakt an der Stelle ein und entgegnet: „Bis jetzt gab es also in Ihrem Leben noch keinen Menschen, der sich getraut hat, Sie nach Ihren Geheimnissen zu fragen (...)."*

Beispiel

Diese Umformulierungen führten in dem beschriebenen Gespräch zu einem spontanen Innehalten der Klientin. Wenige, nachdenkliche Minuten später äußerte die Frau: „So habe ich das noch nie betrachtet!" Der Therapeut fragt nach: „Und, wie fühlt sich diese Betrachtung an? Welche Wirkung hat es auf Ihre Stimmung?" „Mmmmh ...besser!" war die knappe Antwort.

Dieses Beispiel führt mich direkt zu einem Zitat, welches einen Kerngedanken des Konstruktivismus beschreibt: „Nicht die Dinge an sich beunruhigen den Menschen, sondern seine Sicht der Dinge." Dieser Satz gilt als Basis der Lehre *Epiktets*, eines griechischen-römischen Philosophen aus der Schule der Stoiker [9]. Auf diesen

Konstruktivismus

Rational-Emotive Therapie (nach *Albert Ellis*)

Leitsatz bezog sich beispielsweise auch *Ellis* bei der Entwicklung seiner *Rational-Emotiven Therapie*, die davon ausgeht, dass entscheidende Ursachen psychischer Störungen in irrationalen Denkmustern zu suchen sind [10].

Beispiel

Wie stabil bestimmte Wirklichkeitskonstruktionen sein können, illustriert auch die folgende Geschichte: *Ein Mann steht auf dem Marienplatz in München und klatscht fortlaufend in die Hände. Auf die Frage eines Passanten, weshalb er denn ständig in die Hände klatsche, antwortet der Mann: „Ich vertreibe die wilden Elefanten!" Hierauf der Andere: „Aber hier gibt es doch weit und breit keine wilden Elefanten!" Antwort: „Sag ich doch!"* [5]

Wie gesagt, Wirklichkeiten – wie sie gestaltet und wie sie bewertet werden – prägen die Wahrnehmung und den Handlungsspielraum des Menschen. Dies ist aus meiner Sicht die zentrale Prämisse für die praktische Anwendung der Konstruktivismus-Theorie in Beratung und Therapie.

Beispiel

Noch ein schönes Beispiel dafür, wie stark solche Wirklichkeiten sein können, erzählt von einem Mann, der glaubte, er sei eine Leiche. *Der Arzt versuchte vergeblich, ihn eines Besseren zu belehren. Plötzlich kam ihm eine geniale Idee: „Können Leichen bluten?", fragte er den Mann. „Nein, natürlich nicht!" war die klare Antwort. Jetzt ritzte der Arzt den Patienten in den Finger und ein Tropfen Blut trat aus der Wunde. „Sehen Sie", sagte der Arzt überglücklich. „Sie bluten, und deshalb können Sie keine Leiche sein!" Der Mann verabschiedete sich, ging auf die Straße hinaus und murmelte vor sich hin: „Verdammt, ich wusste es: Leichen bluten also doch!"*

Bedeutung des Kontextes

Menschliches Verhalten kann nicht isoliert betrachtet werden. Von entscheidender Bedeutung ist der jeweilige soziale Bezugsrahmen, der Kontext in dem eine Person handelt bzw. behandelt wird.

Beispiel

Ein Beispiel: *Der Lehrer schreibt einen Brief an die Eltern des Schülers: „Bitte sorgen Sie dafür, dass Ihr Sohn das problematische Verhalten in der Schule lässt." Der Vater des Kindes antwortet seinerseits mit einem Schreiben: „Bitte sorgen Sie dafür, dass Ihr Schüler mit seinem problematischen Verhalten zuhause aufhört!"* [5]

Um ein bestimmtes Verhalten verstehen zu können, ist es notwendig, Kontext und Rahmenbedingungen mit zu betrachten. Jedes Verhalten wirkt innerhalb seines Kontextes und wird seinerseits durch seinen Kontext bewirkt. Veränderungen und Entwicklungen können demzufolge nur unter Einbeziehung dieses relevanten Kontextes angestoßen und etabliert werden. Ein Symptom lässt sich folglich als Ausdruck der Selbstorganisation des Systems unter den gegebenen Rahmenbedingungen verstehen. Die praktische Konsequenz dieser Gedanken hat nicht zuletzt Auswirkung auf unsere Wortwahl und die damit verbundene Gestaltung der Kontextfaktoren!

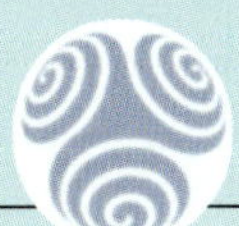

Der amerikanische Arzt *Patch Adams* lebt diese Einsicht, indem er seine Patienten nicht in einem Krankenhaus, sondern in einem „Gesundenhaus" empfängt und therapiert [11].

Symptome haben beziehungsgestaltende Wirkungen. Ein Beispiel: Im Rahmen meiner Therapieausbildung unternahmen wir folgendes Experiment: Im Zentrum der Stadt haben wir mit einem Stadtplan in der Hand und stotternder Aussprache Passanten nach dem Weg zum Bahnhof gefragt. Die Reaktionen waren verblüffend: Einige Passanten haben sich schnell abgewandt und sind in der Menge verschwunden. Andere wiederum haben eine Form der Babysprache entwickelt, mit der sie uns schließlich (fast stotternd) den Weg beschrieben haben. Wieder andere haben uns bei der Hand genommen und zum Bahnhof begleitet!

Diese Wirkungen einer Symptomatik gilt es im Zuge einer Beratung oder Therapie in Betracht zu ziehen und mit den Klienten zu bewerten. Jetzt erst werden Entscheidungen hinsichtlich einer Veränderung oder Nicht-Änderung möglich. Anders ausgedrückt: Wenn es für mich hilfreich und zweckdienlich ist, stotternd nach dem Weg zu fragen, und diese positiven Wirkungen überwiegen, dann werde ich dieses Verhalten beibehalten! Wenn allerdings der Preis, den ich für das Stottern zahle, zu hoch ist, könnte ich andere, preiswertere Möglichkeiten suchen bzw. dazu lernen.

Ein weiteres Beispiel hierzu wird im Abschnitt 23.2 Befunderhebung unter dem Stichwort „Systemische Auswirkungen und aufrechterhaltende Bedingungen" beschrieben.

Jede (therapeutische) Veränderung bedeutet, je nach Charakter und Erfahrung, für die Beteiligten mindestens zwei innere Grundhaltungen:

1. Ich muss meinen gewohnten Raum verlassen und spüre demnach Unsicherheit, vielleicht sogar Angst. Ich will diese Veränderung nicht. Oder wie es ein Spruch aus dem Volksmund sagt: „Lieber die bekannte Hölle als den unbekannten Himmel!"
2. Ich bin neugierig und freue mich auf das, was mich erwartet. Es fühlt sich spannend und aufregend an.

Csikszentmihalyi [12] unterscheidet drei ineinander übergehende Erlebniswelten, die bei der Bewältigung von bestimmten Aufgaben, sprich bei Veränderungen auftreten (Abbildung 23-2):

- Bei geringer Anforderung bzw. erlernter Routine und entsprechend gut ausgeprägter Fähigkeit fällt es dem Menschen leicht, eine Aufgabe zu bewältigen. Die Person befindet sich in der „Komfortzone", sie fühlt sich sicher.
- Bei einer hohen Anforderung durch eine neue, unbekannte Aufgabe und nur schwach ausgeprägter Fähigkeit, tritt ein Überforderungsphänomen auf. Die Person bewegt sich in der „Panikzone" bzw. sie bewegt sich aus Angst schon nicht mehr!

---

beziehungsgestaltende Wirkungen von Symptomen

Komfortzonenmodell (nach *Mihaly Csikszentmihalyi*)

Komfortzone

Panikzone

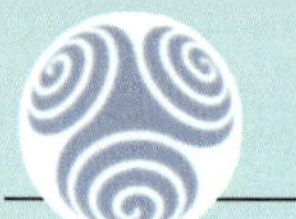

Herausforderungs-zone

- Erst wenn sich Anforderung und Fähigkeit in etwa entsprechen und die Person sich zutraut, die Aufgabe bewältigen zu können, bewegt sie sich in der „Herausforderungszone". Veränderungen und das Erlernen neuer Verhaltensmuster sind möglich. Im Idealfall tritt in diesem Bereich sogar eine besondere Form des Wohlbefindens auf, welches von *Csikszentmihalyi* „Flow-Erleben" genannt wird.

Flow-Erleben

Entscheidend bei der Bewertung, ob jemand eine Anforderung oder Fähigkeit als gering, zu hoch oder herausfordernd einstuft, ist die subjektive Überzeugung der betreffenden Person. Diese Bewertungsprozesse und das Erlernen neuer Einstellungen und Fähigkeiten sind zentraler Bestandteil einer gelingenden Therapie. Neue Selbstwirksamkeitserfahrungen stoßen Wachstumsprozesse an, welche möglicherweise sogar lustvoll und angenehm (fließend, englisch: *flow*) erlebt werden.

Abb. 23-2: Therapie als Erweiterung des bisherigen Komfortbereichs

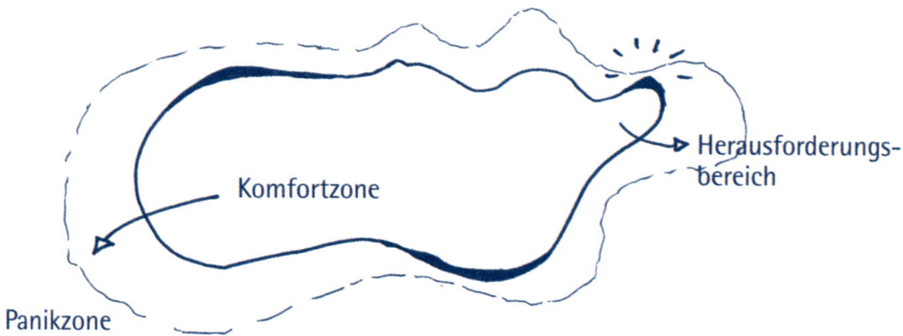

Salutogenese
(nach *Aaron Antonovsky*)

Antonovsky [13] stellte in seinen Sozialforschungen bei Überlebenden der Konzentrationslager des zweiten Weltkrieges fest, dass etwa 30 % dieser Menschen nach derartigen, traumatisierenden Erfahrungen eine gute psychische und physische Gesundheit zuerkannt wurde. Er beschäftigte sich daraufhin mit der Frage: Warum befinden sich Menschen auf der positiven Seite des Gesundheits-Krankheitskontinuums?

Kohärenzgefühl

Eine Antwort fand er mit der Beschreibung des Begriffs *„sense of coherence"* (deutsch: Kohärenzgefühl). Darunter versteht er eine globale Orientierung, die das Ausmaß ausdrückt, in dem jemand ein durchdringendes, überdauerndes und dennoch dynamisches Gefühl des Vertrauens hat. Dazu gehört auch, dass

1. die Anforderungen aus der inneren und äußeren Erfahrungswelt eines Menschen im Verlauf des Lebens strukturiert, vorhersagbar und erklärbar sind.
2. die Ressourcen verfügbar sind, die nötig sind, um den Anforderungen gerecht zu werden.
3. diese Anforderungen Herausforderungen sind, die Investition und Engagement verdienen.

Dieses Kohärenzgefühl lässt sich demnach eher mit einem Einstellungsmuster als mit einem affektiven Gefühl beschreiben. Es entwickelt sich nach *Antonovsky* im Laufe der Kindheit und Jugend und wird von den gesammelten Erfahrungen und Erlebnissen beeinflusst [13].

Das Modell der Positiven Psychotherapie von *Peseschkian* [14] knüpft an diesen Konzepten an und betrachtet den Menschen in seiner körperlichen, seelischen, gesellschaftlichen, kulturellen, geschichtlichen und geistig-religiösen Dimension. Positiv heißt dieser Ansatz, weil er vom Vorgegebenen, von der Ganzheit des Betroffenen ausgeht. Sein Gegenstand sind darum nicht nur die krankhaften Erscheinungen, Konflikte, Defizite und Leiden (Pathogenese), sondern auch die Freuden, Fähigkeiten, Ressourcen und Möglichkeiten (Salutogenese) des Betroffenen.

Positive Psychotherapie (nach *Nossrat Peseschkian*)

Gesundheit zeichnet sich durch das Gleichgewicht zwischen vier Lebensbereichen aus:

- Körper und Sinne
- Arbeit und Leistung
- Kontakt und Familie
- Fantasie und Zukunft

Krankheit wird demgegenüber als Ausdruck der Störung dieses Gleichgewichts betrachtet.

Gemäß dieser Grundhaltung schlägt *Peseschkian* auch eine neue Betrachtung und Deutung von Krankheitsbildern und Symptomen vor (siehe auch: *Reframing*). Zum Beispiel:

Depression: Die Fähigkeit, mit tiefster Gefühlsbereitschaft auf Konflikte zu reagieren.

Kleptomanie: Die Fähigkeit, Dinge zu finden, bevor sie von anderen vermisst werden!

Das Werteschöpfungsprinzip ist die konsequente Weiterentwicklung der salutogenetischen Theorie. Gesundheit ist das Ergebnis einer aktiven Schöpfung gesundheitsbildender Werte. Dazu ist es notwendig, in einem ersten Schritt für sich zu klären, welches überhaupt seine Werte sind:

Werteschöpfungsprinzip (nach *Erich Wühr und Martin Simmel*) (siehe Kapitel 5)

- Was ist mir wirklich wichtig?
- Was mache ich gerne? Was begeistert mich?
- Wo spüre ich Kraft und Energie?
- Und demgegenüber: Was ärgert mich? Wo verliere ich Energie? Worauf lege ich keinen Wert?

Anschließend geht es darum, notwendige Rahmenbedingungen zu gestalten, innerhalb derer diese Werte geschöpft werden können. Mit dieser zunehmenden Klarheit ergeben sich jetzt Handlungsperspektiven:

- Was ist zu tun, damit diese Werte geschöpft werden können?

- Welche Widersprüche werden vielleicht deutlich und wie lassen sich diese auflösen?

- Welche Entscheidungen werden notwendig? Und was sind die (subjektiven und objektiven) Kosten dieser Entscheidungen?

Ganz nach dem Motto eines Kollegen, der einmal den Satz prägte: „Handeln kommt von Hand und nicht von Maul!"

„Rucksack"-Metapher (nach *Erich Wühr und Martin Simmel*) (siehe Kapitel 2)

Diese Metapher ist unserer Erfahrung nach eine der wirksamsten und hilfreichsten Beschreibungen für die Kommunikation mit Patienten im Zuge chronischer Schmerzphänomene bzw. bei Energiedefiziterkrankungen. Die Patienten erkennen sich in der Regel wieder und zugleich eröffnen sich Handlungsimpulse, einmal inne zu halten, um den Rucksack und seine Inhalte genauer zu betrachten. Gerade diese Entscheidung, seinem Rucksack und den Inhalten Zeit zu widmen, ist bereits ein erster, wichtiger Schritt.

Heilungsprozess (nach *Anselm Grün*)

Besonders für die Heilung seelischer Wunden beschreibt *Pater Grün* [15] einen Prozess, den er in fünf Phasen unterteilt (Abbildung 23-3):

1. Die Phase des Schmerzes.

2. Die Phase des Zorns und der Wut auf sich, auf andere und generell.

3. Die Suche nach Erklärungen:
   Wie konnte das passieren? Wieso passiert das ausgerechnet mir? Wer ist schuld?

4. Die Phase des Vergebens und der Lösung als innere Befreiung von einem Ereignis. Sich selbst zu lösen von der Kraft einer traumatischen oder traurigen Erfahrung gelingt erfahrungsgemäß gut, wenn die ersten drei Phasen durchlebt werden konnten.

5. Die Zeit, in der aus Tränen Perlen werden.
   Jemand, der bestimmte seelische Wunden erleiden musste und diesen Heilungsprozess erleben konnte, der verfügt über einzigartige Erfahrungen und sensible Fähigkeiten, die nur ihm zugänglich sind.

Beispiel

Anselm Grün erzählt in diesem Zusammenhang die Geschichte eines seiner Mitbrüder, der als Kind oft von seinem Vater geschlagen wurde, weil er nicht gehört hatte. Erst sehr viel später stellte man fest, dass der Junge tatsächlich schwerhörig war. Aus diesem Jungen wurde ein Mann, der im Rahmen seiner Ausbildung zum Seelsorger und einer damit einher gehenden Eigentherapie eine besondere Sensibilität für Situationen entwickelt hatte, in denen es um Nichtverstandenwerden oder Missverständnisse geht.

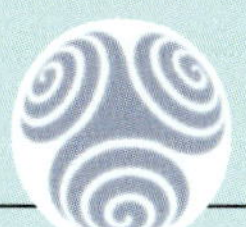

Abb. 23-3: Ein Heilungsprozess (nach *Grün*)

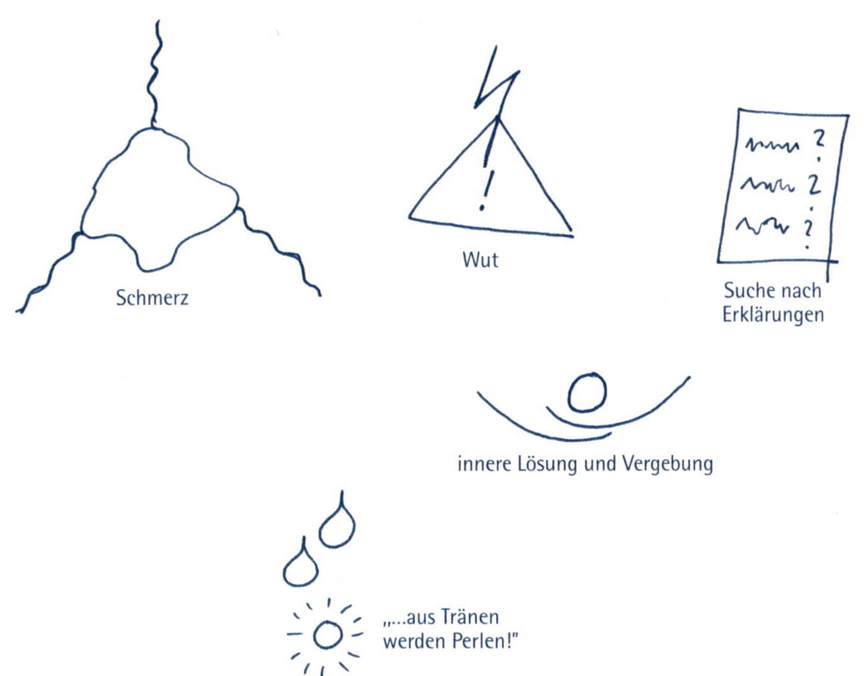

Abb. 23-3: Ein Heilungsprozess (nach *Grün*)

Natürlich laufen die Phasen dieses Heilungsprozesses nicht geordnet nacheinander ab, sondern werden immer wieder und abwechselnd durchlebt. Es kann auch sein, dass eine Phase sehr lange und intensiv andauert, bis irgendwann eine innere Lösung eintreten kann und sich die Seele beruhigt.

Gerade nach Trauer- und Verlusterlebnissen stelle ich fest, dass dieses Modell eines Heilungsprozesses von meinen Klienten als plausibel, hilfreich und tröstend erlebt wird. In all dem Schmerz und der Hoffnungslosigkeit entsteht so etwas wie eine Richtung, ja vielleicht sogar eine Form von Sinn. Im besten Fall lassen sich traumatische Erfahrungen in die eigene Lebensgeschichte integrieren, ohne immer wieder störend in den Alltag einzubrechen.

In diesem Gesamtbild fasse ich unsere Denk- und Arbeitsmodelle noch einmal zusammen. Der Prozess einer systematischen Befunderhebung und der daran anknüpfenden, ergebnisorientierten Therapie wird dadurch sichtbar (Abbildung 23-4):

A. An erster Stelle steht in der Gegenwart die Beschreibung eines Schmerz-Phänomens, dessen Rahmenbedingungen und Wirkfaktoren, und die Frage nach Gegenwarten, wo es dem Patienten besser bzw. schlechter geht (siehe auch: Wahrnehmung von Unterschieden im Abschnittt 23.2 Befunderhebung und Diagnostik).

das Phänomen „chronischer Schmerz" – Betrachtung verschiedener Zeitlinien

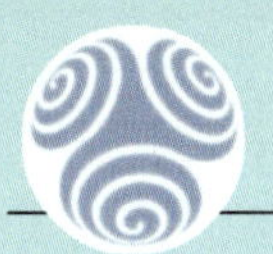

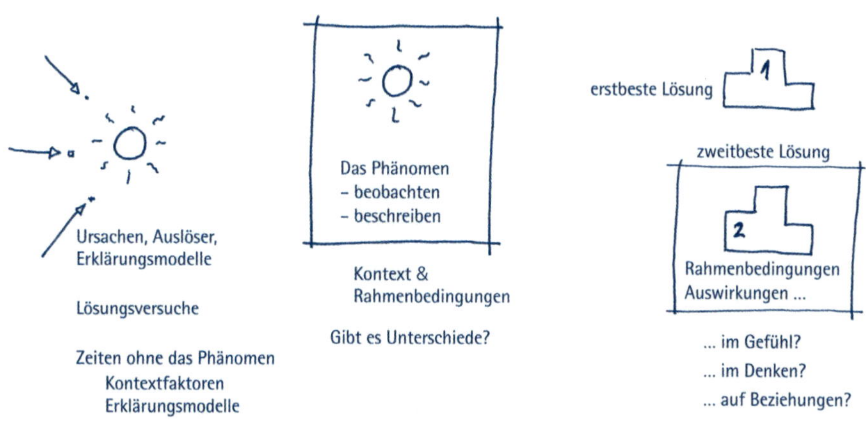

Abb. 23-4: Das Phänomen „Schmerz" in verschiedenen Zeiten

B. Als zweites interessieren mich verschiedene Zeiten der Vergangenheit. Welche Ursachen oder Auslöser (traumatische Erfahrungen) beschreiben die Klienten? Welche Kontexte spielen dabei eine Rolle? Gibt es Zeiten ohne das Phänomen? Was kennzeichnet diese? Die Suche nach Auslösern und Ursachen entspricht erfahrungsgemäß den Erwartungen der Patienten. Damit verbunden ist meist die Vorstellung, dass diese eine Ursache wegtherapiert wird und sich dann das Schmerzphänomen auflöst. Leider lassen sich diese Erwartungen nur in den seltensten Fällen realisieren. Vielmehr gilt es, dem Klienten eine weitere, meist unerwartete Perspektive anzubieten:

C. Ein Blick in die erwartete bzw. erwünschte Zukunft!

Wie wird es sein, wenn Sie sagen werden: „So ist es gut – so will ich es haben!"? Welche Ergebnisse werden Sie erreicht haben? Welchen Sinn haben Ihre Bemühungen und Ihr Engagement? Was ist Ihnen wichtig? Welche zentralen Werte kennzeichnen Ihr Leben?

Unterscheidung von erstbester und zweitbester Lösung

Hier lohnt sich die Unterscheidung von erstbester und zweitbester Lösung [6]. Die erstbeste Lösung stellt in der Regel ein Idealbild einer Zukunft dar, das gerade wegen dieser hohen Anspruchshaltung unerreichbar scheint. Zum Beispiel: „Ich wünsche mir, dass die Schmerzen für immer verschwinden und mein Leben glücklich und ohne Probleme verläuft!"

Die zweitbeste Lösung ist hingegen eine Vorstufe des Ideals und macht aufgrund der niedrigeren Messlatte eher Mut, sich in Bewegung zu setzen bzw. etwas zu verändern. Zum Beispiel: „Ich wünsche mir Zeiten, wo die Schmerzen abklingen bzw. erträglicher sind, so dass ich mich mehr auf meine täglichen Arbeiten konzentrieren kann!"

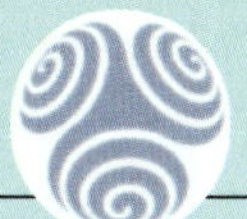

Diese kleineren Schritte schaffen notwendige und hilfreiche Selbstwirksamkeitserfahrungen auf dem Weg zur Schmerzbewältigung, zu mehr Lebensqualität – im Ergebnis: zu mehr Gesundheit!

> „Vom Schmerzopfer zum Gesundheitstäter!"

Unser Motto!

23.2 Befunderhebung und Diagnostik

Ein erster wichtiger Teil der Befunderhebung findet bereits beim Zahnarzt statt. Erläuterungen zweckdienlicher Diagnoseinstrumente sind in den Kapiteln 7 bis 11 beschrieben. Zu Beginn dieses Kapitels haben wir auf die Kriterien hingewiesen, wann der Zahnarzt die ergänzende Dienstleistung des Psychologen empfehlen sollte. Für den Patienten ist es hilfreich, wenn er diesen Übergang transparent nachvollziehen kann und die Zweckmäßigkeit der ergänzenden psychologischen Beratung versteht.

A. Beim Zahnarzt

Ein Beispiel: *Der Patient hat das Rucksackmodell als stimmig bewertet und findet sich in diesem Bild mit seinen Beschwerden und seiner Geschichte wieder. Der Zweck einer psychologischen Beratung lässt sich ausgehend davon jetzt als professionelle Dienstleistung für das schrittweise Auspacken und Betrachten der großen Brocken beschreiben. Das Auspacken und Betrachten verschafft einerseits Erleichterung der chronischen Belastungen im Rücken des Patienten und ermöglicht zugleich Entscheidungen darüber, was in Zukunft mit den Brocken geschehen wird. Alleine das Hervorholen und Betrachten verändert erfahrungsgemäß bereits die subjektive Schwere der Belastung.*

Beispiel

Viele Patienten können dieses Bild des Rucksacks mit den Brocken gut nachvollziehen, schrecken allerdings zurück bei der Vorstellung „Psychologe" und all den damit verbundenen Szenarien von „Ich bin wohl nicht ganz richtig im Kopf" bis hin zu „Jetzt lebe ich schon so lange damit und habe bereits so Vieles versucht ... wie soll ein Fremder da helfen können?" Deshalb geht es bei einer Weiterverweisung erst einmal darum, eine niederschwellige Kontaktanbahnung zu gewährleisten. Nicht zuletzt deswegen, weil der Überweisungskontext und die Erwartungshaltung des Patienten für die Auftragsklärung mit dem Psychologen eine zentrale Rolle spielen.

Grundlegend für eine gelingende psychologische Beratung sind zwei wesentliche, menschliche Elemente:

B. Der Übergang vom Zahnarzt zum Psychologen

1. Findet der Patient den Psychologen sympathisch und schätzt er diesen als kompetent ein?

2. Knüpfen Patient und Berater eine wertschätzende Beziehung und kann infolgedessen eine Vertrauensbasis wachsen?

So gesehen geht es bei der Überweisung zum Psychologen auch darum, den Psychologen erst einmal kennen zu lernen, um dann als Patient entscheiden zu können, ob man diese Dienstleistung in Anspruch nehmen möchte. In unserem Fall berechnet der Psychologe für eine erste Sitzung auch noch kein Honorar.

Und es zeigt sich bereits einer der Vorteile, wenn Zahnarzt und Psychologe in Praxisgemeinschaft arbeiten: Das Kennenlernen kann niederschwellig selbstverständlich und pragmatisch gestaltet werden.

C. Befunderhebung beim Psychologen
Aufbau eines professionellen Beratungssettings

Zu Beginn der Befunderhebung beim Psychologen steht der Aufbau eines professionellen Beratungssettings. Unser Vorgehen dabei umfasst folgende wesentliche Kernelemente:

- Selbstverständlich findet die psychologische Beratung in einem ruhigen, für Gespräche angemessenen Raum statt. Die Sitzgelegenheiten ermöglichen ein entspanntes Sitzen (auch kleine Menschen sollten mit den Füßen auf den Boden reichen!) und eine Regulation von Nähe und Distanz (Stühle dürfen beispielsweise verschoben werden und der Blick des Patienten kann sich vom Berater abwenden und umherschweifen). Bereits mit der Gestaltung des Sich-Hinsetzens stößt der Berater das Thema Eigenverantwortung und Mitbestimmung an: „Bitte nehmen Sie Platz – suchen Sie sich einen Stuhl, der Ihnen gefällt, der Sie anspricht!" lautet eine erste Einladung.

- Nach der Begrüßung ergreift in der Regel der Berater das Wort und beschreibt die Rahmenbedingungen des ersten Kennenlernens (Zeitrahmen, Inhalte, Zweck, keine Kosten, ...). Dies schafft einerseits Orientierung und die Gelegenheit, mit Hilfe von Atmung und Stimme eine entspannte Grundstimmung einzuleiten. Der Berater stellt sich dabei persönlich vor und ermutigt den Patienten, bei Bedarf Fragen zu stellen.

- Jetzt erhält der Patient die Gelegenheit, sein Anliegen zu beschreiben. Dabei spielt in den meisten Fällen der Überweisungskontext eine interessante Rolle: Wie kommt der Zahnarzt darauf, einen Psychologen zu empfehlen? Und welche Haltung hat der Patient dazu (siehe Auftragsklärung, weiter unten im Text)? Bereits an dieser Stelle ist es notwendig, dass der Berater darauf hinweist, dass diese erste Beschreibung des Anliegens entsprechend des zeitlichen Rahmens (50 bis 60 Minuten pro Beratungsstunde) zunächst in begrenzter Weise ausfallen kann. Diese Begrenzung wiederum macht für den Berater deutlich, welche Prioritäten der Patient setzt und welche wesentlichen Elemente er auswählt.

- Der inhaltliche Abschluss des Erstkontaktes ist die Frage nach den Erwartungen des Patienten einerseits (siehe auch Auftragsklärung) und eine Darstellung möglicher Angebote bis hin zu einer Beschreibung der Arbeitsweise des Psychologen andererseits. In der Regel mündet dies zweckmäßigerweise in eine Vereinbarung von drei bis fünf Beratungsstunden, welche zur vertiefenden Diagnostik und zum Aufbau einer professionellen Beratungsbeziehung genutzt werden.

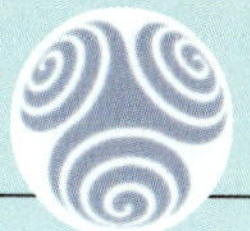

„Bitte beschreiben Sie Ihr Anliegen." Mit diesen Worten eröffnet der Berater die Phase der Befunderhebung. Man beachte die neutrale Haltung, welche

1. bereits eine beobachtende Perspektive des Patienten auf sich und seine Anliegen anstößt sowie

2. ein breites Feld an Beschreibungsmöglichkeiten eröffnet.

Die Phase der freien Beschreibung ermöglicht dem Psychologen eine Vielzahl von diagnostischen Hinweisen:

- Welche Sinneskanäle und Adjektive verwendet der Patient bei der Beschreibung? Beispiel: „... ein ziehender Schmerz über das Gesicht bis hinter die Ohren, ... manchmal wie ein schriller Ton ..."

- Erlebt sich der Patient als vom Schmerz assoziiert oder beschreibt er sich als Person mit einem schmerzenden Körperteil? Letzteres würde zum Beispiel beim therapeutischen Vorgehen einen Dialog mit diesem schmerzenden Teil des Organismus anbieten. Dabei werden in der Regel tiefere Bedürfnisse und Anliegen der Person deutlich, welche sich eben aktuell noch über das beschriebene Schmerzphänomen äußern. Therapeutisch bezeichne ich diese zweckdienliche dissoziative Beschreibung gerne als „gesunde bzw. gesundheitsdienliche Schizophrenie". Damit biete ich bereits sehr früh ein Denken an, welches jedes noch so psychiatrisch anmutende Symptom in einen zweckorientierten Zusammenhang stellt. Gemeint sind die Zwecke unserer natürlichen, menschlichen Bedürfnisse!

- Ein weiteres diagnostisches Element ist an dieser Stelle die Einführung einer schmerzbeschreibenden Skala. „Angenommen, man könnte den Schmerz auf einer Skala von Null bis Zehn einordnen. Null bedeutet: keine Schmerzen und Zehn bedeutet: maximale, kaum aushaltbare Schmerzen. Wie ordnen Sie die Schmerzen ein?"

Diese Skalierung führt uns zu zwei zentralen Fragen der Befunderhebung:

1. Gibt es Unterschiede in der Schmerzintensität?

2. Wenn der Schmerz angenommen den Wert Sechs auf der Skala hat, also noch nicht maximal ist, was ist dann da noch in Ihrem Organismus, wo kein Schmerz ist? „Na ja, kein Schmerz halt!" antworten viele Patienten. Aber diese Frage lohnt es zu vertiefen: Wenn da „kein Schmerz" ist, was ist dann stattdessen? Ein (Wohl-) Gefühl? Ein .... was auch immer? Dieses für viele Menschen zunächst verwirrende Wahrnehmungsangebot eröffnet hilfreiche Perspektiven im Hinblick auf Heilung und Therapie von chronischen Schmerzphänomenen (später mehr dazu).

Generell erläutere ich meistens Intention und Zweck meiner angebotenen Interventionen, insbesondere bei Nachfragen der Patienten. Diese Form der Transparenz unterstützt erfahrungsgemäß die Eigenverantwortung der Klienten und vertieft zugleich die professionelle Beziehung.

Beschreibungen der Schmerzphänomene

zentrale Fragen der Befunderhebung

bisherige
Lösungsversuche

In der Regel haben die Menschen, die zu uns kommen, bereits eine Vielzahl von Lösungsversuchen unternommen, um ihre Schmerzen zu lindern bzw. los zu werden. Nicht selten führt dieser scheinbar vergebliche Leidensweg zu einer resignativen, manchmal sogar depressiven Grundstimmung.

Trotzdem, ja sogar deswegen, ist es notwendig, diese Bewältigungsversuche abzufragen und mit den Patienten zu erörtern. Zum einen signalisiert diese Haltung Interesse und Wertschätzung gegenüber dem Patienten als Mensch mit seinem eigenverantwortlichem Denken und Handeln (eine notwendige Grundhaltung für die weitere Beratung und Therapie, auch für den Patienten sich selbst gegenüber!). Zum anderen verbergen sich in jedem Lösungsversuch wichtige Informationen über hilfreiche und weniger hilfreiche Denk- und Verhaltensweisen. Bei jedem dieser Versuche sind sicherlich bereits zentrale Lösungselemente bedient worden. Diese können sich in anderer Kombination oder mit anderen Rahmenbedingungen durchaus als zielführend im Sinne des Patienten erweisen.

Entscheidend bei all diesen Betrachtungen ist die humanistische Grundhaltung, dass im Individuum selbst alle wesentlichen Ressourcen zur Bewältigung der Schmerzphänomene vorhanden sind. Damit einher geht die Ermutigung, sein Leben weiterhin selbst in die Hand zu nehmen und proaktiv zu gestalten.

Krankheitsmodelle des Patienten

Unter dem Stichwort Krankheitsmodelle verbergen sich alle Hypothesen und Erklärungsansätze, die sich der Patient im Laufe seiner Geschichte mit den Schmerzphänomenen zurecht gelegt hat. Damit einher geht meist auch die Vorstellung, dass es eine oder wenige auslösende Ursachen für die Schmerzen gibt und diese von einem kompetenten Profi (Zahnarzt, Arzt oder Psychologe) gefunden und beseitigt werden müssen.

Ich frage den Patienten ganz direkt, welche Erklärungsmodelle er selbst für seine Beschwerden hat und erörtere diese Argumentationen mit dem Ziel, ein Verständnis für die Welt des Patienten zu bekommen. Außerdem verstärkt sich mit dieser wertschätzenden Haltung die professionelle Beziehung verbunden mit dem Signal, dass wiederum die Initiativen des Klienten von zentraler Bedeutung sind. Er wird in den therapeutischen Prozess eingebunden und ernst genommen.

Später im Verlauf einer Beratung biete ich zu den Erklärungsmodellen des Patienten neue Denk- und Handlungsrahmen an. Zum Beispiel: Ergebnisorientierung, Gesundheitsbildung, Heilung seelischer Wunden etc. (siehe Therapie, Verlauf und Stabilisierung).

wahrgenommene Unterschiede

Die Frage nach Unterschieden im Schmerzerleben wirkt auf den ersten Blick eher unscheinbar. In der Konsequenz eröffnen sich jedoch wesentliche Ansatzpunkte für die Beratung und Therapie [6].

Unterschiede in der Wahrnehmung der Schmerzqualität schaffen hilfreiche Informationen:

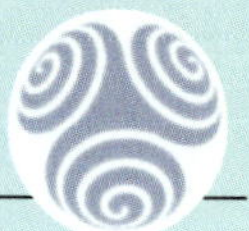

1. Wenn es Unterschiede gibt, heißt das, es ist grundsätzlich veränderbar und irgendwie wohl auch beeinflussbar!

2. Egal, ob es schlechtere oder bessere Phasen gibt, stellen sich dann wesentliche Fragen:

   - Wie lassen sich diese Unterschiede erklären?
   - Welche Rahmenbedingungen und Umstände bedingen diese Veränderungen?
   - Welche inneren Haltungen, Gedanken, Gefühle gehen mit diesen Veränderungen einher?
   - Welche Schlussfolgerungen lassen sich daraus ziehen?
   - Wie könnte man sich in Zukunft mit seinen Haltungen, Einstellungen, Gedanken und Gefühlen sowie seine Lebensumstände organisieren, damit diese positiven Unterschiede öfter wahrnehmbar werden?

3. Und wenn sich diese Fragen *noch* nicht beantworten lassen, müssen wir doch davon ausgehen, dass im Organismus selbst eine unwillkürliche/unbewusste Instanz steuernd am Werk ist. Diese gilt es demnach genauer zu beobachten und zu erforschen.

Aus diesen Überlegungen heraus entsteht für die Beteiligten (für den Berater in modellhafter Funktion und viel wichtiger: für den Patient als eigenverantwortlich handelndes Individuum!) eine neugierige, beobachtende Haltung gegenüber dem eigenen Organismus und dessen Signalen.

Im Laufe der Befunderhebung gilt mein Augenmerk als Berater neben den hilfreichen und weniger hilfreichen Faktoren auch den systemischen Auswirkungen, die die Schmerzphänomene des Patienten haben, sowie den aufrechterhaltenden Bedingungen, welche einen Heilungsprozess behindern könnten.

Ein Beispiel: Eine 45-jährige Lehrerin leidet nach eigenen Angaben seit vielen Jahren unter Schmerzzuständen. Als sie von einem ärztlichen Kollegen an mich überwiesen wurde, war sie bereits seit Wochen krank geschrieben und hatte mittlerweile die vorzeitige Berentung beantragt. Bereits im Vorgespräch wurde deutlich, dass sich dieser Umstand des laufenden Rentenantrages und dessen Begleitumstände derart manifestiert hatten, dass eine so genannte Schmerztherapie zu der Zeit von der Patientin als kontraproduktiv eingestuft wurde. Ihr Beweggrund, einen Psychologen zu konsultieren, war der Wunsch nach einem Gutachten, welches den Rentenantrag möglicherweise unterstützen könnte. Wir sehen an diesem, zugegebenermaßen extremen Beispiel, welche aufrechterhaltenden Bedingungen eine Rolle spielen können.

Ein zweites Beispiel beschreibt das Phänomen der systemischen Auswirkungen: *Ein 60-jähriger Mann hatte einen leichten Schlaganfall. Seine Frau, ebenfalls berentet, kümmert sich ausdauernd um ihren Mann. Diese Fürsorge wird vom Mann nach eigenen Beschreibungen als sehr angenehm erlebt, da beide während*

ihrer beruflichen Tätigkeit nur selten soviel gemeinsame Zeit erlebt haben. Die Ehefrau ihrerseits bewertet die Pflege für den Mann als sinnstiftende Tätigkeit, die sie gerne übernehme.

Man könnte sagen, dass dieses Setting soweit kein Problem darstellen würde, wenn nicht die Frau zunehmend über Migräne und depressive Verstimmungen klagen würde. Dies war der Anlass, weswegen sie in eine psychologische Beratung überwiesen wurde. Wir haben uns in der Therapie auf sinnstiftende, gemeinsame Tätigkeiten des Paares konzentriert, immer im Wechsel mit erholsamen Momenten. Die Beeinträchtigungen des Mannes nach dem Schlaganfall haben sich für beide Partner auf ein Minimum reduziert und waren über längere Phasen subjektiv bedeutungslos.

Aufmerksamkeits-fokussierungen

Allen bisherigen Überlegungen liegt eine wesentliche Haltung zugrunde: Sowohl in der Diagnostik als auch in der Beratung und Therapie interessiere ich mich für Antworten auf die Frage: Was ist hilfreich und zweckdienlich im Sinne einer erwünschten Entwicklung bzw. Veränderung?

Die Antworten auf diese Frage sind im Zentrum der Aufmerksamkeit und dienen dementsprechend der Bewertung und Überprüfung jeglichen Denkens und Handelns des Klienten. Gleiches gilt selbstverständlich für die Bewertung der Interventionen und Angebote des Beraters. Nicht die gut gemeinte oder geniale Technik ist von Bedeutung, sondern die Wirkung, die dieses Angebot für den Klienten und seine Anliegen hat.

Im Idealfall entwickelt sich die psychologische Beratung zu einem dialogischen Prozess aus angebotenen Interventionen seitens des Beraters und bewerteten Rückmeldungen seitens des Klienten. In einem derartigen Prozess wächst die Eigeninitiative und Selbstverantwortung des Klienten, weshalb ich ihn auch nicht mehr als Patient (lat.: der Erduldende), sondern eben als Kunde bzw. Klient bezeichne.

Am Ende dieses Reifeprozesses hat der Klient gelernt, sich und sein Leben in seinem Sinne zu bewerten und zu gestalten. Die Beendigung der professionellen Zusammenarbeit mit dem Psychologen ist eine logische Konsequenz!

Bewertungen der bisherigen Diagnoseergebnisse durch den Klienten

Zurück zur Diagnostik. Der Zahnarzt hat, wie beschrieben, verschiedene Fragebögen und Tests mit dem Patienten durchgeführt. Diese Ergebnisse verwende ich grundsätzlich als dialogischen Einstieg in die Wahrnehmungs- und Wertewelt des Patienten. Interessant sind die Gedanken und Haltungen auch und vor allem zwischen den Zeilen der Fragebögen. Bereits hier verweisen die Patienten in der Regel auf Kontextbedingungen hinsichtlich ihres Schmerzerlebens. Die Frage nach Wahrnehmungsunterschieden ergibt sich selbstverständlich und der Patient wird auch hier vom Betroffenen zum Beteiligten in seiner Sache!

Auftragsklärung und Dienstleistungsangebote

Ein zentraler, dialogischer Prozess der ganzen Beratung ist das Wechselspiel aus Auftragsformulierung seitens des Klienten und dem Dienstleistungsangebot des

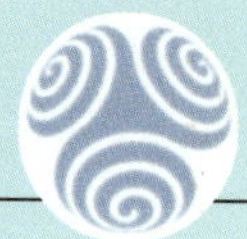

Psychologen. Viele Menschen erwarten nach der Schilderung ihrer Probleme, dass der Profi die Initiative ergreift und bis zur erfolgreichen Lösung nicht mehr aus der Hand gibt. Weil es aber so einfach nicht klappt, ist es notwendig, dass der Berater seinerseits ein transparentes Dienstleistungsangebot unterbreitet. Implizit wurde das Anstoßen der Beteiligung und Mitverantwortung des Klienten in allen Phasen der Befunderhebung bereits beschrieben. Darüber hinaus muss er seine Rolle und seine entsprechenden Möglichkeiten und seine Grenzen transparent verdeutlichen. Dies wird umso klarer, je nach dem welche Auftragsart seitens des Patienten vorliegt [5].

Auftragstyp	Haltung des Beraters
Kunde: „Ich weiß, was ich erreichen will und suche nach einer professionellen Begleitung."	→ Förderung und Unterstützung des Prozesses – klarer Auftrag!
Besucher: „Ich wollte nur mal vorbeikommen und etwas erzählen."	→ wertschätzendes Zuhören, erst mal kein Auftrag!
Sich Beklagender: „Und es ist so schlimm und immer schlimmer!"	→ Auftragsklärung: Was wird vom Berater erwartet? Was kann dieser leisten? Was nicht?
Geschickter: „Ich bin nur hier, weil der Zahnarzt glaubt, dass ich zum Psychologen muss!"	→ erst mal kein Auftrag! Und: „Was könnte der Zahnarzt wohl gemeint haben? Wie lässt sich diese Stunde trotzdem zweckdienlich gestalten? Schließlich investieren wir beide kostbare Zeit!" → möglicher Auftrag!

Auftragstypen

Der dialogische Prozess der Auftragsklärung und der entsprechenden Dienstleistungsangebote wird im Verlauf der Beratung mehrmals durchlaufen und je nach Themen auch neu aufgestellt.

Eine Therapiesitzung endet beispielsweise standardgemäß mit der Frage: „Was von dem heute Bearbeiteten war hilfreich?" Und die folgende Stunde beginnt mit der Frage: „Was ist heute wichtig für Sie? Wie kann ich Sie als Berater unterstützen?"

Noch eine grundsätzliche Bemerkung: Es ist nicht möglich, sondern sogar kontraproduktiv, etwas weg zu therapieren! Kontraproduktiv deswegen, weil ein Teil der Person und ihres Erlebens ausgeblendet, abgewertet werden würde und dies erfahrungsgemäß zu neuen Belastungsphänomenen führt. Außerdem ist es hilfreicher, wenn man chronische Schmerzphänomene als Signale des Organismus deutet und zu verstehen versucht. Welche Bedürfnisse und Werte sollen damit ausgedrückt werden? (mehr dazu im Abschnitt über die Therapie).

Zielführende und hilfreiche Fragen könnten folgendermaßen lauten:

- Was kann ich als Mensch mit meiner Geschichte, meinen Erfahrungen, meinen Ressourcen und mit meinen Schmerzen dazulernen?
- Welche Denk- und Verhaltensweisen ermöglichen mir einen Alltag, dessen Lebensqualität zunehmend wächst?
- Was ist zu tun, damit meine (Wert-)Vorstellungen von einem gesunden und glücklichen Leben Wirklichkeit werden? Wer wäre dabei? Wer nicht? Welche Arbeiten würde ich verrichten? Welche nicht?

Zusammenfassung

Die Ergebnisse der Befunderhebung sind:

1. Der Aufbau eines professionellen Beratungssettings

2. Eine differenzierte Beschreibung der Schmerzphänomene (denkbare Ursachen, Schlüsselreize, Kontextfaktoren, Krankheitsverständnis des Patienten usw.)

3. Die Einführung einer schmerzbewertenden Skala (Schmerzfreiheit bzw. weniger Schmerzzeiten, Unterschiedsphänomene)

4. Anliegen und Erwartungen des Patienten an den Berater und die Therapie sind formuliert.

5. Ein zweckdienliches Dienstleistungsangebot für den Patienten ist gemacht.

6. Es existiert ein erster behandelbarer Auftrag für die Zusammenarbeit!

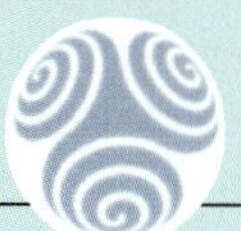

23.3 ERGEBNIS-Therapie

Mir ist es wichtig, dass meine Klienten die Zusammenarbeit mit mir als nützlich und sinnvoll erleben. Ich bin davon überzeugt, dass der Mensch und sein Organismus nicht falsch funktioniert und deshalb etwas „wegtherapiert" werden müsste – viel mehr geht es darum, dass jeder dazulernen und mit seinen Aufgaben und Symptomen wachsen kann!

Ein Symptom betrachten wir also nicht als Feind oder Störenfried, sondern als notwendiges Signal des Systems innerhalb bestimmter Rahmenbedingungen. Unser Organismus verfügt eben nur über eine begrenzte Auswahl von Ausdrucksformen, mittels derer er uns auf bestimmte Bedürfnisse oder/und Notwendigkeiten hinweist. Verstehen wir diese Symptome (noch) nicht, oder ignorieren wir sie sogar, so werden sie erfahrungsgemäß „lauter" und „wahrnehmbarer".

Bedeutung des Symptoms

Im Auto hat man derartige Signale in Form von Warnlampen eingebaut, die zu gegebener Zeit aufleuchten und ... „Was machen Sie dann, wenn das rote Lämpchen in Ihrem neuen Mercedes aufleuchtet?" habe ich eine 73-jährige Klientin gefragt, die wegen plötzlich auftretender Panikattacken zu mir in die Beratung kam. Die Antwort war klar und logisch: „Ich fahre in die Werkstatt und lasse überprüfen, welche Bedeutung dieses Signal hat. Möglicherweise muss etwas neu geregelt oder eingestellt werden!" „So ähnlich stelle ich mir das auch mit den ‚Paniksignalen' Ihrer Psyche vor.", war meine kurze Bemerkung. Jetzt war die Neugierde der Klientin entfacht! „Sie meinen, ich müsste etwas neu einstellen lassen? Also ist doch eine Schraube bei mir locker. Nun ja, deswegen sitze ich ja hier bei Ihnen! Bitte ziehen Sie das Ding in meinem Kopf wieder fest." (...) „Die Einstellung ändern" stellte sich in diesem Zusammenhang als hilfreiches Konzept heraus. Auslöser für die Panikattacken war die Tatsache, dass der Ehemann der Klientin ohne sie nach Amerika geflogen war, nachdem sie sich etwas schwach und angeschlagen gefühlt hatte. Hintergrund dieser Geschichte ist der Umstand, dass der Mann bereits seit 25 Jahren eine Freundin hatte, oder noch hat (da war sich die Klientin nicht sicher), was sie über all die Jahre gut kompensieren konnte (sie ist eine erfolgreiche Geschäftsfrau – Zitat: „erfolgreicher als mein Mann"). In dieser Situation, seiner Abreise ohne sie, wurde ihr klar, dass es einen gemeinsamen Lebensabend wohl nicht geben wird. Dazu kam die verzweifelte Einstellung, sie hätte sich bereits vor 20 Jahren nach dem geeigneten Partner für die Zeit nach der aktiven Geschäftstätigkeit umschauen sollen. Jetzt sei es zu spät! - Und genau an dieser Einstellung haben wir „geschraubt". (...)

Beispiel

Zwischenergebnis: Die Panikattacken waren als Thema verschwunden und die Klientin wurde von zwei älteren Herren, die ebenfalls in der Klinik weilten, freundlichst umschwärmt!

Dieses Beispiel verdeutlicht ein zentrales Element der ergebnisorientierten Therapie:

„Wozu-Paradigma"

> In der Regel ist es notwendig, die Klienten aus einer meist verzweifelten „Warum-Haltung" in ein ergebnisorientiertes „Wozu-Paradigma" zu führen.

Statt „Warum und woher kommen diese Panikattacken?" stellt sich die Frage nach der Bedeutung dieser Ausdrucksweisen. „Worauf weisen mich diese Phänomene hin? Welche Bedürfnisse werden damit zum Ausdruck gebracht? Wozu kann ich diese Signale in meinem Sinne nutzen?" – „In meinem Sinne" nenne ich dies eine gesunde Form des Egoismus, die bereites von Jesus im Neuen Testament propagiert wurde: „Liebe deinen Nächsten wie dich selbst!" Leider wird dieser Satz aus dem Griechischen aufgrund der mehrdeutigen Grammatik oft missverstanden. Es müsste korrekterweise lauten: „Liebe dich selbst, dann bist du auch in der Lage, deinen Nächsten zu lieben!"

Aber zurück zu den Symptomen und unserer Haltung, diese als spezielle Ausdrucksformen unseres Organismus zu deuten. Eine Konsequenz dieser Betrachtungsweise betrifft beispielsweise die Rolle des Psychologen: weg von einem (all-)wissenden „Sagen Sie mir, welche Symptome Sie haben, und ich sage Ihnen, welches die richtige Therapie für Sie ist!" und hin zu einem neugierigen Sprachforscher oder Dolmetscher für die individuelle Ausdrucksweise des jeweiligen Klienten!

Diese Haltung und die damit verbundenen Gewissheit, nicht die einzig richtige, sondern eine, dem jeweiligen Individuum gerecht werdende Entwicklung zu ermöglichen, dient als Modell für den Klienten und seine Lebensweise.

Beispiel

Ein 48-jähriger Mann berichtete von Schlafstörungen und damit verbundenen, quälenden Gedanken, alles sei zu viel, er würde es nicht mehr schaffen, eine Ungewissheit, ob er bestimmte Tätigkeiten des Tages auch abgeschlossen hatte usw. Am Morgen fiel es ihm zunehmend schwerer, aus dem Bett zu kommen und während des Arbeitstages häuften sich Unkonzentriertheiten und Erschöpfungsgefühle. Im Rahmen der Befunderhebung und der gemeinsamen Auftragsklärung verabschiedete sich der Klient von den Fragen: Wie heißt die Krankheit? Und welches ist die richtige Therapie?

Im Mittelpunkt stand vielmehr nun: Wozu sendet mir mein Organismus diese Gedanken und Gefühle? Welchen Zweck mögen diese Signale wohl für mich haben? (...)

Von meiner Seite bot ich ihm unter anderem folgende Geschichte an: Ein Professor hielt eine Vorlesung vor seinen Studenten und stellte ein leeres Einweckglas auf das Pult. Jetzt befüllte er dieses mit großen Kieselsteinen und fragte: Ist das Glas voll? Alle nickten selbstverständlich. Der Professor aber nahm eine Tüte mit kleineren Kieselsteinen und füllte diese in das Glas. Diese Steine kullerten

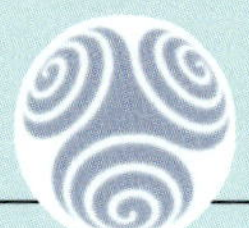

zwischen die großen. Erneut die Frage: Ist das Glas voll? Hmmm, diese Frage war jetzt nicht mehr so selbstverständlich zu beantworten.

Der Professor wartete auch nicht auf eine Antwort und nahm eine Dose mit Sand, die er in das Glas füllte. Jetzt sprach er: Seht ihr, was ich euch damit zeigen wollte ist Folgendes: Es ist wichtig, zuerst die großen, wichtigen Steine seines Lebens in sein Glas zu füllen. Dann bleibt immer noch Platz für kleinere, weniger bedeutsame Dinge. Und schließlich ist immer noch Platz für die vielen kleinen Vergnügungen. Wenn ihr zuerst den Sand in euer Glas füllt, bleibt kein Platz mehr für die großen Steine! Alle nickten ehrfürchtig. Nach der Vorlesung kam ein Student nach vorne zum Professor und öffnete ein Flasche Pils. Diese goss er langsam in das Glas mit den Steinen und dem Sand. „Egal, wie voll das Leben ist, es passt immer noch ein Bier rein!", waren seine Worte und der Professor schmunzelte.

Mein Klient musste ebenfalls schmunzeln und sagte: „Ich glaube, ich habe die Geschichte verstanden". Die folgenden Sitzungen nutzte er, um seine Prioritäten und Werte (das, was ihm wirklich wichtig ist!) zu sortieren, um entsprechende Entscheidungen daraus abzuleiten. Statt jeden neuen Auftrag bedingungslos anzunehmen (er ist selbständiger Handwerker), würde er in Zukunft arbeitsmäßig etwas zurück schalten und einfach öfter etwas mit seinen beiden Enkelsöhnen unternehmen. Diese hätten sowieso schon gefragt, wann der Opa endlich aus der Klinik kommt, damit er mit ihnen zum Schlittenfahren gehen kann.

Die Suche nach den Ursachen chronifizierter Schmerzphänomene greift erfahrungsgemäß zu kurz, weil es eben die eine, organisch exakt definierbare Ursache meistens nicht gibt. Vielmehr haben wir es in den häufigsten Fällen mit einer komplexen Verflechtung von organischen und psychischen Ursache-Wirkungs-Ketten zu tun. Deshalb lohnt es sich, an diesem Punkt seine Aufmerksamkeiten in Richtung erwünschter Ergebnisse einer erfolgreichen (therapeutischen) Entwicklung zu lenken.

Alleine das Denken noch nicht erreichter, aber bereits beschreibbarer Ergebnisse verändert erfahrungsgemäß die aktuelle Wahrnehmung. Wohlgemerkt: ich spreche in diesem Zusammenhang von *Ergebnissen* und nicht von *Zielen*. Der Unterschied lässt sich an einem kleinen Beispiel illustrieren: Jedes Jahr an Silvester setzen sich viele Menschen *Ziele*, wie „Ich will im Neuen Jahr abnehmen!" oder „Ich will mehr Sport treiben." Im Unterschied dazu würden entsprechende Ergebnisbeschreibungen folgendermaßen lauten: „Ich will bis zum 15. Mai des neuen Jahres 78 kg Gewicht erreicht haben!" oder „Ich werde jede Woche einmal zum Schwimmen gehen und an einem weiteren Tag Laufen oder Radfahren. Dazu plane ich einen festen Tag mit meinen Freunden ein."

Die zentralen Charakteristiken therapeutisch wirksamer Ergebnisse liegen jetzt auf der Hand:

1. Das Ergebnis ist positiv formuliert.

2. Es ist im entsprechenden Kontext realistisch erreichbar und

Ursachen und/ oder Ergebnisse

Charakteristika therapeutisch wirksamer Ergebnisse

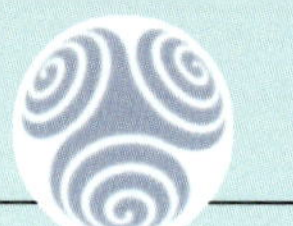

3. für den Klienten behandelbar, das heißt mit seiner Kompetenz und seinen Fähigkeiten in seinem Einflussbereich.

Meistens antworten die Patienten auf die Frage nach Ergebnissen mit einer negativen Formulierung, wie: „Ich will endlich diese Schmerzen nicht mehr haben!" Ein verständlicher Wunsch, der maximale Wertschätzung verdient *und* im Sinne einer Aussicht auf eine erfolgreiche Beratung oder Therapie einer ergebnisorientierten Umformulierung bedarf:

„Wie kann erreicht werden, dass ...?" lautet eine der wichtigsten Fragen, weil diese viele Facetten erwünschter Ergebnisräume eröffnet.

Beispiel

Ein 40-jähriger Klient kam zu mir mit dem Anliegen, ich solle ihm den immer wieder auftretenden Spannungskopfschmerz mittels Hypnose „wegzaubern". Ich war überrascht, zumal der Klient selbständiger Physiotherapeut ist und beim Thema Schulter-Nacken-Kopfschmerz sicherlich über die höhere fachliche Kompetenz von uns beiden verfügt. Im Verlaufe der Klärung der Kontextfaktoren wurde deutlich, dass dieses Phänomen immer zu bestimmten Anlässen und Zeiten auftritt: Die tägliche Terminbelastung steigt kontinuierlich auf ein Maximum an. Der Kopfschmerz meldet sich dann in den frühen Morgenstunden und wird so stark, dass der Klient in seiner Praxis anruft und alle Termine absagen lässt. Den Tag im Bett nutzt er nach eigenen Angaben sofort, um über notwendige unternehmerische Entscheidungen nachzudenken ... Jetzt war der Klient überrascht! Meine folgende Intervention lag auf der Hand und wurde mit einem Schmunzeln verabreicht: „In Anbetracht dieser Umstände darf ich den Kopfschmerz natürlich nicht wegtherapieren. Im Gegenteil: Im Sinne einer erfolgreichen unternehmerischen Weiterentwicklung der Praxis ist zu überlegen, wie häufig diese ‚Kopfschmerz-Strategietagungen' abzuhalten wären! Gut, der Kopfschmerz ist schon heftig und schmerzhaft, aber er erfüllt halt seinen Zweck und vielleicht ist der Alltag halt so hektisch, dass der Schmerz entsprechend laut und deutlich auf eine Strategiesitzung drängen muss!"

Der Klient musste ebenfalls schmunzeln und er nutzte die weitere Beratung, um sich „preiswertere Signale" zu überlegen.

Wie kann erreicht werden, dass ...

- ... ich im Praxisalltag ausreichend Raum und Zeit für strategische Planungen habe?

- ... ich spüre und erkenne, wann ich meine Energie in Forschung und Entwicklung stecken darf/muss?

- ... dass ich mich dann ohne schlechtes Gewissen gegenüber meinen Mitarbeitern vom Tagesgeschäft distanzieren kann?

- ...

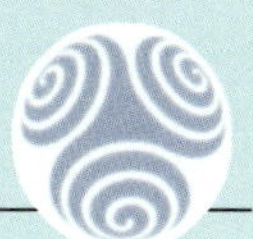

Noch ein Wort zur Suche nach Ursachen für Schmerzphänomene: Diese Haltung ist in unserem westlichen Kulturkreis weit verbreitet und gewachsen und hat ihre Berechtigung zum Beispiel bei der Behandlung akuter Schmerzzustände.

Bei chronischen Phänomenen stellt der ergebnisorientierte Ansatz eine notwendige und nicht zuletzt lebenspraktische Ergänzung dar. Insbesondere wenn es um ein Mehr an Lebensqualität und Gesundheit geht, ist es unabdingbar, ergebnisorientierte Aufmerksamkeitsfokussierungen anzustoßen.

Nicht krank zu sein, bedeutet eben nicht automatisch, gesund zu sein! Gesundheit ist das Ergebnis aktiver Werteschöpfung! Dazu ist es notwendig, sich seiner Wünsche und Wertvorstellungen bewusst zu werden und sein Leben entsprechend daraufhin auszurichten.

„Wie finde ich heraus, welches meine wesentlichen Werte sind?", fragte mich kürzlich eine Klientin.

Hierzu kann ich in der Regel verschiedene Wege anbieten:

1. *„moments of excellence"*

   Erinnern Sie sich bitte an eine Zeit in Ihrem Leben, zu der Sie sich frisch und lebendig gefühlt haben. Was haben Sie da gemacht? Welche Lebensumstände waren von Bedeutung für Sie? Wer war dabei? Was haben Sie gedacht? Was haben Sie gesagt? Welche Farben waren in Ihrem Bewusstsein und welche Klänge waren in Ihrer Seele? Welche Empfindungen waren in Ihrem Körper? Bitte beschreiben Sie diese Momente möglichst präzise und erzählen Sie die Geschichten.

2. Lebenskrisen

   Sicherlich kann man sich angenehmere Themen als dieses vorstellen, aber vielleicht ist eine Krise dennoch zu etwas Nützlichem zu gebrauchen: Bitte erinnern Sie sich an eine Krise in Ihrem Leben. Was war da geschehen? Welche Umstände haben zu dieser Situation geführt? Wer war beteiligt? Welches waren Ihre Anteile am Zustandekommen der Krise? Was haben Sie dazu beigetragen? Was haben Sie unterlassen? Was haben Sie vermisst? Was hätten Sie am liebsten gemacht? Welche Farben waren in Ihrem Bewusstsein und welche Klänge waren in Ihrer Seele? Welche Empfindungen waren in Ihrem Körper? Bitte beschreiben Sie diese Momente möglichst präzise und erzählen Sie die Geschichten.

3. Zukunftsträume

   Nur mal angenommen, Sie könnten sich eine Zukunft so zurecht entwickeln, dass sie ganz und gar Ihren schönsten Träumen und Wünschen entspräche – wie sähe diese, Ihre Welt aus? Was gäbe es da? Was nicht? Welche Personen würden Sie umgeben? Welche nicht? Was würden Sie tun und was würden Sie auf keinen Fall machen? Welche Farben wären in Ihrem Bewusstsein und welche

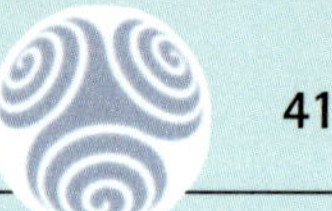

Klänge wären in Ihrer Seele? Welche Empfindungen wären in Ihrem Körper? Bitte beschreiben Sie diese Momente möglichst präzise und erzählen Sie die Geschichten.

4. Und so richtig wissenschaftlich könnte man natürlich unser *Health Excellence Salutogenese Inventar HESI* ausfüllen und auswerten.

Jeder Mensch zeigt, was ihm wichtig ist (seine Werte), in dem, was er sagt und tut – auch wenn ihm das meistens nicht bewusst ist. Im Falle einer Diskrepanz zwischen dem, was jemand tut und was jemand sagt, gilt erfahrungsgemäß das Verhalten als der stärkere Hinweis auf die zugrundeliegende Wertelandschaft einer Person.

Einen Sonderfall stellt der Umstand dar, wenn jemand etwas tut oder nicht tut, um etwas Bestimmtes zu vermeiden. Etwas, das er oder sie auf keinen Fall (mehr) erleben möchte! Ich bezeichne das als eine negative oder Vermeidungsmotivation. Besonders nach traumatischen Erlebnissen treten diese Phänomene auf. Das zugrundeliegende Wertesystem lässt sich in diesen Fällen nur auf äußerst behutsame Art und Weise erahnen und herausfiltern.

Beispiel:
Wenn Werte
verletzt werden

Ein klassisches Beispiel für Werteverletzungen schilderte kürzlich eine 50-jährige Klientin. Sie hatte ein neues Schulungskonzept entwickelt und präsentierte dieses im Kreise der Kollegen. Entsprechend ihres Naturells erwartete sie eine offene Diskussion und Anregungen aus dem Team. Stattdessen verhielten sich die Zuhörer reserviert und zurückhaltend. Im Laufe der folgenden Zeit musste sie mehr und mehr erleben, wie man ihr zunehmend Informationen vorenthielt und sie bei Entscheidungsprozessen nicht mehr mit einbezogen wurde. Ihre Versuche, diese Umstände zu thematisieren (man könnte sagen: den Wert offene Kommunikation zu pflegen), wurden mit den verschiedensten Mitteln übergangen. Einige Kollegen signalisierten sogar ziemlich offen, dass sie keinen Wert auf ihre Anregungen und Meinungen legten, indem sie Gespräche unvermittelt abbrachen und den Raum verließen.

Dieser Prozess setzte sich in den darauf folgenden Wochen fort. Die Klientin berichtete von einer sinkenden Konzentrationsfähigkeit am Arbeitsplatz, Schlafstörungen und Minderwertigkeitsphantasien. Irgendwann fiel es ihr immer schwerer, morgens aufzustehen, um in die Arbeit zu gehen. Sie kapselte sich nach eigenen Angaben mehr und mehr ab und verlor beinahe ihr gesamtes Selbstvertrauen. Erst die Initiative eines Freundes, dem die schleichende aber stetige Verschlechterung deutlich wurde, brachte die Frau zum Arzt und schließlich zu einer psychologischen Beratung.

„Mobbing" lautet natürlich die erste Beschreibung dieser Entwicklung. Bei genauerer Betrachtung haben wir es in diesem Fall mit einer zunehmenden Verkettung von Werteverletzungen zu tun: Zuerst sind es die Werte eines offenen Umgangs im Team sowie der gegenseitigen Anerkennung, welche verletzt wur-

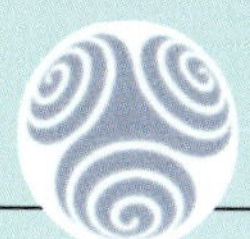

den. Im Laufe der Zeit verstärkten sich die negativen Auswirkungen und die Person wurde in ihren Grundfesten verletzt: Das Selbstvertrauen und die mentale wie körperliche Handlungsfähigkeit der Frau war in Mitleidenschaft gezogen worden.

Im Laufe der Beratung ging es unter anderem darum, zu verstehen, was da genau passiert war: „Worum geht's?" und „Worum geht's eigentlich? Welche Werte sind verletzt worden?" Später erweiterte sich der Horizont meiner Fragen: „Was ist mir wichtig, damit ich morgens gerne aufstehe und in die Arbeit gehen mag? Welche Werte möchte ich schöpfen?" und: „Was ist zu tun, damit ich dies in meinem Sinne gestalten kann?"

Die Klientin entwickelte für sich im Laufe der Beratung verschiedene Möglichkeiten:

1. „Ich entwickle Strategien, um mich und meine Position im Unternehmen wieder zu stärken. Möglicherweise verbunden mit einem Wechsel in einen anderen Bereich."

2. „Ich kündige und suche mir eine neue Arbeitsstelle!"

3. „Ich werde wahrscheinlich kündigen und bin offen für eventuelle Jobangebote. Bis dahin mache ich das Beste aus meiner Situation!"

Aktuell hat sie sich die Klientin für die dritte Variante entschieden.

Die meisten unserer Patienten kennen ihre Krankheitsgeschichte bis hin zu den medizinischen Fachtermini. Diese haben sie in meist unzähligen Besuchen bei unterschiedlichen Experten erlernt. Fast scheint es so, als gäbe es ab einem bestimmten Zeitpunkt nur noch ein Leben und die Krankheit, oder umgekehrt.

Der Gedanke, dass es auch eine Gesundheitsgeschichte geben muss, überrascht die Menschen, wenn wir sie damit konfrontieren. Diese mag zugegebenermaßen stark in den Hintergrund getreten sein, dennoch gibt es sie! Und eine erfolgreiche Schmerztherapie muss neben der Bewältigung von Schmerzphänomenen auch dabei unterstützen, die Gesundheitsgeschichte der Klienten wieder lebendig werden zu lassen! Oder, wie meine Großmutter so treffend formulierte: „Man darf halt der Not keinen Schwung geben!"

Nicht selten verbergen sich hinter multiplen und chronifizierten Schmerzzuständen traumatische Erfahrungen. Zwei Beispiele sollen einen Teil dieser komplexen Zusammenhänge verdeutlichen:

Krankheits- *und* **Gesundheitsgeschichte**

Traumatherapie und Bewältigung posttraumatischer Belastungsstörungen

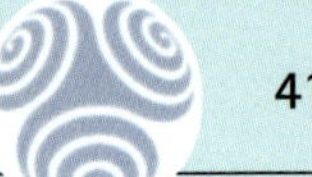

 Eine 57-jährige Frau litt bereits seit mehreren Jahren unter chronischen Magen-Darmentzündungen. Dazu kam seit ca. 3 Jahren eine komplexe Nahrungsmittel-unverträglichkeit und immer wieder auftretende Kiefergelenkschmerzen, die sie im Alltag sehr einschränkten.

Im Rahmen der Therapie erzählte sie mir, dass sie seit einem Kuraufenthalt vor drei Jahren wieder erinnern konnte, wie sie als Mädchen im Alter von sieben bis etwa zehn Jahren regelmäßig vom Stiefvater und von einem Onkel sexuell missbraucht wurde.

Was sie nicht verstehen konnte war, wieso sie sich erst jetzt wieder so heftig daran erinnern konnte, nachdem sie über 30 Jahre eine glückliche Ehe, mit einem Mann und drei Kindern, die sie sehr liebte, geführt hatte. Gerade jetzt, wo alles gut sein könnte, „brechen diese Bilder wie Dämone" in ihren Alltag ein! Vielleicht hänge es auch damit zusammen, dass sie ihre Mutter zur Pflege zu sich geholt hatte. (...)

Die Gespräche verliefen auf vielen Ebenen und in vielen Zeiten, verbunden mit der Suche nach Erklärungen, mit vielen Tränen des Schmerzes und der Wut (auf die Mutter, die es damals zugelassen hatte; auf den Stiefvater, der mittlerweile verstorben war, aber mehrere böse Briefe bekam, und auf sich selbst). Die Phasen des Heilungsprozesses nach Anselm Grün konnten wir intensiv miterleben.

Als besonders hilfreich bezeichnete die Klientin ein Erklärungsangebot, wonach ihre Psyche die schlimmen Erfahrungen als Teenager irgendwie weggepackt hatte und somit Freiraum für ein ganz „normales Leben" mit einem Mann und drei wunderbaren Kindern geschaffen wurde. Jetzt, im Alter, scheint ihre Psyche sie als so stark und gefestigt wahrzunehmen, dass sie ihr die Verarbeitung und Heilung der Wunden aus der Zeit von damals zutraut! Auf der Grundlage einer starken, eigenen Familie und den damit verbundenen Erfahrungen und Bildern lässt sich diese schwere Aufgabe bewältigen.

Der therapeutische Prozess war gekennzeichnet durch ein Wechselspiel zwischen der Wahrnehmung einer/ihrer stabilen Basis und dem heilenden Erleben der Phänomene des Verarbeitungsprozesses.

Einem zu tiefen Eintauchen in die traumatischen Bilder ließ sich mit einem entschlossenen Fokussieren der starken Erfahrungen mit ihrer Familie, jetzt in der Gegenwart, entgegenwirken. Diese „Technik" wurde anfänglich von mir unterstützt und konnte zunehmend von der Klientin selbst eingesetzt werden!

Nicht: Die Bilder bestimmen mein Erleben. Sondern: Ich bestimme, welche Bilder ich erleben möchte!

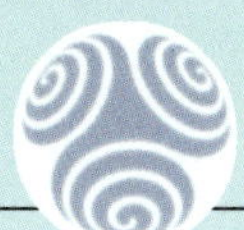

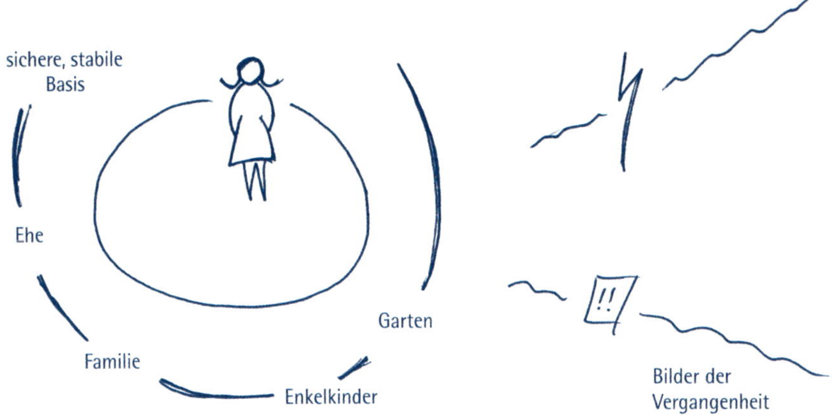

Abb. 23-5: Die Kraft einer sicheren Basis als Grundlage der Traumaverarbeitung

Eine 44-jährige Klientin mit der Diagnose Polyneuropatie und ebenfalls schweren traumatischen Erfahrungen wunderte sich, wie viele Tränen sie doch im Laufe der Therapiestunden vergießen musste. „Ich setze mich hier hin und die Tränen laufen nur so aus mir heraus." – „Dann scheinen sie irgendwie hier hin zu gehören", entgegnete ich. „Was machen ihre Schmerzen, während die Tränen fließen?" – kurzes Innehalten – „Die brennen weniger stark", war die erstaunte Antwort. (...)

Beispiel

„Wonach ist Ihnen denn im Augenblick?" fragte ich irgendwann, und die Antwort kam prompt: „Es klingt vielleicht komisch, aber am liebsten würde ich mir jetzt ein weißes Blatt Papier nehmen und mit verschiedenen Farben zu malen beginnen."

Im Laufe der Zeit entstanden viele Bilder zu den unterschiedlichsten Themen, welche ausschließlich von der Klientin selbst beschrieben und erörtert wurden. Von einem Hineindeuten psychodynamischer Themen durch den sogenannten psychologischen Experten halte ich in dem Zusammenhang überhaupt nichts. Eine sinnvolle Bedeutung kann in unserem Menschenbild nur durch die Person erfolgen, um deren Themen es geht!

Aus meiner Perspektive hatte die Frau mit dem Malen eine zusätzliche Ausdrucksform für sich und ihren Organismus entdeckt. Die immer wieder abklingenden Schmerzen mögen diese Hypothese bestätigen. Für die Klientin selbst waren diese Zusammenhänge jedenfalls plausibel!

Zusätzlich stabilisierend wirkte auch hier die konsequente, immer wieder aufs Neue entstandene Gewissheit, dass sie sich ein gutes und harmonisches Leben mit ihrem Mann und ihrem Sohn aufgebaut hatte. Dazu gehörte insbesondere ein Ort, eine kleine Nische, die sie in ihrem Garten geplant und verwirklicht hatte. Dieser Ort steht symbolisch für Sicherheit und Wohlgefühl.

Im Rahmen der Therapie fokussierten wir dieses Bild viele Male und verankerten es mit einem kleinen Kieselstein, den ich der Klientin angeboten hatte. Dieser

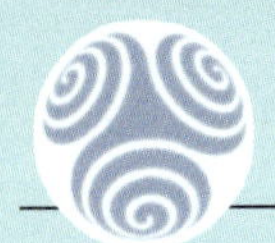

Stein lässt sich überall mit hin nehmen und ermöglicht so jederzeit unmittelbaren Zugang zu dieser Quelle der Kraft und Geborgenheit.

,Schneekugel'- Metapher

Natürlich lassen sich derart furchtbare Erfahrungen nicht aus einer Lebensgeschichte herauslöschen. Es scheint zu sein, wie mit diesen Schneekugeln: Immer wieder gibt es Auslöser, welche die Flocken umherwirbeln lassen und uns für eine bestimmte Zeit beschäftigen. Na gut, dann betrachten wir die Flocken, fast wie alte Bekannte, und beobachten auch, wie sie sich wieder auf ihren Platz niederlassen.

Es ist nicht notwendig, ein Aufwirbeln um jeden Preis verhindern zu wollen, weil wir immer und immer wieder erfahren haben, dass nach so einem Flockensturm auch wieder Ruhe einkehrt und die klare Sicht zurückkommt. Ebenso ist es nicht sinnvoll versuchen zu wollen, einzelne, besonders belastende Flocken aus der Kugel herausnehmen zu wollen. Das Risiko, dabei auch von den guten Flocken zu verlieren, wäre einfach zu hoch. Außerdem wäre eine Schneekugel ohne ihre verschiedenartigen Flocken keine richtige Schneekugel mehr!

Diese Bilder habe ich gemeinsam mit meinen Klienten entwickelt. Sie haben mir gezeigt, dass es möglich ist, weiter zu leben. Ja, dass es sogar möglich ist, auch nach schweren traumatischen Erlebnissen ein gesundes und glückliches Leben zu führen.

Für weitere Anregungen zum Themenfeld Psychotraumatherapie verweise ich an dieser Stelle auf die spezielle Fachliteratur [16].

Zusammenfassung
Ergebnistherapie

Psychologische Diagnostik und Therapie greifen unmittelbar ineinander. Das Vorgehen wird dem Patienten als transparentes, zweckdienliches, in seinem Sinne hilfreiches Angebot vorgestellt. Dazu erläutern wir die zugrunde liegenden Theorien und Denkmodelle. Ein wesentliches Element der Therapie stellt die Überzeugung dar, dass Krankheits- und Gesundheitsgeschichte eines Patienten in gleicher Weise erfahren und beschrieben werden können. Die Antworten auf die Frage: „Was ist eigentlich Gesundheit?" müssen zentraler Bestandteil eines ergebnisorientierten Vorgehens sein.

Aufmerksamkeitsfokussierungen schaffen erwünschte oder unerwünschte Wirklichkeiten: Beispiele aus dem Alltag untermauern dieses Phänomen und ermuntern die Patienten, dieses in ihrem Sinne einzusetzen! Hierbei ergeben sich in den meisten Fällen neuartige Betrachtungsweisen, Handlungsimpulse und Notwendigkeiten.

Im dialogischen Prozess mit dem Psychologen erfährt der Patient beispielhaft einen systematischen, hilfreichen Umgang mit sich und den Ausdrucksformen seines Organismus (Selbstverständnis). Es können neue Formen der Schmerzbewältigung sowie zweckdienlichere Verhaltensroutinen etabliert werden. Ganz im Sinne einer wachsenden Lebensqualität!

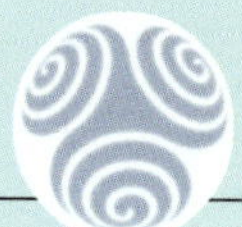

23.4 Verlauf und Stabilisierung

Nach allem, was wir bisher über chronische Schmerzphänomene, deren Entstehung und Verlauf wissen, können wir keine Spontanheilungen erwarten. Vielmehr geht es darum, einen ergebnisorientierten Heilungsprozess anzustoßen, der den Klienten sinnvoll und zweckmäßig erscheint. Hieraus resultiert für gewöhnlich die Motivation zu maximaler Eigenverantwortung seitens der Klienten. Ein gutes therapeutisches Angebot ist dadurch gekennzeichnet, dass der Klient seine Themen zunehmend eigenverantwortlich verfolgt und der Therapeut nicht mehr gebraucht wird!

Bevor es allerdings zu einem logischen Abschluss einer Beratung oder Therapie kommen kann, lassen sich hinsichtlich Verlauf und Stabilisierung verschiedene Aspekte betrachten:

Als wirklich hilfreich erweist sich zum einen das Konzept des Anstrebens der zweitbesten Lösung (G. Schmid, siehe Auftragsklärung) und zum anderen folgende, mathematische Gleichung. Wir bilden den Quotienten aus Erreichtem zu Erwartetem. Ein optimales Ergebnis wäre nahe bzw. größer „1" (Abbildung 23-6)!

„psychologisches Bruchrechnen"

Um das Ergebnis dieser Rechnung beeinflussen zu können, lassen sich verschiedene Wege einschlagen:

a. Besonders beliebt ist die Variante, die Erwartungen insgesamt etwas niedriger zu halten. Damit erhöht sich die Wahrscheinlichkeit eines positiven Quotientenergebnisses enorm.

b. Zu hohe Erwartungen erfordern hingegen einen relativ hohen Wert für das Erreichte, um einen Quotienten nahe „1" erhalten zu können.

Abb. 23-6: „Psychologisches Bruchrechnen"

$$\text{Zufriedenheit} = \frac{\text{Erreichtes}}{\text{Erwartetes}}$$

$$\text{a.} \quad \frac{\text{Erreichtes}}{\text{Erwartetes}} > 1!$$

$$\text{b.} \quad \frac{\text{Erreichtes}}{\text{Erwartetes}} = \text{sportlich!}$$

Die erste Variante wird von den meisten Klienten gefühlsmäßig als angenehmer erlebt! Wohingegen die zweite Variante eine zuversichtliche und vielleicht sogar sportliche Grundhaltung erfordert.

„preiswerte"
Entscheidungen

Nicht selten zeigt sich im Verlauf eines Entwicklungsprozesses, dass jede Entscheidung und somit jeder eingeschlagene Weg unmittelbar mit einem entsprechenden Preis verknüpft ist. Dieser Preis kann sich sowohl positiv als auch negativ auswirken. Je nach dem, welche Betrachtungsebene bzw. welchen Kontext man zur Bewertung heranzieht.

Im Falle des Beispiels mit dem Physiotherapeuten ließe sich das ungefähr so darstellen (von mir zur Veranschaulichung konstruiert): *„Wenn ich möglichst viel Tagesgeschäft abarbeite, muss ich niemandem erklären (auch mir selbst nicht), dass ich zuhause bleibe und mir strategische Gedanken mache. Ich kann mich geschickt um meine unternehmerischen Aufgaben herum manövrieren. Die Tagesarbeit ist ja schließlich ein wichtiger Grundstock meiner Praxis!*

Soweit, so gut, wenn die unternehmerischen Themen ruhen bzw. warten würden. Aber die bleiben in mir aktiv und wenn ich sie über zu lange Zeit ignoriere, setzen sie sich in meinem Nacken fest und ich bezahle die aufgeschobene Zeit mit einem wachsenden Schmerz. Irgendwann wird dieser Preis zu hoch und ich bin gezwungen, meine Rahmenbedingungen so anzupassen (Termine absagen und mindestens einen Tag zuhause bleiben), dass ich die Strategiethemen anpacken kann. Übrigens hat die ‚Kopfschmerzpreisvariante' außerdem den Vorteil, vor mir und vor meinen Mitarbeitern einen wirklichen, echten Grund für meine unternehmerische Auszeit anführen zu können!"

Ein anderes Beispiel ist jemand, der gerne Zigaretten raucht und weiß, dass dies schädlich für seine Lunge ist. Der Wert des Tabakkonsums oder besser, der damit verbundenen, positiven Begleiterscheinungen, wie die kommunikativen Pausen während der Büroarbeitszeiten bzw. ein Gefühl der Freiheit und Autonomie, überwiegen offensichtlich bei weitem. Spannend wird die Kosten-Nutzen-Rechnung erst wieder, wenn im System neue Faktoren wesentliche Einflüsse nehmen: Eine Schwangerschaft, ein Lungenkarzinom, eine Wette mit Freunden oder dergleichen.

Integration ambi-
valenter Bedürfnisse
und Wertigkeiten

Gunther Schmidt spricht in Anbetracht dieser Ambivalenzphänomene von verschiedenen Seiten innerhalb einer Person [6]. Diese äußern ihre Bedürfnisse je nach Kontext unterschiedlich stark. Es lohnt sich, diese verschiedenen Facetten näher zu betrachten und den zugrunde liegenden Werten Aufmerksamkeit zu schenken:

Beispiel

Dies erinnert mich ein wenig, an die regelmäßig statt findenden Audienzen in einem Königreich. *Der Herrscher nimmt sich Zeit für die Anliegen seiner Untertanen. Ein Zeremonienmeister lässt die einzelnen Untertanen mit einem klangvollen Aufstampfen seines Zeremonienstabes vortreten, und der König lauscht aufmerksam, was ihm diese zu sagen haben. Entscheidungen werden während*

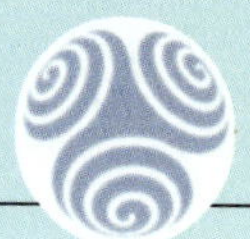

einer Audienz keine getroffen. Der Herrscher will sich immer erst ein Bild von der jeweiligen Situation machen, und die Untertanen respektieren diese Haltung. Sie sind froh, dass ihre Anliegen in solch wertschätzender Weise Gehör finden!

Mit diesen oder ähnlichen Metaphern biete ich den Klienten eine praktische Haltung zum Umgang mit vielseitigen Aspekten bestimmter Themen oder Entwicklungen an. Die herrschende Position des Königs ist in dem Zusammenhang bewusst gewählt. Eine Instanz muss schließlich das letzte Wort haben und Entscheidungen treffen – auch wenn nicht immer alle zufrieden sein können!

Eine Erweiterung des Seitenmodells stammt von einer meiner Klientinnen. Sie hatte „Saitenmodell" konsequent musikalisch verstanden. Für sie war klar, dass in ihrem Organismus viele verschiedene Klänge zusammentreffen. Einige harmonieren gut zusammen, andere wiederum erzeugen Dissonanzen. Auch das Verständnis von Dur- und Moll-Tonalitäten konnte sie als erfahrene Musikerin gut in das Bild integrieren und auf ihre seelischen Befindlichkeiten übertragen. Im Laufe der Therapie „komponierte" sie auf diese Weise eine ganze Reihe unterschiedlicher, in ihrem Sinne hilfreicher, Musikstücke.

Irgendwann stößt meiner Erfahrung nach jede Beratung oder Therapie auf die Frage nach dem persönlichen Lebensplan eines Menschen. Wozu bin ich auf der Welt? Welches sind meine ganz eigenen Aufgaben und Wege? Wer darf und kann mich dabei unterstützen und begleiten? Woran glaube ich? Welchen Sinn gebe ich meinem Leben? Welche Sinne habe ich möglicherweise noch nicht entdeckt? Lebensqualität und Gesundheit – welche Bedeutung gebe ich diesen Begriffen? Was ist zu tun, damit meine Vorstellungen von einem wertvollen Leben Wirklichkeit werden?

Lebenspläne und Antworten auf Sinnfragen

Eine Person, die diese oder ähnliche Fragen stellt und aktiv nach Antworten sucht, wird nicht länger von Schmerzen beherrscht. Vielmehr führt diese proaktive und gestaltende Haltung dazu, sich ein Leben einzurichten, welches konsequent darauf ausgerichtet ist, das tun zu können, was seiner Werteschöpfung dient!

Frei nach dem Motto: Vom Schmerzopfer zum Gesundheitstäter!

Im Ansatz der ergebnisorientierten Therapie stellt sich diese Frage bereits zu Beginn! Ansonsten besteht die Gefahr, dass sich die Beteiligten irgendwann in eine Situation manövrieren, die mit dem Satz: „Als sie das Ziel aus den Augen verloren hatten, verdoppelten sie ihre Anstrengungen!" beschrieben werden müsste.

Wann und wie endet eine Beratung oder Therapie?

Das Denken von den Ergebnissen her ist unserer Erfahrung nach der effektivste und effizienteste Ansatz zur Behandlung myofaszialer Schmerzsyndrome. So ungewöhnlich und irritierend dieses Vorgehen für einige unserer Klienten zu Beginn der Zusammenarbeit sein mag, so hilfreich und zweckmäßig bewerten sie es im Laufe einer Kooperation.

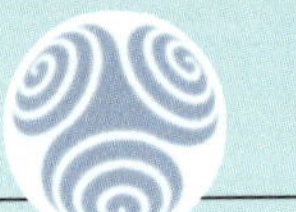

Der Abschluss einer Beratung oder Therapie wird somit im Verlauf immer wieder thematisiert und von den Klienten mitbestimmt. Als praktisches Vorgehen hat es sich erwiesen, Beratungssequenzen à fünf Stunden zu vereinbaren. Spätestens dann wird eine Zwischenbilanz gezogen, neue Auftragsanpassungen vereinbart, oder die Verabschiedung vorbereitet.

Die Abschiedsstunde selbst nutze ich, um gemeinsam mit dem Klienten die Stationen der Zusammenarbeit noch einmal zu reflektieren:

- Welches war der Anlass für den Beginn einer psychologischen Beratung?
- Welche Ergebnisse wurden vereinbart? Welche davon wurden erreicht?
- Welche Aufträge habe ich als Berater angenommen?
- Welches waren wesentliche Stationen im Laufe der Entwicklung?
- Welche Anregungen und Angebote waren hilfreich? Welche weniger? Was könnte man sich stattdessen vorstellen? (...)

Entsprechend dem Motto: Ein Blick zurück, ein Schritt nach vorn! richten wir schließlich den Blick in eine erwünschte Zukunft:

- Worauf freuen Sie sich?
- Welche Projekte und Themen werden Sie in Ihrem Alltag weiterverfolgen?
- Woran werden Sie merken, dass Ihre Entscheidungen und Ihr Tun richtig und sinnvoll sind?
- Welche Personen werden an diesen Prozessen teilhaben? Welche nicht?
- Wie wird es sein, wenn Sie in einem Jahr zurückblicken und sagen können: „Das hat sich in meinem Sinne entwickelt. Ich bin auf einem guten Weg!"?

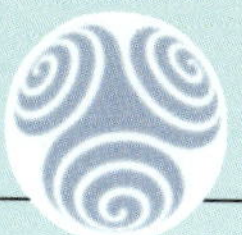

Literatur

[1]   Rogers C R. Die klientenzentrierte Gesprächspsychotherapie. Frankfurt a. M. 1993

[2]   Rogers C R. Entwicklung der Persönlichkeit. Stuttgart 1979

[3]   Flor H, Birbaumer N. Verhaltensmedizinische Grundlagen. In: Zenz M, Jurna I. Lehrbuch der Schmerztherapie. Stuttgart 2001

[4]   Kanfer F H, Reinecker H, Schmelzer D. Selbstmanagement-Therapie: Ein Lehrbuch für die klinische Praxis. Heidelberg 2006

[5]   Mücke K. Probleme sind Lösungen. Potsdam 2003

[6]   Schmidt G. Einführung in die hypnosystemische Therapie und Beratung. Heidelberg 2005

[7]   Erickson M H, Rossi E L. Hypnotherapie: Aufbau – Beispiele – Forschungen. Stuttgart 2006

[8]   Bacon S. Die Macht der Metaphern. Augsburg 1998

[9]   Beck C H. Epiktet: Das Buch vom glücklichen Leben. München 2005

[10] Ellis A. Grundlagen der Rational – Emotiven Verhaltenstherapie. München 1993

[11] Adams P. Vortrag auf der Konferenz „Humanistische Medizin": Gesunde Gemeinschaft – Humor als Medizin. Garmisch-Partenkirchen 1991

[12] Csikszentmihalyi M. Das Flow-Erlebnis. Stuttgart 1999

[13] Antonovsky A. Salutogenese: Zur Entmystifizierung der Gesundheit. Tübingen 1997

[14] Jork K, Peseschkian N. Salutogenese und Positive Psychotherapie. Bern 2003

[15] Grün A, Robben M. Finde deine Lebensspur. Freiburg 2001

[16] Reddemann L. Trauma. Stuttgart 2004

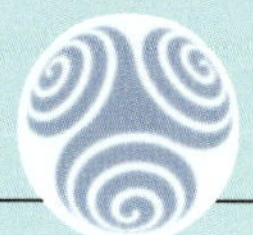

Stabilisierung der Therapieergebnisse

Die Chronifizierung einer Erkrankung ist gekennzeichnet durch Therapieresistenz und Rezidivierung ihrer Symptome. In Kapitel 2 haben wir dafür die hypothetische Begründung gegeben: Multiple Belastungen („ein ganzer Rucksack voll") müssen reguliert, adaptiert und kompensiert werden. Symptome entstehen nicht am Ort der zugrunde liegenden Belastungen, sondern dort, wo sich die Kompensationskapazität eines Teilsystems erschöpft. Nur dort zu behandeln, kann auf Dauer nicht erfolgreich sein, weil wir im besten Fall nur die Kompensationskapazität des betroffenen Teilsystems erhöhen und nicht die grundlegenden Belastungen und deren Wirkungen im ganzen System beseitigen. Das Symptom rezidiviert oder zeigt sich von vorneherein therapieresistent. Das gilt auch bei Patienten mit Muskel- und Gelenkschmerzen.

Eine chronische Erkrankung muss also nicht unbedingt therapieresistent und rezividierend sein. Durch die richtige Behandlungsstrategie (siehe Kapitel 12) können wir auch chronische Erkrankungen erfolgreich behandeln, die nicht durch unabdingbare Rahmenbedingungen (zum Beispiel: genetische Determinierung oder weitgehende strukturelle Schäden) festgelegt sind: Wir beseitigen die zugrunde liegenden Belastungen und behandeln deren Wirkungen. Die Bereitschaft des Patienten zur Eigeninitiative ist dabei in den meisten Fällen der entscheidende Erfolgsfaktor. Nur wenn es dem Patienten durch präventive Lebensführung gelingt, chronische Belastungen zu vermeiden, kann die Behandlung erfolgreich sein. Das gilt besonders bei Patienten mit Muskel- und Gelenkschmerzen.

Die gleichen Zusammenhänge gelten für die Stabilität der Behandlungsergebnisse: Wir müssen Störfaktoren dauerhaft fernhalten – sowohl durch ärztliche Maßnahmen als auch durch eigenverantwortliche Lebensführung des Patienten in Bezug auf die Krankheitsvermeidung und die Gesundheitsbildung. Dann können Behandlungsergebnisse stabil bleiben. Bei Patienten mit Muskel- und Gelenkschmerzen haben wir vier Aspekte der Stabilisierung der Behandlungsergebnisse:

- Propriozeptive Stabilisierung: Aufbiss-Schienen, Korrektur einer Winkelfehlsichtigkeit, propriozeptive Einlagesohlen

- Stabilisierung kieferorthopädischer Behandlungsergebnisse
- Präventive Lebensführung durch richtige Ernährung, Bewegung (Training) und Stress-Management (siehe Kapitel 16)
- Gesundheitsbildende Lebensführung mit Hilfe der Kompetenzen der Emotionalen Intelligenz

24.1 Propriozeptive Stabilisierung

Die propriozeptive Stabilisierung von Behandlungsergebnissen bezieht sich auf die Stabilisierung der Körperhaltung als Ausdruck der Gleichgewichtsregulation (siehe Kapitel 4). Wesentlicher Input für die Regulierung des Gleichgewichts kommt aus der Propriozeption der Fußgewölbsmuskeln und des Kraniomandibulären Systems. Dazu kommt das Hauptsinnesorgan für die Gleichgewichtsregulation durch das Kleinhirn: der Sehsinn.

Die propriozeptive Stabilisierung aus dem Kraniomandibulären System erfolgt durch Aufbiss-Schienen oder gleich durch Form- und Funktionsveränderungen mit Hilfe kieferorthopädischer Maßnahmen (siehe Kapitel 13). Die Aufbiss-Schiene stützt eine Unterkieferlage, die nach systemischer Vorbehandlung registriert wurde. Damit wird die Schiene vielmehr zum Stabilisierungsgerät der systemischen Vorbehandlung als zum eigentlichen Therapiegerät. Sie sorgt dafür, dass funktionelle Kräfte aus dem Kraniomandibulären System orthognath in das Fasziensystem eingeleitet werden. Kieferorthopädisch werden die Zahnstellung, die Zahnbogenform, die Okklusion und die Funktion der Weichteile behandelt und so der propriozeptive Input für das Kleinhirn aus dem Kraniomandibulären System normalisiert.

Die Propriozeption der Fußgewölbsmuskulatur wird durch propriozeptive Einlagesohlen stabilisiert. *Gregor Pfaff* hat die entsprechenden Grundlagen und Vorgehensweisen in Kapitel 20 besprochen.

Der Sehsinn liefert den wichtigsten und meisten Input für die Gleichgewichtsregulation. Hier wirkt sich besonders eine Winkelfehlsichtigkeit (Dysphorie) störend aus. Sie wird durch eine Fehlfunktion der okulomotorischen Muskulatur verursacht. In unserer Posturalneurologischen Grunduntersuchung hatten wir die Tests der Okulomotoren besprochen (siehe Kapitel 11) und bei positiven Befunden eine vertiefende Untersuchung und Korrektur der Winkelfehlsichtigkeit beim Optometriker ausgelöst. Wie die Anpassung einer Schiene oder propriozeptiven Einlagesohle sollte auch die Anpassung einer Prismenbrille zur Korrektur der Winkelfehlsichtigkeit nur nach systemischer Vorbehandlung des Fasziensystems erfolgen.

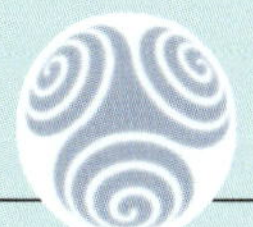

24.2 Stabilisierung kieferorthopädischer Behandlungsergebnisse

Vor dem Hintergrund der Faszienvernetzung des Kraniomandibulären Systems gewinnt die Stabilisierung kieferorthopädischer Behandlungsergebnisse neue Perspektiven: Form und Funktion des Kraniomandibulären Systems sind abhängig von Form und Funktion des ganzen Fasziensystem. Nur wenn keine störenden Kräfte aus dem Fasziensystem in das Kraniomandibuläre System eingeleitet werden, können Form und Funktion des Kraniomandibulären Systems über längere Zeit stabil bleiben.

Zu beachten ist vor allem, dass Stabilität eigentlich keine natürliche Eigenschaft in lebenden Systemen ist. Permanent kommt es durch äußere und innere Wechselwirkungen zu Form- und Funktionsveränderungen. Deshalb müssen wir permanent mit so genannten Retentionsgeräten auf das Kraniomandibuläre System einwirken, wenn wir Form und Funktion nach kieferorthopädischer Behandlung erhalten wollen. Wir wenden dabei zwei unterschiedliche Geräte an:

* Wenn es nur auf die Stabilisierung der Form ankommt, verwenden wir so genannte Hawley-Retainer: Das sind herausnehmbare Kunststoffplatten für Ober- und Unterkiefer, die von oral an den Palatinal- bzw. Lingualflächen der Zähne anliegen und die Zahnbogenform halten. Zusätzlich bestehen Labialbögen für die Frontzahnsegmente. Diese sind an den Bukkalflächen der Frontzähne mit Kunststoff verstärkt und stabilisieren die Zahnstellung (Abbildung 24-1).

Die Form und Funktion des kieferorthopädischen Behandlungsergebnisses können nur „stabil" bleiben, wenn Form und Funktion des Bindegewebsorgans „stabil" bleiben.

Retentionsgeräte

Hawley-Retainer

Abb. 24-1: Hawley-Retainer

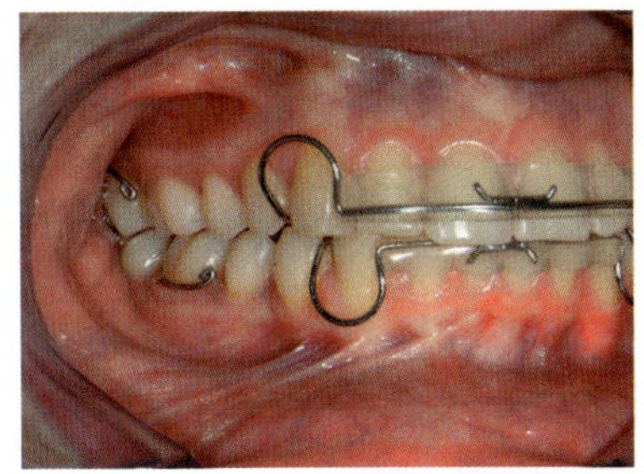
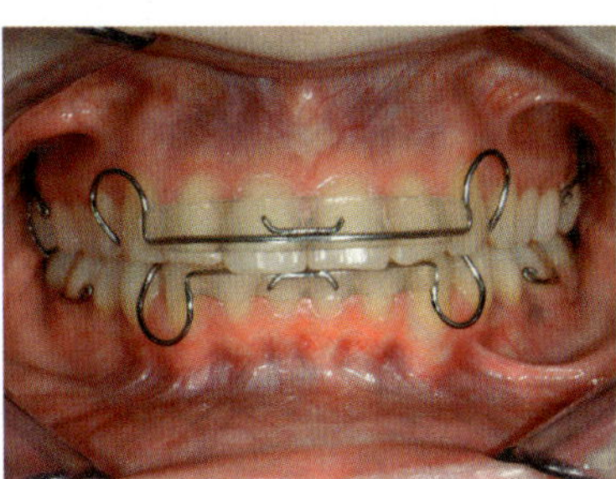
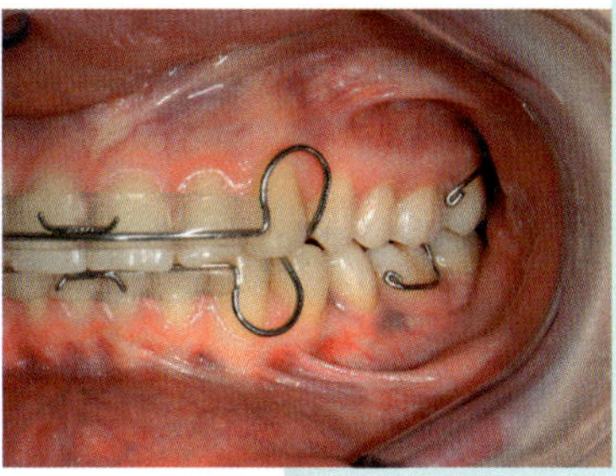
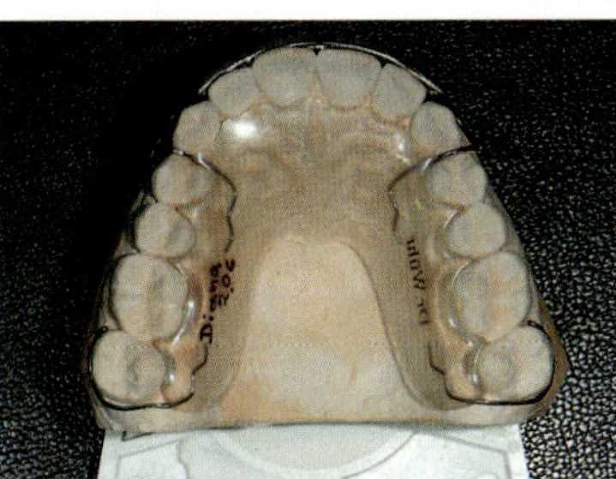
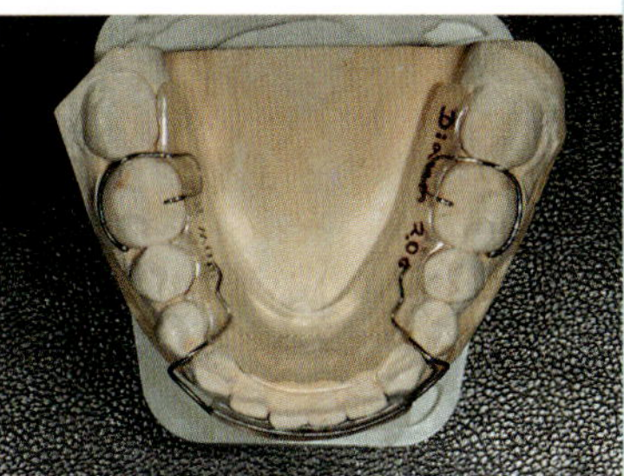

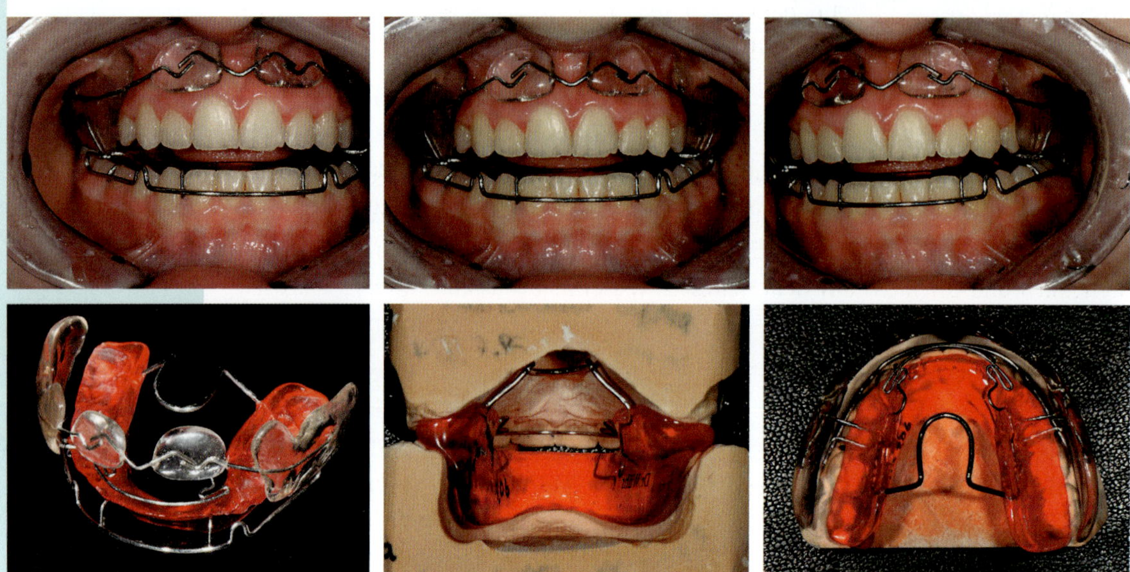

Die Form des kieferorthopädischen Behandlungsergebnisses kann nur „stabil" bleiben, wenn die Funktion des Kraniomandibulären Systems nicht gestört ist.

- Wenn nach kieferorthopädischer Behandlung noch funktionell störende Einflüsse der Weichteile (Zunge, Lippen, Wange, Submentalmuskulatur) bestehen, verwenden wir zur Stabilisierung ein funktionskieferorthopädisches Gerät. Ein solches Gerät schirmt die Weichteile an den gewünschten Stellen ab und vermeidet so deren störende Einflüsse. Mit der Zeit kann sich durch solche Geräte die Weichteilfunktion umtrainieren (Abbildung 24-2).

Langzeitretention

Sollen Form und Funktion des Kraniomandibulären Systems dauerhaft stabil gehalten werden, so müssen auch die entsprechenden Stabilisierungsgeräte dauerhaft getragen werden.

24.3 Präventive Lebensführung

Präventiv nennen wir eine Lebensführung dann, wenn sie krankheitsverursachende Faktoren vermeidet. Diese Art der Lebensführung besteht im Wesentlichen aus

- einer richtigen Ernährung,
- angemessener Bewegung (Gesundheitssport, Training),
- einem optimalen Lebensrhythmus und
- Stress-Management

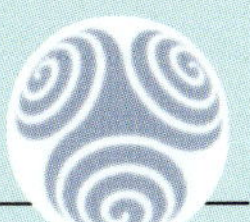

Besondere Bedeutung hat bei Patienten mit Muskel- und Gelenkschmerzen das Stress-Management. Deshalb haben wir dies in Kapitel 16 ausführlich besprochen. Alle anderen wichtigen Themen der präventiven Lebensführung haben wir in unserem Buch „Das Health Excellence System" beschrieben. Es ist unter www.health-excellence.de kostenlos downloadbar.

Die Vielfalt der bestehenden Ernährungsvorschläge und Richtlinien ist verwirrend und teilweise widersprechen sich die einzelnen Systeme gegenseitig. Auch die Vorschriften offizieller Verbände und wissenschaftlicher Gesellschaften sind widersprüchlich und oft nicht auf dem neuesten wissenschaftlichen Stand. Als Ausweg aus diesem Dilemma konzentrieren wir uns bei unseren Ernährungsempfehlungen auf einige wenige Regeln. Diese wenigen Regeln sind leicht zu beachten und führen schnell zum Erfolg:

- Nach wissenschaftlichen Untersuchungen treten bei Menschen mit einem bestimmten Körperfettanteil (englisch: body mass index, BMI) die geringsten Erkrankungsraten (Morbidität) und die geringsten Sterblichkeitsraten (Mortalität) auf: Bei Männern ist dies ein BMI von 20 bis 23%, bei Frauen von 23 bis 26%. Wir empfehlen also unseren Patienten – mit welchem Ernährungssystem auch immer – diese BMI-Zahlen anzustreben und zu halten.

- Bei übergewichtigen Patienten gilt: „Jedes Pfund geht durch den Mund!" (Ausnahmen sind die wenigen Patienten mit genetisch bedingten Stoffwechselstörungen.) Wenn mehr zugeführt wird, als verbraucht wird, dann wird der Mensch übergewichtig. Die Lösung: Weniger essen, mehr verbrauchen durch maßvolle sportliche Betätigung. Und das Ganze nicht von heute auf morgen, sondern langfristig angehen und das erreichte Gewicht mindestens sechs Monate halten. Sonst droht der so genannte „Jojo-Effekt": Man nimmt ab, fällt wieder in alte Essgewohnheiten zurück und wiegt schließlich mehr als vorher.

- Ernährungsempfehlungen müssen individuell sein. Hier eignet sich besonders die Chinesische Diätetik. Ihre Ernährungsregeln basieren auf der Chinesischen Syndromdiagnose (siehe Kapitel 21) und gehen somit individuell darauf ein, welche Nahrungsmittel der jeweilige Patient vermeiden und welche er bevorzugen soll. Ist der Patient wieder symptomfrei, gelten in der Chinesischen Diätetik die Regeln der so genannten ausgewogenen Ernährung.

- Grundsätzlich sollen nur „vollwertige" und industriell nicht aufbereitete Nahrungsmittel verwendet werden – am besten aus kontrolliertem biologischen Anbau bzw. der entsprechenden Nutztierhaltung.

- Von besonderer Bedeutung ist „Wasser": Wir empfehlen die Aufnahme von mindestens zwei Litern Wasser pro Tag. Und zwar mineralarmes, qualitativ hochwertiges Quellwasser.

- Suchtmittel sollen vermieden bzw. nur in Maßen genossen werden: Nikotin, Kaffee, schwarzer Tee, Zucker, Süßigkeiten, Schokolade und Alkohol.

Stress-Management-Training (siehe Kapitel 16)

richtige Ernährung

unsere Ernährungsregeln

- Selbst bei vollwertigen Nahrungsmitteln aus kontrolliert biologischen Anbau besteht heutzutage die Gefahr, dass sie aufgrund ausgelaugter Böden nicht mehr den Nährstoffgehalt früherer Zeiten haben. Wir empfehlen unseren Patienten daher, ihren notwendigen Bedarf an Vitalstoffen durch Nahrungsergänzungsmittel zu decken.

- Regelmäßiges Fasten trainiert das Verdauungssystem und „entschlackt" den Körper.

Diätexperiment

Bei Patienten mit Übergewicht empfehlen wir von vorneherein ein Diätexperiment: Für vier Wochen soll der Patient

- auf tierisches Eiweiß verzichten und dafür pflanzliches Eiweiß zu sich nehmen, zum Beispiel Bohnen, Linsen, etc.

- auf (Kuh-)Milch und Milchprodukte verzichten. Nach unserer Meinung ist der Mensch von der Evolution nicht für den Verzehr von Milch vorbereitet.

- auf Weizenprodukte verzichten und statt dessen Roggen- und Dinkelprodukte zu sich nehmen.

- auf Suchtstoffe verzichten: Nikotin, Kaffee, schwarzer Tee, Zucker, Süßigkeiten, Schokolade und Alkohol.

In der Regel bewirkt das Diätexperiment zweierlei: Der Patient fühlt sich schon nach kurzer Zeit wesentlich besser und leistungsfähiger. Er spürt, dass er durch Eigeninitiative selbst seine Lebensqualität verbessern kann. Und: Wir testen, ob der Patient zur Eigeninitiative bereit ist. Falls nicht, haben wir wenig Chancen auf eine dauerhafte und nachhaltige Verbesserung seines Zustands. Die meisten Patienten sind nach den positiven Erfahrungen bereit, mit der Umstellung ihrer Ernährung entsprechend unserer Regeln (siehe oben) weiterzumachen.

Bewegung

Neben der Fehlernährung ist Bewegungsmangel der zweite weit verbreitete Risikofaktor für die Entstehung chronischer Krankheiten. Das gilt auch für Muskel- und Gelenkschmerzen. Sitzende berufliche Tätigkeit und mangelnde sportliche Betätigung zum Ausgleich sind die Erscheinungsformen des Bewegungsmangels. Auch hier kann nur die eigenverantwortliche Initiative des Patienten Abhilfe schaffen. Wir empfehlen unseren Patienten

- regelmäßigen und gleichmäßigen „Gesundheitssport" mit extensiver Belastung. „Extensiv" bedeutet: Geringe Intensität der Belastung und längere Dauer. Bei Steigerung der Trainingsleistung wird die Dauer erhöht, nicht die Intensität der Belastung. Empfehlenswerte Sportarten sind Spazierengehen, Wandern, Nordic Walking, Tanzen, Schwimmen, Reiten, sporttherapeutisches Training im Fitness-Center.

- Vorsicht bei „einseitigen" Sportarten wie Golf und Tennis. Regelmäßiges Training mit der „schwächeren" Hand ist oft sehr hilfreich: Rechtshänder trainieren links herum und umgekehrt Linkshänder rechts herum.

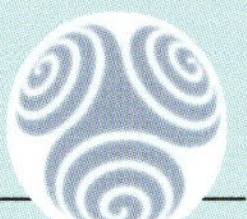

- nicht nur die Ausdauer, sondern auch Koordinationsfähigkeit, Beweglichkeit, Schnelligkeit und Kraft zu trainieren. Das gilt besonders mit zunehmendem Alter. Auch hierfür bietet die Sporttherapie vielfältige Möglichkeiten.

Häufig unterschätzt wird die krankheitsvermeidende Wirkung eines optimalen Tagesrhythmus. Das Leben auf der Erde hat sich unter dem Einfluss natürlicher Rhythmen entwickelt. Die Lebensbedingungen in der Zivilisationsgesellschaft nehmen darauf oft keine Rücksicht mehr. Wir müssen bewusst zu natürlichen Rhythmen zurückkehren. Das gilt besonders für den Tag-Nacht-Rhythmus: Wir empfehlen unseren Patienten früh zu Bett zu gehen und früh aufzustehen. Hier gilt, was „Großmutter uns schon gesagt hat": Der Schlaf vor Mitternacht ist der erholsamste. Und die Erholung von unseren täglichen Aktivitäten muss unmittelbar erfolgen: Noch in derselben Nacht. Nicht erst am Wochenende oder gar erst im Urlaub.

Noch ein Phänomen der Zivilisation: Wir stehen, gehen, sitzen und schlafen nicht mehr unter natürlichen Bedingungen. Das Stehen und Gehen auf geraden Böden und mit technischen Hilfsmitteln – nämlich Schuhen – ist in phylogenetisch gemessenen Zeiträumen eine sehr junge Entwicklung. Die Evolution kann unseren Körper in wenigen Generationen, die seither vergangen sind, nicht an diese veränderten Bedingungen angepasst haben. Das gleiche gilt für das Sitzen auf Stühlen und das Schlafen in Betten. Auch hier haben wir uns von der Natur entfernt, für die unser Körper gemacht worden ist. Auch hier finden wir Faktoren für die Genese chronischer Erkrankungen, vor allem von Muskel- und Gelenkschmerzen. Wir empfehlen unseren Patienten

- möglichst viel barfuß zu gehen und Schuhwerk zu verwenden, das natürliche Bedingungen simuliert. Frauen mit Muskel- und Gelenkschmerzen sollen auf modische Schuhe mit Absätzen ganz verzichten.
- Sitzmöbel, die natürliches Sitzen nachahmen.
- Betten und Matratzen, die natürliches Schlafen nachahmen.

Die „Gesundheitsindustrie" stellt diese Hilfsmittel in vielfältiger Weise und unterschiedlicher Qualität zur Verfügung. Eine seriöse und kompetente Beratung ist notwendig, aber nicht überall gewährleistet.

Unsere Rolle bei der Stabilisierung von Therapieergebnissen ist die Rolle des Beraters. Am besten ist die Beratung zur krankheitsvermeidenden Lebensführung bei der Ernährungsberaterin bzw. der Diätassistentin in unserem Netzwerk angesiedelt: Sie vermittelt dem Patienten das notwendige Wissen und macht ihm die Bedeutung seiner eigenen Verantwortung klar. Nur wenn der Patient diese Eigenverantwortung annimmt und Eigeninitiative übernimmt, können wir auf Dauer nachhaltige Therapieergebnisse erzielen und stabilisieren – ein Leben lang!

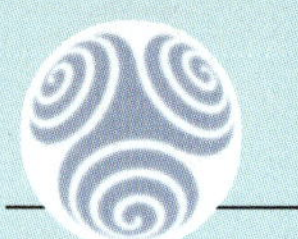

24.4 Gesundheitsbildende Lebensführung

Salutogenese

In Kapitel 5 haben wir geklärt, dass Gesundheit mehr ist als das Fehlen von Krankheit. Wir haben in Analogie zum Begriff „Pathogenese" den Begriff „Salutogenese" eingeführt: Gesundheit entsteht durch gesundheitsbildende Lebensführung. Sie besteht aus einem rhythmischen Wechsel von Erholung und der Schöpfung anspruchsvoller, gesundheitsbildender Werte. Der Mensch muss also sein Leben so einrichten, dass er diese Werte schöpfen kann. Dazu braucht er bestimmte Kompetenzen: Selbstwahrnehmung, Selbstregulierung, Selbstmotivation sowie Empathie und Beziehungskompetenz. *Goleman* [1] fasst diese Schlüsselkompetenzen des Umgangs mit den eigenen Gefühlen und den Gefühlen anderer unter dem Begriff der „Emotionalen Intelligenz" zusammen.

Emotionale Intelligenz

In unserem interdisziplinären Netzwerk ist der Psychologe die richtige Stelle, um dem Patienten die Kompetenzen der Emotionalen Intelligenz zu vermitteln. Wir haben die Themen der gesundheitsbildenden Lebensführung in unserem Buch „Das Health-Excellence-System" beschrieben. Es ist unter www.health-excellence.de kostenlos downloadbar.

Das Health-Excellence-System

Auch bei der gesundheitsbildenden Lebensführung ist die Eigenverantwortung die grundlegende Voraussetzung: Nur wenn der Patient Eigeninitiative ergreift, kann er dauerhaft und nachhaltig gesund werden und bleiben.

Schlüsselfaktoren: Eigenverantwortung und Eigeninitiative

Literatur

[1] Goleman D. Emotionale Intelligenz. 11. Auflage, München 1999

3-Stunden-Fortbildung auf DVD!!!

Diagnostik und Therapie von funktionell bedingten Muskel- und Gelenkschmerzen innerhalb und außerhalb des Kraniomandibulären Systems

Problemstellung

Funktionell bedingte Muskel- und Gelenkschmerzen präsentieren sich in der Regel als chronische Erkrankungen. Das heißt: Sie sind therapieresistent und/oder rezidivierend. Die typische Reaktion von naturwissenschaftlich ausgebildeten Ärzten und Zahnärzten im Umgang mit solchen Beschwerden ist der Versuch, am Ort der Schmerzen noch genauere Befunde zu erheben und noch wirksamere Behandlungsmethoden anzuwenden. Diese lokalen Lösungsversuche münden praktisch immer in eine „Wanderung" des chronisch kranken Patienten von einem Spezialisten zum nächsten.

Die Lösung: Interdisziplinäres Denken und Handeln

Die Lösung des Problems chronischer (therapieresistenter und rezidivierender) Erkrankungen liegt in einer interdisziplinären Betrachtungs- und Vorgehensweise: Der Patient und seine Lebensbedingungen müssen aus mehreren unterschiedlichen Perspektiven untersucht und behandelt werden. Im Zusammenwirken dieser Perspektiven ergeben sich effiziente Vorgehensweisen für die Diagnostik, Behandlung und Stabilisierung der Therapieergebnisse.

Interdisziplinärer Workshop

Der vorliegende Workshop entspricht der interdisziplinären Vorgehensweise in der Praxis: Vier Experten für die Behandlung von Patienten mit Muskel- und Gelenkschmerzen beschreiben das Problem aus ihrer Perspektive. Jeder Experte beschränkt sich bei der Beschreibung seiner Perspektive auf seine drei wichtigsten Erkenntnisse bzw. Methoden in Form von Merksätzen:

- Die drei wichtigsten *theoretischen Erkenntnisse und praktischen Konsequenzen*.
- Die drei wichtigsten Erkenntnisse bzw. Methoden der *Befunderhebung*.
- Die drei wichtigsten Erkenntnisse bzw. Methoden der *Therapie*.
- Die drei wichtigsten Erkenntnisse bzw. Methoden der *Patientenführung*.

nur € 49,- (incl. MwSt) + Porto

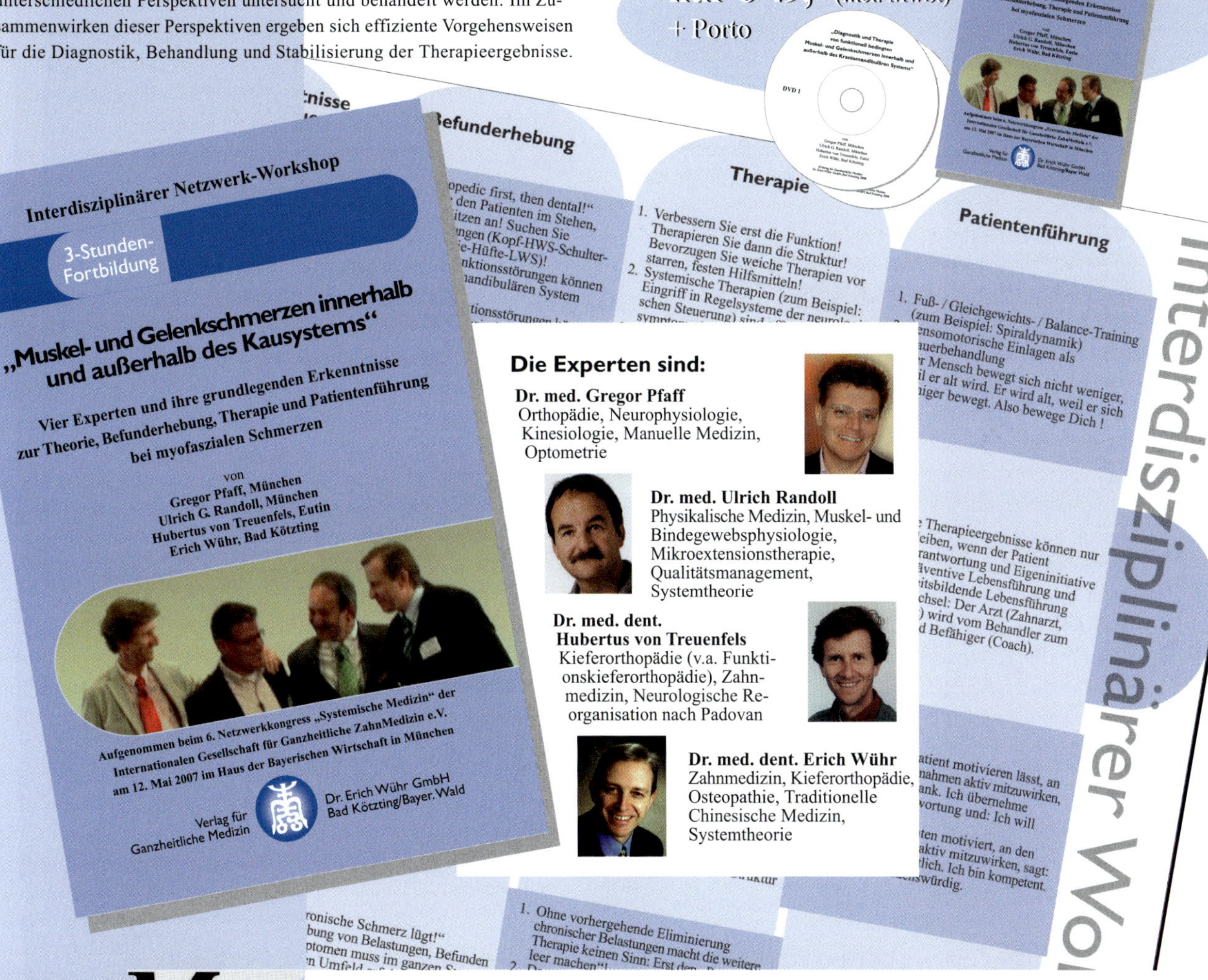

Verlag für Ganzheitliche Medizin Dr. Erich Wühr GmbH

Müllerstr. 7 • D-93444 Bad Kötzting / Bayer. Wald

eMail: info@vgm-portal.de • Internet: http://www.vgm-portal.de

Bestellen Sie jetzt direkt beim Verlag! Tel. +49-(0) 99 41-94 79 00 • Fax +49-(0) 99 41-9 47 90-18

VGM
Verlag für
Ganzheitliche
Medizin
Dr. Erich Wühr
GmbH

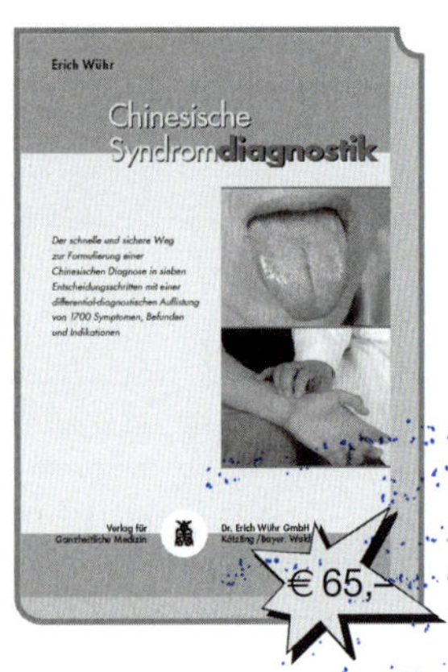

Erich Wühr, 1999, 2002

Chinesische Syndrom diagnostik

Der schnelle und sichere Weg zur Formulierung einer Chinesischen Diagnose in sieben Enscheidungsschritten mit einer differentialdiagnostischen Auflistung von 1700 Symptomen, Befunden und Indikationen

€ 65,–

ISBN 3-927344-31-1 · Hardcover, 325 Seiten · unverbindliche Preisempfehlung

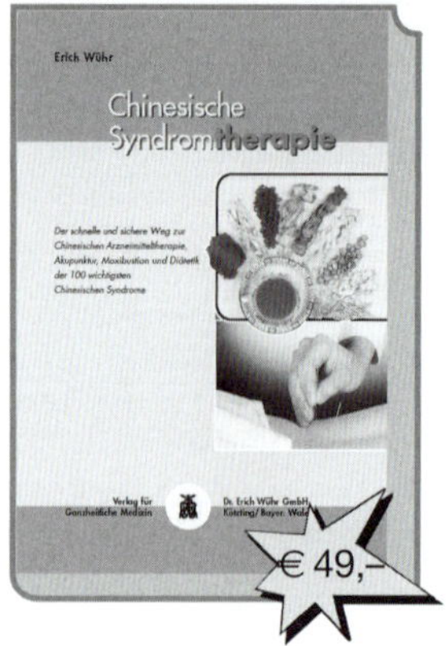

Erich Wühr, 2002

Chinesische Syndrom- therapie

Praxisbuch der Behandlung von Chinesischen Syndromen mit den fünf Verfahren der Traditionellen Chinesischen Medizin

€ 49,–

ISBN 3-927344-39-7 · Hardcover, 416 Seiten · unverbindliche Preisempfehlung

---

Die Formulierung einer Chinesischen Diagnose ist die eigentliche intellektuelle Leistung in der TCM und Grundvoraussetzung für die richtige Auswahl geeigneter Therapieverfahren. In diesem Buch wird dazu der vom Autor entwickelte Entscheidungsprozess in sieben Schritten dargestellt.

Besonders eindrucksvoll und hilfreich sind die so genannten Disharmonielandschaften. Dies sind grafische Darstellungen der einzelnen Chinesischen Syndrome bezüglich ihrer Ätiologie und ihrer pathogenetischen Zusammenhänge, also wie einzelne Chinesische Syndrome auseinander hervorgehen und miteinander in Beziehung stehen. Mit Hilfe dieser Disharmonielandschaften können auch komplexe Fälle, die sich nicht eindeutig einem bestimmten Syndrom zuordnen lassen, in ihrer Komplexizität erfasst werden. Schließlich wird ausführlich auf die so genannten speziellen Prozesse der TCM eingegangen. Dabei werden ausgehend vom Leitsymptom oder einer westlichen Diagnose die infragekommenden Chinesischen Syndrome aufgeführt, was die Erstellung der richtigen Chinesischen Diagnose wesentlich beschleunigt und erleichtert.

> „…Das Buch enthält alle zur Erstellung einer „Syndromdiagnose" notwendigen Informationen einschließlich der jeweils zugehörigen Therapieprinzipien…"
> *Dt. Zeitschrift für Akupunktur*

Nach der Formulierung der Chinesischen Diagnose (= Chinesische Syndromdiagnostik) und eines Therapeutischen Prinzips kommt in der Praxis die Planung und Durchführung der Therapie. Dieses Buch schließt an das Buch „Chinesische Syndromdiagnostik" an und beschreibt in seinem allgemeinen Teil die Therapiestrategien (= Auswahl der Therapieverfahren) und die Aufstellung eines Behandlungsplans sowie die Praxis der fünf Therapieverfahren der TCM: Arzneimitteltherapie, Akupunktur und Moxibustion, Tunia-Therapie, Medizinisches Qigong und Diätetik.

Im speziellen Teil werden für jedes einzelne Chinesische Syndrom Rezepturen, Auswahlen von Akupunkturpunkten und diätetische Vorschriften aufgeführt.

Schließlich wird die organisatorische Umsetzung der TCM in der täglichen Praxis ebenso besprochen wie der Umgang mit bestehenden Datenbank-Programmen für den Computer-Anwender. Letztere erleichtern und beschleunigen die Arbeit am Patienten wesentlich.

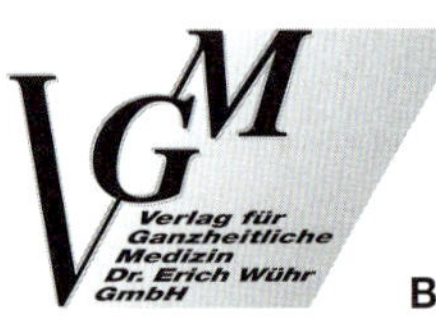

Verlag für Ganzheitliche Medizin Dr. Erich Wühr GmbH
Müllerstraße 7 · D-93444 Bad Kötzting / Bayer. Wald
eMail: info@vgm-portal.de · Internet: http://www.vgm-portal.de
Bestellen Sie jetzt direkt beim Verlag! Tel.: 0 99 41 / 9 47 90-0 · Fax: 0 99 41 / 9 47 90-18